组织内源性修复与再生

主　编　邵增务　熊鑫茗

科　学　出　版　社

北　京

内 容 简 介

本书分总论和各论两篇，针对组织内源性修复与再生的核心理论、临床实践难题和关键工程技术进行分析讨论。上篇总论对组织再生及再生障碍过程中内源性干细胞的多维调控机制、内源性修复材料的生物制造和临床转化等方面的最新进展进行了全面介绍。下篇各论以骨、椎间盘、软骨、脊髓、血管、角膜、皮肤创面等组织器官为例，深入探讨了针对内源性再生调控网络中的关键靶点，综合应用生物、物理、化学、材料学等手段，激活内源性干细胞再生潜能，有序调控再生微环境，逆转再生修复障碍，促进损伤组织器官原位再生修复、结构功能重建的新策略与新方案。

本书将基础研究与临床转化紧密对接，详细介绍和展望了本领域最前沿的理论与技术，适宜从事再生医学研究的广大临床医生、材料学专家、企业研发人员、研究生等使用。

图书在版编目（CIP）数据

组织内源性修复与再生 / 邵增务，熊蠡茗主编. —北京：科学出版社，2024.3

ISBN 978-7-03-078107-9

Ⅰ.①组… Ⅱ.①邵… ②熊… Ⅲ.①人体组织学 Ⅳ.①R329

中国国家版本馆CIP数据核字（2024）第044240号

责任编辑：康丽涛 戚东桂 / 责任校对：张小霞
责任印制：肖 兴 / 封面设计：吴朝洪

科学出版社 出版
北京东黄城根北街16号
邮政编码：100717
http://www.sciencep.com

三河市春园印刷有限公司印刷
科学出版社发行 各地新华书店经销

*

2024年3月第 一 版 开本：889×1194 1/16
2024年3月第一次印刷 印张：21 1/2
字数：600 000

定价：238.00 元

（如有印装质量问题，我社负责调换）

《组织内源性修复与再生》
编写人员

（按姓氏汉语拼音排序）

主　　编　邵增务　华中科技大学同济医学院附属协和医院

熊蠡茗　华中科技大学同济医学院附属协和医院

副 主 编　郭晓东　华中科技大学同济医学院附属协和医院

李新明　苏州大学材料与化学化工学部

弥胜利　清华大学深圳国际研究生院

全大萍　中山大学材料科学与工程学院

张克勤　苏州大学纺织与服装工程学院

主编助理　肖稷恒　华中科技大学同济医学院附属协和医院

编　　委　车　彪　武汉脑科医院 长江航运总医院

邓　超　苏州大学材料与化学化工学部

郭晓东　华中科技大学同济医学院附属协和医院

孔　彬　清华大学深圳国际研究生院

李新明　苏州大学材料与化学化工学部

刘　雷　中山大学附属第八医院

弥胜利　清华大学深圳国际研究生院

全大萍　中山大学化学与化工学院高分子研究所

邵增务　华中科技大学同济医学院附属协和医院

唐　硕　中山大学附属第八医院

万　影　华中科技大学生命科学与技术学院

王　卉　苏州大学纺织与服装工程学院

王佰川　华中科技大学同济医学院附属协和医院

熊鑫茗　华中科技大学同济医学院附属协和医院
张克勤　苏州大学纺织与服装工程学院
张智勇　广州医科大学附属第三医院

参编人员　拜凤姣　苏州大学纺织与服装工程学院
陈　胜　华中科技大学同济医学院附属协和医院
陈　熹　华中科技大学同济医学院附属协和医院
胡斌武　华中科技大学同济医学院附属协和医院
胡宏志　华中科技大学同济医学院附属协和医院
姜雨淋　苏州大学纺织与服装工程学院
蒋恒翔　苏州大学纺织与服装工程学院
景豆豆　山西医科大学第二医院
李金烨　深圳市第二人民医院
刘　胜　华中科技大学同济医学院附属协和医院
刘伟健　华中科技大学同济医学院附属协和医院
马凯歌　华中科技大学同济医学院附属协和医院
彭一中　华中科技大学同济医学院附属协和医院
邵云菲　苏州大学纺织与服装工程学院
王　朋　华中科技大学同济医学院附属协和医院
王莲莲　苏州大学材料与化学化工学部
王树春　苏州大学纺织与服装工程学院
夏天一　华中科技大学同济医学院附属协和医院
肖稷恒　华中科技大学同济医学院附属协和医院
杨　帆　华中科技大学同济医学院附属协和医院
张　硕　华中科技大学同济医学院附属协和医院
朱怡然　苏州大学纺织与服装工程学院

主编简介

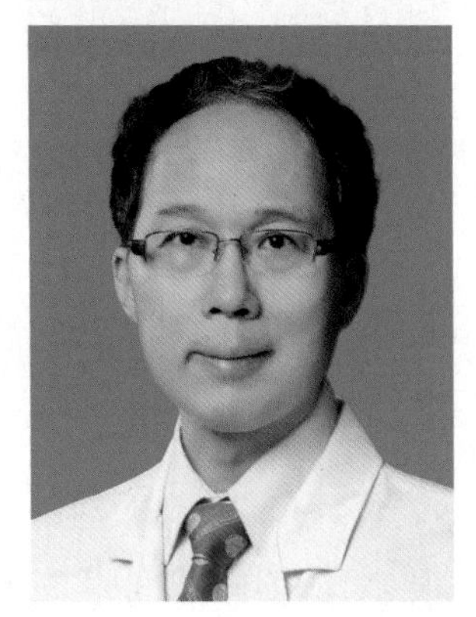

邵增务　主任医师、国家二级教授、博士生导师，华中科技大学同济医学院附属协和医院骨科医院大主任/骨疾病研究所所长。英国斯旺西（Swansea）大学名誉教授、*Biomaterials Translational*主编、《中华关节外科杂志》副总编、“十三五”和“十四五”国家重点研发计划首席科学家、中华医学会骨科学分会委员兼骨肿瘤学组副组长、中国医师协会骨科医师分会常委兼骨肿瘤学组组长、国际矫形与创伤外科协会（SICOT）中国部骨肿瘤专业委员会副主任委员、中国生物材料学会骨修复材料与器械分会脊柱修复材料与器械专业委员会主任委员、中国抗癌协会肉瘤专业委员会骨转移瘤学组组长、湖北省医师协会骨科医师分会首任主任委员、湖北省医学会骨科分会侯任主任委员、湖北省抗癌协会肉瘤专业委员会主任委员。

先后负责“十三五”国家重点研发计划项目“基于天然细胞外基质的系列智能凝胶原位诱导非骨组织再生的机制及理论研究”（项目总负责人）、“十四五”国家重点研发计划项目“碳纤维/聚醚醚酮复合骨科植入材料及器械研发与产业化”、国家自然科学基金重大研究计划重点支持项目“椎间盘内源性修复失效机制及髓核原位再生研究”及国家卫健委多学科联合诊疗能力提升建设项目“恶性骨肿瘤早期诊断、精准切除与有效重建”，湖北省重点研发计划项目1项，国家自然科学基金面上项目6项，重大横向合作课题1项。

以第一或通信作者发表论文248篇，其中在国际权威期刊*Advanced Science*、*Bioactive Materials*等发表SCI论文158篇。主编《现代骨科手术学：骨科范围肿瘤卷》《现代骨科学：骨病卷》；主译《骨骼疾病的临床与生化》《脊柱非融合技术》《脊柱疾病分类与严重程度评测》3部专著。获湖北省科学技术进步奖二等奖2项，荣获第五届中国侨界贡献奖创新成果奖及赵以甦骨科基础研究奖。

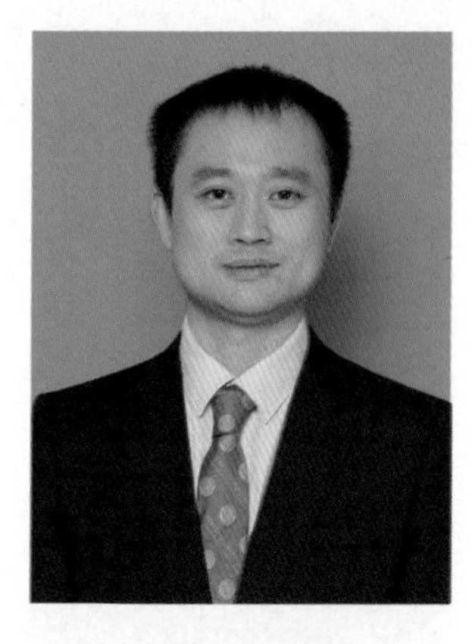

熊鑫茗　华中科技大学同济医学院附属协和医院骨科主任医师、教授、博士生导师。湖北省医学青年拔尖人才第一层次人员。华中科技大学同济医学院附属协和医院对外医疗联络部部长。中华医学会骨质疏松和骨矿盐疾病分会青年委员会委员、湖北省医学会骨质疏松与骨矿物盐疾病分会第五届主任委员、中华医学会骨科学分会基础学组委员、中国医师协会骨科医师分会科技创新与转化学组委员、中国医师协会骨科医师分会青年委员会上肢创伤学组委员、中国中西医结合学会骨伤科分会外固定专家委员会常委、中国医师协会骨科医师分会中国骨搬移糖尿病足学组委员、中国医师协会急救复苏专业委员会创伤骨科与多发伤学组委员。

先后负责"十三五"国家重点研发计划项目"基于天然细胞外基质的系列智能凝胶原位诱导非骨组织再生的机制及理论研究"（课题负责人）、中央军委科技委国防科技创新特区课题"快速闭合骨外露创面的生物活性水凝胶制备"、国家自然科学基金重大研究计划重点支持项目"椎间盘内源性修复失效机制及髓核原位再生研究"、国家自然科学基金面上项目4项、国家自然科学基金青年基金项目1项、湖北省科技支撑计划对外合作课题项目1项、湖北省自然科学基金项目3项、湖北省卫生健康委员会面上项目1项及武汉市科技计划项目1项。授权国家发明专利2项、实用新型专利7项。

以第一或通讯作者发表论文57篇，其中在国际权威期刊*Signal Transduction and Targeted Therapy*、*Chemical Engineering Journal*、*Bone Research*、*Redox Biology*等发表SCI论文31篇。作为副主译完成AOSpine工具书《脊柱疾病分类与严重程度评测》；参编《骨科并发症防治》《脊柱非融合技术》《创伤骨科手术要点难点及对策》《脊柱外科手术要点难点及对策》等专著，以及骨科八年制运动系统PBL教材1部。获湖北省科学技术进步奖二等奖1项、武汉市科技进步奖二等奖1项。

序　一

组织损伤修复与功能重建一直是再生医学领域的研究热点和难点问题。随着干细胞、组织工程与生物材料的发展，通过促进内源性修复诱导组织再生受到关注。内源性修复聚焦“人体的修理箱”干细胞这一热门“标签”，在组织修复、器官再生、难治性疾病治疗等领域应用前景广泛。邵增务教授、全大萍教授、张克勤教授、郭晓东教授等多个研究团队，跨校合作，医工结合，多学科交叉，经几十年的基础研究与临床积累，在材料、工程、基础与临床等领域开展了一系列深入的创新性研究，并总结国内外组织损伤修复与功能重建历史与综合进展，从提高内源性干细胞的生物学性能、促进内源性干细胞与组织内细胞互动、生物材料及小分子化合物刺激组织内源性修复角度出发，总结编写了《组织内源性修复与再生》一书。

该书理论丰富与方法技术系统，基础与临床转化相互补充，逻辑清晰，内容翔实，观点新颖，展示了组织内源性修复进展与发展趋势，是宝贵的学术资源，具有很高的学术价值。我相信，该书的出版发行将为推动组织损伤修复与功能重建的事业发展发挥重要作用。

张英泽

中国工程院院士

中华医学会骨科学分会主任委员

序　二

内源性修复在组织损伤与再生医学领域越来越受到关注，通过调动干细胞原位诱导组织再生，已经成为具有潜力的医学研究方向。美国生物学家乔治·戴利曾说："如果说20世纪是药物治疗的时代，那么21世纪就是细胞治疗的时代。"人体的细胞有200多种，行使着不同的功能，但它们都有一个相同的来源，就是干细胞。华中科技大学组织损伤修复课题研究团队根据自己丰富的临床与科研经验，与生物材料专家通力合作、各展所长，共同编写了《组织内源性修复与再生》一书，这是该团队在组织损伤修复领域曲折探索历程的全面总结。

该书不仅对组织内源性修复的基本理论、内源性修复的细胞内机制、内源性修复中的细胞间互动等进行了系统阐述，还对内源性修复材料的生物制造、工艺、临床转化等方面进行了全面介绍，并在其中结合了作者团队大量宝贵的经验，具有较强的实用性。该书既可作为广大临床医生、研究生等临床与科研工作者使用的工具书，又可作为全面了解组织修复生物材料相关理论的参考书。

我相信，该书的出版与发行，将为组织器官修复提供新理论和技术支持，也将为推进干细胞临床应用做出贡献。

付小兵

中国工程院院士

中华医学会组织修复与再生分会主任委员

前言

内源性修复是近年来再生医学领域比较受重视的研究方向，是经典组织工程学研究的重要延伸和补充。人们对内源性修复现象的认识和调控有着悠久的历史。例如，有中医专家认为，干细胞的再生潜力和局部微环境对干细胞的支撑分别和中医的先天之精和后天之精有密切联系，原位再生和整体协调与中医“神”的概念相关，创面环境的维持和“营、卫”二气相关，“祛腐生肌”、“煨脓长肉”和免疫对愈合的调控有关，这些来源于祖国医学的思想，由于贴近临床实践，能够有效地指导临床工作并取得良好的疗效。以象皮生肌膏为例，其成分包含胶原、金属离子、生物活性分子等，其制作过程破坏了象皮内原有微观结构，各成分的功能包括免疫调控、促进肉芽组织生长、提供细胞生长支架、抑菌等，其工作方式为典型的诱导组织向药膏方向生长，用较为简单的工艺实现了符合内源性修复，且其疗效获得了广泛的好评。

来自传统医学的启发给了我们坚定开展组织内源性修复相关研究的勇气，也带给了我们很多有趣的思路。与经典组织工程学研究思路相比，内源性修复研究更强调通过引导组织生长而恢复组织结构和功能，更加接近临床上的再生修复；而经典组织工程学研究的思路，更加倾向于以受损前的组织为模板，将材料、细胞、生物活性因子组合成具有生物活性的甚至具备生物功能的组织，将其植入组织受损区域，该思路更加类似移植修复。相应的，内源性修复由于需要关注干细胞进入组织或材料并发挥修复和调控作用的过程，在相关机制研究中天然地需要引入时间和空间的概念，关注细胞之间、细胞和微环境之间甚至细胞器之间的互动和平衡，是内源性修复研究较为有特色的研究思路。以此思路为指导，我们开始较为系统地认识干细胞主动进入受损组织内修复受损组织过程的各个环节，本书也尝试从这个思路出发，将分散在大量文献之间与内源性修复相关的知识点提取出来，呈现给读者。另外，本书将章末参考文献作为电子资源，扫描封底二维码即可获取。

近年来该领域相关技术的进步，让我们能够更加深入地认识内源性修复的过程和规律，并在内源性修复的概念、机制、研究工具、调控方法、生物材料及其工艺等方面取得了大量的新进展。例如，超分辨率显微镜技术的发展让我们得以观测到几百微米尺度上细胞器的运动和变化。张兴栋院士提出的“材料诱导组织再生”的概念，为我们学习组织的自然发生、生长和修复的规律，利用现代科技构建具有特定结构、成分和功能的生物材料，通过为细胞提供适宜的微环境，实现定向诱导组织修复和再生，提供了相关理论基础，指明了研究方向。以3D打印技术为代表的生物材料制造技术的巨大进步，赋予了我们在微米尺度上为细胞构建适宜微环境的能力，使得我们能够借助生物材料实现包含时空特征的个性化的内源性修复。我们在书中列举出一些内源性修复机制研究中的新发现，并将部分基于机制研究结果研发生物材料并获得一定疗效的报道呈现给读者，希望为从事机制研究和材料研究的专家学者带来更多的良性互动。

本书分为总论和分论两篇，共十五章。第一章至第八章为总论部分，尝试从概念、机制、过程、调控、材料设计及制造工艺等方面，概述内源性修复的主流观点、新的探索和常用技术。我们邀请到张克勤教授为我们介绍经典的组织工程学，以及生物材料领域的专家全大萍教授、万影教授、郭晓东教授等介绍如何设计和制造用于内源性修复的生物材料。我们甚至尝试去总结内源性修复的细胞内机制，尽管该领域的研究并不系统和深入，甚至有些方面还是空白，但我们仍然坚持去寻找相关的内容并以我们的理解去阐述，即便有些表述只是推论，但仍然希望能够为读者带来一些启发。

第九章至第十五章为各论部分，分别阐述了内源性修复在骨、椎间盘、软骨、脊髓、血管、角膜、皮肤创面等组织中的失效机制、潜在调控方向，以及通过研发生物材料，调动和促进内源性修复，实现组织修复再生的进展。有些组织的内源性再生研究已经有较为丰富的成果，如骨组织的再生修复，已经有了较为丰富的理论和较为成熟的产品，但在某些内源性修复机制研究热点，如力学因素对细胞生物学行为的调控作用及其机制方面还待进一步深入，而应用层面还需要从拓展应用场景、提供力学性能、提高修复速度和质量、方便临床操作、与微创甚至无创诱导再生技术结合等方面进一步开展研究以满足临床需求。相比之下，脊髓组织的内源性修复尤为复杂，涉及脊髓损伤的严重程度和范围、脊髓本身的结构和细胞微环境的复杂性、脊髓损伤和修复不同阶段微环境的变化、多种细胞之间的交互作用、生物活性分子的控释、生物材料如何发挥时间维度上的调控作用等大量问题，有待去探索。

总之，从损伤或缺失组织的替代到修复再生是一个复杂的系统工程，需要关注其中各个要素并关注它们之间的相互作用才能最终推动形成一个高效、合理、安全的整体。在这个多学科交叉的过程中，各个领域的专家学者共同努力，终究会实现重建组织和恢复功能的目标。

希望本书能得到再生医学研究领域的医务工作者、医学科研人员及材料学专家、企业研发人员等的喜爱。

邵增务　熊鑫茗
2023年11月14日

目　录

上篇　总　论

下篇 各 论

上　篇

总　论

第一章　内源性修复提出前的组织修复理论

第一节　经典组织工程学理论

一、组织工程的来源与发展历程

人体的组织器官具有一定的自我再生能力，可自我修复一些轻微的组织损伤部位，如皮肤上的小伤口，或者骨骼上的裂缝等。众所周知，人体组织是由细胞、细胞外基质（extracellular matrix，ECM，由细胞分泌和组装的蛋白质与多糖的复杂网络）和信号系统组成的。在自然组织再生过程中，细胞-细胞、细胞-ECM之间的相互作用共同调节细胞功能和ECM重塑，从而维持组织器官的动态自我再生/更新。但是，创伤性损伤、退行性疾病、先天性缺陷或手术切除肿瘤等原因可导致严重的组织器官损伤或缺失，以及随年龄的变化可能会影响组织器官的自我再生能力，因此必须借助临床干预修复组织器官，实现功能恢复和完全愈合。组织器官缺损的修复与替代一直是生命科学领域的前沿课题。

面对各种原因导致的组织器官缺损或功能障碍类的身体创伤，在过去100多年里主要采用的是自体组织移植进行修复治疗，虽然在临床上获得了比较满意的治疗效果，但是这种方法也存在极大的缺陷。这种传统的治疗手段是一种“以伤治伤”“小伤修复大伤”“将患者健康部位的组织移植到创伤部位”的办法。自体移植虽然具有免疫排斥反应小易于移植成功的优势，但需要建立在患者要接受二次伤害的前提下，且可供移植的组织是十分有限的，较难满足大面积创伤修复需求，除此外还会导致患者供区创伤和功能受限。在临床上，大量的患者常常是因为没能及时获得合适的供体组织器官而死亡的。而同种异体组织移植或异种组织移植虽克服了自体组织移植二次创伤和来源少的缺点，但移植后免疫排斥反应较为明显且较难克服，需长期使用免疫抑制剂，由此而产生的并发症有时是致命的。除此外，依旧存在供体来源有限的问题，以及医学伦理学方面的障碍，至今尚未能广泛用于临床。

随医学技术和认知水平的提高，组织器官缺损的治疗理念也逐渐从组织移植向组织再生模式转变。第二次世界大战期间，人们发现并获得了新的合成材料，产生了用人工合成材料代替天然组织器官进行修复的想法。寻求可替代的异体移植新材料成为治愈组织器官缺损和功能重建的新途径与新挑战。热塑性合成材料，如尼龙、涤纶、聚氨酯、聚丙烯，以及其他许多并不是为了替代人体组织而设计的聚合物，都被外科器械供应商引入，并在外科手术中被医生用来重建毁损、病变、老化或遗传缺损的身体部分。虽然已有多种材料用于临床，但对于极为复杂的人体组织器官而言，传统的人工材料难以满足临床需求，主要是人工材料存在生物相容性的问题。20世纪初期，生物材料主要用于人工器械，如血管支架和人工髋关节等。这些设备中，研发者强调了材料的惰性，以避免宿主“生物排斥”。但当时人们并没有考虑到重建生物活性替代物的可能性，因此人工材料的临床应用仍然受到阻碍，这可能是因为材料的“惰性”意味着它们无法提供足够的生物活性来触发组织工程所需的细胞功能，从而不能很好地修复组织器官的主要损伤。如何解决人体组织器官缺损的修复和功能的重建难题，已成为目前生物医学领域国际性的前沿课题。

组织工程的初步探索及建立可以追溯到20世

纪80年代。1980年，Yannas及其同事制备出胶原-糖胺聚糖（GAG）膜，并将该膜用于修复豚鼠的全层皮肤伤口，研究结果表明该膜可有效保护这些伤口免受感染和防止体液流失超过25天，并且没有出现排斥反应，这可能是最早的组织工程实践。1984年，Wolter和Meyer在眼科聚甲基丙烯酸甲酯（PMMA）假体上培养出内皮样结构物质，他们将该项研究称为“组织工程”（tissue engineering）。1985年，Fung等向美国国家科学基金会（National Science Foundation，NSF）提出将一个工程研究中心命名为“活组织工程中心”。1987年，美国麻省理工学院的化学工程师罗伯特·兰格（Robert Langer）和美国马萨诸塞州立大学医院临床医师约瑟夫·瓦卡蒂（Joseph Vacanti）较为系统地提出了“组织工程”的概念，组织工程的概念提出后，很快获得了美国国家科学基金会认可，组织工程学作为一门学科得以确立和发展。1993年，兰格和瓦卡蒂在《科学》（*Science*）杂志上发表了“组织工程”的文章，认为这一新领域可作为潜在的器官或组织受损的解决方案。兰格和瓦卡蒂描述组织工程为生物学和工程学的多学科交叉领域，其中细胞和材料结合使用可使受损的组织恢复其原始功能。自成立以来，组织工程学已从理论发展为实践。组织工程是传统移植方法的一种有吸引力的替代方法，因为不需捐助者即可生产人体组织。作为人口大国，我国由各种原因造成的组织器官缺损或功能障碍的患者数量庞大，发病率极高，每年的医疗费用高达数千亿元，给经济发展与社会稳定带来极大影响，而成功的组织工程学有潜力弥合器官供求之间的巨大鸿沟。

在过去的几十年之内，组织工程研究领域发展迅速，组织工程是一个多学科交叉领域，汇集了来自工程、生命科学和医学的专家。1991年，Cima等将培养的软骨细胞同聚乙醇酸（polyglycolic acid，PGA）相结合进行软骨组织的培养，从此拉开了软骨组织工程学研究的序幕，并很快扩展到其他组织，如骨、韧带和肌腱等。1997年，Freed等将新生鼠心肌细胞接种到可降解聚合物PGA支架上，形成两者的复合体，并将复合体在旋转生物反应器内进行培育，体外培育数周后，在生物反应器内形成了具有收缩能力的心肌组织。1997年，中国学者曹谊林博士在Vacanti的实验室中，第一次成功地在裸鼠背部培养出带有皮肤的组织工程化人耳，引起了各国对组织工程学研究的关注。同年，美国食品药品监督管理局（Food and Drug Administration，FDA）批准自体软骨细胞移植修复关节软骨缺损，后来逐步形成了产业。2006年，美国科学家在北卡罗来纳州再生医学研究所的实验室里，用患者自身干细胞在可降解生物材料支架上培育出了膀胱并成功移入患者体内。7名接受新膀胱移植的患者恢复了器官功能，预计这种被修复的膀胱可使用7年之久。2008年6月，由西班牙、英国、意大利等国家科研人员组成的团队在巴塞罗那完成了全球首例“人造气管”（组织工程气管）移植手术。“人造气管”由自身干细胞培养而成，术后5个月这名有两个孩子的30岁女性患者克劳迪娅·卡斯蒂略彻底康复。

中国组织工程研究起步稍晚，但发展很快，在某些领域的研究已居于国际领先水平。1994年，上海市科学技术委员会将组织工程研究作为重点资助方向，组织工程重大研究项目正式立项，标志着中国组织工程研究正式起步。1997年，组织工程课题获得中国国家自然科学基金正式立项，标志着组织工程研究受到了国家层面的重视；同年，上海成立中国第一个组织工程实验室——上海组织工程研究重点实验室[后发展为“组织工程（上海）国家工程研究中心”]。同年，《中国组织工程研究》创刊，主要报道临床康复领域应用生物材料、组织构建、干细胞、医学工程学等相关技术方法修复组织器官损伤，恢复、重建与提高其功能，具有创新及实用价值的基础研究和临床应用研究。1998年，中国国家重点基础研究发展计划（973计划）正式立项研究“组织工程的基本科学问题”，标志着国家已将组织工程研究列为高新技术领域的重点发展项目。2001年和2002年，中国国家高技术研究发展计划（863计划）对组织工程的应用研究与产品开发进行了持续资助，标志着国家已将组织工程作为生物领域的国家性产业发展方向。借助于国家973计划和863计划的资助，中国学者以敏锐的科研意识与思维，不约而同地掀起了一股组织工程热，在软骨、骨、肌腱、血管、皮肤、角膜等领域取得了可喜进展，初步形成了以组织构建和临床应用为特色的中国组织工程学研究道路。2007年11月13日，中国国家食品药品监督管理局下发注册证书，批准中国第一个组织工程产品上市，商品名为“安体肤”，由第四军医大学口腔医学院组织工程中心金岩教授主持研制，陕西艾尔肤公司参与。中国成为继美国后第二个拥有组织工程皮肤产品的国家。2018年4月4日，“安体肤”再次获得由国家食品药品监督管理总局颁发的医疗器械注册证书。目前，已有3种组织工程神经产品和1种组织工程角膜产品进入临床研究，同时还有3种组织工程皮肤产品、3种组织工程软骨产品、2种组织工程骨产品及2种组织工程肌腱产品正在中国食品药品检定研究院进行产品注册检验或已完成检验。中国组织工程的研究发展受到了国际关注。

组织工程学是生命科学发展历史中的一个重要里程碑，它迎来了制造组织器官的新时代，是人类健康领域应用的重要工具。目前，组织工程学正在迅速发展，随着研究的不断深入，组织工程的概念也将不断发展和完善。

二、组织工程的三个基本要素

在过去的几十年中，组织工程学不断发展和完善。随着材料科学的发展，信息技术、工程技术特别是基因工程的介入，移植免疫和干细胞研究的突破，多学科交叉融合，为组织工程的快速发展注入新活力，组织工程研究进入了整合研究的新时代。从20世纪80年代初提出将细胞植入可降解生物材料以构建组织的设想，到近年来应用组织工程技术修复临床缺损的成功，组织工程技术已被证实是解决组织创伤修复和功能重建的有效途径之一。

在自然组织再生过程中，机体细胞能够感知由多种细胞外基质构成的三维微环境，并且基质内生物、化学因子均会影响细胞的生物学行为。机体细胞在细胞与细胞外基质、细胞与细胞之间相互作用下以特定的几何方式形成组织。组织工程的核心就是利用种子细胞和支架的复合，构建有活力的三维空间复合体，对病损组织或器官进行形态、结构和功能的修复、重建，甚至永久替代，即构建了功能化的替代物。如图1-1所示，组织工程技术的成功主要依赖于种子细胞、细胞因子及支架材料三个基本要素，这也是生物组织的三个基本组成基础。种子细胞、支架材料和细胞因子相结合以产生组织工程化的复合结构体，修复创伤和重建组织功能。随着三大基本要素的突破，组织工程技术得到了飞速发展。目前组织工程技术已广泛应用于皮肤、血管、骨骼、肌腱、角膜、神经、心脏瓣膜和肝脏等各种器官组织的研究之中。

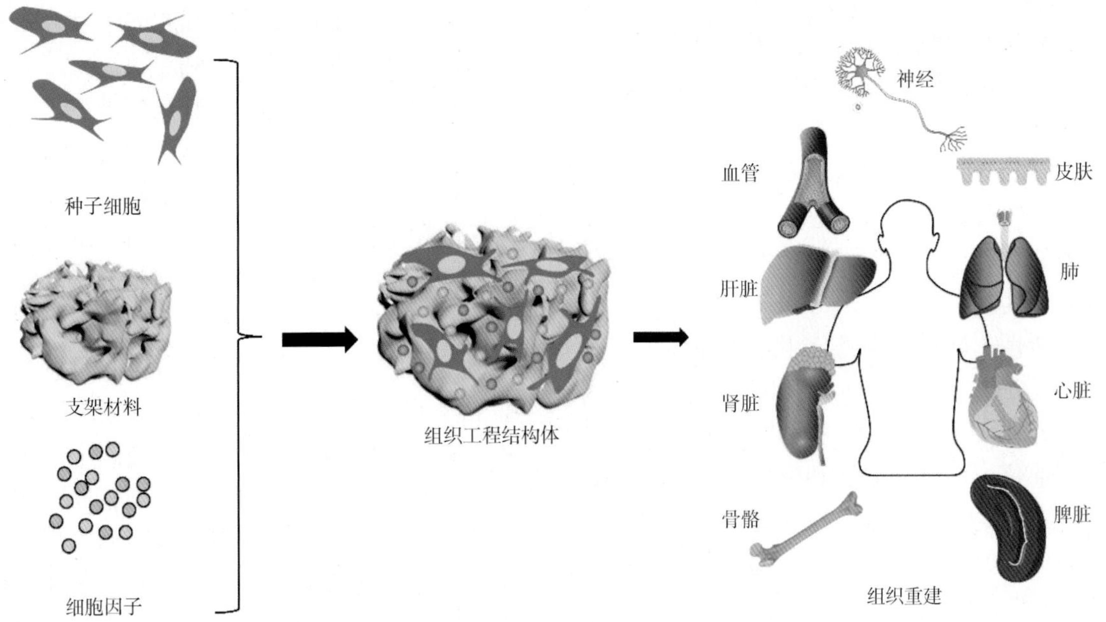

图1-1　组织工程的三要素及组织工程再生组织/器官示意图

（一）种子细胞

应用组织工程的方法再造组织与器官所用的各类细胞统称为种子细胞，是组织工程三大核心内容之一。种子细胞研究的目的在于获取足够数量的接种细胞，保持细胞增殖、合成基质等生物功能并防止细胞老化。

用于组织工程的种子细胞主要有三个来源。①自体细胞：如应用自体软骨、皮肤、肝细胞等修复相应组织。优点是不会发生免疫排斥，缺点是需要临时采集，会给患者造成创伤和痛苦，不适合自身干细胞或基因有缺陷以及自身有传染病的患者。②同种异体细胞：指同种异基因细胞，优点是细胞来源于他人，可以事先准备好，缺点是可能会发生免疫排斥反应，限制了其临床应用。③异种细胞：异种异基因细胞，来自不同的物种，需要抗免疫排斥反应，并且可能有动物病毒传染的风险。近年来，异种来源的种子细胞如人羊膜间充质干细胞、胎盘间充质干细胞等由于免疫原性小，不易被宿主免疫系统识别，因此临床应用具有较好的效果，是值得深入研究的有潜力的组织工程种子细胞。

用于组织工程的细胞主要分为干细胞及其他一些细胞，但干细胞是最重要的组织工程种子细胞。干细胞研究的进展为种子细胞的选择带来了新希望。干细胞的基本特征是具有自我复制能力以及向多种成熟细胞分化的能力，这些特性完全符合组织工程种子细胞的要求。按来源和分化阶段不同将干细胞分为胚胎干细胞（embryonic stem cell，ESC）和成体干细胞（adult stem cell，ASC）。

胚胎干细胞来源于早期囊胚的内细胞团，在体外适当的培养条件下能无限扩增而保持未分化状态。由于其独特的高度未分化特性以及所具有的发育全能性（即在适当条件下可以在体外培养增殖，可以分化为全身各种组织器官细胞），因而胚胎干细胞在未来的组织工程种子细胞研究中占有重要的地位。但免疫原性和致瘤性仍是困扰胚胎干细胞应用的两大难题。建立有效的胚胎干细胞诱导分化方案和通用型胚胎干细胞库，是种子细胞进一步研究的方向。

成体干细胞主要包括骨髓基质干细胞等具有多向分化潜能的多能干细胞及皮肤、肌肉前体细胞等具有定向分化潜能的专能干细胞。成体干细胞取材方便、来源广、分化潜能相对局限而更容易定向诱导分化，并且能取自自体，避免了免疫排斥的问题，因此更易于用于临床，已成为当前组织工程种子细胞的首选。

组织工程种子细胞的研究技术包括：①自体、异体、异种组织细胞的分离培养技术，细胞生物学行为的研究，多种细胞的复合培养技术；②细胞因子的有序作用、信息传递及其调控；③建立实验标准细胞系，改造种子细胞，延长细胞寿命及生存期；④改变细胞表面结构，研究细胞黏附及抗黏附力的技术及其影响机制；⑤研究降低细胞抗原性及增强宿主免疫耐受的方法；等等。

（二）细胞因子

细胞因子是活体宿主细胞分泌的通过扩散、细胞间接触或血液循环到达宿主细胞，在体液中以极低浓度发挥作用的一类非免疫球蛋白、局部天然蛋白或糖蛋白，也是一类由机体活化的免疫细胞和某些非免疫细胞产生、分泌，能调节细胞生长、分化，与造血、炎症反应、免疫应答反应和创伤愈合等密切相关的高活性多功能小分子蛋白的统称。细胞因子是一个介导先天免疫和获得性免疫的蛋白质或多肽家族，对细胞具有不同的免疫效应。目前已发现的细胞因子有几十种，它们都有各自独特的生物学功能及活性。

细胞因子的分类方法有很多种。①根据细胞因子的来源分类：可分为淋巴细胞、单核细胞、血小板和其他细胞产生的细胞因子。②根据细胞因子的靶细胞分类：可分为作用于淋巴细胞的细胞因子、作用于单核细胞的细胞因子、作用于白细胞的细胞因子、作用于其他细胞的细胞因子等。③根据细胞因子的作用机制分类：可分为效应性细胞因子和调节性细胞因子。后者又分为刺激性和抑制性细胞因子。④根据细胞因子的主要生物学活性及命名原则分类。由于细胞因子常有多种功能、多种来源，其靶细胞也多种多样，所以上述分类方法均有局限性。目前较为公认的分类方法考虑到每种细胞因子的主要生物学活性以及细胞因子的命名原则，将细胞因子分为白细胞介素、干扰素、集落刺激因子、肿瘤坏死因子和多肽生长因子等几大类。

细胞因子在细胞之间传递信息，充当细胞间的信号分子，调控细胞的黏附、增殖、迁移、分化和基因表达等生物学行为。在组织再生过程中，细胞因子既可以在体外单独发挥其特定的作用，也可以综合在一起发挥作用。将细胞因子用于组织工程技术时，主要有两种不同的方式：①细胞因子可以和构建好的支架进行复合；②先将细胞与支架进行复合，然后再通过细胞分泌特定的细胞因子。通过这两种方式都可以在组织工程复合体中引入特定的细胞因子，以调控细胞的生物学行为，从而促进植入的组织工程复合体达到修复创伤和重建组织或器官功能的目的。

（三）组织工程支架材料

组织工程支架材料是指能与组织活体细胞结合并能移植到生物体内的材料，在组织工程研究中起中心作用，是种子细胞在形成组织之前赖以生存的生物学载体，为其黏附、增殖、分化、新陈代谢、细胞外基质分泌以及组织再生等生理活动提供空间场所。

理想的组织工程支架材料应具备以下基本要求。①具有良好的生物相容性：无毒无害，植入机体内不会引起免疫排斥反应，不引起溶血、凝血反应，对细胞和周围组织无刺激性，维持正常细胞功能的发挥。②具有良好的生物降解性或可吸收性：植入机体后能缓慢降解或被吸收，降解速率与组织细胞再生的速度相匹配，逐渐被宿主组织所替代，并且在降解过程中，溶出物及降解产物对细胞和组织无毒无害。③具有适宜的表面化学特性和表面结构以促进细胞黏附：例如，与天然组织相似的化学组分，以及具有一定的孔隙率及良好孔连通性的三维多孔结构，从而促进病损组织器官细胞生长。④足够的生物机械性能：植入机体后能为细胞提供适宜的微应力环境，与机体组织有良好的生物机械适应性，耐磨损和老化，能长期保持机体功能。⑤材料来源广泛，经消毒过程不影响支架材料的性能，便于加工。因此，构建一种理想的组织工程材料是组织修复的可靠保障和关键因素。

构建组织工程支架首先要考虑的是选择合适的材料，用作组织工程支架的材料主要有天然材料、合成材料及复合材料。天然材料包括胶原、蚕丝、几丁质、透明质酸、明胶、藻酸盐、壳聚糖、琼脂糖以及脱细胞细胞外基质等，目前已广泛应用于骨/软骨、神经、血管等组织修复领域。天然材料具有良好的生物相容性，利于细胞的黏附、增殖和分化，但其机械性能并不理想，缺乏足够的物理强度。在此基础上，人们研究并合成了大量的合成材料，有机材料如聚乳酸、聚乙烯醇、聚乙醇酸及聚己酸内酯等，应用在肌腱、血管、角膜和神经等组织修复中，它们可以按要求大规模生产，具有可控的机械性能和微结构，但材料本身对细胞的亲和力差，影响细胞黏附。无机材料如羟基磷灰石、生物玻璃、磷酸八钙、β-磷酸三钙等，具有较高的力学性能，并能在机体内发生降解，主要应用于骨组织修复领域，但也存在脆性大、加工困难等缺点。基于单一材料所具备的问题，研究者应用复合材料加以解决。复合材料是指两种及以上不同材料组合而成的支架材料，其最大的优越性是可以优化及设计性质各异的组分材料，并在此基础上研制出不同组织修复所需的结构与功能优异的组织工程支架材料。同时，利用生物技术，在复合材料基材中引入具有生理活性的物质，也成为组织工程支架材料研究的一个重要发展方向。

作为大多数组织工程策略的关键成分，聚合物、陶瓷及其复合物等材料可以以各种形式应用。这些材料通常在组织再生过程中充当细胞外基质模拟物，为细胞的黏附、增殖和分化提供机械支持和适宜的生长微环境，其重要性不言而喻。例如具有三维多孔结构的支架，其高孔隙率及连通率有利于细胞在支架上的生长，提供良好的细胞营养环境，而支架材料的选择又决定了支架的基本性能。

在组织再生过程中，支架材料发挥着十分重要的作用：①在结构上填充缺损组织空间，为病损组织修复提供一定的机械支撑，并避免周围其他组织长入；②为体外接种细胞在体内的生长提供支撑，细胞既可以在植入前接种在支架材料上，也可以在体内植入后从周围的原生组织中进行招募；③作为细胞因子的生物载体，也可利用与细胞和受体的相互作用，本身作为一种可溶的细胞功能调节因子。虽然在组织工程策略中包含生物活性成分（如细胞和生长因子）具有潜在的价值，但在实践中，包含生物活性成分的生物材料系统受到高成本和复杂调节要求的限制。研究、临床转化和商业化策略极大地受益于只使用材料的方法，这种方法不使用生物活性成分，而是利用人体自身的细胞来实现组织再生。支架材料作为组织工程的基础，在临床使用中必须确保支架材料的安全性和有效性。通常在临床应用之前，尽可能地模拟材料在机体内的作用环境，并对支架材料进行相应的物理、化学和生物学性能的测试，检测材料的硬度、弹性、拉伸强度、断裂强度、热传导、磨耗等物理性质，亲疏水性、溶出性、吸附性、酸碱度、结晶性、取向性等化学性质，毒性反应、组织相容性、血液相容性、降解性等生物学性质。

三、组织工程的研究策略及面临的挑战

（一）组织工程的研究策略

组织工程研究领域的目标是设计出优于自体移植和异体移植的材料，然后与受体患者自己的细胞进行结合，形成具有生物活性的组织工程复合体，用于病损组织或器官的修复和功能的重建。这些材料通常以支架的形式组装，作为细胞生长的支撑结构，并在组织形成过程中暂时扮演细胞外基质的角色。根据缺损部位和患者的健康状况，不同的结构和功能材料特性是必要的，以确保所选择的策略的效用。组织工程材料的设计通常以自然组织的特性为指导，这些特性对其功能至关重要，如自然骨组织的化学组分，以及有利于细胞和血管浸润的多孔结构和骨基质的多尺度层次结构决定了骨组织工程支架材料的类型和生物材料制造策略的选择。组织工程的研究内容主要集中在种子细胞的来源、可供细胞生长的支架材料、用于促进组织再生修复的细胞因子以及组织工程复合体的生物相容性等问题。

目前，利用组织工程方法达到修复创伤和重建功能的目的，通常可以采用3种策略：①将从自体或异体分离出的种子细胞在体外进行培养，扩增到一定数量后接种在组织工程支架材料内，然后控制培养条件促使细胞在支架内的黏附、增殖、迁移、分化，获得具有特定形态功能的细胞-支架复合体，再将其植入患者病损部位，实现组织病损部位的修复和重建；②将不带有生物活性物质（细胞和生长因子）的支架材料直接植入组织病损部位，通过植入支架引导组织细胞长入支架内部，并刺激细胞分泌特定的细胞因子，最终与周围组织实现整合，完成组织或器官的修复重建；③借助生物反应器，种子细胞通过特定的生物过程直接发展为组织微结构体，用于修复、重建受损组织或器官。

（二）组织工程面临的挑战

组织工程是一个多学科领域，汇集了来自材料工程、化学、生命科学和医学等众多领域的专家，利用细胞、生物材料和生物反应器的构建开发三维人造组织器官，可用于增强、修复或替代病损组织。虽然组织工程已取得非凡的进展，应用组织工程的原理与方法，已能构建多种组织并成功修复相应的组织缺损，诸如皮肤、骨和软骨等组织器官更是成绩斐然。但是，人体具有极其复杂的微观结构和完善的功能体系，在组织工程学中还有更多的奥秘需要去探索，还有许多理论和技术问题有待进一步解决。

首先，目前对于组织的形成过程和机制还缺乏深刻和系统的认识。组织再生是一个动态的复杂过程，涉及细胞和周围基质之间的双向作用。为了完成在体外重建组织或器官的任务，就需要了解：组织在体内是如何形成的？哪些主要相关因素可以组织细胞形成组织？病损组织的修复重建过程与正常组织形成过程是否一致？通过组织工程技术构建的组织是否可以与正常组织在形态和功能上达到完全的一致？这些都是目前组织工程面临的关键问题。对这些科学本质问题的了解，有助于全面客观地评价组织工程化组织在临床上应用的安全性和有效性。

其次，正常组织的形成是在多种尺度下进行的，组织的功能和特性很大程度上归功于这种多层次结构。在不同尺度上对支架材料特征的高度控制通常不能通过单一的制造方法实现。目前，对于组织工程化器官多层次复杂结构的构建仍然无法获得突破性进展。因此，组织工程系统的设计者需要开发创新的策略，结合多种合成和制造技术，以在分子水平、纳米、微尺度和大尺度来

指示生物材料的结构和特性。近年来发展起来的三维打印技术为构建生物材料类组织的多层次复杂结构提供了前所未有的机会。新制备技术的建立和发展为该领域的现有挑战提供了潜在的解决方案，如增强对血管化的控制，或将相互冲突的要求（如孔隙率和高机械强度）合并到一个材料体系中。这些技术还可以与其他制造工具一起使用，以实现在多种长度尺度上对材料性能的卓越控制。基于微流体的制造方法是在微尺度和纳米尺度上指示骨组织工程生物材料结构的特别有力的工具。

此外，组织工程策略在临床和商业上取得成功的关键挑战是其可扩展性，包括所使用材料的合成和制造大型结构的潜在需求。生物材料的临床处理和选择的植入方法也需要特别的考虑。预制件结构通常需要开放性手术植入，而可注射生物材料可以以微创方式应用。然而，一旦注入缺损部位，可注射生物材料就很难保持其完整性，而可注射系统通常缺乏预制结构所具有的机械性能和结构特征。预制可折叠三维结构可以注射并在植入后重新扩展到所需形状，其性能可能优于其他系统，但可通过这一途径应用的材料仍然非常有限。

最后，患者之间的生物个体差异需要向模块化的生物材料系统转变，从而实现精准医疗，而不是“一刀切”的传统组织工程材料设计方法。

第二节　干细胞在组织修复中的作用

组织工程化的最终目的是修复、替代病损或功能不全的组织或器官，增强其生物学功能。体外培养细胞，使其通过胞外环境来形成缺失细胞和组织的活体生物替代品，进而形成工程化组织。用于组织工程化产品的细胞来源受到多种因素的影响，包括植入组织器官的功能要求，细胞的收集、培养、储存等一系列的组织工程化要求。移植的种子细胞可通过体内宿主细胞的募集，也可以体外组织定向形成，或是经体外到体内的细胞增殖和器官特异性组织的体外培养来实现。一旦组织支架和活体组织移植物进入体内，则宿主的炎症反应对其结构和功能的持久性起关键作用。而针对非宿主来源的移植细胞的免疫反应也是一个重要的影响因素。显而易见的是，自体细胞是患者自己的细胞，不存在免疫排斥反应，但来源有限。同种异体的细胞因无免疫反应或反应极低可被成功植入，但需等待供体来源。植入异种细胞时则必须采取免疫治疗、基因改造或免疫隔离等措施，并且还需考虑不同种属病毒的传播问题。不论移植细胞来源如何，实际操作中，培养细胞的试剂和方法都必须经过筛选以确保其安全性，以避免培养过程中细胞群体的不利变化和外来物质的导入。

工程化组织的功能直接或间接取决于移植细胞的组成，种子细胞来源一直是组织工程研究中需要解决的关键问题，对组织工程的发展起决定性作用。主要原因是许多组织细胞（如软骨细胞、内皮细胞）的供体来源和扩增能力都十分的有限，无法通过少量组织进行体外扩增细胞来满足组织工程化的需求。干细胞（stem cell）是一种未充分分化、尚不成熟的细胞，具有自我复制、再生、更新、多向分化等能力的细胞。正是因为它的多分化能力和再生潜力，使其在组织或器官修复领域受到了极大的关注。干细胞是组织器官再生的来源，是研究和实践再生医学的最重要的先决条件。干细胞在组织损伤修复中具有重要作用，组织损伤后，体内多种干细胞可动员迁移到损伤部位，促进损伤修复。体外干细胞移植也是损伤修复的重要手段。干细胞来源广泛、增殖能力强，又可以定向诱导分化为多种目标细胞并形成相应的组织，组织工程领域干细胞研究越来越成为研究的热点。因此，干细胞的应用有望实现组织工程“小伤修复大伤”的基本设想，也为解决组织工程中种子细胞来源问题提供了良好的机遇。

一、干细胞概述

干细胞最早起源于对造血系统的研究，人们将骨髓中血细胞更新时可以产生不同系列血细胞的原始细胞称为造血干细胞（hematopoietic stem cell，HSC）。干细胞是一类具有高度自我更新、增殖和多分化潜能等优势的未分化或低分化的细胞，存在于从胚体到成体的几乎所有组织器官。迄今为止，人们至少发现了30多种可以衍化为不同系列组织的干细胞，涉及骨髓、软骨、血液、神经、肌肉、脂肪、皮肤、肝脏等多种组织（器官）。

按照生命发育阶段可将干细胞分为胚胎干细胞和成体干细胞两大类。胚胎干细胞是具有发展成生命个体能力的全能干细胞，可从胚胎或胎儿组织中提取，它可分化为3个胚层的各种细胞。成体干细胞主要来源于出生后器官和成年人体细胞，根据其特定组织来源分为造血干细胞、骨髓间充质干细胞、神经干细胞、肝脏干细胞、皮肤干细胞、肠上皮干细胞、脂肪间充质干细胞、视网膜干细胞、角膜缘干细胞等。中国医学科学院赵春华教授首次提出还有一种存在于全能干细胞和成体干细胞之间的亚全能干细胞。亚全能干细胞是高于成体干细胞可进行三胚层分化的潜能干细胞，虽不具有胚胎全能干细胞可发展成生命个体的特性，但具有全能干细胞全面分化、可双向免疫调节的特性。

随着年龄的增长、身体健康状况的下降或受其他因素的影响，生物体内在的再生能力下降，基于干细胞的组织工程修复策略为组织或器官的修复再生提供了新的治疗策略。组织损伤时，干细胞受到生物信号刺激被激活，并且被募集到受损部位以修复或再生受损组织或器官。现如今，不同来源的干细胞在骨和软骨、血管、神经、皮肤、肌腱、韧带等组织工程领域得到迅速发展。干细胞是目前组织工程最理想的种子细胞，理论上可在外界人为条件下进行诱导、分化、培养，从而实现任何一种组织或器官的修复和重建。但干细胞在临床使用中会遇到来自社会舆论、医学认知、医疗技术等各方面的限制和影响，现已成为阻碍组织工程发展的瓶颈。目前，已广泛应用于组织或器官修复再生的干细胞包括间充质干细胞（mesenchymal stem cell，MSC）、胚胎干细胞，以及最近研究的诱导多能干细胞（induced pluripotent stem cell，iPSC）。

在组织工程研究应用中，具有全能分化能力的胚胎干细胞可分化为各种组织需要细胞，且移植免疫反应小。但是胚胎干细胞的获取途径、使用等方面存在社会舆论压力，获取困难。而成体干细胞不存在伦理的争议，且获取来源相对增加，在临床中更具有实际表现能力。此外，有研究发现成体干细胞还具有“横向分化”的特性，即成体干细胞不但能分化产生自身组织的各种成熟细胞，而且能产生其他组织的成熟细胞，甚至能够跨胚层分化出不同胚层来源的成熟组织细胞。因此，成体干细胞成为组织工程研究中的研究重点。

二、干细胞在组织工程中的应用

（一）胚胎干细胞

胚胎干细胞是最经典的一种多能性干细胞，特指哺乳类动物着床前囊胚内细胞团（inner cell mass，ICM）在体外特定条件下培养和扩增所获得的永生性细胞。虽然胚胎干细胞与内细胞团的细胞有相似的特征，但胚胎干细胞并不能等同地代表体内内细胞团的细胞。内细胞团的细胞只短暂地存在于胚胎发育的早期，而胚胎干细胞通过适应体外的培养环境可以长久生存。作为多能性干细胞，胚胎干细胞具有两大生物学特征：①无限的自我更新（self-renewal）能力，胚胎干细胞能够在体外合适的培养条件下长久地对称性分裂并保持未分化状态，这一特性理论上可使人们得到无限量的胚胎干细胞；②分化的多能性（pluripotency），胚胎干细胞在长期维持自我更新的同时可保留其多向分化潜能，胚胎干细胞所具有的自发地或被诱导分化为生物体内任何种类细胞的能力，被称为分化的多能性，正是这一特性使胚胎干细胞可以在特定的条件下分化为不同的细胞，用于治疗特定的组织器官的疾病或修复受损伤的组织器官。

胚胎干细胞可有4种来源：①从发育良好的囊胚中分离ICM，通过与滋养细胞如成纤维细胞共培养使之增殖，获得胚胎干细胞；②从5～9周的胚胎生殖腺中分离出人的胚胎干细胞（PGC）；③从恶性胚胎肿瘤或畸胎瘤细胞获得；④生殖克隆（治疗性克隆），由体细胞核移植（SCNT），即将去核的卵细胞移植入另一体细胞核进行克隆使之形成囊胚，然后分离内细胞群，获得胚胎干细胞。胚胎干细胞一方面可用免疫外科法、组织培养法和纤维分离法从内胚团细胞中获得；另一方面可从牛的29～35天胎儿生殖嵴、人的5～9周胎儿生殖嵴或背肠系膜经胰酶消化后进行分化抑制培养而获得。本质上，其体外培养主要是分化抑制培养。

1981年，英国Evans、Kaufman和美国Martin建立了最早的小鼠胚胎干细胞系。此后，一系列其他动物的胚胎干细胞系也相继建立起来，我国也已成功地建立了人的胚胎干细胞系。目前研究者将胚胎干细胞诱导分化为血管内皮细胞、软骨细胞、成骨细胞、平滑肌细胞、肌细胞以及神经细胞等，并初步建立了一些体外诱导分化的技术和体系，甚至已经开始尝试应用胚胎干细胞来源的细胞进行皮肤和血管等组织的构建。胚胎干细胞体外向特定组织细胞的诱导分化通常选用三种策略，即拟胚体分化体系、与成熟细胞或成纤维饲养层共培养体系，以及在培养基中添加化学物质的诱导方式。研究者也对不同的诱导分化策略进行了研究，以探索胚胎干细胞作为组织工程理想的种子细胞并参与下一步的器官再生与组织修复的可能性。人们对胚胎干细胞定向诱导分化行为的认知水平的提高，能够为胚胎干细胞应用于临床实践提供宝贵的经验。然而，胚胎干细胞研究领域目前还有一些无法解决的难题。例如，胚胎干细胞体外培养要求较为严格，其定向诱导分化的机制还不明确，定向诱导分化效率较低，体内致瘤性高，临床应用上面临着伦理、社会、法律和道德等问题。但是，我们相信如果这些难题可以得到解决，胚胎干细胞将成为组织工程中理想的“种子细胞”，将在细胞移植治疗和组织工程中发挥重要的作用。

（二）成体干细胞

成体干细胞是存在于胎儿和成体不同组织内的多潜能干细胞，这些细胞具有自我复制能力，并能产生不同种类的具有特定表型和功能的成熟细胞，能够维持机体功能的稳定，发挥生理性的细胞更新和修复组织损伤的作用。一般根据其来源或分化的组织细胞命名，如骨髓间充质干细胞、脂肪间充质干细胞、脐带间充质干细胞、神经干细胞、表皮干细胞、心脏干细胞、血管内皮干细胞等。与胚胎干细胞相比，成体干细胞一般不存在成瘤和伦理学问题，并且其自身强大的扩增能力、多向分化潜能及自体取材容易等特征，已使其逐渐成为组织工程中种子细胞的首选细胞。我国已初步建立了多种成体干细胞的分离、培养、扩增和诱导分化技术，并成功地将多种成体干细胞应用于组织工程化组织修复和重建研究中，并有部分成体干细胞已成功应用于临床组织修复。

1. 间充质干细胞　间充质干细胞是指一群具有高度自我更新能力和多向分化潜能的成体干细胞，因能分化为间质组织而得名。自Cohnheim首次发现间充质干细胞以来，其研究进展迅速。间充质干细胞来源广泛，存在于多种间质组织中，如骨髓、脂肪、肌肉、肺、肝、胰腺等，并且在体外经过连续传代培养和冷冻保存后仍具有多向分化潜能。同时，间充质干细胞还能抑制免疫应答，异体移植时不会发生排斥反应，并具有造血支持、免疫调控和促进干细胞植入的能力。间充质干细胞的这些独特优势，使其迅速成为在细胞治疗、基因治疗中有效发挥作用的理想的组织工程种子细胞。

目前间充质干细胞的分离方法主要有全骨髓直接贴壁培养法、密度梯度离心法、流式细胞仪分选法、免疫磁珠负筛选法等。大多数采用的是密度梯度离心法与贴壁培养法或免疫磁珠负筛选法相结合的方法，可获得纯度较高的间充质干细胞。而间充质干细胞的诱导分化需对细胞进行不同的外界定向刺激，研究者通过研究发现可使用不同的诱导因子达到定向分化的效果。间充质干细胞可以向骨组织细胞、软骨组织细胞、脂肪组织细胞和肌肉组织细胞定向分化，除此之外，还可分化为真皮、结缔组织、上皮组织等组织的细胞。

（1）骨髓间充质干细胞（bone marrow stem cell，BMSC）：具有向多种中胚层和神经外胚层来源的组织细胞分化的能力，这些细胞包括成肌细胞、肝细胞、成骨细胞、软骨细胞、成纤维细胞、神经胶质细胞、神经细胞、造血干细胞、基质细胞等，还可在其他作用下形成肌小管和肌腱。骨髓间充质干细胞移植具有不发生免疫排斥反应（或程度较低）的优点，应用于中胚层和神经外胚层来源的组织损伤及退行性疾病的治疗前景很大。动物实验已证实，骨髓间充质干细胞单独应用可以较好地促进骨折愈合和软骨损伤的修复，通过体外培养使其覆盖于生物陶瓷支架或碳纤维网等之后再植入患处效果更明显。骨髓间充质干细胞体外培养，因具有黏附于塑料培养皿壁的能力而易于分离，体外经过长期连续培养和冷冻保存后不会改变其分化潜能，植入体内后可在多种造血以外的组织（如肺、骨软骨、皮肤等）处定位和分化，并表现出相应组织细胞的表型。

大量研究发现将骨髓间充质干细胞植入小鼠体内，细胞可向受损肌肉组织处迁移并参与新肌的再生，显示出具有较好的肌肉组织修复功能。而将人的骨髓间充质干细胞植入大鼠的脑内，发现细胞分化为星形胶质细胞并较好地与受体组织整合，说明此类干细胞可在神经组织修复中具有较好的应用。将流产胎儿体内的骨髓干细胞植入人为诱发病变的实验鼠肝脏内，发现干细胞在实验鼠体内渐渐长为肝细胞，病鼠肝脏恢复正常功能。朱雪芬等采用腺病毒转染方式将胶质细胞源性神经营养因子（*GDNF*）基因导入骨髓间充质干细胞，并以此诱导骨髓间充质干细胞向神经元样细胞自行分化，发现胶质细胞神经营养因子持续诱导作用可促进骨髓间充质干细胞分化为具备突触循环功能的成熟神经元。Zhou等为更好地修复软骨-肌腱组织，基于组织工程学设计了书形脱细胞肌腱支架（ATS），ATS在骨髓间充质干细胞介导下调节炎症微环境，促进纤维软骨再生，形成了软骨-肌腱损伤部位的物理结构和化学成分，促进了组织界面愈合。骨髓间充质干细胞易于外源基因的导入和表达，可作为基因载体，从而将组织工程治疗和基因治疗有机地结合在一起。

（2）脂肪间充质干细胞（adipose-derived mesenchymal stem cell，ADSC）：是存在于人或动物（鼠、猪、犬、兔等）不同部位脂肪组织中的一种间充质干细胞，具有多向分化潜能。该细胞首次由Zuk于2001年从人抽脂术抽取的脂肪组织悬液中分离获得，在相应诱导剂作用下，能分化成具有中胚层组织特殊标志物的功能性细胞（脂肪细胞、软骨细胞、骨细胞、肌肉细胞、心肌细胞和血管内皮细胞），也能分化成内胚层细胞（肝细胞和胰腺细胞）及外胚层细胞（神经细胞）。脂肪组织本身及其分离的细胞具有内分泌、造血、免疫调节和多向分化潜能，如表1-1所示。脂肪组织可能是机体最大的成体干细胞库，有可能彻底解决干细胞来源困难的问题，是一种优秀的组织工程种子细胞，所以脂肪间充质干细胞的研究受到了研究者的广泛关注。

表1-1　脂肪间充质干细胞定向分化组织细胞时常用的诱导物质成分

分化目标细胞系	分化诱导物质成分
脂肪细胞	3-异丁基-1-甲基黄嘌呤（IBMX）、地塞米松、胰岛素、吲哚美辛
软骨细胞	抗坏血酸、地塞米松、胰岛素、转化生长因子β（TGF-β）
骨细胞	抗坏血酸、地塞米松、β-甘油磷酸盐、1, 25-二羟基维生素 D_3
骨骼肌细胞	地塞米松、马血清
神经细胞	丁基羟基苯甲醚、胰岛素、丙戊酸、腺苷酸环化酶激活剂（forskolin）、碱性成纤维细胞生长因子（bFGF）、表皮生长因子（EGF）
心肌样细胞	5-氮胞苷
内皮细胞	血管内皮生长因子（VEGF）、碱性成纤维细胞生长因子
胰岛β细胞	碱性成纤维细胞生长因子、烟酰胺

脂肪间充质干细胞研究起步相对较晚，但在组织工程研究应用中具有很多独特的优势，主要包括：①来源丰富，取材容易；②衰老、死亡细胞所占比例低；③扩增迅速，多次传代后遗传稳定；④可连续传代培养130代之多，有非常优越的体外增殖能力，完全可以满足临床对种子细胞数量上的要求，甚至可不经过体外扩增过程直接用于临床细胞治疗；⑤脂肪组织比骨髓中所含的间充质干细胞比例大，成纤维细胞集落形成单位试验表明，脂肪组织中干细胞数目至少是骨髓的500多倍；⑥脂肪干细胞作为基因治疗载体，能够对外源基因进行表达，转染后的脂肪干细胞诱导分化成脂肪细胞和成骨细胞，仍有外源基因表达，与载体结合后可作为基因治疗的有力工具；⑦脂肪干细胞体外培养条件要求较低，在不同厂家和批次的血清培养基中都能稳定生长。人脂肪干细胞能够很容易地从外科切除术、肿大脂肪抽吸术和超声辅助的脂肪抽吸术中获得，用于各种骨、软骨、脂肪、神经、肌肉等组织的重建。脂肪干细胞是继骨髓间充质干细胞后组织工程种子细胞研究的又一热点。

Lee等制备了血小板源性生长因子（PDGF）和生物矿物质涂层的纤维，然后将其与人脂肪间充质干细胞组装在一起，形成作为血管化骨再生的基础的球体，将其移植2个月后，在体内小鼠颅盖缺损中再生的骨面积（42.48%±10.84%）显著增强。此外，组织学分析证实了再生骨组织中的细小和薄层结构，并具有明显的血管形成。周围神经损伤是常见的神经系统疾病，在所有外伤中占到2.8%左右。尽管周围神经具有自我修复的能力，但很难达到功能上的完全恢复，尤其是较长的神经损伤和近端神经缺损。Qian等使用作用于脂肪间充质干细胞的特异性诱导剂后，能够检测到神经元特有的标志性蛋白，说明脂肪间充质干细胞具有向神经细胞分化的潜能，可以应用于周围神经损伤修复。Ghoreishian等从犬的脂肪组织中分离出了未分化的脂肪间充质干细胞，将未分化脂肪间充质干细胞包裹在藻酸盐水凝胶中，成功修复了7mm的神经缺损，改善了面神经损伤的情况。

2. 皮肤干细胞　皮肤干细胞直接影响皮肤的修复和再生能力，是皮肤组织工程中最理想的种子细胞。目前对皮肤干细胞的研究主要是表皮干细胞（epidermal stem cell）和毛囊干细胞（follicle stem cell）。表皮干细胞存在于皮肤皮脂腺开口处与立毛肌毛囊附着处之间的毛囊外根鞘处。在表皮基底层，表皮干细胞呈片状分布；在没有毛发的部位，如手掌、脚掌，表皮干细胞位于与真皮乳头顶部相连的基底层；其他有毛发的皮肤，表皮干细胞位于皮肤的基底层。目前体外分离、纯化表皮干细胞主要利用其对细胞外基质的黏附性。正常情况下，大部分的表皮干细胞处于静息状态，只有部分干细胞脱离干细胞群落进入分化周期，维持皮肤的更新。毛囊干细胞是一种比基底部表皮干细胞增殖能力更强、分化方向更广的皮肤干细胞，定位于毛囊外根鞘中的隆突部。毛囊干细胞最重要的特点之一也是慢周期性，而且可以有无限多次细胞周期。

各种创伤、烧伤等造成的体表皮肤缺损不仅产生局部的渗出、感染和疼痛，严重者还可能导致全身感染、水电解质紊乱、休克甚至危及生命，易形成增生性瘢痕。表皮干细胞是皮肤组织再生和创伤修复的关键，通过加快创面上皮化速度，促进表皮细胞早期覆盖，从而实现创面愈合。皮肤干细胞可用于自体和异体移植治疗大面积烧伤、严重创伤、整形术后创面覆盖及慢性溃疡等，已成为利用组织工程技术解决临床治疗中皮源缺乏问题的根本途径。目前研究者十分关注皮肤干细胞的应用前景，因为它可作为诱导性多功能细胞，并且提取也比较容易。通过将皮肤干细胞暴露在某些化学物质和蛋白质中，它们能潜在地转换成为大脑神经细胞、生成胰岛素的胰腺细胞、骨骼或软骨组织、心肌或其他类型的人体组织。

廖立新等利用体外纯化扩增的表皮干细胞体外联合猪脱细胞的真皮构建了具有复层结构的组织工程皮肤，将其迅速移植覆盖至皮肤创伤表面，发现未出现移植物下积脓等反应，很好地抑制了创面挛缩，且创面愈合后皮肤弹性较好，该组织工程皮肤可用于修复动物全层皮肤缺损。吕国忠等将表皮干细胞联合成纤维细胞-丝素蛋白纳米纤维活性支架进行体内培养，通过构建活性支架对大鼠Ⅲ度创面进行修复，证明了通过Ⅳ型胶原蛋白黏附法，能够分离得到表皮干细胞，并且其在Ⅳ型胶原蛋白表面修饰的培养瓶中的生长活力较高。大鼠Ⅲ度创面的修复实验表明，表皮干细胞联合成纤维细胞-丝素蛋白纳米纤维支架，能够修复Ⅲ度创面，再生皮肤表皮、真皮完整结构，并且与凡士林纱布敷料相比，能够提高创面的愈合效率，减少创面的愈合时间。

3. 神经干细胞　神经干细胞（neural stem cell，NSC）是指中枢神经系统中具有自我更新能力，能分化为神经元、星形胶质细胞和少突胶质细胞从而能够产生大量脑细胞组织的细胞群，是机体内具有多潜能性的细胞成分之一。神经干细胞的概念最早由Reynolds在1992年提出，目前普遍接受的是由Mckay在1997年提出的概念。2000年，Gage在*Science*杂志上提出神经干细胞应定义为一类具有分裂潜能和自更新能力的母细胞，能通过不对称分裂产生一个与自己相同的细胞和一个与自身不同的各类细胞。在脑、脊髓等所有神经组织中，不同的神经干细胞类型产生的子代细胞种类不同，分布也不同。根据部位可分为神经嵴干细胞（neural crest stem cell，NC-SC）和中枢神经干细胞（CNS-SC）。

传统医学认为神经细胞是难以自我再生的。虽然周围神经损伤可以沿着残留的神经通路缓慢地由近端向远端延伸生长，但是中枢神经系统内胞体损害造成的不可逆损伤是很难自我恢复或由再生的神经元进行修复的。而神经干细胞的发现，可启发研究者在脑损伤时将其移植在损伤部位进行修复，这就为寻找神经干细胞来源对脑组织进行修复提供了依据，因此受到了研究者的广泛关注。神经干细胞在神经发育和修复受损神经组织中发挥了重要的作用。神经干细胞移植是修复和代替受损脑组织的有效方法，能够重建部分环路和功能。用于治疗大脑神经损伤的神经干细胞可从脑组织中分离，或者从多能干细胞诱导扩增获得，并主要通过介导神经再生、可塑性，以及减弱神经炎症等途径来发挥作用。神经干细胞的治疗机制如下。①患病部位组织损伤后释放各种趋化因子，可以吸引神经干细胞聚集到损伤部位，并在局部微环境的作用下分化为不同种类的细胞，修复及补充损伤的神经细胞。由缺血、缺氧导致的血管内皮细胞、胶质细胞的损伤，使局部通透性增加，另外，在多种黏附分子的作用下，神经干细胞可以透过血脑屏障，高浓度聚集在损伤部位。②神经干细胞可以分泌多种神经营养因子，促进损伤细胞的修复。③神经干细胞可以增强神经突触之间的联系，建立新的神经环路。目前神经干细胞被用于脊髓损伤修复中，研究表明移植的神经干细胞可在体内分化形成神经元，并与宿主细胞建立突触联系，促进损伤的脊髓神经功能的恢复。此外，神经干细胞还可用于治疗脑卒中、帕金森综合征、运动神经元病、阿尔茨海默病（Alzheimer's disease，AD）等神经系统疾病。

三、干细胞应用于组织工程中存在的问题

在考虑如何设计和生产一个工程化组织时，如何培养和处理产生有实际用途的种子细胞，给生物学家和工程师提出了大量艰巨而有价值的挑战。尽管成体干细胞的广泛应用一定程度上实现了组织工程“小伤修复大伤”的设想，但是目前的研究主要还是以自体细胞为主的个体化治疗，而实现规模化治疗是组织工程技术的重要发展趋势。而胚胎干细胞作为种子细胞的另一个重要来源，同样面临着伦理性、安全性和免疫排斥等问题。如何从个体治疗向规模化治疗发展以实现组织工程技术的产业化，如何解决胚胎干细胞的免疫排斥问题和组织工程种子细胞的来源问题，探索干细胞作为组织工程种子细胞的可行性，这些问题对干细胞的研究提出了新的挑战。干细胞的研究和开发应用是从分离、培养、鉴定干细胞开始的，最终又归结到对干细胞的扩增建系，乃至构建成为可供临床应用的组织工程活性复合体，加强对干细胞的理论和实践研究，对促进干细胞在组织工程领域的应用和发展有重要意义。

（一）干细胞的扩增和规模化治疗的实现

从组织工程的长远发展趋势来看，要将干细胞应用于临床组织或器官的修复和重建，首先要保证充足的来源。临床研究表明输入干细胞的数量越多，长期生根繁殖的概率越大。如果可以设法在体外扩增培养提高干细胞的获得率，无疑将为干细胞的临床应用开辟广阔的前景。然而不同干细胞在体外扩增的条件不尽相同。以骨髓间充质干细胞为例，除需要相关的生长因子以维持自我更新繁殖外，合适的组织工程支架材料的构建也是促进其顺利扩增的重要因素。目前已有成功地在体外扩增17～30倍延续数月的报道，但干细胞还不能长期无限增殖。由于生长因子品种繁多，目前已知有200余种，而体外扩增培养时，组织工程支架的化学成分、结构、力学性能、降解性等各种因素都会影响干细胞的生长行为，针对不同干细胞品种的需要加以综合利用是个十分复杂的问题。此外，在干细胞体外扩增过程中，被增殖的细胞是否还能保持原始干细胞的形态和生物学功能，还缺乏明确的特异性指标加以辨别。

（二）干细胞的可塑性

所谓可塑性是指存在于某一组织中的干细胞可以分化成为另一组织的特化细胞，在结构和功能上成为该组织的组成部分。细胞的可塑性类似于胚胎细胞的多能性。大量实验已经证明胚胎干细胞可以生成多种组织，研究表明胚胎干细胞在移植后可以参与胚胎各胚层组织的发育，具有参与多种组织生长的能力。近年来，已有研究表明成体骨髓干细胞除参与造血外，还具有分化成为血管内皮、肌肉、心脏等不同组织的潜力。借助于干细胞的可塑性可以利用同一个体不同组织中

的多能干细胞为其他组织的修复服务，为临床上同体细胞移植开拓无限美好奠定基础。Krause等的相关研究结果表明，单个骨髓干细胞在动物实验中两次传代，成功实现了多器官、多细胞系的移植。但是目前骨髓间充质干细胞在体外的扩增还难以实现。主要问题集中在原始干细胞的纯化与鉴定，体外扩增培养过程中原始干细胞生物属性的改变，以及在不同实验室的重复性问题等。

目前判定干细胞可塑性的标准主要有以下几点：①原始干细胞纯度要高，体外培养环境要控制，避免干扰；②加强对产出细胞功能特性和特异标记的鉴定，如神经细胞的形态、行为及突触连接，产生髓鞘蛋白的能力等；③利用不同的实验条件进行观察，加强不同实验室之间的重复性验证。多能胚胎干细胞株虽然容易生长、分化面广，但其应用存在伦理性、安全性等问题，并且有研究表明有些细胞株在长期体外扩增培养中可能会发生生物属性的改变，因此多能胚胎干细胞目前的发展前景还有待进一步的观察。

（三）干细胞参与组织修复的作用机制问题

干细胞参与组织或器官的修复和重建，其研究已有几十年的历史，但相关进展并没有达到人们的预期，原因之一就是人们对干细胞参与组织修复的作用机制问题认识的局限性。目前大多数的间充质干细胞治疗策略仍停留在体外研究阶段，在临床应用方面还面临着诸多问题。各种间充质干细胞的分化机制尚不明确，这使研究人员对其定向分化无法进行精确把控，且存在诸多限制组织再生的因素，包括早期炎症反应、细胞外基质组成、患者年龄、损伤类型、生理适应和血管生成能力，将在很大程度上影响治疗的短期和长期成功。

近年来，得益于分子生物学快速的发展，干细胞研究已进入分子水平。研究者试图从分子水平认识干细胞的生长繁殖、自我更新、分化多能性和跨系分化等。例如，在个体发育中，从受精卵开始，胚胎的各个组分是如何按照其固有的时空程序特点逐步发育成长的；控制细胞生长和分化的基因又是如何行使其不同的功能的；在不同环境因素的参与下，表位遗传机制又是怎样影响其基因表达，从而实现对干细胞的调控而引起多元性分化的。总之，分析不同干细胞参与组织修复的作用机制问题，从中发现和寻找不同因子对细胞生长或分化过程的影响作用，从而有目的地使干细胞按照人们的意愿进行扩增和定向分化，以满足临床上修复和重建组织或器官的需求。

第三节　细胞因子在组织修复中的作用

细胞因子是具有诱导和刺激细胞增殖、维持细胞存活等生物效应的蛋白类物质，对细胞增殖、组织或器官的修复和再生都具有重要的促进作用，是组织工程的重要影响因素之一。由于细胞因子的性质和作用方式有很大的不同，所以对不同细胞因子的定向研究是十分重要的。一般细胞因子在有水存在及室温环境下很容易失去生物活性，因此细胞因子直接使用时常会由于体内的环境而失活，所以针对特定的细胞因子设计缓释系统是十分重要的。将药物控释技术引入组织工程，基质材料负载各种生长因子或激素，向种子细胞定量、持续释放，从而促进细胞的生长和分化。因此，如何有效地保护和释放细胞因子是组织工程需要解决的问题，由于目前组织工程本身的发展仍有很大空间，作为其发展方向之一的细胞因子也在不断改进。

一、细胞因子的概念和特点

（一）细胞因子的概念

细胞因子（cytokine）是由造血系统、免疫系统或炎症反应中的活化细胞所分泌，能调节细胞分化增殖和诱导细胞发挥功能的高活性、多功能的多肽、蛋白质或糖蛋白。目前发现的细胞因子有几十种，它们大多数各有其独特的生物学功能和广泛的生物学活性。

（二）细胞因子的作用特点

将细胞因子应用于组织工程技术中，主要有

两种不同的方式：一种是细胞因子直接与支架材料复合，另一种是在支架上移植可以分泌细胞因子的细胞。通过这两种方式将细胞因子复合到组织工程复合体中，可促进宿主实质细胞的长入，并能促进移植的细胞形成再生组织。虽然细胞因子种类繁多、生物学活性各异，但它们都有一些共同的作用特点：

（1）绝大多数细胞因子为分子质量小于25kDa的糖蛋白。多数细胞因子以单体形式存在，少数细胞因子以二聚体、三聚体或四聚体形式发挥生物学作用，如IL-5、TGF-β等以二聚体，肿瘤坏死因子α（TNF-α）、淋巴毒素α（LT-α）以三聚体，IL-16以四聚体结合相应受体。

（2）主要与调节机体的免疫应答、造血功能和炎症反应等有关。

（3）通常以旁分泌（paracrine）细胞因子作用于邻近的靶细胞或自分泌细胞因子作用于分泌该细胞因子的细胞本身。在生理状态下，绝大多数细胞因子只在产生的局部近距离以高浓度起作用。只有少数细胞因子（如促生长因子）在某种情况下可以作用于远处的靶细胞。此外，有些细胞因子存在着跨膜形式（如TNF-α）和膜结合形式（如IL-8），可直接刺激相邻的靶细胞。

（4）高效能作用，细胞因子的活性很高，一般浓度在10～12mol/L水平时才有明显的生物学作用。

（5）细胞因子有特定的靶细胞，并通过靶细胞膜上的特异性细胞因子受体发挥作用。细胞因子与存在于细胞表面的高亲和力受体相结合后，通过受体介导的信号转导调节细胞的功能。根据细胞因子受体的结构，可将其分为免疫球蛋白超家族、造血因子受体超家族、肿瘤坏死因子受体超家族和趋化细胞因子受体等不同类型。

（6）可由多种细胞产生。一种白细胞介素（interleukin，IL）可由许多种不同的细胞在不同条件下产生，如除单核细胞、巨噬细胞或巨噬细胞系产生IL-1外，B细胞、NK细胞、成纤维细胞、内皮细胞、表皮细胞等在某些条件下均可合成和分泌IL-1。

（7）多重的调节作用（multiple regulatory action）。细胞因子不同的调节作用与其本身浓度、作用靶细胞的类型，以及同时存在的其他细胞因子的种类有关。有时动物种属不一，相同的细胞因子的生物学作用可有较大的差异，如人IL-5主要作用于嗜酸性粒细胞，而小鼠IL-5还可作用于B细胞。

（8）重叠的免疫调节作用（overlapping regulatory action），如IL-2、IL-4和IL-12都能维持和促进T淋巴细胞的增殖。有的细胞因子有相似的生物学功能，与它们之间有一定的同源性（如IL-4和IL-13有30%同源性），以及共有的受体亚单位有关。

（9）以网络形式发挥作用。细胞因子以网络形式发挥作用主要是通过以下几种方式：①一种细胞因子诱导或抑制另一种细胞因子的产生，如IL-1和TGF-β分别促进或抑制T细胞IL-2受体的产生；②调节同种细胞因子受体的表达，如高剂量IL-2可诱导NK细胞表达高亲和力IL-2受体；③诱导或抑制其他细胞因子受体的表达，如TCF-β可降低T细胞IL-2受体的数量，而IL-6和IFN-γ可促进T细胞IL-2受体的表达；④IL-4和IFN-γ有相互拮抗作用。

（10）与激素、神经肽、神经递质共同组成了细胞间信号分子系统。

（三）细胞因子的种类

1. 促生长因子 促生长因子是一类与组织、细胞生长发育有关的细胞因子，大多存在于神经内分泌组织、腺体组织和胚胎组织中，由这些组织中的细胞产生，在细胞间传递信息并对细胞生长具有一定的调节作用，它可以促进或抑制细胞的增殖、迁移、分化和基因表达。这类生长因子在体外可单独发挥特异性作用，在组织修复和再生过程中，这些因子是共同起作用的。

（1）表皮生长因子：血液中的表皮生长因子（epidermal growth factor，EGF）主要来源于颌下腺，许多成年人组织中也表达EGF，如脑、肾脏、唾液腺和十二指肠腺等，是人体内分泌的一种重要的生长因子，微量的EGF就能显著促进细胞的有丝分裂和生长。EGF的分子质量为6kDa（SDS-PAGE），含有53个氨基酸残基。EGF的作用没有种属特异性，在体外可以激发角化细胞的分裂，在体内能促进上皮组织的再生。EGF能加速创伤和烧伤的愈合，也有重要的代谢调节作用，在临床上可应用于治疗创伤和烧伤，加速损伤组织的修复，促进胚胎和新生儿的发育，防止痘苗病毒感染等。

（2）神经生长因子：最早发现的神经生长因子（nerve growth factor，NGF）是一种小鼠肉瘤细胞产生的因子，人成纤维细胞、畸胎瘤细胞或胚癌细胞、心肌细胞株等都能合成和分泌NGF。NGF是一种由118个氨基酸组成的蛋白质，能维持神经节细胞的存活，对生殖系统有生理性调节作用，参与肾脏的形态发生，具有免疫调节作用。在临床上，NGF可以保护损伤的交感神经元和副交感神经元，促进神经纤维再生，对早老性痴呆和亨廷顿病等神经元退行性变可能有治疗作用，可以治疗帕金森病、脊髓小脑变性、糖尿病性末梢神经病变等。

（3）转化生长因子：转化生长因子α（transforming growth factor-α，TGF-α）可由人外周血白细胞、垂体细胞、皮肤角质细胞等细胞产生，TGF-α有50个氨基酸残基（7.4kDa）。人TGF-α的作用没有种属特异性，可以刺激多种细胞系合成DNA，诱导细胞膜产生皱褶，诱导培养的骨释放钙离子、促进骨吸收，促进伤口愈合等。在临床上可能用于创伤恢复和肝炎后肝脏的再生。

转化生长因子β（transforming growth factor-β，TGF-β）可由大多数正常细胞和肿瘤细胞分泌，如单核巨噬细胞、成骨细胞、内皮细胞、角质细胞等。TGF-β没有种属特异性，生物学活性十分广泛，几乎作用于所有细胞。TGF-β是控制细胞生长、分化的调控因子，参与细胞外基质的构建和降解，具有抑制细胞生长的活性，但对某些细胞可促进增殖和增强活性。TGF-β在促进软组织和硬组织愈合、控制与纤维化相关的慢性炎症、抑制自体免疫疾病等领域具有广阔的临床应用前景。

（4）成纤维细胞生长因子：成纤维细胞生长因子（fibroblast growth factor，FGF）系参与机体软组织生长的细胞因子，FGF主要分布于中胚层和神经胚层来源的组织器官和肿瘤，FGF分为酸性FGF（aFGF）和碱性FGF（bFGF）。bFGF可以由正常组织如脑、视网膜、下丘脑、垂体、肾脏、胎盘等，正常二倍体细胞如单核巨噬细胞、角质细胞、毛细血管内皮细胞、子宫上皮细胞等，肿瘤组织如软骨肉瘤、黑色素瘤等，肿瘤细胞系如视网膜母细胞瘤细胞、肝细胞瘤细胞、肾上腺皮质细胞等产生，aFGF主要存在于脑、视网膜、骨基质、成骨细胞等。FGF的作用没有种属特异性，主要作用包括促多种细胞分裂、诱导内皮细胞趋化、神经营养、调节细胞代谢和促血管生成。在临床应用上，FGF可能作为神经营养因子在中枢神经系统或外周神经系统损伤时起保护和促进再生的作用，对治疗老年性痴呆和帕金森病有利。

（5）血管内皮生长因子：产生血管内皮生长因子（vascular endothelial growth factor，VEGF）的细胞主要是肿瘤细胞如豚鼠肿瘤细胞、神经胶质瘤细胞等，垂体滤泡星形细胞也产生VEGF。VEGF的作用没有种属特异性，能够诱导血管通透性增加，诱导血管形成并介导缺氧引起的血管形成。在临床治疗上，VEGF可以用于治疗冠心病、心肌缺血、冠脉再狭窄等。

（6）骨形成蛋白：骨形成蛋白（bone morphogenetic protein，BMP）是属于TGF-β超家族生长因子的一种分泌型信号分子。最早BMP分子是从骨组织提取物中分离得到的，在动物模型上具有诱导异位骨形成和治疗骨缺损的作用，对动物发育过程中细胞的增殖、分化和凋亡等过程起到多种调节作用。目前发现的BMP家族至少有二十多个成员，在胚胎发育过程中可影响原肠胚的形成、神经发生和造血作用等。

2. 白细胞介素 白细胞介素简称白介素，这一概念是在1979年第二届国际淋巴因子研讨会上提出的，是指由单核/巨噬细胞、T淋巴细胞等产生的介导细胞相互作用的免疫细胞激活素，可以调节其他细胞反应，属于可溶性蛋白或糖蛋白物质。迄今为止，实验研究发现并列入临床前研究的白介素有38种，分别以IL-1～IL-38命名。

IL-1是具有免疫调节、炎症损伤等多种作用的单核因子，在抗肿瘤、改善造血功能以及创伤修复等临床治疗中得到了一定的应用。IL-2在免疫调节中起重要作用，它的种属特异性呈现下行性，即具有沿种系谱向上有约束性、向下无约束性的特点。IL-2对静止T细胞作用较弱，当T细胞受到刺激时，能产生IL-2，产生的IL-2又能作用于T细胞自身，诱导其自身增殖、分化，这种作用称为“自分泌作用”。IL-2能够诱导增强天然杀伤细胞（NK细胞等）的分化和效应功能。IL-2也可以促进B细胞增殖，促进体液免疫。目前，IL-2已广泛用于临床治疗白血病、淋巴瘤、皮肤黑色素瘤、肾癌等疾病。IL-6可促进细胞的增殖、活化和分化，还可加速干细胞急性期蛋白的合成，调节肿瘤细胞生长和分化，对于免疫、造血、消化、内分泌和神经系统具有广泛的作用。IL-6在临床上已经得到了一定的应用，它可以治疗血小板减少症、多发性骨髓瘤等疾病。

3. 干扰素 干扰素（interferon，IFN）是一族具有抗病毒，影响细胞生长、分化和调节免疫功能等活性的蛋白质，由Isaacs和Lindnmann于1957年从病毒感染细胞培养中分离得到并命名。按其生物活性和抗原活性，可以分为3种：由病毒诱导白细胞产生的IFN-α，由病毒诱导成纤维细胞产生的IFN-β，以及由病毒诱导淋巴细胞产生的IFN-γ。

IFN-α是一组能够诱导一系列细胞内蛋白表达，继而发挥抗病毒、抗细胞增殖和调节免疫应答作用的细胞因子。在临床上可用于治疗肝炎和病毒性疾病，在治疗造血系统肿瘤和淋巴瘤上有不错的疗效，也可用于肾细胞癌、多发性骨髓瘤、皮肤T细胞淋巴瘤、黑色素瘤等肿瘤。IFN-β是一种含有166个氨基酸的20kDa的糖蛋白。IFN-β的生物学活性与IFN-α基本相同，也包括抗病毒、抗细胞增殖和免疫调节作用，可用于治疗多发性硬化症。IFN-γ的生物学活性与IFN-α、IFN-β相似，但也有明显不同。IFN-γ的抗病毒能力较弱，但抗细胞增殖的作用和免疫调节的作用较强，其生物学作用有较严格的种属特异性。临床上主要用于治疗慢性肉芽肿性疾病和类风湿关节炎、脓毒性休克。

4. 肿瘤坏死因子 1975年Carswell等发现血清中含有一种能杀伤某些肿瘤细胞或使体内肿瘤组织发生出血坏死的因子，称为肿瘤坏死因子（tumor necrosis factor，TNF）。肿瘤坏死因子是由激活的单核细胞和巨噬细胞系统产生，能够引起肿瘤组织出血坏死，并具有多方面功能的细胞因子。

TNF-α是由巨噬细胞产生的一种单核因子，其生物活性非常复杂，包括对造血、免疫和炎症的调节，对血管和凝血的影响及对多种组织器官（肝、心脏、骨、软骨、肌肉等）的作用等。在临床应用方面，TNF-α在脓毒症发生过程中起关键作用，可以治疗脓毒症和化脓性休克，治疗感染和自身免疫病，对于治疗转移性黑色素瘤和复发性软组织肉瘤也具有较好疗效。TNF-β是一种具有杀伤肿瘤细胞作用的细胞因子，凝胶过滤法测定分子质量是65kDa。TNF-β参与淋巴样器官形成，具有免疫应答调节作用和杀伤作用。

二、不同种类细胞因子在组织修复中的作用

在各种细胞因子中，可促进组织再生的生长因子是目前组织工程领域研究的重点，也是组织工程复合体构建的关键要素。生长因子通过促进细胞存活、增殖、迁移、分化诱导组织再生（图1-2）。例如，在心肌损伤后，VEGF通过刺激内皮细胞增殖促进血管新生，改善心脏局部侧支循环，防止心肌细胞凋亡。碱性成纤维生长因子（bFGF）可促进血管内皮细胞和平滑肌细胞增殖、分化和迁移，通过降低收缩期心肌细胞钙离子浓度梯度起到负性肌力作用，从而保护心肌，促进心肌损伤修复。在神经损伤修复中，脑源性神经营养因子（BDNF）、神经生长因子（NGF）等生长因子应用于损伤部位可保护受损神经元，引导神经再生，促进神经功能恢复。

（一）皮肤组织修复

当机体遭受大面积侵害时，会对皮肤的自我修复能力造成严重的破坏。研究表明，皮肤的自我更新和修复能力很大程度上是依赖于皮肤干细胞来实现的。而生长因子在组织工程中起着促进和调节细胞黏附、增殖、分化和成熟的作用，可以促进损伤部位的再生。在整个皮肤修复过程中，多种生长因子，如bFGF、胰岛素样生长因子1（IGF-1）、EGF等，都发挥着各自的特殊作用。

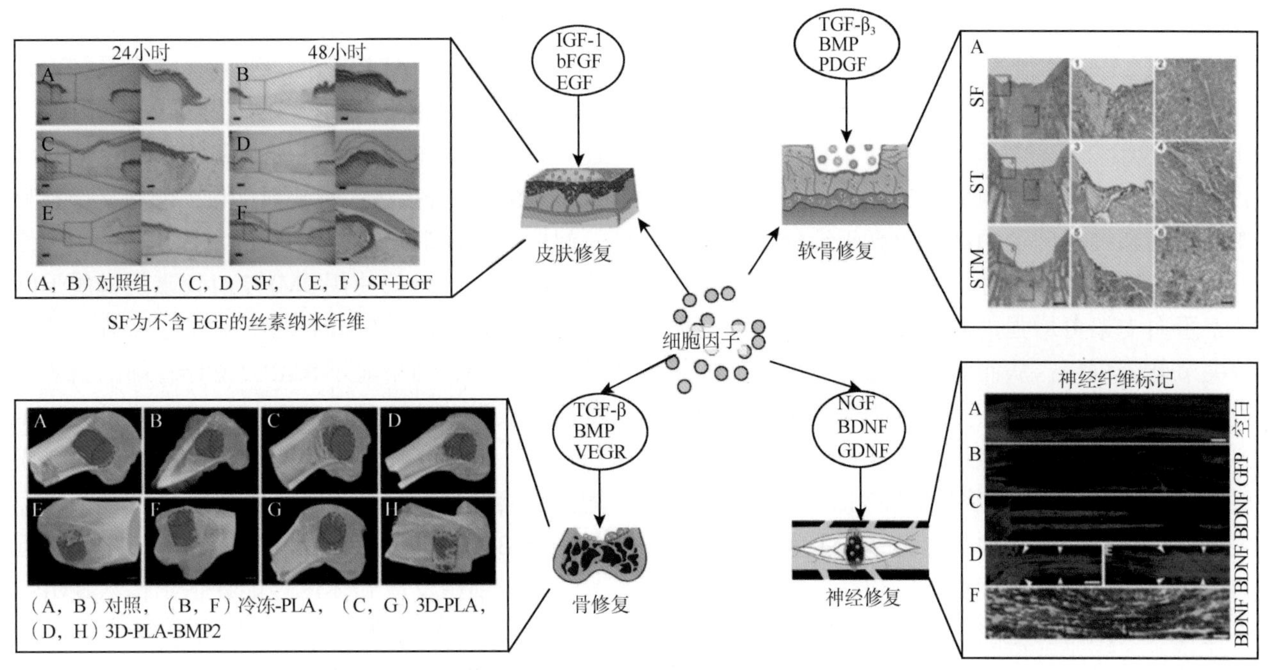

图1-2　细胞因子在皮肤、软骨、骨和神经组织修复中的应用

NGF. 神经生长因子；BDNF. 脑源性神经营养因子；GDNF. 胶质细胞源性神经营养因子；GFP. 绿色荧光蛋白；SF. 丝素纤维蛋白支架；ST. 含TGF-β_3丝素纤维蛋白支架；STM. 含TGF-β_3、MGF丝素纤维蛋白支架（MGF机械生长因子）

Sun等通过将乳酸-羟基乙酸共聚物（PLGA）电纺纤维支架浸入含多巴胺和bFGF的溶液中，成功将bFGF沉积到PLGA电纺纤维的表面上，随后测试支架促进伤口愈合和皮肤重塑的能力。体外实验表明，bFGF接枝的PLGA电纺纤维支架具有高度增强的人皮肤成纤维细胞附着力、生存能力和增殖能力。体内实验结果显示，此类支架可缩短伤口愈合时间，加速上皮形成并促进皮肤重塑。Schneider等通过静电纺丝制备了一种包含EGF的丝素纳米纤维，在相当于人体受伤的皮肤上测量模拟组织伤口的愈合率。在受伤后的24、48小时，通过苏木精和伊红对组织进行染色（见图1-2），研究结果表明，含有EGF的丝素敷料在48小时后可将伤口完全闭合，证明了含有EGF的生物功能化丝素材料是一种实现生物活性伤口敷料的极有前途的方法。夏扬等以大鼠为动物模型利用免疫组织化学和图像分析技术，研究皮肤创伤愈合过程中创面内源性IGF-1、增殖细胞核抗原（PCNA）及Ⅰ、Ⅲ型胶原的动态变化，以及与创面愈合相关成纤维细胞之间的关系。结果发现在皮肤创伤愈合过程中，内源性IGF-1与成纤维细胞增殖、活跃程度密切相关，是影响创面愈合的重要因子之一。Kim等通过使用2, 4-二硝基氯苯（DNCB）在NC/Nga小鼠中诱导特应性皮炎（AD），将EGF给予NC/Nga小鼠，以评估EGF对DNCB诱导的AD的治疗作用。研究结果表明，EGF具有抗AD潜力，减轻了DNCB诱导的小鼠AD样皮肤炎症，表明EGF可能通过调节皮肤屏障功能和免疫反应来预防AD病变皮肤。

（二）软骨组织修复

软骨细胞移植治疗的开发和早期组织工程工作取得了一些成功，但是软骨组织的再生能力有限，使用生物学方法使软骨再生仍然是一个巨大的挑战。生长因子作用广泛，为软骨损伤修复提供了新的治疗方法，是软骨组织工程的研究中的热点。诱导软骨分化的生长因子在软骨组织工程中发挥着极其重要的调节作用。

骨形成蛋白（BMP）在软骨再生和修复中起着重要作用。Wang等将含有BMP和TGF-β_3的腺病毒转染到脱钙骨基质/骨髓间充质干细胞复合物中，能够分泌大量的Ⅱ型胶原蛋白，形成的透明软骨质量更好，应用于猪软骨缺损模型中能够促进软骨再生。Zhang等构建多孔脱钙皮质骨生物支架，并利用腺病毒介导*BMP4*基因疗法来治疗兔全层软骨缺损，这种复合型生物技术的应用促进了天然透明软骨的再生，迅速修复了大面积的软骨缺损。Luo等制备了掺入TGF-β_3和MGF的海绵状丝素蛋白支架，体内和体外实验证明TGF-β_3和MGF的组合显著提高了细胞募集率，皮下植入后第7天（见图1-2），加载TGF-β_3和MGF丝素支架的表面和中心区域的细胞数高于纯丝素支架的细胞数。这项研究表明，TGF-β_3和MGF功能化的丝素蛋白支架可增强内源性干细胞募集并促进原位关节软骨再生，从而为软骨修复提供了新的策略。Drummond等使用一种树突状愈合的大鼠模型评估了BMP-2浸泡的缝线用于软骨修复的治疗效果。在动物实验之前，将可吸收Vicryl的缝合线预先浸泡在BMP-2溶液中，通过外科手术破裂大鼠的软骨剑突（无血管透明软骨结构），然后使用常规缝合线或预先浸泡在BMP-2溶液中的缝合线进行修复。体外评估表明，用10g/ml BMP-2预先浸泡Vicryl可吸收缝线会导致7天的持续释放量的生长因子。组织学分析表明，与未浸泡的对照缝合线相比，将这种BMP-2浸泡的缝合线应用于大鼠胶体变性过程模型可显著改善无血管软骨的愈合。

（三）骨组织修复

近年来，随着基因技术、材料学、分子生物学的发展，组织工程骨为骨缺损的修复提供了新希望。目前，骨组织工程研究中关于生长因子、种子细胞、载体支架的研究较多，已取得了一些成果，但距离应用于临床尚有距离。现代组织工程骨的构建主要研究热点是如何在时间上控制各种不同生物活性的生长因子在骨愈合的不同阶段发挥作用，以模仿自然骨生成过程。

BMP来源于骨与骨源性细胞，属于转化生长因子β的超家族成员，可以诱导间充质干细胞分化为成骨细胞，在维持骨骼结构和骨形成中具有重要作用。Kong等采用双乳化法制备的甲氧基聚乙二醇-聚己内酯（MPEG-PCL）微球负载BMP-2，以克服BMP-2的半衰期短和临床中的大剂量，并评价了载药系统的理化性质、体外释放和生物相容性，检查了体内诱导成骨的作用。实验结果表明，BMP-2/MPEG-PCL-MS具有良好的稳定性，可以满足工业化生产的要求。BMP-2、BMP-2/MPEG-PCL微球和空白微球对C2C12细胞没有明显的副作用，并且具有良好的生物相容性。异位成骨实验显示，BMP-2/MPEG-PCL-MS比BMP-2溶液组具有更高的骨密度、ALP活性和钙含量，证明了BMP-2/MPEG-PCL-MS不仅可以在体内发挥缓释作用，还可以维持BMP-2活性。所制备的BMP-2/MPEG-PCL-MS可以直接注入骨缺损部位，或与支架材料一起植入大的骨缺损部位，从而发挥积极的治疗作用。Knippenberg等使用BMP-2对骨髓间充质干细胞诱导成骨，通过BMP-2对细胞进行15分钟的成骨分化诱导，结果显示BMP-2诱导骨髓间充质干细胞的成骨分化，只需15分钟BMP-2即可。Shin-Hee等制备了由包含30%壳聚糖的二氧化硅组成的杂化溶胶，并在杂化混合物的合成过程中与生长因子BMP-2原位混合，根据BMP-2的释放行为、成骨细胞反应和体内性能评估了掺入BMP-2的杂化涂层的生物学特性。BMP-2持续从多孔HA支架上的杂化涂层释放长达6周。与杂化涂层和HA底物相比，包含BMP-2的杂化涂层显示出显著增强的成骨细胞反应。因此，在含有BMP-2的混合涂层中，新骨的形成显著增加。这些结果表明，含有BMP-2的杂化涂层具有用作骨植入物的潜力，其成骨特性可通过以受控方式长时间释放BMP-2来促进。Yao等制备了3种不同的聚乳酸（PLA）支架，冷冻干燥制备PLA支架、3D打印制备3D-PLA支架，以及加载BMP-2的3D打印3D-PLA-BMP-2支架，将不同支架植入兔子的双侧股骨中并测试其修复骨组织缺损的能力。在第4周和第12周进行的股骨植入物的显微CT显示，与对照组相比，在3D-PLA- BMP-2中植入的支架形成了大量的新骨（见图1-2）。实验结果表明涂覆在BMP-2的3D-PLA骨导支架上的生物活性和生物相容性更强，可以成功修复兔子股骨的关键骨缺损。

骨缺损的重建伴随着多种不同的生物活性分子，各自具有不同的潜能和效率。除了骨诱导外，血管生成对于合适的骨重建也是必需的，组织构建过程中最关键的是产生和维持有功能的微血管网络，为组织的生长、分化和功能化提供氧气和营养物质。血管新生的过程是从已经存在的血管网络中形成新的血管。这些新形成的血管对于足够的营养供应起关键作用，可以运输大分子，同时提供骨愈合适合的代谢微环境，辅助细胞浸润增殖。因此，当缺乏足够的微血管网络时可以使植入的工程组织细胞缺氧而死亡，那些促进血管新生的生长因子对于骨折愈合过程中的成骨反应也是必要的。血管内皮生长因子调节的血管新生对骨生长是基础需要。Zhang等研究证实血管内皮生长因子在成骨细胞分化和破骨细胞聚集中也发挥重要的作用。血管内皮生长因子对于成骨细胞的这些功能主要是通过以下3种方式获得：第一，血管内皮生长因子能促进血管新生和骨生成；第二，血管内皮生长因子能促进成骨细胞分化和提高成骨活性；第三，VEGR能促进周围细胞分泌各种细胞因子，最终提高成骨细胞活性。Deckers等发现在成骨细胞分化的早期阶段，血管内皮生长因子表达较低。然而，在成骨分化的最后阶段，它的表达水平逐渐升高，并在组织矿化时达到高峰。

（四）神经组织修复

周围神经损伤是一种比较常见的临床问题，对于大段神经缺损的修复是世界上面临的医学难题之一。近年来，随着组织工程学的迅速发展以及在周围神经领域研究的不断深入，组织工程人工神经将成为修复周围神经损伤的新途径，但目前构建的组织工程化周围神经修复大段周围神经缺损还存在诸多问题。而生长因子作为组织工程神经移植的一部分，可以被添加到神经导管中，寻求更好的神经修复效果。最常用的是NGF、BDNF和神经胶质细胞源性神经营养因子（GDNF）等。装载有NGF的壳聚糖/丝胶蛋白复合支架可维持生物活性成分的局部释放，以治疗慢性周围神经压迫损伤。BDNF在促进神经元存活、增加突触可塑性和神经发生方面的作用显著。GDNF可以支持运动神经元的存活，为它们提供营养并调节神经元的发育和分化。

Yang等在由脑损伤诱导的运动障碍模型中，证实了通过增强NGF的表达，可使脂肪来源干细胞促进脑神经损伤的修复。Li等通过基因层面证实了NGF对周围神经再生有积极的意义，他们通过对神经挤压伤大鼠注射rhNGF-β腺病毒，检测到神经元的数量较对照组更多，并且在组织学上，NGF组有髓神经轴突数显著增多，髓鞘厚度也显著增加。Gao等将植入的多通道模板化琼脂糖支架与生长因子BDNF传递相结合。通过切开右坐骨神经并形成15mm的间隙，将15mm长的不同支架移植到该间隙中，研究结果表明将BDNF分泌细胞掺入支架中可显著促进轴突再生，而将BDNF表达载体进一步注入横断神经的远端则可显著增强病灶以外的轴突再生，证明了多通道生物工程支架和远端生长因子递送的联合治疗显著改善了周围神经的修复（见图1-2）。

三、细胞因子在组织修复中的研究展望

对于外界因素对组织工程微环境的影响以及各细胞因子间的相互作用对组织工程的修复过程的影响，人们的了解在不断深入，充分开发利用细胞因子实现对组织的修复变得尤为重要。

对于骨组织工程而言，虽然近年来多种细胞因子递送系统都展现了良好的促进成骨的作用，但仍然存在细胞因子利用率低、生物活性较低等挑战。细胞外基质是生长因子的储存结合及发挥成骨作用的主要部分，可直接影响生长因子的生物活性，调控细胞的增殖分化等功能，因此将细胞外基质的这些成分整合入生长因子复合支架中可显著提升其治疗作用。可见，以细胞外基质为基础而设计的生长因子传递系统在促进成骨、治疗骨缺损方面是非常有前景的。

皮肤损伤修复过程中，细胞因子调控损伤后皮肤再生的全过程，包括细胞趋化、增殖、基质合成与降解、炎症反应等多方面。然而，多年临床应用的结果表明，细胞因子的外用效果十分有限，可能与细胞因子半衰期短、活性作用差和生物利用度低有关。间充质干细胞具有分化成皮肤组织的潜能已成为共识，为组织损伤修复提供了新思路。但如何构建真正意义上的“生理”皮肤仍是组织工程皮肤研究的重点。随着分子生物学技术、干细胞技术和组织工程技术的兴起与发展，皮肤组织损伤修复将进入一个新阶段。

添加细胞因子构建组织工程心脏瓣膜，存在着如何控制释放剂量的问题，应用细胞因子既要保证局部拥有足够的浓度，同时又要能够有效控制细胞因子过表达所产生的副作用，而载药微球缓释系统是伴随肿瘤化疗所产生的一个新方法，借助不同载体达到包被药物免受蛋白酶破坏的目的，具有良好靶向性及逐渐释放药物成分的多重作用。

对于神经修复而言，虽然在细胞因子的作用下干细胞的存活率、定植率均有所提升，而且细胞因子可以减少皮质的萎缩，增加损伤部位轴突的数量、髓鞘的形成并诱导损伤部位广泛的再生，但它对本体感觉、皮质脊髓束却没有明显作用，这也解释了为什么没有任何一项联合移植方案可以完全修复受损的脊髓，实现神经细胞的再生和神经轴突的再连接，而只能对某个区域的神经细胞、神经轴突产生有限的作用。面对着如此复杂多变的因素选择以及如此多变的不确定性，未来的研究仍存在着巨大的挑战。

第四节　组织工程学材料的设计

虽然人体中的一些组织具有一定的自然再生能力，足以愈合小的损伤部位，但是严重的组织损伤和缺损并不能自行愈合，如果要实现功能恢复和完全愈合，则需要临床干预。组织工程材料是组织工程技术的三个基本要素之一，在组织工程研究中起中心作用，是种子细胞在形成组织之前赖以生存的生物学载体，为其黏附、增殖、分化、新陈代谢、细胞外基质分泌以及组织再生等生理活动提供空间场所。材料合成和加工技术的进步，以及对组织生物学和结构的深入理解，都为组织工程材料的设计提供了新的思路。

组织工程支架材料临床需求巨大，根据“十三五”规划，我国医疗器械产业重点发展五大领域，组织修复与可再生材料在列。从2020年1月，科技部开展国家重点研发计划“十四五”重大研发需求的征集工作，面向材料、生物医药与生命健康等领域，国内组织修复与再生材料将逐步实现进口替代。成功的组织工程材料设计需要理解天然组织的组成和结构，适当选择仿生天然或可调控的合成材料（生物材料）以及灵活多变的制造技术，能够在多尺度上控制组织工程材料的结构，然后将这些生物材料加工成适合组织工程的形式。骨组织工程材料的设计者通常旨在概括组织中蛋白质、矿物质和细胞成分的物理结构和（或）功能，以促进和支持新组织的生长及恢复其功能。此外，从植物到海洋动物的非人类生物组织的结构和组成特征，也启发了具有改进功能的组织工程材料的设计。作为大多数组织工程支架的关键成分，聚合物、陶瓷或其组合物等材料能够以各种形式应用，如膜和三维支架。这些材料通常在组织再生过程中充当ECM模拟物，为细胞附着、增殖和分化提供机械支持和合适的环境。细胞既可以在植入前播种在材料系统上，也可以在体内植入后从周围的原生组织中招募。虽然在组织工程材料设计中包含生物成分（如细胞和生长因子）具有潜在的价值，但在实际过程中包含生物成分的生物材料系统受到高成本和复杂控制的限制。研究、临床转化和商业化设计策略极大地受益于只使用材料的方法，这种方法不使用生物成分，而是利用人体自身的细胞来实现组织再生。对于组织工程材料的设计需要考虑组织疾病建模、实施策略、材料选择和制造方法等因素，还需要认清在发展理想的组织再生材料中尚未满足的需求和当前的挑战。

一、临床组织修复的考虑

组织工程研究领域的目标是设计出优于自体移植和异体移植的组织工程材料。总的目标是准备可用于组织缺损的材料，然后由受体患者自己的细胞进行重塑。这些材料通常以支架的形式组装，作为细胞附着的支撑结构，并在组织形成过程中暂时扮演ECM的角色。根据缺损部位和患者的健康状况，不同的结构和功能材料特性是必要的，以确保所选择的策略的有效性。组织工程材料的设计以健康组织的特性为指导，这些特性对其功能至关重要，如有利于细胞和血管浸润的多孔结构以及多尺度组织和层次结构。还必须考虑如何将生物材料引入组织缺损部位（即输送策略）。组织工程材料的设计首先要考虑目标组织的潜在状态，它受到缺陷相关因素和患者相关因素的影响。

（一）皮肤组织损伤修复

皮肤是人体最大的器官，是隔离人体与外部环境的第一屏障。皮肤具有吸收、感觉、排泄、调节、代谢、免疫等功能。当外界损伤或疾病等原因造成皮肤缺损时，其危害可以是轻微的，但也可以是致命的。皮肤缺损的原因主要是热损伤，仅在美国每年大约就有150万人被烧伤，其他原因包括慢性溃疡（继发于压迫、静脉淤血和糖尿病）创伤、皮肤肿瘤切除或其他皮肤疾病。绝大部分的死亡病例是由皮肤的完整性被破坏而引发的灾难性问题所致，大量的液体流失和微生物入侵是最主要的致命问题。完整皮肤的迅速替换是治疗患者的基础，但可利用的天然皮肤来源缺乏，使大面积烧伤患者的治疗变得十分困难。

在对皮肤组织缺陷修复过程中，人们逐渐认识到皮肤全层创伤的早期切除和迅速用自体移植皮片覆盖创面对烧伤愈合的重要性。传统的修复方法有自体植皮、同种异体植皮、异种植皮和人工合成代用品的应用。自体皮肤移植是愈合创面重新覆盖体表和封闭伤口的首选。但由于其供区不足，无法满足大面积深度烧伤和难愈合创面的覆盖要求。而同种异体植皮和异种植皮存在免疫排斥及传播疾病等缺点。此外，创面愈合后的瘢痕问题，以及愈合后的功能和外形欠佳问题仍然未取得突破性控制，因此寻找一种理想的皮肤替代物一直是临床上一个亟待解决的难题。组织工程皮肤有可能是解决上述问题的一个有效途径。近年来，组织工程化皮肤发展迅速，在治疗严重烧伤和顽固性溃疡方面具有良好的疗效。与传统的皮肤修复手段相比，组织工程皮肤具有来源广泛、生物相容性良好及无供皮区损伤等优点。

由活性细胞接种在支架材料上形成的组织工程化皮肤，有真皮层或同时具有真皮层和表皮层，因此是一种活性生物敷料，而其中活性细胞的成分主要是位于表层的表皮细胞和位于真皮层的成纤维细胞。组织工程化皮肤结构需要复制的关键特性是具有恰当帮助真皮修复和支持表皮生长能力的真皮或者间质成分，容易使创面达到生物覆盖能力的表皮，使屏障特性快速重建的表皮，免疫系统、神经系统和血管系统生长的环境。根据组织工程皮肤的组成或功能特性，可以将其分为化学合成类与天然脱细胞支架类人工皮肤、含细胞类与不含活细胞类人工皮肤、异体活细胞类和自体活细胞类人工皮肤以及临时性或永久性人工皮肤。虽然以上几种类别的组织工程皮肤产品都已经有了一定的临床应用，但各种类别产品治疗的功效与临床实际要求之间仍然有一定距离，尤其是缺乏天然皮肤重要的功能单元及细胞成分，如脂肪组织、皮脂腺、毛囊、微血管、汗腺细胞、黑色素细胞、朗格汉斯细胞和神经感受细胞等。因此，目前大部分组织工程皮肤产品无法提供温度控制、免疫调节和压力感受等功能。与此同时，目前组织工程皮肤产品成本较高，临床上迫切需要价格更低廉、功能更好的新型组织工程皮肤。而在设计新型组织工程皮肤产品时，需要添加多种种类皮肤功能细胞和特定的细胞外基质，并引进新兴高精准制造技术来实现皮肤重要功能单元的构筑，以实现人工制造仿生复合组织工程皮肤产品。

（二）骨组织损伤修复

骨主要由骨组织（包括骨细胞、胶原纤维和基质等）构成。骨组织由细胞、脂肪、天然聚合物（如多糖、骨胶原、聚磷酸盐）和其他物质所组成。尽管骨的性质随所处部位不同而有所差异，并且各种组成物质的比例也随骨骼的不同部位而变化，但一般而言，骨组织中含有约2/3的无机物质和约1/3的有机物质。从结构上看人体骨具有从宏观大尺寸到纳米尺寸的多级复杂结构，使骨骼在减轻重量的同时也能够保持坚硬。骨由骨质、骨膜和骨髓构成。骨质可分为密质和松质两种。密质骨致密坚硬，耐压性较大，分布于骨的表层。松质骨呈海绵状，弹性较大，位于骨的内部。在微米结构上，密质骨的结构单元为骨单位（哈弗斯系统），而松质骨则由互相交织的骨小梁构成。在纳米级结构上，骨主要由胶原纤维和纳米级的钙磷盐组成。骨所具有的特殊的组分和结构使骨在人体中具有重要的生物功能：①提供支持身体的构架，并通过肌肉产生运动；②保护一些内在组织器官免受机械损伤；③容纳和保护红骨髓，行使造血功能；④储存无机离子，如钙离子等。

虽然骨组织具有自然再生能力，足以愈合小的损伤部位，如裂缝和某些类型的骨折，但超过临界阈值的骨缺损不能自行愈合，需要临床的干预。创伤性损伤、退行性疾病、先天性缺陷或手术切除肿瘤等都会造成严重的骨缺损。需要干预的临界大小的骨缺损通常有骨科缺损或颅面骨缺损。骨科缺损主要是发生在对患者活动至关重要的承载部位，如脊柱和长骨。脊柱融合手术是通过在相邻椎骨之间建立骨结合来缓解慢性背痛或脊柱不稳定。脊柱融合需要新的骨组织尽快生长，以固定涉及的椎骨而减轻患者的疼痛，同时表现出多方位的承重能力。在这种应用中，带有骨诱导组件的材料设计通常比单独的骨传导生物材料更可取。同时由于外伤造成的长骨缺损往往很大，因此需要彻底的血管化构造。工程材料与周围原生组织的生物力学结合对于确保结构在扭转载荷作用下的稳定性和功能的最大恢复也是至关重要的。由于长骨的不同区域经历不同的机械环境，因此材料设计必须考虑缺陷部位是否仅涉及骨干部位（长骨的圆柱状部位，通常在外伤时承受最大的机械应力），或者缺陷部位还包括骨骺部位（被软骨覆盖的关节区域）或干骺端（发生骨生长的中间区域）。此外，由于干骺端的血管密度和孔隙率要高于骨干或骨骺部位，因此要求在组织工程材料制造设计时能够实现分层或梯度结构的构筑。相比之下，在颅面骨缺损中除了涉及上下颚和颞下颌关节部位以外，颅骨缺损一般不承重。颅骨缺损可导致位于颅骨的感觉器官功能受损、进食和说话困难，以及与患者面部或头部外观异常相关的社会和心理问题。颅骨的机械环境也因其在颅骨内的位置不同和不同关节肌肉的存在而不同。颅面骨缺损通常形状复杂，涉及多种组织类型的界面。此外，由于上述心理因素，生成的骨组织不仅必须具备完全填补缺陷空间的作用，还会影响患者的面部外观，从而影响患者的日常个人和职业生活。为了满足这些目标，在材料和制造方法的选择上，都需要考虑是否能够精确控制材料的结构，使组织工程材料能符合缺陷的精确尺寸，并精确匹配轮廓周围的面部骨骼，如可填充缺陷位置到其边界的可注射材料或三维打印制造技术。用于老年人的骨组织工程策略还需要考虑自然衰老对骨微观结构的影响以及与年龄相关的再生潜力的下降。相反，用于儿科患者的骨组织工程材料需要具备动态结构特性或有利于其重塑的特性，以适应患者骨骼的持续生长。值得注意的是，性别差异也存在于骨骼的局部微结构和整体大小。鉴于这些细微差别，骨组织工程材料需要根据不同患者的需求进行个性化的微调。

（三）肌腱和韧带组织损伤修复

肌腱和韧带由束状致密结缔组织组成，能介导正常的关节运动及维持关节的稳定。肌腱组织是一个高度专业化和分化的组织，其作用是从软组织和骨之间传递复杂的力学负荷。而韧带组织主要是通过纤维软骨组织连接软组织结构与骨头的更深层。肌腱及韧带损伤后的瘢痕愈合或根本不愈合，常导致明显的关节功能丧失。随着对肌腱及韧带愈合机制的进一步研究，发现其愈合方式非常复杂，且有多种细胞及生长因子参与其中。有些肌腱和韧带容易损伤，容易在修补、替代和愈合过程中遇见问题，与内侧副韧带相比，前交叉韧带（anterior cruciate ligament，ACL）在体内的再生过程会受到一定的阻碍。ACL断裂是最常见的膝关节损伤之一，发生率一般为1/3000，由于脉管化能力有限，ACL损伤后愈合能力极差，一旦断裂无法自愈。在临床上还没有非常有效的韧带损伤修复的手段，因此ACL损伤修复已成为国际上一个重要研究课题。

近年来，随着组织工程技术的发展，可以利用组织工程技术促进肌腱及韧带的愈合，并通过细胞及其生长因子的调控影响蛋白质合成及促进组织重建。理想的组织工程韧带和肌腱的支架材料需具备耐受持续的高强度张力、耐磨损性好、无免疫原性、良好的生物相容性及降解性。目前应用于组织工程韧带及肌腱的支架材料主要可分为两大类：天然高分子材料与合成高分子材料。选择合适的支架材料非常关键，它必须具有一定的机械强度及合适的降解速度，才能在完成支架的使命后为正常组织的生长留出空间。组织工程化肌腱的构建是在种子细胞及细胞外基质的“装配”下得到的。在体外，支架必须有足够的孔隙来附着细胞；在体内，这种复合物必须尽可能少地对细胞及周围组织产生毒性反应。同时，基质支架必须允许细胞滞留并可以将有活性的细胞传递到达修复部位。在体外构建生物工程组织需要几个步骤，然而从生产的工艺上常需要应用具有生物相容性的材料，尤其是可生物降解材料，还需要材料可以提供机械应力，并在移植后可以让活细胞在上面黏附生长。此外，组织工程韧带和肌腱的支架材料还需要通过一定的疲劳测试，以测试支架是否可承受长时间生理负荷的循环作用。如果在组织修复过程中，支架承受机械应力能力有所下降，就会造成修复的失败。目前组织工程韧带和肌腱研究虽然取得了一定的进展，但与临床要求还存在较大的差距，在很多方面仍需进行进一步深入的研究和探索，如对支架材料成分的筛选、组合、修饰，以及生物相容性和机械性能的研究，制造方式的研究，愈合界面的研究等。

（四）神经组织损伤修复

神经组织工程研究，尤其是中枢神经组织工程的研究，目前尚处于起步阶段。神经组织工程是一个有望治疗严重神经疾病的快速发展领域，其中选择合适的基质支架材料并促进神经细胞分化和轴突生长对神经组织工程的总体设计至关重要。理想的神经组织修复材料除了应具备一般医用材料都应具备的生物相容性、力学稳定性、可加工性和可消毒性，还应具备一定的组成、性能和结构的要求：①应适时地在体内降解和被机体吸收，即材料的降解速度和代谢吸收速度应与神经再生修复的速度相匹配；②应保证神经修复所需的三维空间，具有理想的双层结构，外层为可提供必要的强度，使毛细血管和纤维组织长入以提供营养的大孔结构，而内层则为可起到防止结缔组织长入的屏障作用的紧密结构；③应保证神经修复所需的营养供应，即提供受损神经再生所需的可起到调节神经细胞生长、分化并促进神经修复和组织再生的神经生长因子。能否达到以上三方面要求，是神经修复组织工程能否取得成功的关键。但迄今为止，这些材料在生物相容性、理化性能、降解速率和缓释性等方面，以及神经干细胞的培养、定向分化、增殖等方面还有许多问题未能得到满意解决。

二、组织工程材料来源的考虑

基于上一节临床上组织修复的考虑因素，对于整个组织工程材料的设计策略必须考虑所选择的材料是否能够促进新组织的形成和生物功能的恢复，这些因素决定了生物材料所需要的性能和结构，反过来又决定了材料类型和生物材料制造策略的选择。并且这些策略与实际应用中要求的实施方法以及所需植入物输送路径（如开放式手术植入或微创注射）高度相关。重要的是，对于组织工程材料除了需要考虑其形貌、理化性质和机械性能外，还需要接受系统的体外评价和体内动物实验，以进一步优化组织工程材料的性能，最后进入临床试验并推向市场。图1-3展示了在组织工程材料设计中所需经历的主要过程，并列出了每个阶段具体的主要事项。

策略	输送策略	材料选择	制造技术	评价体系
选项	可植入：三维支架、涂层、薄膜、粉末或颗粒 可注射：原位制造、剪切变稀、形状记忆（可折叠或自我扩展）	有机材料：聚合物（人工聚合物和天然聚合物） 无机材料：生物陶瓷材料和金属材料 复合材料	颗粒：乳化、沉淀、溶胶-凝胶、喷涂等 涂层和薄膜：电化学沉积、层层自组装、浸渍涂覆等 三维支架：三维打印、模板法、浇筑、冷冻干燥等	材料性质：形貌、理化性质、机械性能等 体外评价：静态或动态细胞培养（生物反应器） 体内评价：小型和大型动物临床试验

图1-3　组织工程材料设计路径示意图

（一）对组织工程材料性能的要求

组织工程材料最显著的特征是它必须符合一定的生物相容性标准，一般将生物相容性定义为材料在特定应用中表现出适当宿主反应的能力，也就是组织工程材料植入生物系统期间所引起组织系统对材料的反应。宿主反应包括材料植入部位的邻近组织对材料的局部反应，以及远离材料植入部位的组织器官，乃至整个活体系统对材料的全身反应。宿主反应可能是消极的反应，也可能是积极的反应。组织工程材料因其与之相互作用的周围组织不同，相应的宿主反应也十分不同，具体包括蛋白质吸附、细胞黏附、免疫系统激活、宿主的毒副作用与排斥作用等。在整个组织工程材料的设计和使用过程中，生物相容性是最基本的要求。组织工程材料必须在不被生物体系排斥的前提下行使其功能。理想的组织工程材料应该能够促进正常组织在材料表面生长，并形成长时间稳定的连接界面，同时可以避免产生对组织工程系统功能有害的结果或对患者健康产生有害的结果，如材料不及时吸收和肿瘤的发生。组织工程材料应该具有可促进所需蛋白质吸附的表面特性，细胞可以通过细胞膜上的受体与这些被吸附的蛋白质结合，从而促进材料与本体的良好相互作用。而生物活性也是组织工程材料的重要性能，特别是硬组织工程材料。例如，对于硬组织工程材料，具有生物活性的材料既可以促进原位骨形成（如在自然骨形成部位），也可以促进异位骨形成（即在骨组织不存在的部位）。为了能够发生异位骨形成，材料必须具有骨诱导能力，也就是说具有刺激成骨的能力，例如，可刺激间充质干细胞向成骨细胞分化。骨诱导能力通常需要骨组织工程材料系统包含可溶性离子（如Ca^{2+}）或生长因子。相比之下，成骨传导材料是指其成分和结构能够在其表面沉积矿化组织，从而直接与骨组织结合的材料。生物相容性和生物活性可通过一系列的实验来评价，包括体外实验（细胞培养和模拟体液浸泡）、体内实验（使用动物模型）及临床检测等。体外实验具有快速和低成本的优点，可以用于材料初筛。动物实验可以得到影响材料和组织相互作用的动态的、交互的、多方面的丰富信息。而生物材料及医用器件的性能最终还是要靠临床试验来验证，临床结果优良的材料和器件才能得到推广使用。此外，如果要在体外和体内进行评估并最终进行临床转化，所选材料还必须至少与一种灭菌或消毒技术兼容，如高压灭菌、环氧乙烷气体灭菌或紫外线灭菌等。

除了生物相容性和生物活性以外，用于组织工程的材料一般还需要具有特殊的机械性能和降解性能，以促进组织的再生。例如，由于骨骼是人体最基本的坚硬组织，所以人们通常希望使用骨组织工程材料来承受常见的压缩载荷，以防止正在生长的组织崩溃。此外，骨组织工程材料的力学性能最好与天然骨相匹配，以避免应力屏蔽现象。如果种植体的弹性模量高于周围组织，大部分载荷将由植入的支架材料承担而不是周围的骨组织，这样会造成局部区域内的骨细胞受到的顺向机械刺激下降，从而导致骨密度下降、骨量减少、原植体周围的健康组织机械性能的削弱。此外，在使用生物材料支架的组织再生策略中，植入材料不仅要为生长的组织提供机械支持，而且还需要能够进行生物降解。虽然一些支架的机械性能通常弱于天然组织，但它们为细胞生长和分化提供了生物学和力学框架，最终被设计成与天然组织的机械性能相匹配的再生组织所取代。理想情况下，支架降解的速率与组织生长的速率是同步的，降解支架所提供的机械支持逐渐减少，并被逐渐增加的新组织所提供的机械支持所补偿。当然，这种降解过程的产物也必须具有生物相容性，并且不能干扰组织工程系统的功能。

在组织材料的设计中，特别要考虑生物体系和组织工程材料之间的界面，以匹配宿主组织所需的生物物理和生物化学的要求。通过对材料组分、结构的设计和修饰，可有效调控材料与生物体的相互作用，显著优化材料的生物性能。近年来发展了一条重要的研究方向，是从组织工程材料的外部和内部结构来考虑优化组织工程材料的性能。组织工程材料的外部结构形状对其临床应用至关重要，因为外部结构形状通常需要匹配复杂的缺损部位的几何形状。此外，对于所有的组织工程结构，组织和细胞在组织工程材料上的生长受到氧气和其他营养物质的供应的限制，因此，许多组织工程支架需要有一个复杂的内部结构，由网状的相互连通的孔组成，从而可以促进血管的进入和营养物质的运输。组织工程材料的孔径通常至少需要100～300μm，以促进新血管和血管周围神经纤维的浸润，以及细胞在整个结构中的生长。虽然这些多孔结构降低了支架的整体机械性能，但细胞、神经和血管进入支架内并继续驻留，对于使缺损部位再生为功能性组织是十分必要的。例如，骨神经支配越来越被理解为能够影响组织重塑能力，特别是近年来对材料微/纳多级结构的研究表明，材料微/纳多级结构的集成可显著增强对细胞生物学行为的精确引导和控制，从而有望最终实现组织的功能重建。此外，由适应性强的自愈性水凝胶组成的软支架可以使细胞迁移到支架材料内，而不需要孔隙或材料降解。在这些材料中，可逆键被用来在细胞通过材料的过程中重建材料的结构完整性。

显然，对组织工程材料性能的要求有很多，并且有些要求之间是相互冲突的，目前还没有一种适合所有组织工程应用的设计标准被认为是最为理想的。虽然所有的材料设计都必须满足基本要求，如生物相容性，但根据具体的应用，其他性能可能被认为或多或少是关键的。这些特性可以定制以满足特定的临床需要。例如，用于修复缺损体积大、需要承受载荷的骨组织工程材料，其力学性能是骨组织再生的关键，因此通常可以选择具有良好力学性能的复合支架。而对于修复一个缺损体积较小、非承重的缺陷时，机械强度上较弱的可注射水凝胶材料可能是首选，因为它可以通过微创方法进行输送。基于目前的研究进展来看，具有高生物活性的水凝胶材料可能是更有价值的组织工程材料。

（二）组织工程材料的来源

目前有大量的材料类型已被证明可作为组织工程应用的候选材料。一般来说，组织工程材料的选择是由多种因素决定的，包括天然组织成分的启发，预期的制造和实现方法。用于组织工程应用的最常见的生物材料有金属材料、生物陶瓷材料、聚合物材料、碳基纳米材料和复合材料。

1. 金属材料　金属材料由于具有较高的机械强度和抗疲劳性能，因此在骨组织工程中具有广泛的应用价值。当金属材料进入生物体内复杂的环境中时，不仅要考虑其力学性能，还必须考虑其抗磨损性、抗腐蚀性及其与组织之间的生物相容性，这些问题会导致材料自身的性能退化，更重要的是腐蚀产物释放到周围的组织中会引起不良的宿主反应，从而导致组织修复的失败。用于骨和关节重建的金属主要有不锈钢、钴基合金、钛、镁及其合金，其中钛、镁及其合金是目前骨组织工程中最常用的金属。

316和316L不锈钢是一类奥氏体不锈钢，可通过冷加工硬化，不具有磁性并且具有优异的抗腐蚀性能，曾经是牙科材料中最为广泛使用的不锈钢植入材料。虽然316L不锈钢具有优异的抗腐蚀性能，但是其在体内复杂的环境中也难免遭受腐蚀，因此不锈钢一般只能作为暂时性固定装置，如骨板、骨螺丝和髋骨钉，还需要在后续的修复过程中手术取出。

钴基合金基本上分为两类：一类是用于铸造产品的Co-Cr-Mo合金，另一类是通过锻造精密加工的Co-Cr-W-Ni合金，铸造的Co-Cr-Mo合金已在牙科方面应用了数十年，锻造的Co-Cr-W-Ni合金主要用于制造体积较大且承受荷重的人工关节。与不锈钢材料相比，钴基合金的耐蚀性和机械性能都优于不锈钢，但钴基合金在铸造时容易出现气泡、空洞等缺陷，同时价格较高，加工制作困难。

近年来，钛、镁及其合金已成为骨组织工程中最常用的金属。在20世纪30年代末人们开始使用钛作为植入材料。钛及其合金密度小、比强度高，其较低的弹性模量与人骨和牙等硬组织接近，易被人体接受。钛导热性差、磁化率低，从而避免了植入后对周围组织的冷热刺激而产生不良影响。钛金属表面在空气中极易形成一层致密的氧化层从而赋予钛良好的抗腐蚀性，并且耐蚀性和抗疲劳性能均优于不锈钢和钴基合金。此外，钛及其合金具有良好的生物相容性，在体内溶解度较低，溶解产物接近化学惰性，组织反应轻微。还可以通过化学修饰或改变钛表面形貌，使其具有生物活性。然而，钛及其合金不能独自生物降解。由于钛独自不能生物降解，因此需要后续手术切除。值得注意的是，钛及其合金材料在与骨骼接触时，由于磨损会引起微粒碎片的产生，可能会引起周围组织炎症反应。近年来，镁及其合金材料受到了研究者的广泛关注，应用其制成的组织工程材料易受腐蚀而进行生物降解，因此比钛基材料更适合用于骨组织工程。一项人体临床试验表明，镁合金在植入后1年内会完全降解，并被新形成的骨组织所替代。尽管镁基结构物的快速降解会造成一定的不良影响，但其降解过程中会出现局部pH的增加从而促进植入位点磷酸钙的沉淀。并且镁及其合金材料降解过程中释放的离子Mg^{2+}还可以促进间充质干细胞中成骨生长因子表达的上调。

2. 生物陶瓷材料　生物陶瓷是一类无机生物材料，传统上在硬组织工程中扮演着重要的角色，主要有氧化物、生物玻璃、生物玻璃陶瓷、磷酸钙陶瓷等。传统上，一个生物陶瓷如果能与周围的骨组织形成直接的结合就被认为是具生物活性的，如果不能，则被认为是惰性的。然而，越来越多的研究开始关注于这些材料通过释放具有生物活性的离子和生长因子来达到预期的生物效应的能力，如成骨或血管生成的能力。这种能力激发了骨组织工程应用中各种生物陶瓷材料的设计，这些材料包含广泛的生物活性离子，包括Ca^{2+}、Mg^{2+}、Ag^{+}、Cu^{2+}、Li^{+}、Sr^{2+}和Si^{4+}。

氧化物主要有氧化铝、氧化锆和二氧化钛材料，这些材料结构稳定，具有较高的机械强度、耐磨性和化学稳定性。氧化铝具有较高的硬度和优良的抗磨损性能，常用于制作人工髋关节的股骨干、股骨头和髋臼部件。但是其相对低的拉伸和弯曲强度以及低的断裂韧性会带来对应力集中和过载的敏感性。二氧化钛具有良好的耐生理腐蚀性、自清洁性和抗菌效果，对生物体安全，且性能十分稳定。众多研究表明，二氧化钛材料在模拟体液中能诱导类骨磷灰石的形成，具有良好的生物活性。

生物玻璃、生物玻璃陶瓷及磷酸钙陶瓷在生理环境中可通过其表面发生的生物化学反应与生物体组织形成化学键合，被归为生物活性陶瓷。生物活性玻璃是由Hench等首先开发出来的一类重要的生物陶瓷材料，这些材料通常由含钙的硅酸盐组成，但磷酸盐和硼酸盐玻璃也正在开发中。最著名的生物活性玻璃是45S5（Bioglass），它含有质量分数45wt%的SiO_2、24.5wt%的CaO、24.5wt%的Na_2O和6.0wt%的P_2O_5。与生物活性羟基磷灰石陶瓷相比，这种生物活性玻璃能够加速骨再生。生物活性玻璃的骨性黏结机制归因于一系列的界面反应，其中二氧化硅的作用是低可溶性的分子基质，基质中的硅酸盐网络起包容离子的作用，这些离子包括Na^{+}、K^{+}、P^{5+}等，其主要作用是刺激生物活性玻璃周围的生物化学环境产生生物活性。生物活性玻璃的活性程度及生理响应与玻璃的化学组成密切相关。磷酸钙陶瓷是一类以钙磷化合物为主体的陶瓷材料，它可与自然骨形成强的骨键合，具有良好的生物相容性和生物活性，也是硬组织中的主要无机成分，是用于骨组织工程的最常见的生物活性陶瓷类型。在临床和研究中比较常见的钙磷盐主要有四种：二水磷酸氢钙（DCPD）、磷酸三钙（TCP）、磷酸八钙（OCP）和羟基磷灰石（HAP），其中HAP是自然骨的主要无机成分，因此对其研究最多。这些材料目前在临床中被用作可注射骨水泥或植入物的涂层。以磷酸钙为特征的骨再生生物材料已被广泛开发，如羟基磷灰石和多磷酸三钙陶瓷。羟基磷灰石降解非常缓慢，而磷酸三钙被认为是可吸收的生物陶瓷。由这两种磷酸钙组成的生物陶瓷颗粒产生的矿化组织可与大型动物模型中自体骨移植产生的矿化组织相类似。磷酸钙陶瓷材料诱导骨形成的机制是目前研究的热点。到目前为止，这一机制被归因于Ca^{2+}和PO_4^{3-}的释放导致类骨磷灰石层的形成。2019年，这一现象被认为是含有磷酸钙的材料中Ca^{2+}和PO_4^{3-}的消耗所致，而不是材料表面浓度的局部增加所致。此外，陶瓷材料表面形貌和离子释放行为被认为控制了ECM的沉积，在这些材料的骨再生能力中发挥重要作用。

生物陶瓷材料作为无机生物材料，没有毒副作用，与生物体组织有良好的生物相容性。生物陶瓷的研究与临床应用，已从生物惰性材料发展为生物活性材料，从简单的填充发展为牢固性种植和永久性修复。但由于生物陶瓷材料抗疲劳强度低、韧性差，制造复杂，因而在一定程度上限制了在临床上的应用。

3. 聚合物材料 聚合物材料是由长链共价键连接的原子组成的有机材料，主要分为人工合成聚合物材料和天然聚合物材料，它们都是组织工程的重要的材料类型。近年来，聚合物材料发展非常迅猛，通过分子设计，可以获得很多具有良好物理机械性能和生物相容性的生物材料，成为发展最快的组织工程材料，特别是聚合物材料可以水凝胶形式存在，水凝胶由于具有与天然组织相类似的微环境而被广泛应用作为理想的组织工程材料。

（1）人工合成聚合物：可以通过选择不同的合成方式和成型工艺，调整人工合成聚合物的分子量和分布，提供更多的化学修饰和分子改变的可能性，从而控制其力学性能和降解速率，便于根据特定的应用要求定制体系的性质。例如，不同的合成聚合物可能具有疏水性或亲水性的优势，这影响了它们与水生理环境的相互作用，并决定了它们形成水凝胶与非水合聚合物结构的能力。合成高分子组织工程材料种类繁多，主要包括聚乳酸、聚己内酯、聚羟基乙酸、聚甲基丙烯酸甲酯、聚乙醇酸、聚羟基丁酸等。

聚乳酸材料属α-聚酯类，由丙交酯开环聚合制备而成，其制品降解后生成乳酸，因乳酸是体内三羟酸循环的中间产物，最终会以CO_2的形式排出体外，具有无毒无害的生物安全性，已被美国FDA批准用于临床，是目前人工合成聚合物材料研究的热点之一。但是聚乳酸在降解过程中其产物易产生无菌性炎症反应，降解单体集中释放会导致培养环境pH下降，细胞相容性较差，并且材料中易残留有机溶剂，从而引起细胞毒性及周围组织的免疫反应等。此外，由于聚乳酸容易降解，因此常与其他抗降解聚合物结合，乳酸-羟基乙酸共聚物（PLGA）是一种乳酸和羟基乙酸的共聚物，具有良好的生物相容性和成膜性能，且无毒，由于两种单体的亲水性不同，其降解速率取决于共聚物中乳酸和乙醇酸的比例。

聚己内酯又称聚ε-己内酯，是由ε-己内酯在金属有机化合物做催化剂下开环聚合而成，通过控制聚合条件，可以获得不同的分子量。聚己内酯具有一定的生物相容性和生物降解性，可用作细胞生长支持材料，是一种在骨组织工程系统中广泛使用的聚合物。然而，聚己内酯缺乏促进细胞黏附的特性，在体内水解降解比较缓慢，并表现出热塑性行为。有研究表明，肽水凝胶或多巴胺涂层可以改变其疏水性和表面性质，改善细胞黏附。聚多巴胺涂层表面也可以作为羟基磷灰石核化和矿化的场所。

聚富马酸丙烯是另一种合成聚合物，由于具备与骨骼匹配的机械性能、降解产物的生物相容性和光交联能力，在骨组织工程中的应用尤其具有吸引力。聚乙二醇是一种高度亲水性的聚合物，通常用于开发水凝胶。虽然一般认为聚乙二醇是不可生物降解的，但它的性质可以通过广泛的化学改性或交联来改变。此外，聚*N*-异丙基丙烯酰胺是一种热敏聚合物，可与其他聚合物共聚或混合，从而产生具有热胶化能力的水凝胶。基于此开发的生物活性可注射水凝胶已被用于组织工程，这些材料可以在室温下注射到缺陷部位，并在体温下原位形成凝胶。

（2）天然聚合物：用于组织工程的天然聚合物材料主要有丝素蛋白、胶原蛋白、海藻酸盐、壳聚糖等。这类天然聚合物材料具有优良的生物相容性、生物降解性和可吸收性，并且具有细胞可识别的信号，能够为细胞生长、分化及组织提供所需的黏附配体等材料因子。

胶原蛋白是结缔组织极其重要的结构蛋白，可为周围的细胞提供结构和生化支持，主要存在于动物的骨、牙齿、皮肤、肌腱、血管和韧带中，是大多数组织细胞外基质中重要且最丰富的有机成分。研究发现在硬和软的结缔组织中存在Ⅰ、Ⅱ和Ⅲ型胶原蛋白，胶原蛋白分子由3个分别形成螺旋结构的多肽链组成，链中包含精氨酸-甘氨酸-天冬氨酸（RGD）残基。胶原分子之间相互错开规则排列，以三重螺旋自组装成胶原纤维，各胶原分子之间形成约40nm的“间隙区”，两列分子间存在约27nm的“重叠区”，即形成相隔67nm的周期性结构。胶原蛋白具有优良的生物相容性、良好的生物可降解性，因此被广泛应用于组织工程材料。并且，胶原蛋白自身具有温敏特性，在生理条件下能够发生交联而形成水凝胶，所以受到研究者的广泛关注。然而，胶原蛋白机械强度较弱、降解时间难以控制，从动物体内提取的胶原可能存在生理学性质的不稳定以及免疫反应等问题。

蚕丝在传统纺织领域已使用了数千年，单根蚕丝的结构如图1-4所示。蚕丝主要由丝素蛋白（约75%）和丝胶蛋白（约25%）两种蛋白组成，外层丝胶包裹着两束平行的丝素纤维。丝素是一种具有半结晶结构的纤维蛋白，这种结构为其自身提供了一定的刚度和强度。丝素蛋白由一个重链（～390kDa）和一个轻链（～26kDa）通过重链C端上的二硫键相结合。丝素蛋白的氨基酸主要由甘氨酸（Gly）、丙氨酸（Ala）和丝氨酸（Ser）组成。丝素重链的疏水区域包含一个高度重复的六肽氨基酸序列（Gly-Ala-Gly-Ala-Gly-Ser）和一个重复的二肽（Gly-Ala/Ser/Tyr），从而形成了稳定的反平行的β折叠晶体结构。轻链上的氨基酸序列是不重复的，所以轻链更加亲水并且相对有弹性。由于丝素蛋白的结构和化学组成，丝素蛋白展示出较高的生物相容性。在1995年，Minoura N.等首次评估了蚕丝丝素蛋白的生物相容性，结果显示丝素蛋白的细胞黏附和生长增殖能力差异无统计学意义。后续的研究也表明丝素蛋白在体内和体外只有微不足道的炎症反应并且展现出与血液的高度生物相容性。近年来，丝素蛋白材料凭借其优良的生物相容性、生物降解性、非免疫原性，以及来源丰富并可与其他生物材料协同作用形成具备独特性能的生物复合材料等优势，在组织工程领域越来越受到人们的关注，丝素蛋白也在1993年被美国FDA认证为一种可用于临床的生物材料。丝素蛋白材料易于加工，天然丝素蛋白纤维可通过蚕丝脱胶得到，经溶解后可制成再生丝素蛋白溶液，而再生丝素蛋白溶液可进一步通过不同的成型方式得到再生丝素的粉末、纤维、薄膜、多孔支架和水凝胶等多种形式。但是，目前丝素蛋白纺织材料的力学性能、持久性等方面还存在一定的劣势。为了扩展丝素蛋白纺织材料在组织工程领域的应用，通常需要对丝素蛋白材料进行功能修饰，增强固有功能或引入新功能。

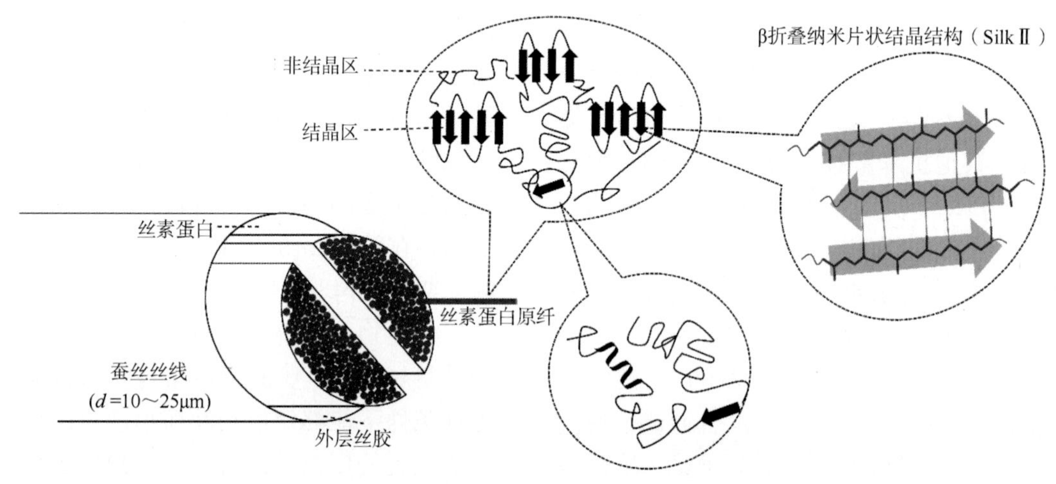

图1-4　单根蚕丝结构示意图

海藻酸盐是一种从藻类中提取的天然聚合物，由β-D-甘露糖醛酸和α-L-古洛糖醛酸分子连接而成。海藻酸盐来源丰富、天然无毒、价格低廉，并且可以通过加入促进细胞附着的黏附配体（如RGD序列）和能结合并固定各种生长因子的官能团（如肝素）进行修饰，从而促进细胞的生长和组织的重建。当海藻酸钠暴露于二价阳离子（如Ca^{2+}、Mg^{2+}）时会快速进行离子反应，形成与细胞外基质类似的凝胶网络结构，由于其生物相容性较好和交联反应快速，海藻酸钠已成为目前生物三维（3D）打印最为广泛的生物墨水材料应用于组织工程领域。近年来，海藻酸盐水凝胶已被广泛用于骨、软骨等硬组织以及神经和心血管等软组织的再生研究之中。但是，海藻酸钠与二价钙离子形成化学交联凝胶稳定性好使其不易降解，并且海藻酸钠支架的力学性能较差，同时海藻酸钠化学交联形成的交联网络通常会阻碍细胞的伸展、迁移和增殖行为，影响细胞的活力，因此还需进一步研究以提高该材料在生理条件下的适用性。

4. 碳基纳米材料　在众多可用的生物材料中，碳基纳米材料受到人们越来越多的关注。碳纳米管和石墨烯或氧化石墨烯纳米颗粒由于特殊的力学性能和较大的表面积，可促进其自身与生理条件下的离子和生物分子的非共价相互作用，这些特性赋予了材料生物活性，使其可作为极具吸引力的组织工程应用生物材料。有研究表明，钙离子吸附在碳纳米管表面可刺激基质细胞成骨分化。随后，这些分化的细胞可释放碱性磷酸酶，促进骨钙化。此外，这些碳基颗粒通常具有表面化学基团，可用于与其他生物活性组分进行附加共价功能化。同样，已有大量研究表明，石墨烯纳米材料独特的理化特性（包括两亲性、蜂窝状碳结构和不同的表面化学基团），使其增强组织衍生干细胞向成骨、脂肪和神经的分化，从而影响细胞的黏附形态和迁移，同时还发现石墨烯纳米材料会影响生物分子的吸附，其影响程度可与生长因子媲美。

5. 复合材料　通常一种材料的使用无法满足

组织工程中复杂的要求，因此很有必要发展复合材料。复合材料是一类越来越重要的生物材料，因为它们能结合两种或两种以上材料的性质从而具备更优良的性能。鉴于天然组织的复合性质和对组织工程材料的复杂要求，复合材料提供了有前途的仿生解决方案，以克服该领域的重大挑战。金属、生物陶瓷和高分子材料既可以作为复合材料的基材，又可作为其增强体或填料，它们相互搭配或组合形成了大量性质各异的复合材料。

聚合物基复合材料是组织工程中最常见的复合体系，可以作为肿胀或非肿胀材料形式应用。这些复合材料通常包括可生物降解的聚合物相，其中将微/纳米颗粒或纤维作为填料。聚合物基质还可以共价结合功能性生物活性基，如RGD配体。具有附加功能的聚合物，如形状记忆或光致发光特性，可以改善复合材料的临床处理或植入后跟踪。生物活性陶瓷和碳基纳米材料都是组织工程复合材料中常见的填料类型。这些硬质颗粒分散在聚合物基体中，可显著增强这些复合材料的机械性能并赋予复合材料一定的生物功能性，如生物活性。纳米填料可用于在复合材料中加入附加功能。例如，将氧化铁磁性纳米颗粒掺入聚己内酯基质并置于外部静磁场下，可促进合成物成骨分化和骨形成。重要的是要考虑到，这些颗粒的生物活性和离子释放行为可能会因为它们被嵌入缓慢降解的聚合物而受到损害，这些聚合物将它们与周围的生理液体隔离开来。通过将一种快速降解的聚合物混合在一种较慢降解的聚合物基质中，可克服这一限制。制备有机无机复合材料的一种替代策略是将高分子材料进行体外矿化，这一策略已被用于形成各种无机相，包括磷酸钙和硅酸盐。此外，设计组织工程生物材料的一种新兴策略是开发完全由颗粒构成的复合材料。这一策略已被用于开发由各种类型的粒子组成的模块化材料系统，它们充当构建模块，并具有独特的性质。

对于复合组织工程材料的各种设计策略都集中在调节复合材料中有机和无机成分之间的相互作用。聚合物链与粒子之间或粒子之间的非共价相互作用已被用于形成复合水凝胶或改善现有体系的性能。聚合物相与填充粒子之间形成共价交联也被用于开发具有增强物理化学和机械稳定性的复合材料。粒子在聚合物基体中的分散和浓度是决定复合材料性能的最重要的因素之一。例如，在聚合物基质中加入无机颗粒形成浓度梯度，对于复杂的组织界面是一种十分有吸引力的设计策略。此外，基体中粒子的取向也是能显著增强复合材料力学性能的影响因素。模拟人体组织成分、结构和力学性能的纳米复合生物材料是一个十分重要的发展方向。生物复合材料的发展为获得真正仿生的类人体组织工程材料开辟了广阔的前景。

三、组织工程材料制备技术的考虑

在组织工程材料设计中，除了材料类型的选择可以决定组织工程材料的特性，组织工程材料制备技术也是一个必须考虑的关键问题，制备技术可以控制组织工程材料的形态结构、降解性质、机械性能及生物性能，制备技术的选择取决于组织工程材料的应用场景。根据预期的应用和策略，材料可以被制造成微/纳米颗粒、纤维、涂层、薄膜和3D结构。以乳化为基础的制备技术是制备微/纳米颗粒的常见形式，涂层和薄膜通常可以通过等离子喷涂、物理气相沉积、溶胶-凝胶法和化学气相沉积的方法来制备，而3D多孔支架可以通过气体发泡法、模压法和冷冻干燥技术来制备。这些传统技术仍广泛应用于组织工程材料的制备，但这些技术有众所周知的局限性，如较差的可扩展性和可控性。然而，灵活多变的电化学制备技术和新兴发展起来的3D打印技术为组织工程材料的制备提供了优越的可控性，因此，正日益成为组织工程材料的首选制备方法。

（一）电化学制备技术

电化学制备技术通常可控性强、工艺温和、操作简单、成本低廉，并且所使用的仪器设备比较简单，有利于工业化的制造，是组织工程材料常用的制备技术。电化学制备技术可利用电场来形成粒子、纤维、涂层和3D结构，特别是该方法可对生物材料的纳米尺度和微观特征进行精确控制。常见的电化学制备技术有静电纺丝技术、阳极氧化技术和电化学沉积技术等。

静电纺丝技术是一种可连续制备微/纳米纤维的制备技术，是组织工程生物材料最广泛使用的制备方法之一。该技术在高压下产生强电场作用后，形成喷射流，纺丝液经高度螺旋拉伸固化沉积在接收装置上，得到微/纳米纤维材料，将纤维沉积在合适的表面上可以获得多孔的电纺丝膜或网。其中，纺丝液通常以聚合物材料为基础制得，可以在聚合物纺丝液中加入生物活性颗粒材料，如羟基磷灰石颗粒、碳纳米管或氧化锌纳米颗粒等，从而赋予材料特定的附加功能。静电纺丝技术还可以控制纤维的形态和取向，从而达到促进细胞定向排列的目的。传统的静电纺丝技术是使用聚合物溶液来形成纤维，而目前也有研究表明可使用聚合物熔体进行静电纺丝，这种新的制备策略可以实现微/纳米纤维的高精度沉积，还可以减少有毒溶剂的使用，从而减少和避免后续组织工程应用中材料的毒性和所引起的其他并发症。近年来，研究者在这种技术的基础上，使用计算机控制移动收集器和注射器，以确保精确地逐层沉积预先设计的纤维图案，最终生成三维多级结构。因此，这种技术可以被归类为一种3D打印方法。

另一种被用于组织工程生物材料设计的电化学制备技术是阳极氧化技术，常被用来制造涂层材料。阳极氧化法通常将金属作为阳极，在外电流的作用下表面形成具有特殊微/纳结构的氧化膜。不同的稀酸可作为电解质溶液，该方法常被应用于形成多孔涂层，增加氧化层厚度以提高材料在生理环境中的抗腐蚀性能，特别是在含有氟离子的电解液中，通过阳极氧化可以在钛金属表面涂覆一层TiO_2纳米管阵列。已有研究表明，该TiO_2纳米管阵列结构的形成不仅可以有效阻挡金属离子的析出，防止对组织细胞的破坏，而且会显著促进细胞的生长行为，同时还能增强材料的生物活性和耐磨损性等。

电化学沉积技术是一种常用于制备由颗粒生物材料衍生的涂层或薄膜的电化学方法。顾名思义，该技术通常将金属植入材料作为阴极，在电场的作用下对金属植入材料表面进行功能化涂层的修饰。例如，在金属材料表面沉积钙磷盐生物陶瓷涂层，以促进骨组织再生。电化学沉积技术是一种温和的非线性涂覆技术，可在形状复杂和表面多孔的导电基底上沉积均匀的膜层。电化学沉积技术一般采用三电极体系，对工作电极实施电位或电流调控，并可实现与某些有机物种共沉积制备复合膜层。虽然电化学沉积技术所需仪器设备简单，但是该技术提供了多种参数可供调控（包括基底材料、沉积模式、沉积温度、电解液组成和沉积时间等），可对涂层的厚度和微/纳米尺度的形貌进行有效控制。有研究表明电化学沉积技术不仅可以制备生物涂层或薄膜材料，还可以制备三维凝胶材料。通过控制电化学反应，调节阴极/溶液界面化学环境，可使一些对pH敏感的天然蛋白质材料在电极附近形成凝胶，如丝素蛋白材料可在阳极表面相对低的pH环境下形成电凝胶。

（二）3D打印制造技术

3D打印制造技术也称为增材制造，是一种新兴的快速成型技术。它是在计算机的控制下，基于分层制造、逐层叠加的原理，从而获得特定3D结构体。相比于传统的制造方法，3D打印技术可精确快速地制造任意复杂形状，真正意义上实现“自由制造”，并且加工制造周期短，制造工序简化。3D打印技术的出现使得过去许多难以制造的复杂结构零件的成型成为可能，并且越是复杂结构的物品，3D打印技术的优势作用就越显著。因此，3D打印技术在国内和国际上都备受关注，并且随着与3D打印相关重要专利的到期，这项技术已变得更加普及，成本效益也更高。近年来，3D打印技术在生物医疗领域的应用发展迅速，将作为一个强大的工具用于制备组织工程支架，特别是生物3D打印技术可根据不同患者缺损部位进行个性化设计，支架的结构和成分都可被精确地定义，从而实现复杂拓扑特征的创新材料设计，使具有前所未有的物理、机械和生物特性组合的生物材料构建成为可能，3D打印制造组织工程材料具有令人兴奋的临床应用潜力。目前用于组织工程材料的3D打印技术的主要形式包括喷墨式打印技术、挤出式打印技术、光固化立体印刷技术和激光辅助打印技术等。

在喷墨式打印技术中，料筒中的墨水材料通过可产生触发脉冲的致动器进行移位，一旦脉冲能量超过一定的阈值，墨水液滴就会从喷嘴中喷出。理想情况下，在到达基板的途中，喷射的墨水材料将转变成单个墨滴，并且被收集在基板上的预定位置上。主要存在热、压电和静电这三种可能的驱动力用于产生按需喷墨打印的脉冲，其中热和压电法是按需喷墨打印使用最广泛的方法。基于喷墨式打印技术特殊的工作过程，微滴化、高通量、非接触式和按需滴落是该技术的基本特征。喷墨打印的墨水材料通常要求低黏度，以避免堵塞喷头。此外，墨水材料的密度和表面张力也是需要考虑的影响因素。喷墨式打印技术所用的生物墨水材料必须具备合适的交联机制来完成所需结构体成型。另外，喷墨打印允许局部沉积单个材料滴，通常由随后的紫外（UV）固化来稳定。虽然这种方法可以达到小于100μm的分辨率，但它仅限于使用能够形成液滴的低黏度油墨。

在挤压3D打印技术中，一般是将墨水材料存储在一个温度可控的料筒中，喷嘴与料筒相连并安装在一个多轴的定位台上，材料通过气动压力或机械柱塞通过喷嘴挤压形成细丝，并按照每一层指定的不同模式沉积，从而实现结构的精确成型。挤压3D打印技术对生物材料的流变性能和保形性提出了严格的要求，通常需要剪切变稀或热塑性材料。热塑性材料如左旋聚乳酸（PLLA），也可以以连续长丝的形式应用，在挤出机头部熔化并通过喷嘴沉积以制造3D结构，这一过程通常被称为熔融沉积模式（FDM）。挤压3D打印技术的另一个局限是，它无法使用柔软或低黏度的材料制造结构，这些材料在挤压后通常保形性较差。然而，一种被称为自由可逆嵌入悬浮水凝胶的制备策略应运而生，通过在支撑槽中沉积软水凝胶，将打印材料悬浮在可移动基体中，从而促使打印结构暂时保持形状，直到它们通过进一步交联使结构稳定。因灵活性好、快速打印方便和易于操作，基于挤压3D打印的制造策略在组织工程领域特别有价值。该技术能够重建复杂3D结构和组成梯度，这对模仿天然组织多尺度多层次结构是十分必要的。此外，挤压3D打印还可实现一个或多个打印头的快速切换，使单一长丝具有可变成分的连续打印以及多种材料的共打印成为可能。同时，还可以通过加入致孔剂或将不同尺寸的气泡加入到打印的细丝中，从而使聚合物支架的多孔结构也得到了连续和精确的控制。

光固化立体印刷技术是另一种在组织工程材料制造中常见的3D打印技术。与挤压3D打印相比，光固化立体印刷技术可提供更高的打印分辨率，但不太适合多种材料类型的多材料打印。在光固化立体印刷技术中，一般要求墨水材料可以进行光交联，并且可以通过投射到材料上的光模式在特定位置固化。通常会在墨水材料中加入光引发剂，或对墨水材料进行改性以产生光敏共轭基团。目前，光固化立体印刷技术已被用于制造含有促进新血管形成或包含复杂功能血管网络的内部通道的水凝胶结构。此外，该技术还可以用来制造与临床相关大小的解剖型构造，模拟天然组织结构。这些结构可以在非常短的时间内完成，这为未来的制造和商业化的应用提供了可行性。

以上各种3D打印方式都具有各自的优缺点，为了增强组织工程材料的设计和精细化制造，不同3D打印方法的组合或打印结构的后处理可弥补3D打印技术有限的分辨率，是一个十分有前途的制备策略。例如，一种结合了FDM和光固化立体印刷技术的双打印机已经被开发出来，它可以在单一结构中共同打印聚乳酸纤维和细胞负载的光交联的甲基丙烯酰凝胶。双向冷冻技术与挤压打印技术相结合，可制备嵌入微孔生物陶瓷棒的中空打印丝状体生物陶瓷支架。此外，四维（4D）打印智能水凝胶为下一代组织工程智能材料的发展提供了一个新思路。4D形式的材料是基于3D材料的进阶版智能材料，往往受到压力、pH、光和温度等刺激而随时间等因素改变从而进行形态转换，然而，能够产生这种行为的材料的范围受到严格限制。4D打印目前已被用于制造水凝胶薄膜，水凝胶薄膜可以自折叠成类似血管的仿生空心管。

四、组织工程材料当前面临的挑战

近年来，应用于组织工程领域的生物材料得到了飞速的发展，为多种疾病的预防和治疗创造了新型手段，生物材料的生物性能和加工技术是目前的研究热点。然而，面对复杂的临床应用要求，一些尚未满足的需求和挑战仍然阻碍着组织工程材料的进一步发展和临床转化。

目前我们对大多数生物材料的作用机制和所产生的细胞响应的理解还十分有限，迫切需要进一步进行系统的研究。然而，影响细胞生物学行为的组织工程材料的特性很多，而且这些材料的特性是相互联系的，而通常进行的研究往往受阻于难以解耦不同的材料特性，无法清晰地认识和理解每一种材料特性对细胞行为的具体影响。并且，在组织工程材料的设计中，需要满足多种相互冲突的要求。例如，一般骨组织材料需要满足一定的力学性能，但是多孔结构也需要使细胞和组织快速长入，以及满足营养成分的供应。而多孔结构的形成势必会降低材料整体的力学性能。因此，在设计组织工程材料时，复合材料提供了一个可供调节的材料系统，以满足这些不同的需求。值得注意的是，复合材料体系中由于使用了不同种类的材料，因此对于制备的工艺条件要求会比较苛刻，这种材料系统的开发也会变得比较复杂。此外，由于面对复杂的组织修复界面，特别是不同组织之间具有梯度过渡界面，因此我们在设计组织工程材料上需要构筑组成、结构和机械性能的梯度界面，这些都会给组织工程材料的设计和制造带来前所未有的难度。

自然组织的形成是在多尺度下进行的，而最终形成的组织的功能特性很大程度上归功于其多尺度多层次结构。细胞的形状及大小与其行为和功能密切相关，机体细胞以特定的形态和排列关系存在于特定的组织微环境中，并存在于胚胎发育和组织再生的各个阶段。因此，组织工程材料结构可直接影响细胞形状并诱导细胞排列，这对再生结构和功能化的组织及组织工程学的发展都十分重要。目前大部分的组织工程材料的结构与真实组织或器官还存在不小的差异，仿生多级结构的精确构筑仍是难点。然而，在不同尺度上对生物材料特征的精确控制通常不能通过单一的制造方法实现。因此，组织工程材料系统的设计必须开发新的策略，迫切需要结合多种制造技术，以在分子、纳米、微米乃至宏观尺度上构建生物材料的多层次结构。如前所述，3D打印技术的出现和迅速发展，为制造具有复杂的几何和表面特征的类组织结构材料提供了新的机会和潜在的解决方案。这个新技术的出现有可能将相互冲突的要求合并到一个材料体系中，如前面提到的材料高孔隙率和高机械强度的冲突要求。3D打印技术还可以和其他制造技术联合使用，以实现多尺度多层次结构的精确控制，从而实现对材料特定功能的卓越控制。

组织工程材料的临床处理和所选择的引入方法也需要特别的考虑，因为这也是组织工程策略在临床和商业上取得成功的关键。传统的组织修复材料通常需要开放性手术植入，而可注射生物材料可以以微创方式应用，因此在临床上越来越受到患者的欢迎。然而，一旦注入缺损部位，可注射生物材料就很难保持其结构的完整性，而可注射系统通常缺乏传统固定材料所具有的机械性能和多层次结构特征。4D智能组织工程材料的发展可以为此提供一个新的解决思路。预制可折叠的3D结构通过注射方式植入体内后，在适当的生理条件的刺激下可重新扩展到所需形状。但是目前可通过这一途径应用的材料还十分有限。此外，与天然组织不同，生物材料通常缺乏自我修复能力，当在植入过程或组织修复再生阶段发生材料结构的机械损伤后，通常无法自我愈合修复。目前有研究表明可以通过使用自我愈合的生物材料来解决，这种材料不需要额外的手术来替换受损的种植体。总体来说，组织工程材料的设计和构筑还具有较大的提升空间，相信新兴制备技术的发展和对生物材料种类的扩展与深入研究必定会推动组织工程材料在生物医学领域发挥更大的作用。

（张克勤　王　卉　拜凤姣　王树春　邵云菲
姜雨淋　朱怡然　蒋恒翔）

第二章　组织内源性修复概述

第一节　内源性修复的概念

基于内源性干细胞的组织再生疗法是生物技术与医药行业近期兴起的最热门领域之一。我们期望能明确内源性干细胞特性，充分利用这些特性修复受损的组织器官，改善人体健康。尽管大多数动物或多或少都有组织再生能力，但哺乳动物的再生功能远不如许多无脊椎动物，也只有屈指可数的器官能在成年哺乳动物中出现再生。而在其他组织中，损伤往往会导致瘢痕的形成，影响身体机能。再生医学的研究向这一事实发起挑战。

人体许多组织内存在着干细胞，适宜的微环境能让组织中的干细胞保持长久的自我更新能力。当组织损伤时，内源性干细胞或局部的去分化细胞会与免疫系统、细胞外基质以及可溶性因子等其他组分产生相互作用，并促进组织特异性干/祖细胞迁移至损伤部位，在各种细胞因子作用下增殖分化成相应的组织细胞，修复损伤局部细胞外基质，并起到一定的营养和免疫作用，从而促进组织自我修复，该过程称为内源性修复。其中，内源性干细胞以及能影响细胞生物功能的组织微环境是影响该过程重要的因素。

在组织再生的过程中，干细胞发挥重要的作用。这类细胞经过增殖和分化，形成具有特定功能的成熟细胞谱系。根据其分化能力的不同，干细胞可分为三类：第一类是全能干细胞（totipotent stem cell）如胚胎干细胞；第二类是多能干细胞（pluripotent stem cell）如骨髓多能造血干细胞；第三类是专能干细胞（multipotent stem cell）和单能干细胞（unipotent stem cell）。第三类干细胞的分化能力有限，但它们却在组织再生中扮演了关键角色——组织内的内源性干细胞，即成体干细胞，如上皮组织基底层干细胞，它们在组织轻微受损后，可协助修复过程，帮助组织恢复正常功能。

一个典型的干细胞微环境包括细胞、细胞外基质以及可溶性因子（如生长因子）。一般而言，这些适合干细胞的微环境深植于组织内部，以维持特定的氧气、离子、生长因子、细胞因子以及趋化因子的梯度。干细胞的微环境可能会影响到干细胞的增殖、迁移、分化，从而影响干细胞进行内源性修复的潜能。

为了促进组织再生，越来越多的研究发现生物材料可以起有效的辅助功能，植入生物体的生物材料能够模拟细胞外基质的特定特性，如：良好的通透性，让营养与代谢产物可以通过；与组织微环境良好的生物相容性和可降解能力；适度的机械强度，这对于组织再生非常关键。

生物材料的工程化以及在干细胞生物学上的进步，可为我们带来全新的生物材料，在满足干细胞生存需求的同时，让关键细胞因子与细胞更好地发生相互作用，最终促进干细胞的激活与组织内源性修复。特定生物的组织与器官自我再生修复能力，为我们提供了关于再生微环境的重要洞见。对于这些因素的整合，有望让我们能更好地操控干细胞，实现内源性修复再生。

第二节　内源性修复理论的来源

通常情况下，皮肤上的细小创口短时间内即可愈合并不留明显痕迹，而皮肤大面积烧伤后，受伤部位愈合后总是留下挛缩的瘢痕，甚至会影响肢体功能；大部分骨折可以完全恢复，但是如果骨折部位并发感染，断端对位差且断端稳定性不足时，则骨折部位容易发生骨不连；肝脏实质细胞再生能力也很强，手术切除肝脏后或者肝受损时，肝脏的大小和重量可以快速恢复，还有可能恢复原有完整的组织结构，但是胰脏的再生能力相对较差，受损后通常不能恢复；脑实质损伤后，神经元再生困难，往往是由星形胶质细胞对损伤部位进行迁移和覆盖。所以，对再生能力差的器官和组织进行修复，是医学上的一大难题。

损伤和修复作为医学上亘古不变的重要命题，一直备受关注。通常情况下，损伤造成机体部分细胞和组织丧失后，机体会对所形成的缺损进行修补和恢复，修复后可完全或者部分恢复原组织的结构和功能。其中，由所在损伤周围的同种细胞来修复的过程，称为再生（regeneration），如果完全恢复了原组织的结构及功能，则称为完全再生，例如骨的再生能力很强，可以达到完全再生；另外一种为纤维性修复，是由纤维结缔组织参与，以后形成瘢痕，故也称瘢痕修复。在多数情况下，即使是同一个器官，也会有多种组织发生损伤，故上述两种修复过程常同时存在。然而哺乳动物的器官包括多种细胞和组织类型，不同器官有不同的修复和再生机制，组织器官之间的修复能力差别很大。细胞周转率较高的器官，如皮肤、胃肠道和骨组织，修复效率很高，可达到完全再生。而大脑、神经、软骨等组织修复效率很低，往往不能完全再生，只能在一定程度上进行其他形式的修复，甚至不能修复。

研究发现，干细胞介导了大部分组织器官的修复和再生过程，是大部分具有自我修复能力的器官进行组织更新与再生的主要细胞源。个体发育过程中，干细胞是少数的具有无限或者较长时间自我更新和多向分化能力的一类细胞。当组织损伤后，骨髓内干细胞或者组织内的干细胞都可以进入损伤部位，进一步分化、成熟，来修复受损组织的结构和功能。目前已经发现多种干细胞，包括造血干细胞、间充质干细胞、神经干细胞、肝脏干细胞、胰脏干细胞、骨骼肌干细胞、皮肤干细胞、肺上皮干细胞、肠上皮干细胞等。综上，干细胞的主要来源有两方面：一部分是来源于组织器官中自身含有的干细胞，如皮肤干细胞、肝脏干细胞等；另一部分是来源于其他组织的干细胞，通过脉管系统被运送至有自我更新能力的组织器官中进行修复。这种通过募集组织特异性干细胞或祖细胞来修复发生退变或者受损的组织，从而完成组织的自我修复与更新的过程，称为内源性修复。在临床治疗过程中，造血干细胞的应用最早。造血干细胞移植，就是应用超大剂量的化疗和放疗来最大限度地杀灭患者体内的白血病细胞，同时全面摧毁其免疫和造血功能，再将正常人的造血干细胞回输到患者体内，重建造血和免疫功能。这种疗法还可被用于多种血液系统疾病。间充质干细胞是具更大的应用潜力和应用范围的成体干细胞，其提取方便，体外培养技术成熟，分化能力强，故广受青睐。已有研究发现，间充质干细胞在骨折的愈合过程中发挥了极为重要的作用，除了分化为成骨细胞进行骨质沉积外，还可以分泌一系列的细胞因子用于调节骨折部位的炎症水平，促进成血管等作用。然而干细胞的修复能力受多种因素的影响，其中衰老明显影响干细胞的修复能力。在临床上，老年人的各项身体机能都明显下降，包括器官功能、组织的完整性，还有组织的再生能力等，其原因可以归纳为干细胞数量减少、增殖能力的丧失、衰老等，涉及的机制包括端粒丧失、表观遗传变化、线粒体功能下降和DNA突变积累等。

在临床上，即使是年轻人，如果皮肤发生大面积损伤，依靠自身是极难恢复的，一般需要植皮手术，更不用说合并有基础疾病的老年人。由此可见，除了干细胞相关的因素以外，影响内源性修复的因素还有很多。干细胞所处的微环境是影响内源性修复的关键因素之一，包括细胞外基质及细胞黏附因素、炎症及感染因素等多个方面。一般情况下，组织的损伤及退变会改变细胞外基质的成分及细胞-细胞黏附的状态。例如，当上皮细胞损伤后，在原有基底膜蛋白丢失的同时，会伴有由不同蛋白构成的新细胞外基质的重建和沉积，这不仅会导致与原有的细胞之间的相互作用消失，还会产生新的不同细胞之间的相互作用，这些相互作用将会对干细胞的生物学行为产生重要影响，最终的结果是促进或者抑制再生过程。值得一提的是，损伤和退变后组织原有的免疫状态还会改变，这些免疫状态的改变是由先天免疫系统的多种细胞类型介导的，这些细胞响应细胞因子和一些炎症信号后，经过信号转导，分泌出一系列的炎症因子或者生长因子。驻留在组织中的细胞感受到这些炎症信号后，做出相应的反应。一般情况下，损伤和退变后的免疫状态分为两个阶段，其炎症因子表达谱也会发生相应的改变。第一阶段是以分泌杀伤性炎症因子为主的促炎阶段，主要的炎症因子为IL-1、IL-6、IL-8和肿瘤坏死因子（TNF）等，其主要作用为清除坏死的组织、杀灭细菌、防止感染等；随后进入第二阶段，第二阶段是以分泌抑炎性炎症因子为主的抑炎阶段，主要的炎症因子为IL-4、IL-10等，其主要作用为抑制炎症，促进组织再生和修复。所以，合理的免疫状态将有效促进组织进行内源性修复。例如，巨噬细胞介导的碎屑清除与中枢神经系统再生之间有很强的联系，而且巨噬细胞对于皮肤伤口的有效愈合必不可少。损伤后，调节性T细胞还可以激活肌肉卫星细胞。此外，表达Tie2的单核细胞/巨噬细胞（$Tie2^+$ monocyte/macrophage，TEM）可促进缺血肢体的血运重建。值得一提的是，免疫细胞还可以通过直接调节干细胞进而促进内源性修复。另外，血液循环中的因子也会影响修复过程。

在微环境改变较小的情况下，机体有可能达到完全修复或者部分完全修复状态，然而当创伤或者损伤较大时，原有的微环境已经完全发生改变，而且驻留损伤组织或者其他组织中的干细胞数量和功能已经明显下降，再加上诸如感染等复杂条件，仅凭自身的内源性修复机制往往不能达到预期的修复结果。然而根据内源性修复机制的要素（干细胞、细胞外基质及生长因子），组织工程学刚好可以为此提供更为有效的解决方法。组织工程学是通过运用工程科学和生命科学的原理及方法，在认识正常和病理的组织与结构功能关系的基础上，以恢复、维持和改进组织为目标，构建生物学代替物的一门学科，其原理是将体外培养、扩增的活细胞种植于多孔支架上，然后细胞在支架上增殖、分化后构建成为生物替代物，移植到组织病损部位，以期达到修复、维持或者改善损伤组织的功能，在一定程度上完成生物学重建。组织工程通常是由细胞和生物材料构成的三维结构复合体，包括种子细胞、生长因子和支架材料三部分。支架材料是细胞的立脚点，也就是细胞黏附和附着的重要部分，类似于重建细胞外基质。而生长因子是对细胞生长具有调节功能的一类多肽类的物质，可以激活细胞增殖和分化，在细胞附着后，让细胞在原位增殖，促进原位再生。而且最重要的是对外源性干细胞（也就是种子细胞）的引入，解决了机体本身干细胞数量或者质量下降的相关问题，从而在一开始就达到更为完整的生物学重建。所以到目前为止，组织工程技术已经应用于各种组织的重建，如肌肉、骨骼、软骨、肌腱、血管及皮肤等多个方面，人工胰脏、人工肝脏、人工肾脏、人工血液也在开发中。

随着对组织工程学和分子生物学研究的不断深入，人们发现外源性干细胞的供体组织来源有限，而且存在体外培养费用高、周期长、培养过程中易被病原体感染等诸多问题，还可能出现不可预期的宿主抗移植物反应，使得利用异种或异体的干细胞成为“镜中花，水中月”。于是，内源性修复过程又重新进入人们的视野，如何在受损、退变的组织中有效地激活、重现内源性修复过程，是当前科学研究的热点和难点，也是后文中我们重点讨论的问题。

总之，内源性修复理论来源于对临床现象的深入发掘，归纳出内源性修复所需要的所有条件后（种子细胞、细胞外基质、生长因子），并通过组织工程学的手段进行模仿和替换，完成组织器官的生物学重建。内源性修复理论，作为连接临床医学和组织工程学的重要桥梁，其指导意义是不言而喻的，进而引申出了“复制”和“再生”组织器官的新思想，标志着“再生医学时代”的到来，给世界带来一场深远的医学革命。

第三节　内源性干细胞是内源性修复的主角

一直以来，组织损伤与修复是一个备受关注的研究课题。随着内源性修复的概念被提出，越来越多的研究者投入到组织内源性修复的研究当中。利用内源性干细胞进行组织再生修复需要三个主要阶段的配合：内源性干细胞的招募迁移、分化和组织的成熟。①组织损伤部位向其邻近内源性干/祖细胞发出招募动员信号；②干/祖细胞受到招募信号刺激并沿潜在的迁移途径移位至受损部位；③被招募的干/祖细胞通过定向分化等途径发挥内源性修复作用。由此可见，在内源性修复的过程中，内源性干细胞起着不可或缺的作用。大量的研究表明，内源性修复在人体大部分组织器官损伤或退变后的修复过程中担任了重要的角色，而内源性干细胞也被证明存在于这些组织器官中，它们是内源性修复的主角。

（一）内源性干细胞在人体内分布广泛

在人体大部分组织器官损伤修复过程中，都可以发现内源性修复的存在，这是因为内源性干细胞广泛分布于人体内各个组织器官（图2-1）。大量研究表明在关节软骨、椎间盘、骨小梁、骨膜、滑膜、肌肉、神经组织、胃肠道上皮、皮下脂肪组织、脊髓、皮肤、牙髓、半月板、角膜、肺等组织器官内存在特定的干细胞巢，其内定植有内源性干细胞及其他一些维持内源性干细胞数量和分化潜能的非细胞组分。这些内源性干细胞都具有一定的分化潜能，它们的职能就是维持和修复原位组织。

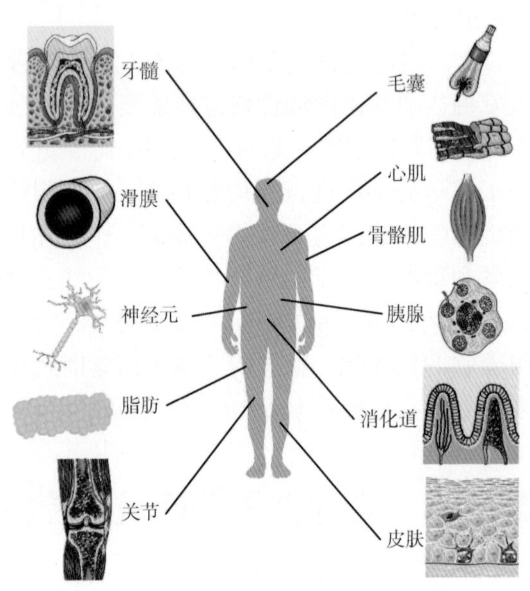

图2-1　内源性干细胞在体内的分布

（二）内源性干细胞参与人体内的组织修复

1. 基于内源性干细胞的内源性软骨组织修复　创伤、超负荷、衰老、炎症等多种因素容易导致关节软骨（articular cartilage，AC）损伤。损伤发生后，由于缺乏血管、神经和淋巴管分布，受损的关节软骨组织中氧气、营养物质和促进组织修复再生的细胞因子等补充不足，因而关节软骨修复能力非常有限，容易发生关节软骨疾病。骨关节炎（osteoarthritis，OA）是最常见的软骨疾病，源于关节软骨及其邻近组织的损伤，并且最后会导致整个关节损毁，常常引起患者心理和生理障碍。目前对于创伤或OA相关的软骨损伤的治疗策略主要是控制症状或人工关节置换，然而这些治疗方法分别面临着效果不佳和费用高昂的问题。除此之外，微骨折术和自体软骨细胞移植对于软骨疾病均有一定治疗效果，但是无法诱导足够的间充质干细胞从骨髓迁移并停留在软骨缺损处，从而导致修复的失败。

在关节软骨的表面区域存在着关节软骨祖细胞（articular cartilage progenitor cell，ACPC），在滑膜组织中存在滑膜干细胞。当软骨发生创伤、衰老、OA进展相关的损伤时，可以释放大量趋化因子、生长因子等细胞因子，这些细胞因子结合干细胞表面相应的受体，促进干细胞向软骨病变部位定向迁移。同时，MSC也被细胞因子招募进入软骨损伤部位。这些干细胞可以在特定的微环境中成软骨分化并产生细胞外基质（ECM），从而补充软骨细胞和保护关节软骨，此外内源性干细胞可以维持微环境的稳态，保持软骨细胞的活力。最后，成熟的软骨细胞与ECM相互结合，形成功能共同体，达到软骨再生、修复的目的。

半月板是一种特殊的软骨。半月板损伤是骨科最常见的疾病之一，半月板的内2/3是无血管的，这个区域的损伤常常不能愈合。在半月板缺损部位存在内源性半月板祖细胞（meniscus progenitor cell，MPC），在趋化因子和生长因子等细胞因子的调节下迁移至损伤部位并分化成软骨细胞，可促进半月板的再生修复。

2. 基于内源性干细胞的内源性椎间盘组织修复　椎间盘（intervertebral disc，IVD）退变是引起下腰痛的主要原因，不仅损害患者身心健康，也给个人和社会带来沉重的经济和医疗负担。传统的治疗方式包括保守治疗和手术治疗。保守治疗采取药物和理疗手段，是早期椎间盘退变（intervertebral disc degeneration，IVDD）的首选治疗方案，可以在一定程度上改善腰背痛的症状，但是也存在一定的副作用。当保守治疗效果不佳时，可以采取手术治疗进行减压，从而解除神经压迫，缓解症状。然而，上述方法均不能从根本上改变IVDD的病理进程。新型治疗方法如生物疗法可以通过抑制细胞因子的异常产生，或刺激基质合成代谢来延缓疾病进展、缓解症状，但是生物制剂半衰期短、需要重复注射的缺点限制了其使用。

椎间盘及其周围组织存在原生的干/祖细胞巢，定植有髓核干细胞（nucleus pulposus stem cell，NPSC）、纤维环干细胞（annulus fibrosus stem cell，AFSC）和软骨终板干细胞（cartilage endplate stem cell，CESC），它们在细胞形态、增殖能力和免疫表型表达方面与骨髓间充质干细胞相比，均无明显差异。

退变的椎间盘发出招募信号使内源性干细胞从椎间盘干细胞巢迁移到损伤部位，可以大量增加退变椎间盘组织中干细胞的数量和质量，内源性干细胞的迁移过程受到干细胞内源性因素、局部微环境外部因素和各种细胞因子的影响。迁移至退变椎间盘组织的内源性干细胞不仅可以在椎间盘特异微环境中分化为椎间盘细胞，还能通过合成分泌生长因子等生物活性因子来影响椎间盘的功能，与椎间盘细胞相互作用从而促进椎间盘修复。此外，内源性干细胞还能下调退变椎间盘组织中IL-1β、IL-6、IL-8、TNF-α等炎症因子表达水平，调节椎间盘内环境以促进内源性修复。

3. 基于内源性干细胞的内源性骨组织修复 骨组织结构致密，其形成和生长是一个复杂的过程，包括分子、细胞和生化代谢的变化。骨折是生活中最常见的骨组织损伤，在治疗过程中有部分骨折会出现延迟愈合甚至不愈合。动员内源性干细胞来治疗骨折可以明显地增加骨量、减少纤维组织，从而促进骨折愈合。骨折发生后，会在短时间内形成血肿并发生炎症反应，因为血管破裂，骨折局部形成一个缺氧的微环境，诱导血小板、炎症细胞、巨噬细胞产生血小板源性生长因子（platelet-derived growth factor，PDGF）、血管内皮生长因子（vascular endothelial growth factor，VEGF）和骨形成蛋白（bone morphogenetic protein，BMP）等细胞因子，这些细胞因子使骨组织周围的内源性干细胞募集到骨折部位并增殖，还能与其他细胞因子一起促进内源性干细胞成骨分化，从而促进骨折的愈合。增强间充质干细胞迁移不仅能促进骨折愈合，还可能是逆转骨质疏松和治疗其他骨疾病的新方法。

4. 基于内源性干细胞的内源性脊髓组织修复 脊髓损伤常常发生于严重的脊柱外伤，会导致严重的运动障碍甚至完全的腿部瘫痪，给个人和社会造成沉重的经济和医疗负担。脊髓损伤包括原发性损伤和继发性损伤，前者对上、下运动神经元均造成损害，破坏感觉、运动和自主功能，而后者包括炎症反应和氧化应激，可导致损伤部位附近组织的损伤增强。目前的治疗方案局限于支持性护理和损伤管理，尚无有效的治疗方法。

虽然哺乳动物的中枢神经系统的再生和自我修复能力很弱，但是有研究发现成年哺乳动物脊髓室管膜区含有神经干/祖细胞（neural stem/progenitor cell，NSPC），这些细胞在脊髓损伤后被激活，在内源性修复和再生中发挥关键作用。脊髓损伤后，NSPC开始迅速增殖分化，产生大量星形胶质细胞和少量少突胶质细胞，促进胶质瘢痕的形成。与此同时，少突胶质祖细胞增加分裂速度并分化产生大量的少突胶质细胞，促进脊髓的修复。创伤环境中特定的化学引诱剂可能共同激活和调节内源性神经干细胞，这些化学引诱剂包括高水平的谷氨酸、活性氧（reactive oxygen species，ROS）、嘌呤能信号和炎症因子。

5. 内源性干细胞对于其他组织器官的内源性修复作用 除上述几种组织器官外，基于内源性干细胞的内源性修复还发生于皮肤、半月板、角膜等组织器官中。

皮肤再生失败易导致瘢痕的产生，有时会严重影响患者的身心健康。存在于皮肤及皮下组织的内源性干细胞在伤口愈合过程中显示出显著的再生和修复能力，可以有效地防止瘢痕形成，提高接受瘢痕相关治疗的患者的生活质量。

牙齿的缺损是临床常见疾病，再生疗法对此显示出巨大的潜力。BMSC、牙齿干细胞（dental stem cell，DSC）、牙髓干细胞（dental pulp stem cell，DPSC）、牙周韧带干细胞（periodontal ligament stem cell，PDLSC）等内源性干细胞都能促进牙缺损的修复。

角膜是视觉系统的窗口，角膜完整性和透明度的丧失会导致视力下降甚至失明。角膜上皮是一种自我更新的组织，在角膜边缘存在干细胞，可以维持角膜上皮的更新和再生修复。当角膜上皮损伤时，角膜缘干细胞可以产生短暂的增殖子细胞，通过向心迁移到角膜损伤部位再生上皮。此外，在基质层中含有成体MSC，在内皮层中含有内皮干细胞，都能促进损伤角膜的修复再生。

（三）内源性干细胞的调控

由上述论述可知，组织器官在发生损伤或退变时会发出招募信号，招募内源性干细胞使其从干细胞巢迁移至组织，补充干细胞数量并在周围微环境作用下分化为相应的组织细胞，从而达到组织修复再生的目的。因而在内源性修复过程中，对于内源性干细胞的调控能够在很大程度上影响内源性修复的进程。

在内源性修复的三个主要阶段（内源性干细胞的招募、分化和组织的成熟）中，第一阶段必须招募足够数量的内源性干细胞来影响损伤或病变组织的再生，因而选择有效的趋化剂促进内源性干细胞的招募迁移将促进内源性修复。生长因子[PDGF、IGF、BMP、TGF-1、TGF-3、EGF、肝素结合性表皮生长因子（HB-EGF）、TGF]、趋化因子[基质细胞源性因子1（SDF-1）、巨噬细胞趋化蛋白1（MCP-1）、巨噬细胞免疫蛋白1（MIP-1）、IL-8、调节激活正常T细胞表达分泌因子（RANTES）、巨噬细胞来源的趋化因子（MDC）、人神经趋化蛋白（Fractalkine）]和一些其他的化学因子[溶血磷脂酸（LPA）、1-磷酸鞘氨醇（S1P）、HMGB-1、TNF-α]都能不同程度地促进内源性干细胞的招募迁移。动物实验发现SDF-1表达增加可以通过SDF-1/CXCR4轴促进MSC向组织损伤部位迁移，从而促进组织修复，而且使用SDF-1或者CXCR4的抑制剂可以明显减弱内源性干细胞迁移能力。

内源性干细胞迁移至组织损伤部位后，在各种因素影响下分化为组织细胞。内源性干细胞的分化潜能受到多方面因素的影响，包括干细胞内源性因素、局部微环境外部因素和各种细胞因子。Xu等使用慢病毒转染BMSC使其过表达骨形成蛋白7（bone morphogenetic protein 7，BMP-7），发现BMP-7可以通过调控Smad通路促进BMSC向髓核样细胞分化，同时其表达SOX9、产生Ⅱ型胶原蛋白和蛋白聚糖等细胞外基质的能力提高。由此可见，促进内源性干细胞向组织细胞分化能够促进组织内源性修复。

（四）内源性干细胞进行内源性修复的挑战与展望

内源性干细胞能够促进体内损伤组织再生修复，用这种无须引进体外扩增细胞的方法实现内源性修复，可能为临床应用提供一种更经济便利和可再生的治疗策略。内源性干细胞招募和迁移到损伤部位以增加组织损伤部位干细胞的质量和数量，对于内源性组织修复至关重要。使用生长因子或趋化因子招募内源性干细胞也会招募到一些其他细胞，如何高效、精准地招募目的内源性干细胞使其迁移到损伤部位是一个亟待解决的问题。此外，损伤组织的不利微环境、炎症反应、代谢紊乱等因素均有可能影响招募的内源性干细胞的增殖分化能力。尽管内源性修复面临着一些挑战，但是它对于很多目前无法取得很好疗效的疾病来说是一个很有前景的治疗手段，可能在未来会成为一种高效、微创、经济的修复方法。

第四节　微环境对内源性干细胞生物学行为的影响

一、干细胞的生物学行为特征

（一）干细胞的自我更新特征

自我更新（self-renewal）指干细胞通过对称分裂（symmetry division）或者不对称分裂（asymmetry division）产生至少一个保留干细胞特性子细胞的过程。干细胞在体内终生都具有自我更新能力，这种能力是通过不对称分裂和对称分裂这两种形式实现的，但主要是通过不对称分裂的形式。不对称分裂指一个干细胞分裂产生一个干细胞和一个短暂增殖细胞（定向祖细胞），其原理在于分裂时胞内分子的不均分布或分裂后子代细胞所处微环境差异。对称分裂则是指分裂产生的两个子细胞都是干细胞（图2-2）。自我更新能够维持干细胞多分化的潜能，对于组织特异性干细胞而言，自我更新是维持其终身具有分化潜能的基础。成体干细胞通过增殖、分化，成为所在组织的细胞，补充或替代损伤细胞，这对于维持机体组织器官的稳定性有重要的作用。

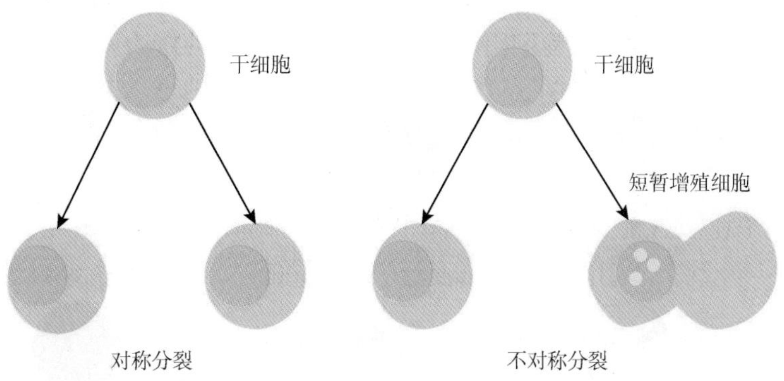

图2-2　干细胞在体内通过不对称分裂或对称分裂实现自我更新

（二）干细胞的增殖特征

干细胞可以无限地分裂、增殖，既可在较长时间内处于静止状态，也可连续分裂若干代。在体内，干细胞增殖具有重要的生物学意义，如造血干细胞通过高速扩增，补充因细胞衰老或死亡而丧失的血细胞，进而维持机体内环境的稳定，因此，干细胞增殖是机体维持正常功能的基础，但是由于干细胞数量有限，离体后干细胞只能通过体外扩增来获得足够多的干细胞，以用于研究及临床应用所需，故干细胞的增殖特征是对干细胞进行研究及应用的关键和前提。

1. 干细胞增殖的缓慢性　干细胞通常处于休眠或缓慢增殖状态，当干细胞接受刺激而进行分化时，首先要经过一个短暂的增殖期，产生短暂扩充细胞（transit amplifying cell），如小肠上皮的短暂增殖细胞，其分裂速度约比干细胞的分裂速度快一倍，这样可以产生大量分化的子细胞。干细胞的缓慢增殖有利于对特定的外界信号做出反应，以决定细胞是进行自我更新还是进入特定的分化程序；缓慢增殖还可以减少基因发生突变的危险，使干细胞有更多的时间发现和校正错误，具有减少体细胞自发突变的作用。

2. 干细胞增殖的自稳定性　自稳定性也被称为自我维持（self-maintenance），是指干细胞在生物个体生命期间自我更新并维持其自身数目的恒定性，这也是干细胞的基本特征之一。自我稳定性是通过多种形式来实现的，无脊椎动物的干细胞常以不对称分裂来维持自身数目的恒定，而哺乳动物的干细胞常以对称分裂和不对称分裂两种形式进行，但主要是不对称分裂，并通过两种分裂方式的协调，保证干细胞数目相对恒定，同时更适应组织再生的需要。在多细胞生物体内，部分细胞对称分裂，部分细胞不对称分裂，但就整个细胞群体而言其分裂是对称的，以便应对机体生理、病理改变，快速产生相应反应。例如，机体受伤失血，造血干细胞很快产生短暂增殖细胞，迅速生成足够的血细胞以补充丧失的细胞。干细胞的自稳定性是其区别于肿瘤细胞的本质特征。

（三）干细胞的分化特征

1. 干细胞的分化潜能　干细胞的分化具有多潜能性，但不同的干细胞具有的分化潜能不同，如胚胎干细胞可以分化为三个胚层的任何一种组织类型的细胞，但不能发育为一个完整的生物体；成体干细胞在自然状态下则只能分化为其相应或邻近组织的细胞，如肠道干细胞可分化为肠的吸收细胞、杯状细胞、帕内特细胞（潘氏细胞）和肠内分泌细胞。胚胎干细胞分化为成体干细胞是一个连续的过程，在此过程中的各种细胞都处于不同的分化等级。这些干细胞随着其分化（即个体发育）的进行，分化方向趋于增多，分化潜能也逐渐变小。正是各种干细胞不同的分化潜能的存在，才保证了个体发育在时间上的有序性和在空间上的正确性（图2-3）。

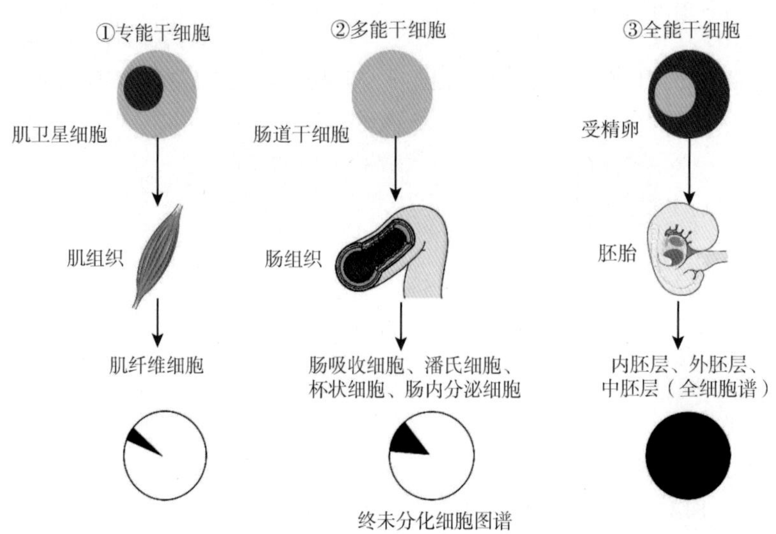

图2-3 不同的干细胞具有不同的分化潜能

①专能干细胞，如肌卫星细胞仅可分化为肌纤维细胞；②多能干细胞，如肠道干细胞可以分化为肠吸收细胞、潘氏细胞、杯状细胞、肠内分泌细胞等；③全能干细胞，如受精卵可以分化为三个胚层的所有细胞（圆圈内深色区域表示干细胞可分化的细胞谱范围）

2. 干细胞的转分化和去分化 一种组织类型的干细胞在适当条件下可以分化为另一种组织类型的细胞，这种现象被称为干细胞的转分化（transdifferentiation）或横向分化。1997年，Eglitis等首次证明成年动物的造血干细胞可分化为脑的星形胶质细胞、少突胶质细胞和小胶质细胞。目前发现，多数成体干细胞都可以转分化，如人的骨髓干细胞可以分化为肝细胞、肌细胞和神经细胞等。英国科学家用骨髓干细胞培育出肾脏组织；德国医生宣布用患者自己的干细胞治疗心肌梗死；瑞典神经生物学家Bjorklund及其同事应用流产胎儿脑组织细胞移植治疗帕金森病，术后跟踪10年，发现该细胞仍然存活，并能产生多巴胺。还有研究发现成体造血干细胞可分化为肌细胞、肝细胞，神经干细胞可分化为造血细胞等。这些研究结果表明，干细胞的转分化具有普遍性。一种细胞向其前体细胞的逆向转化被称为去分化（dedifferentiation）。目前，对细胞是否可以逆向分化仍存在争议。

（四）干细胞的归巢特性

干细胞归巢（homing）是指内源或外源性干细胞在多种因素的作用下，能定向趋向性迁移，越过血管内皮细胞并在靶组织中定植存活的过程。有研究表明，当机体缺血、缺氧、损伤时，机体内干细胞具有向受损部位优势分布的特性，且其分布及迁移主要受干细胞巢的调控。组织受损后，局部表达趋化因子、黏附分子等各种信号分子，特定组织的干细胞巢分泌特定的信号分子，并且通过趋化因子的浓度梯度及黏附分子的锚定，吸引干细胞归巢到该组织。以CXCR4受体为例，它一般只与CXCL12（C-X-C motif chemokine ligand 12）相结合，在骨髓含有较多CXCL12趋化因子，因此在骨髓的造血干细胞（hematopoietic stem cell，HSC）中经常可以发现CXCR4受体的存在。而血管中HSC的归巢受一种巨噬细胞的亚型细胞引导，这些巨噬细胞带有血管细胞黏附分子-1（VCAM-1），可以与造血干细胞上的整合素α4（ITGA4）相结合，从而介导HSC定植于静脉微血管中。鉴于在临床治疗实践中往往需要引导干细胞定植于治疗需要的靶组织中，故干细胞的归巢特性是干细胞安全有效地应用于临床的关键。

干细胞不只存在于健康的正常器官或组织中，在肿瘤中也存在着一类细胞，其生物学行为特征与普通干细胞相似，这一类细胞被称为癌症干细胞。研究结果表明癌症干细胞与肿瘤的增殖、侵袭和转移密切相关。与普通干细胞相似的是，癌症干细胞巢对癌症干细胞的生物学行为也起着重要的调节作用。

二、干细胞生存的微环境

干细胞所处的微环境被称为干细胞巢，1978年由Schofield在关于骨髓中造血干细胞自我更新能力的研究中首先提出该概念，这个词取自生态学，即描述了干细胞的“自然栖息地”。干细胞巢是由成熟细胞、细胞外基质和可溶性因子组成的体内特定位置，其内“栖息”着特定类型的干细胞。通常认为多种成人组织器官中如骨髓、皮肤、肠道、神经系统等均有干细胞巢。许多研究也强调了干细胞巢调控干细胞行为进而影响组织修复和再生的重要性。在干细胞巢内，干细胞可以进行对称分裂或不对称分裂，既维持其自身的数量，又分裂出能够增殖并分化为机体目前所需细胞类型的子代祖细胞。干细胞巢的一个显著特征是保持巢内干细胞“干性”的能力，也就是说，干细胞巢有助于维持干细胞的自我更新能力并防止其分化。学习并了解这种“干细胞巢效应”背后的机制有助于我们理解干细胞的生物学行为，并将为激活内源性干细胞和诱导其定向分化以应用于治疗提供可能。干细胞生存的微环境是控制干细胞命运的所有外在因素，包括干细胞分裂后产生的不对称分裂细胞、保守的不对称细胞、干细胞群中的其他干细胞、周围终末分化细胞（包括邻近的细胞和远距离的细胞），以及分泌的各种因子、激素、干细胞外表面的基质等的相互作用，其中影响干细胞生物学行为的主要因素包括细胞间相互作用（cell-cell interactions）、可溶性因子（soluble factors）和细胞外基质（图2-4）。

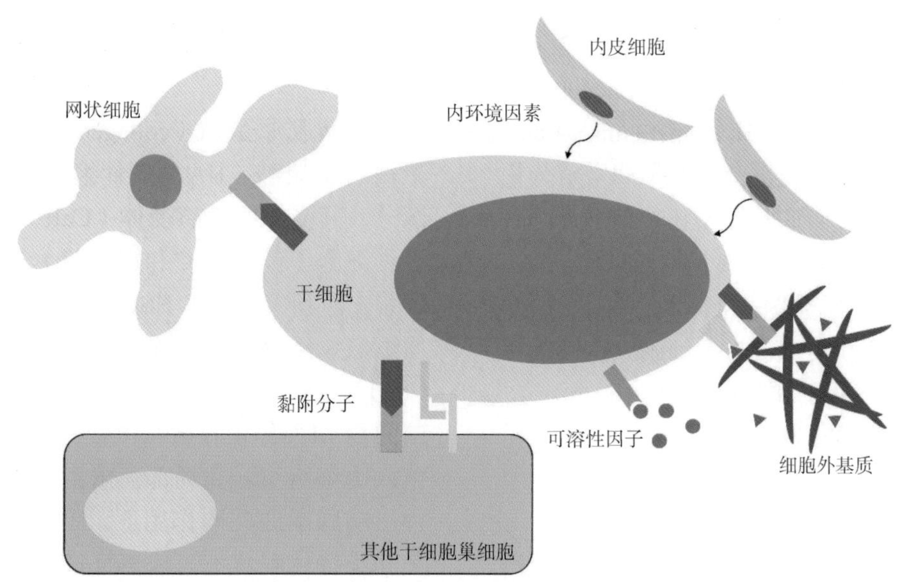

图2-4　影响干细胞生物学行为的主要因素包括细胞间相互作用、可溶性因子和细胞外基质

（一）细胞间相互作用

干细胞往往与许多其他细胞直接接触或相邻，许多研究已经揭示了干细胞与这些细胞之间的相互作用对干细胞命运的调控具有重要意义。与干细胞相关的细胞间相互作用包括干细胞与干细胞之间，干细胞与其分裂后产生的子细胞之间，干细胞与周围细胞之间等复杂的相互关系、相互作用及相互影响。干细胞巢内细胞间主要通过几种保守的信号传导途径如Wnt、Notch、BMP、EGF及Hedgehog信号途径等发挥维持干性及调控分化的作用。在人体骨髓造血活动中，成骨细胞是HSC干细胞巢的重要组成部分。现有研究提示：HSC和成骨细胞通过黏附分子如N-cadherin等，彼此结合。BMP可以结合成骨细胞中表达的IA型BMP受体（BMPRIA）以调节HSC干细胞巢的大小，进而控制其内HSC的数量。与之相反的是，用激活后的甲状旁腺激素（parathyroid hormone，PTH）/甲状旁腺激素相关肽受体（parathyroid hormone-related peptide receptor，PPR）刺激成骨细胞可促使其数量增加，并诱导成骨细胞中高表达Notch配体，进而促干细胞巢内HSC的增殖。此外，成骨细胞中表达的血管生成素-1（Ang1）与HSC中表达的酪氨酸激酶受体Tie2相互作用，可以增强两种细胞间的黏附并有助于维持HSC的干性。与之

相反的是，成骨细胞可以通过Wnt或Notch信号促进HSC自我更新、增殖和分化。

（二）可溶性因子

干细胞巢中可溶性因子对干细胞的生存、增殖和分化具有重要的调控作用。这些具有调控作用的可溶性因子通常源于干细胞本身、邻近细胞、生物体内分泌系统或邻近细胞外基质降解产生的蛋白质，此外，还包含一些非蛋白质因子的影响，包括氧气和某些离子，如钙离子等。有研究表明，分别以培养正常骨骼肌细胞及受损骨骼肌细胞所得的条件培养基对小鼠胚胎成纤维细胞进行培养，后者可以以剂量依赖的方式诱导该细胞的增殖。此外，将小鼠胚胎成纤维细胞与鸡胚软骨细胞进行细胞共培养（Transwell），可以诱导小鼠胚胎成纤维细胞中碱性磷酸酶（alkaline phosphatase，ALP）的激活及Cbfa-1、骨钙蛋白mRNA的表达，并促进小鼠胚胎成纤维细胞的早期增殖分化。而将小鼠胚胎成纤维细胞与鸡胚成骨细胞置于Transwell小室中共培养，发现其增殖率也大大提高，但其内ALP活性却被完全抑制，提示成骨细胞分泌的可溶性因子可以促进干细胞维持其干性。另外，还有研究表明干细胞可以通过自分泌方式调节其本身的生物学行为。

（三）细胞外基质

细胞外基质（ECM）对维持干细胞的增殖、分化及归巢至关重要。ECM是由多种蛋白质、多糖、蛋白聚糖等生物分子组成的复杂异质性物理结构，在干细胞巢以及组织稳态和修复中起着独特作用。ECM不仅具有多种材料物理信号（如基质刚度、弹性、孔隙率、纳米构象和微观形貌等），还能够结合特定的生长因子等生物活性分子，并与相关受体产生广泛串扰。研究还表明，干细胞巢内ECM可以促进干细胞的干性维持，并在干细胞不对称分裂细胞极化中起关键作用，特定组织中ECM可诱导干细胞分化为该组织的特异性细胞，而组织特异性细胞可不断分泌更多的组织特异性ECM分子，细胞与ECM间的相互作用形成一个正反馈闭环，从而有效地驱动和维持干细胞分化为相应组织的特异性细胞，起到确保终末分化和促进组织修复的作用。当干细胞的微环境发生改变（如损伤）时，细胞外某些信号通过整合素传递给干细胞，触发跨膜信号转导，调控基因表达。这一过程不但可以改变干细胞的分裂方式，而且可激活干细胞的多分化潜能，使之产生一种或多种定向祖细胞以适应组织修复的需要。ECM还能够将细胞分泌的可溶性信号进行隔离、储存、呈递，通过局部形态的改变将其所储存的可溶性生长因子释放或形成浓度梯度，从而动态地控制干细胞生物学行为。此外，ECM中的纤连蛋白、硫酸乙酰肝素蛋白聚糖等可以通过相关结合域呈递某些生长因子，并能够协助其信号转导。因此，干细胞的命运并不仅仅取决于所处干细胞巢的ECM的机械特性，ECM与多种生化因子通过产生相互联系，在干细胞谱系分化调节中也有协同作用。

Ⅰ型胶原蛋白（collagen Ⅰ，Col Ⅰ）及糖胺聚糖透明质酸（HA）是骨组织ECM的主要组成部分，其受体钙敏感受体（CaR）及CD44则是由多种细胞（包括HSC和祖细胞）表达的多功能跨膜蛋白。研究表明，HSC首先在钙离子的趋化作用下定位于钙离子浓度较高的骨内膜，进而通过Col Ⅰ-CaR/CD44-HA相互作用黏附于成骨细胞周围的ECM而停留在适当位置，即诱导HSC归巢并植入干细胞巢，在局部氧浓度、钙离子浓度等多种影响因素的共同作用下，HSC停留于成骨细胞巢并维持休眠状态，或离开成骨细胞巢迁移向血管细胞巢，并激活细胞周期进行分化；HSC通过黏附分子（如N-cadherin）与成骨细胞相结合并交换信号以维持干细胞功能（图2-5）。

内源性干细胞具有自我更新能力及多能性。其所处的微环境，即干细胞巢，对于内源性干细胞的增殖、分化、归巢、迁移等生物学行为都具有重要的调控作用。干细胞巢主要通过细胞间相互作用、可溶性因子及细胞外基质的信号传递作用对内源性干细胞功能进行调控。故这些分子及细胞作用可能成为激活干细胞增殖、调控干细胞定向分化、诱导组织修复再生的靶点，充分认识微环境对内源性干细胞生物学行为的影响有助于构建针对特定环节或相互作用的组织工程学材料，并有利于新型药物等治疗策略的开发。

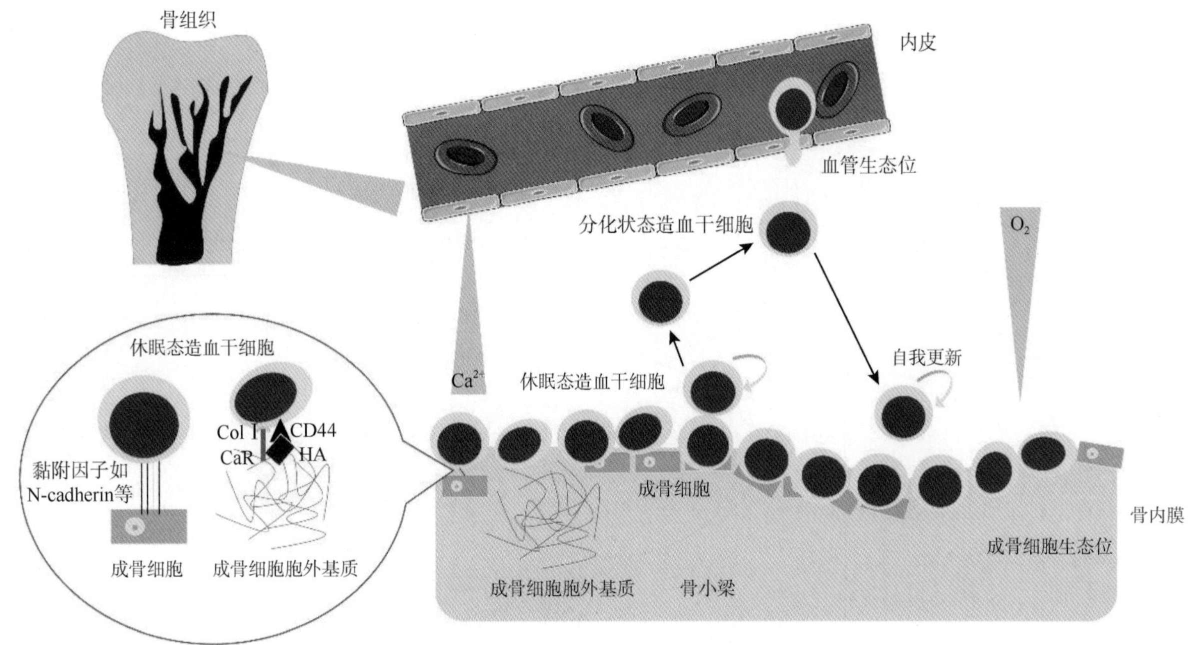

图2-5　造血干细胞的功能受骨髓微环境调控

第五节　细胞与周围环境的互动

对于大多数生物来说，组织形态与功能的修复能力对于长期存活至关重要。然而，相比于其他物种，哺乳动物尤其是成年后个体的损伤组织的修复能力非常有限。而哺乳动物体内各器官组织的内源性修复能力差异很大：皮肤和胃肠道等可以依赖常驻干细胞完全再生来维持组织功能，肝和肺等大多依靠定向祖细胞的增殖，而大脑和心脏内源性修复能力很有限。尽管对于这种组织间内源性修复能力不一致的潜在机制尚不了解，但是目前研究者已经认识到这是由内源性干细胞与其所处环境共同导致的。在内源性修复过程中，干细胞无法单独发挥作用，而是需要通过各种信号与其周围环境紧密协调而参与组织再生。

传统组织工程学和再生医学依赖于体外细胞培养扩增后植入体内的策略，以提供用于组织再生的细胞。然而这种策略存在局限性，例如难以获得足够的高质量细胞来源，在体外培养扩增时难以重现利于组织发育和形态发生的微环境信号，以及未能考虑植入组织的病理状态如衰老、慢性炎症等从而可能影响植入细胞与原有组织的整合。因此，组织工程研究的一种替代性选择是在受损组织中激活、复现和增强内源性修复过程中细胞与周围环境的互动以实现组织再生（即原位再生）。了解细胞与周围环境之间的互动机制，进而设计针对性的干预措施诱导内源性修复，对加速组织工程材料的临床转化具有重要意义。

一、细胞与周围环境的互动实现内源性修复的机制

内源性干细胞是内源性修复的主角，在正常的体内平衡条件下，这些细胞会自我更新并通过定向祖细胞以单向方式生成指定的分化谱系。与此同时，高度组织化的环境因素能够控制内源性干细胞的自我更新、分化、迁移/归巢和存活等生物学行为。换句话说，干细胞与其周围环境存在着密切的互动。细胞尤其是内源性干细胞与周围环境的互动主要涉及干细胞巢内互动、免疫系统介入、血管及神经的调控。干细胞巢内互动包括内源性干细胞与干细胞巢组成性细胞间、干细胞与子代细胞间、干细胞与细胞外基质间的互动；免疫系统介入包括免疫细胞及炎症因子对内源性干细胞的影响；血管调控主要是内皮细胞、血管周细胞对内源性干细胞的调控，神经调控包括感觉神经、交感神经及副交感神经等对内源性干细胞的调控（图2-6）。

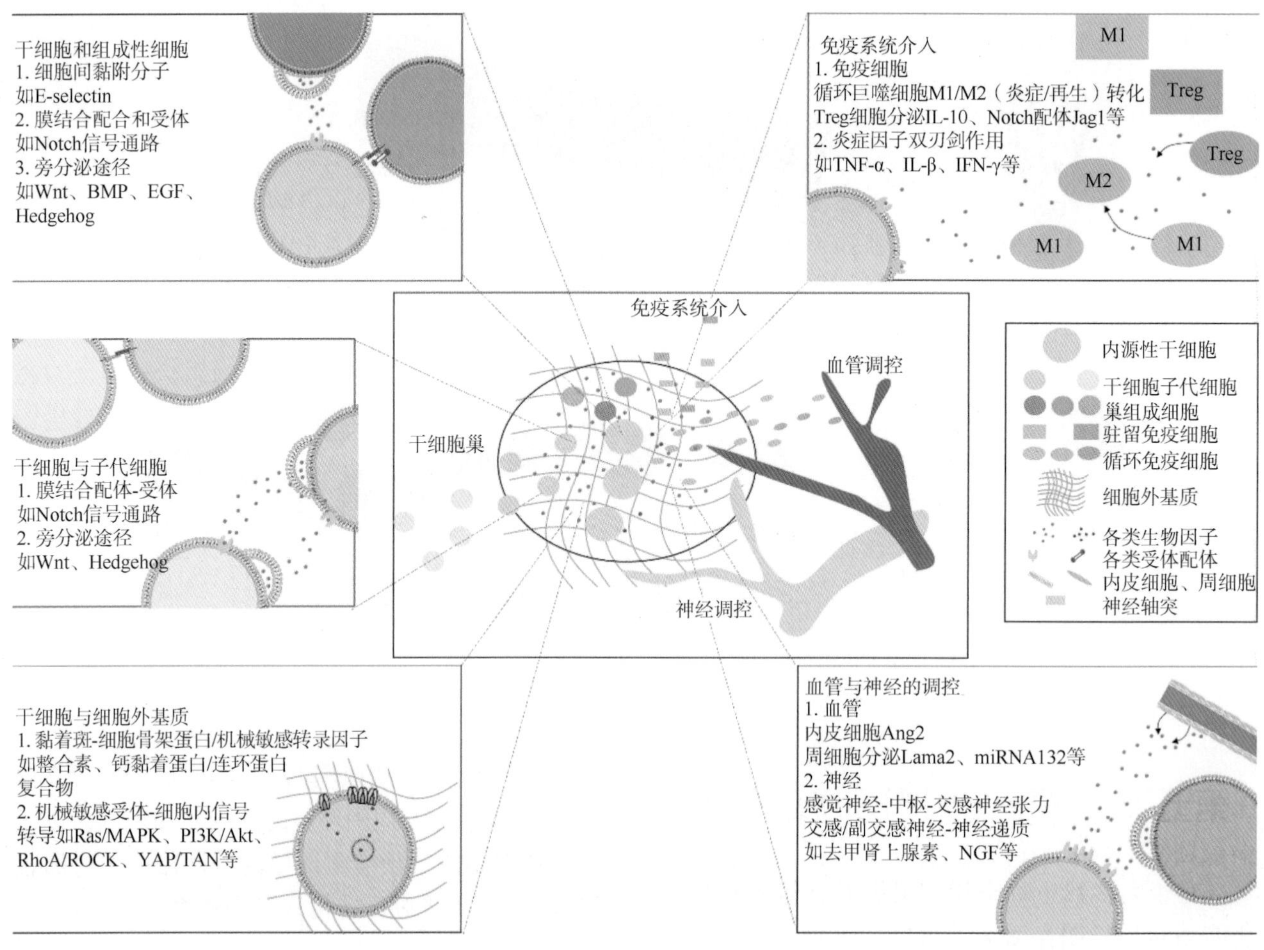

图2-6 细胞与周围环境的互动

二、干细胞巢内互动

随着活体实时显微成像技术的进步，不断出现支持干细胞与巢内其他细胞相互作用的直接证据。干细胞与组成性细胞之间的交流可以是直接的细胞间相互作用，借助细胞间黏附分子如E-selectin或膜结合配体-受体如Notch信号通路，也可以通过某些细胞因子、生长因子等介导的旁分泌途径如Wnt信号通路。有研究发现在组织生理性退行过程中，具有再生能力的细胞干细胞池维持有限的细胞数量，并不仅是靠有丝分裂的自发耗竭，还能够通过干细胞巢内终末分化的间质细胞通过转化生长因子β（TGF-β）信号通路诱导程序性死亡。干细胞巢内细胞间主要通过几种保守的信号转导途径如Wnt、BMP、EGF及Hedgehog（HH）信号途径等发挥维持干性及调控分化作用。

值得注意的是，干细胞之间相互作用以及干细胞与其子细胞的串扰在调节组织稳态中也起着重要作用。例如，皮肤滤泡间表皮干细胞可以通过自分泌Wnt信号进行自我更新而维持未分化状态；气道基底干细胞通过不断向其子代分泌细胞提供Notch信号以执行终末分化程序从而维持祖细胞池稳态，并促进向成纤毛细胞分化；毛囊再生周期的中间体转运扩增细胞能够通过提供分泌Sonic Hedgehog（SHH）反馈回路来控制干细胞活性及组织协调生长。

黏着斑（focal adhesion）是细胞与环境之间动态时空互作的关键介质，大多数干细胞巢中经常出现基于整合素结合细胞外基质配体的黏着斑。黏着斑链接整合素与骨架蛋白，可将机械信号通过细胞骨架蛋白传递到核膜而导致核重塑，或通过机械敏感的下游转录因子来调节基因表达以改变生物学行为。破坏这种基于整合素的相互作用会导致干细胞通过分化、凋亡，离开其干细胞巢。此外，钙黏着蛋白/联蛋白复合物以类似整合素的方式调节某些干细胞的行为如静息维持、不对称分裂等。另一方面，干细胞会主动地变形和重塑其细胞外基质，并可以通过机械敏感性分子包括细胞黏附分子、G蛋白偶联受体和其他信号分子等感知物理信号如细胞外基质的力学性能和孔隙率，并通过Ras/MAPK（mitogen-activated protein kinase）、PI3K（phosphatidylinositol 3-kinase）/Akt（protein kinase B，PKB i.e. Akt）、RhoA（Ras homolog family member A）/ROCK（Rho-associated protein kinase）、YAP（Yes-associated protein）/TAZ（transcriptional coactivator with PDZ-binding motif）等途径将物理信号转换为生化信号，进而调节巢内细胞行为，实现谱系特异性分化。

三、免疫系统的介入

组织修复通常会经历炎症、组织形成与成熟阶段。免疫环境与内源性干细胞之间的串扰机制是内源性修复的重要基础。了解免疫系统在干细胞生物学中的作用对组织再生疗法的发展具有重要意义。

（一）免疫细胞

近期研究发现免疫细胞已经成为干细胞行为的重要调控者和干细胞巢的关键组成部分。免疫细胞的组成随组织部位和炎症状态而变化。不仅循环免疫细胞能够响应组织释放的免疫因子迅速渗入局部协助干细胞以恢复体内稳态，驻留免疫细胞与干细胞也可以进行交流以协同应对刺激。两种组织驻留免疫细胞，即巨噬细胞和调节性T细胞（regulatory T cell，Treg cell），已被认为是正常生理条件下干细胞的有效调控者。此外，干细胞与免疫细胞的相互作用还包括组织驻留的其他免疫细胞如先天淋巴样细胞、粒细胞。

巨噬细胞不仅负责吞噬死亡和濒死细胞，还在维持组织稳态和修复中显示出许多重要的作用。例如，在骨髓中驻留的巨噬细胞能够通过增强间充质干细胞表达CXCL12限制造血干细胞进入血液。而肠道中的巨噬细胞能够促进肠道干细胞向潘氏细胞分化。有研究发现巨噬细胞将干细胞巢的Notch和Wnt信号耦合从而促进乳腺干细胞的分化。值得注意的是，循环巨噬细胞具有明显的可塑性，渗入组织后会出现炎症性（M1型）或再生性（M2型）激活状态。这两种状态在组织修复过程中各有不同的作用，早期浸润的M1巨噬细胞在肌肉干细胞（卫星细胞）增殖中起重要作用，而M2巨噬细胞改善了卫星细胞的分化和肌管的形成。随着修复的进行，IL-10介导的巨噬细胞M1/M2转换能够促进组织再生。

不同于先天免疫，适应性免疫的进化要以再生能力的下降为代价，而Treg细胞通过调节其他T细胞群体限制适应性免疫反应，可能有利于再生能力的维持。最近的研究表明在再生中Treg细胞可能发挥了非免疫作用，如调控巨噬细胞状态转换。骨髓驻留Treg细胞可产生IL-10和腺苷来维持造血干细胞静息状态及降低氧化应激敏感性。而皮肤驻留性Treg细胞通过优先表达高水平的Notch配体Jag1（Jagged1）进而增加毛囊干细胞增殖和分化来促进毛囊再生。

（二）炎症因子

经典的炎症是一个复杂的过程，涉及免疫细胞识别有害刺激物（病原体、刺激物等），并通过释放促炎症性细胞因子等促进效应细胞清除感染因子并修复损伤组织。许多炎症因子是易于通过细胞外基质扩散的分子，能够传递引导再生的信号。越来越多的证据表明炎症分子在组织修复和再生环境中起着关键调节作用。例如，许多细胞因子或趋化因子如肿瘤坏死因子-α（TNF-α）、IL-1β、干扰素（interferon，IFN）、前列腺素E_2（prostaglandin E_2，PGE_2）、Toll样受体4（Toll-like receptor 4，TLR4）、核因子活化B细胞κ轻链增强子（nuclear factor kappa-light-chain-enhancer of activated B cells，NF-κB）和IL-8已被鉴定为造血干细胞维持、增殖、分化、动员的调控者。

与此同时，干细胞表达多种细胞因子和模式识别的受体，这些受体可以感知来自免疫细胞的细胞因子信号以及损伤相关和病原体相关的分子模式。异常环境诱导免疫细胞产生的细胞因子能够通过结合受体触发内源性干细胞中的MAPK/AP-1（activator protein 1）、IKK（IκB kinase）/NF-κB、Wnt信号级联及Hippo/YAP通路等，导致相关转录因子AP-1、NF-κB、STAT3（signal transducer and activator of transcription 3）、YAP或NICD（the intracellular domain of the notch protein）激活，通过诱导生长因子编码、刺激细胞周期进程、防止细胞死亡、促进细胞迁移等效应引发内源性修复反应。

然而，在某些情况下，机体未能协调各种炎症因子的作用，往往会引起严重的病理反应，从而干扰组织内源性修复。炎症因子常常是一把双刃剑，相对低水平的促炎症介质可以促进组织修复，然而如果炎症趋于慢性化，积累的炎症介质则会抑制组织再生修复。例如，TNF-α和IL-1的长期暴露会使软骨细胞分化和生长板纵向生长受到抑制。在骨性关节炎滑液中，滑膜巨噬细胞分泌的炎症因子阻碍间充质干细胞的软骨形成分化。持续分泌的IFN-γ和IL-17a引起实质性组织损伤，继而激活TGF-β来抑制炎症反应，同时激活了纤维化，而IL-13诱饵受体和IL-10能够负性调控组织纤维化驱动者IL-13。病理组织的重塑涉及多种类型的炎症因子，当炎症极化水平降低，炎症效应达到平衡后，组织趋向再生修复。

（三）血管与神经的调控

近期研究表明，除代谢循环功能外，血管细胞还能够充当决定组织再生与纤维化的信号旁分泌来源。在不同组织中血管细胞对组织再生的积极作用已有报道，例如在肝再生的不同阶段内皮细胞可以通过控制Ang2（angiopoietin-2）的时空表达协调肝细胞的增殖和促进再生。血管周细胞包裹着组织微血管基底膜下的内皮细胞，可以分泌多种旁分泌生长因子、细胞因子和其他可溶性分子，并可以对全身和局部刺激产生反应。血管周细胞通过分泌Lama2（laminin subunit alpha 2）可以刺激少突胶质祖细胞分化，参与中枢神经系统髓鞘再生。周细胞还通过分泌小分子核糖核酸（microRNA，miR）-132促进受损心脏组织的血运重建来促进组织修复。

组织内的神经支配和神经细胞介导的信号转导也与再生调控有关。例如，成骨细胞分泌的PGE_2激活感觉神经中的PGE_2受体4（E-series of prostaglandin receptor 4，EP4），通过降低中枢神经系统的交感神经张力来促进骨再生。小鼠唾液腺遗传谱系追踪表明，$Sox2^+$（sex determining region Y-box 2）干细胞群体的辐射缺损后重建效果取决于副交感神经的介入程度，神经激动剂可以代替神经激活唾液腺干细胞的功能。研究发现骨髓的支配神经如周围交感神经系统对于维持造血干细胞巢至关重要。其中来自肾上腺素能神经的去甲肾上腺（norepinephrine，NE）介导粒细胞集落刺激因子（granulocyte-colony stimulating factor，G-CSF）诱导的成骨细胞抑制、骨内CXCL12表达下调和造血干细胞动员。此外，交感神经和感觉神经通过特定神经递质如神经生长因子（nerve growth factor，NGF）、降钙素基因相关肽、P物质（substance P，SP）和Sema3A（semaphorin-3A）等作用于骨髓间充质干细胞，积极调节骨形成而参与骨重塑。

（四）细胞与周围环境的互动失常导致内源性修复失效

1. 组织损伤影响细胞与周围环境的互动 组织损伤后，往往经历急性炎症、炎症消退或转为慢性炎症、修复阶段。损伤诱导的炎症能够通过各种细胞因子及其他炎性信号影响干细胞及其分化谱系，同时损伤导致的细胞外基质丢失或结构改变能够通过物理信号影响干细胞的状态。此外，组织损伤不仅募集调控干细胞巢的循环免疫细胞，也能够增强驻留免疫细胞分泌干细胞巢信号（如Wnt信号）来诱导再生。

在多数病理情况下，尤其是损伤过于广泛且不可逆时，机体修复组织的能力受到阻碍而不足以有效恢复组织正常平衡，出现无功能的瘢痕形成或纤维化。而在某些疾病状态下，免疫调节丧失、炎症持续和组织增生，干细胞与组织驻留免疫细胞之间的互动可能变得毫无意义。

2. 衰老背景损害组织内互动能力 机体的内源性修复能力从生命的早期阶段便开始下降并在发育、衰老过程中逐渐丧失。随着年龄的增长，哺乳动物的组织完整性、器官功能和修复能力都会出现下降。在多种组织如血液、皮肤和小肠中观察到了内源性干细胞的年龄相关变化，如端粒缩短、不可逆细胞周期停滞等。尽管内源性干细胞被认为永生而没有复制性衰老，然而干细胞丢失和活力丧失表明其仍容易受到长时间内损伤累积的影响，例如DNA损伤累积可导致细胞衰老、所处干细胞巢的细胞外基质向纤维化重塑。

最近的研究表明，一些与年龄有关的组织功能改变是组织干细胞与免疫细胞之间的沟通不畅以及促炎症性介质的积累所致干细胞功能下降，阻断炎症反应足以逆转内源性干细胞的增殖能力下降。与此同时，同组织中其他衰老细胞如肠驻留巨噬细胞会增加TNF-α的表达，从而导致肠道干细胞功能减弱及组织完整性破坏，并通过炎症前馈回路进一步加剧衰老表型。因此，逆转衰老过程使组织恢复活力，不仅仅要刺激组织干细胞自我更新，也要关注衰老对干细胞与周围环境相互作用的潜在影响。

四、研究挑战与前景

当前，各种试图增强哺乳动物再生能力的方法仍在探索中。事实上，无论何种策略，至关重要的是能够产生足够的功能细胞，并能够与原有组织进行满意的功能整合。具体而言，实现有效的内源性修复和再生将需要开发多学科的跨学科方法，以可控的方式调节多种生理反应。例如，需要对干细胞巢的多个组成部分如其他细胞、生长因子、免疫系统、脉管系统和神经系统，以及影响其结构和功能的细胞外基质等进行有针对性的操纵。同时，为了达到长期愈合和再生，必须解决疾病相关的慢性炎症、组织破坏和纤维化进程。

内源性修复策略将成为人类组织愈合和再生的首选，这一策略能够将基础科学方面的进展与能够操纵组织微环境以重建再生状态的工具和技术相结合，具有广阔前景。同时，为了靶向细胞与环境互相作用的关键成分，可以对受损组织移植自体免疫细胞或其他细胞，通过发挥特定的信号旁分泌或营养作用调控干细胞-周围环境的相互作用。

与此同时，在整合生物学、生物工程学和材料制造技术方面的重大进展，尤其是新生物材料的出现，可以推动在体内控制干/祖细胞及其微环境的新技术发展。设计生物分子体内智能递送体系，将体系引入组织后，可以以时空协调和预定动力学的方式递送和释放多种生物分子如生长因子、细胞因子和小型药物，并响应环境刺激按需改变其性能，向受损组织干细胞周围环境提供主要信号分子来重构细胞与环境的正常相互作用。

经典观点认为干细胞分化这一过程是不可逆的，然而近年来某些研究发现干细胞丢失后邻近的祖细胞甚至终末分化细胞会发生转分化或去分化来替代干细胞而表现出巨大的可塑性。尽管这种现象发生频率较低且机制尚未完全了解，但已经引起关于体内重编程再生的研究兴趣。目前研究主要集中在利用特定转录因子组合的病毒转导激活细胞内源多能性程序，但仍有突变风险、表达不持久等局限性。通过小分子进行化学重编程进而控制非干细胞的谱系命运，可以实现更高程度的控制水平、安全性，或许是比转录因子更具吸引力的选择。

传统组织工程学和再生医学的策略存在局限性，一种替代性选择是在受损组织中激活、复现和增强内源性修复过程中细胞与周围环境的互动以实现组织再生。体内干细胞与其周围环境存在着密切的互动，主要与干细胞巢、免疫系统、脉管系统和神经系统相互作用而影响再生。而联系细胞与周围环境的信号以各种方式表现出来。当组织损伤或者机体衰老时，细胞与周围环境之间的互动失常往往导致内源性修复失效而出现疾病。尽管面临一些技术挑战，基于细胞与周围环境互动的内源性修复策略仍具有广阔的拓展领域和应用前景。

第六节　内源性修复理论给临床工作带来的思路

组织的损伤和退变是一个亟待解决的临床问题。在组织退变和衰老的过程中，内源性干/祖细胞数量和质量下降，自我修复再生能力受损，最终导致内源性修复（endogenous repair）的失效。近年来，重新激发内源性修复潜能的理论系统为多种组织（骨、椎间盘、软骨、血管、角膜和皮肤）的损伤或退变后的修复带来了新的启示和思路，并具有巨大的潜在临床价值。该修复模式主要包括三个过程：①组织损伤部位向其内部及邻近部位的干/祖细胞发出动员信号；②干/祖细胞受到动员信号刺激后，增殖能力增强，并沿潜在的迁移途径移位至受损部位，补充靶部位干/祖细胞数量和质量；③干/祖细胞可以定向分化和调节局部微环境，进而发挥内源性修复潜能，重建组织结构。内源性修复过程在机体的损伤修复中发挥重要作用，当损伤程度或范围较小时，机体无须额外干预即可自行完成组织修复，并可恢复正常的组织结构和功能。但是，当组织损伤的范围较大、程度较重时，仅仅依靠机体自身的修复能力很难达到满意的修复效果。如何更高水平地调动内源性修复潜能，如何调控修复进程，如何减少不利的修复结果，都是亟待解决的科学问题。

在此之前，研究者就对外源性修复模式进行了广泛的探索和实践。外源性干/祖细胞移植的疗效和安全性在临床前试验和临床试验中初步被验证，但是也暴露了很多难以解决的问题，诸如免疫排斥反应问题、造价昂贵问题、细胞来源问题和医学伦理问题等。根据内源性修复的理论基础，激活内源性多能干/祖细胞的增殖、迁移、定向分化能力可以激发组织内源性修复潜能，而调控内源性干/祖细胞的微环境可以影响内源性修复的进程。近些年来，多种生物活性制剂和新型生物材料的应用为内源性修复理论提供了实践依据，并进一步服务于临床。

一、生物活性制剂的临床应用

多种生物活性制剂，包括生长因子、富血小板血浆、外泌体等，可以增强内源性干/祖细胞组织修复潜能，逆转受损部位的不利微环境，进而促进内源性修复潜能。

（一）生长因子

生长因子是一类功能广泛的组织修复调控分子，主要包括血小板源性生长因子（platelet-derived growth factor，PDGF）、成纤维细胞生长因子（fibroblast growth factor，FGF）、表皮生长因子（epidermal growth factor，EGF）、血管内皮生长因子（vascular endothelial growth factor，VEGF）、胰岛素样生长因子（insulin-like growth factor，IGF）、神经生长因子（nerve growth factor，NGF）、转化生长因子（transforming growth factor，TGF）、骨形成蛋白（bone morphogenetic protein，BMP）等。生长因子可以通过作用于细胞表面的生长因子受体，进而控制多种细胞的生物学行为，包括迁移、增殖、分化和存活的能力。因此，生长因子在多种组织修复过程中扮演了重要的调控和辅助角色。例如，体外实验显示FGF-2可以增强间充质干细胞的增殖活性、迁移能力和成软骨分化能力。在兔软骨缺损模型中，FGF-2可以促进内源性干细胞向软骨缺损部位的募集，进而加速软骨修复。此外，某一种生长因子还可能参与调控其他相关因子的表达合成，进而形成一个复杂的因子调控网络。

（二）富血小板血浆

富血小板血浆（platelet-rich plasma，PRP）是一种从全血中提取的生物制剂，富含多种生长因子，如PDGF、TGF-β、VEGF、EGF和IGF。PRP可以促进干细胞增殖迁移，调控分化，并发挥抗炎作用。体外实验表明PRP可以促进软骨细胞增殖和软骨ECM合成，并减轻IL-1β诱导的炎症反应。在临床前试验和临床试验中，PRP被证实可以增强软骨再生修复能力，减轻骨关节炎的症状，并具有良好的安全性。另外，PRP在椎间盘、皮肤和骨组织重建中的积极作用也被报道。

（三）外泌体

外泌体是一类纳米级的膜性细胞外囊泡，可包裹生物活性的核酸成分或蛋白质分子，调控细胞间通信。外泌体介导的信号转导和交叉对话，参与了多种的细胞生物学行为的调控，包括细胞增殖、死亡、分化等。传统的观点认为干/祖细胞的定向分化是其组织修复能力的重要方式，然而近年来的研究表明来源于干/祖细胞的外泌体也可促进多种组织的内源性修复进程，包括皮肤、骨、软骨、椎间盘、血管等。MSC来源的外泌体（MSC-derived exosome，MSC-Exo）可以在体外促进软骨细胞增殖，抑制细胞凋亡，调节细胞炎症反应。在动物实验中，MSC-Exo促进软骨修复进程，延缓了关节炎的发展进程。类似的作用也在椎间盘退行性疾病中被报道：MSC-Exo可以发挥抗炎抗氧化应激作用，抑制不利因素导致的髓核细胞死亡，进而改善椎间盘退变。综上所述，具有生物活性的外泌体可能取代外源性干/祖细胞，成为辅助内源性修复进程的可靠选择。

二、新型生物材料的临床应用

传统的临床应用的生物材料，如关节假体、金属长骨假体、人工椎间盘、人工血管等，主要着眼于组织缺损的物理填充或解剖结构的重建恢复。但是在组织修复的过程中，该类生物材料不能进行降解和再生的循环，所以最终无法达到生物重建的目的。以骨缺损生物重建方法为例，自体或异体骨移植是一种成熟的骨缺损治疗方法。在骨重建过程中，移植的骨质可以被机体吸收分解，替代为具有完整骨单位结构的新生骨组织。而与金属假体相比，骨缺损的生物重建可以使患者获得长期且良好的生物力学性能。但另一方面，移植骨的来源不足一直限制着该方法的临床应用范围，而材料科学相关理论和技术的不断进步可能会为此困境带来新的转机。

内源性修复理论为新型生物材料提供了很多设计思路，为开发安全有效的组织再生方法铺平了道路，是将组织工程方法推向临床的关键一步。新型的内源性组织修复材料不仅可以提供强大的物理结构来抵抗巨大的机械负荷，还可以为内源性干/祖细胞提供一个组织特异性微环境，使它们能移位至靶部位，并调节细胞的增殖、存活、黏附、迁移、分化等行为。Beth G. Ashinsky等使用传统的聚己内酯（PCL）和可水溶的聚氧化乙烯（PEO）构造生成人工椎间盘的纤维环部分。与单纯使用PCL材料相比，PEO/PCL材料具有更高的孔隙度和更优良的微机械性能，更有利于细胞和细胞外基质长入。此外，模拟ECM构成和微观结构的生物材料可应用于组织的损伤修复过程中。以骨缺损修复为例，新型的合成的矿化生物材料可以介导内源性细胞参与的骨组织修复。该生物材料可以模拟天然骨的钙磷离子环境，在体外和体内诱导成骨分化。新形成的骨组织具有天然骨的关键特征，如骨矿物质的形成，达到与损伤前相似的骨密度，成骨细胞和破骨细胞达到动态平衡，以及新生的动静脉系统。胶原蛋白编织的仿生材料具有与天然软骨类似的微观结构特点，机械稳定性和生物相容性良好，可用于软骨修复。Qiu Li等制备了一种仿ECM海绵材料用于皮肤伤口修复。结果表明，该材料可以原位富集内源性血小板源性生长因子BB（PDGF-BB），并加速伤口愈合。另外，特定组织的脱细胞外基质相关材料也支持MSC的黏附和生长，诱导MSC定向分化，可用于软骨、椎间盘的再生研究。

生长因子是内源性的信号分子，调节组织重建过程中的多种细胞行为学反应，如迁移、增殖和分化。然而，外源性生长因子的体内稳定性较差，通过损伤组织吸收能力有限，并且存在其他潜在的副作用，所以其临床应用价值尚存在争议。为了在临床实践中有效安全地使用生长因子辅助再生治疗，需要一个特定的系统来控制生长因子的时空传递，如基于生物材料的药物传递系统。生物材料可以负载或偶联细胞因子、生长因子或其他活性分子，进而增强组织修复能力。Leslie Frapin等构建了一种基于普鲁兰多糖微粒的椎间盘修复材料的递药系统。该系统可以顺序释放趋化因子配体5（CCL-5）招募盘内干/祖细胞到髓核组织，其次释放生长因子TGF-β_1和生长分化因子5（GDF-5）诱导合成Ⅱ型胶原蛋白和蛋白聚糖为主的细胞外基质。Yuanfeng Chen等制备了一种明胶支架材料，负载有可缓释的基质细胞源性因子（stromal cell derived factor，SDF）-1α和TGF-β_1，通过促进MSC归巢、迁移和软骨形成，在体外和体内增强软骨再生能力。此外，FGF-2、IGF-1等细胞因子，也被应用于生物材料的构建以加速组织内源性修复过程。

与此同时，负载外泌体的生物材料也可以用于辅助组织修复过程。研究表明，与静脉给药和局部直接给药的途径相比，负载于生物材料的方式可以更大程度上保护和维持外泌体的生物活性，有利于发挥辅助组织修复的作用。Nooshabadi等构建了负载人内皮干细胞外泌体的水凝胶结构，用于皮肤创面修复组织工程。

综上所述，内源性修复理论的提出给临床工作带来新的思路，具有巨大的临床转化应用前景。如何进行更快更好的可控的组织内源性修复成为当下临床转化研究的热点问题。未来的研究可侧重于引导更多的细胞到达损伤部位，使靶部位更适合细胞分化和新组织的生长，开发出更实用安全、成本更低、侵入性更小的组织再生策略。

第七节 内源性修复理论助力突破材料设计的瓶颈

蓬勃发展的材料学，与生命科学交叉融合形成了组织工程学。1984年华人学者冯元桢首次提出组织工程的概念，并在1987年被美国国家科学院基金会明确定义。组织工程学是在充分认识生物体的组织结构与功能关系的基础上，开发研制出用于促进生物体组织或器官损伤后的功能和形态修复的生物替代物的一门科学。目前组织工程学已经在骨、椎间盘和软骨重建、神经组织工程、组织工程血管、角膜组织工程和皮肤组织工程等领域有广泛的应用。

种子细胞为组织工程材料提供了丰富且适宜的生物活性，是组织工程设计的要素之一，也是决定材料能否实现良好的生物修复的关键因素。许多研究已尝试采用已分化或未分化的外源性细胞作为种子细胞提升组织工程材料的性能，并取得了理想的修复效果。但由于种子细胞的来源、外源性扩增费用、临床试验伦理等问题严重阻碍了组织工程材料的临床转化，成功完成临床转化的相关材料屈指可数。

内源性修复是一种利用组织中天然存在的内源性细胞进行体内修复的理念。这种修复方式强调充分发挥损伤后残留的天然细胞，尤其是内源性干细胞的功能，以实现组织重建。同时，组织工程技术能够重塑细胞生存微环境，并能呈递多种化学信号分子，有效促进内源性细胞的修复功能。因此，将内源性修复和组织工程技术相结合能帮助组织工程材料突破由种子细胞造成的设计瓶颈，并加速生物材料的临床转化。

一、组织工程学材料的设计瓶颈

组织工程设计的三个基本要素分别为种子细胞、生长因子和支架材料。许多成熟细胞（如软骨细胞、神经细胞、内皮细胞等）的供体来源和扩增能力非常有限，无法达到通过少量组织细胞即实现体外扩增，必须获取足够的细胞数量用于体内修复。因此，具有良好增殖活性且能定向分化为相应组织细胞的干细胞，成为种子细胞的重要来源。目前已有报道显示，搭载干/祖细胞的材料可实现良好的组织再生效果。例如，搭载自体骨髓间充质干细胞的多孔β-磷酸三钙用于上颌窦底抬高手术患者，相比于单纯应用多孔β-磷酸三钙可显著增加骨量且以板层骨为主；将自体的骨髓间充质干细胞通过纤维蛋白喷雾喷洒在患者的慢性不愈合皮肤创面，可有效地修复创面，且喷洒的细胞量与损伤皮肤缩小面积呈正相关。

然而，利用干细胞作为种子细胞仍存在许多问题。当前，用于临床治疗的干细胞主要为自体来源。例如，提取患者自身的骨髓或脂肪组织中的骨髓间充质干细胞或脂肪干细胞，进行体外培养和扩增后回输至患者体内。因存在供体组织来源有限，体外培养费用高昂且周期长，培养过程中细胞易被病原体感染和增加有创操作次数等多种问题，这种方式难以取得美国FDA认证。而利用异种干细胞除了存在培养周期长和污染等问题，还可能出现不可预期的移植物抗宿主反应。除此之外，对于特定组织的修复，如骨软骨界面修复，需要在不同的部位形成不同类型的细胞聚集和细胞外基质沉积，采用搭载外源性种子细胞的方式无法实现细胞空间分布。因此，组织工程学中种子细胞的问题依旧是限制其发展的重要因素。

二、内源性修复助力突破组织工程学材料设计瓶颈

内源性修复概念的提出，为克服组织工程学种子细胞的瓶颈提供了可行的解决方案。在构建组织工程学材料的过程中，生物体的自我更新和修复能力不可忽视。稳定性骨折的患者进行包扎固定，在不合并其他基础疾病的前提下，1～6个月内即可形成骨折的完全愈合，这种现象说明了生物体自我修复能力的重要性。骨折愈合和重塑的过程中主要依赖内皮细胞、间充质干细胞和破骨细胞等多种内源性细胞及细胞因子。因此，可利用组织工程材料调节内源性细胞的活性，充分发挥内源性细胞的修复再生功能，以期为材料的设计提供新的策略。

生理条件下，大多数内源性干细胞处于休眠

状态，病理因素或诱导后表现出再生能力，替代受损细胞或死亡细胞。内源性干细胞之所以可作为替代组织工程学材料中的种子细胞，主要是依赖其高度的可塑性。

（一）多种组织中的内源性干细胞都具有高度可塑性

神经干细胞（neural stem cell，NSC）存在于中枢神经系统的多种区域，如脑室下区、齿状回颗粒细胞层、脊髓中央管的室管膜及室下区等部位。神经干细胞在哺乳动物的整个生命周期中持续存在，在损伤或应激情况下被激活后，被募集迁移至病损部位分化为成熟的神经元，与原有的宿主细胞形成功能性的神经环路，促进已受损神经功能的恢复，该过程称为内源性神经修复或内源性神经发生。有研究表明，位于脑室下区的神经干细胞在脑损伤后可转变为反应性星形胶质细胞，从而参与瘢痕形成。同时，神经母细胞特异性转移因子-1（Achaete-scute complex-like 1，Ascl1/Mash1）的过表达可以促进反应性星形胶质细胞向神经元转变，说明神经干细胞的功能具有可塑性。

骨折发生后，骨修复的过程依赖多种内源性细胞。在初始阶段，受损组织的出血会导致骨折部位的血肿，释放细胞因子，内皮细胞间隙变大，增加其血管通透性。在多种趋化因子的诱导下，白细胞、单核细胞、巨噬细胞和内源性间充质细胞迁移至骨折部位。同时，骨折部位两侧的血液供应部位暂时中断几毫米，造成局部缺氧坏死。坏死还可能导致生长因子骨形成蛋白（BMP）的释放，从而促进周围间充质细胞向成骨细胞分化。在骨折修复的过程中，调节关键信号通路都可显著影响骨修复效果，例如：Wnt/β-catenin通路激活使得β-catenin与转录因子（transcription factor，TCF）结合增多，促进成骨基因表达，利用这一点，采用前列腺素激活内源性间充质干细胞中BMP表达，可以激活β-catenin加速骨修复过程。

膝关节骨折形成软骨碎片，经切开复位并将碎片固定在骨面上可成功修复关节面。固定软骨碎片的螺钉表面，在8周后被软骨组织完全覆盖，充分说明软骨组织有自我修复的能力。当关节软骨发生损伤时，由于较弱的增殖能力和有限的分泌能力，软骨细胞往往不能达到良好的自我更新修复的效果。有研究表明，在冲击造成的软骨破损中，7～14天后，软骨干/祖细胞会出现在损伤周围的细胞外基质中。软骨损伤后释放的可溶性分子，如高迁移率族蛋白B1（high mobility group B protein 1，HMGB1）、胰岛素样生长因子1（insulin-like growth factor 1，IGF-1）、血小板生长因子（platelet-derived growth factor，PDGF）等，可能作为趋化因子诱导软骨干/祖细胞向损伤处聚集。润滑脂是一种重要的关节软骨表面蛋白，能防止滑膜细胞过度增生和软骨细胞凋亡。将润滑脂注射到关节软骨缺损部位可以有效趋化软骨干/祖细胞在缺损处聚集，促进软骨缺损的填补修复，缓解关节退变。因此，软骨干/祖细胞的修复能力具有高度的可塑性。以内源性软骨干/祖细胞作为治疗靶点，为关节软骨损伤及退行性变的治疗提供了更多切实可行的策略。

内源性干细胞的老化使得其数量持续下降，增殖和分化潜能也不断减弱，然而这个过程并不是完全不可逆的。例如，神经系统中，衰老的神经干细胞在一定刺激下（如运动等）可以一定程度上被重新激活；雷帕霉素激活溶酶体途径可改善衰老的神经干细胞和骨髓间充质干细胞的蛋白质稳态失衡，并促进衰老的干细胞从静止状态转变为激活状态。说明即使是衰老的内源性干细胞，也具有可塑性。

综上所述，内源性干细胞具有可塑性，在组织修复的过程中对相应的细胞进行调控，有利于实现良好的组织再生修复。

（二）不利微环境限制内源性干细胞的可塑性

除了干细胞内在的特性，局部微环境中的相邻细胞、生长因子、细胞因子等均协同调节内源性干细胞的存活、增殖、分化等生物功能，影响细胞的可塑性。

神经源巢是神经干细胞生存的局部微环境，可提供细胞外基质的特定组分构成和结构排列（包含细胞分泌产物），并能为干细胞提供氧气和营养成分。它由不同类型的相互作用的神经细胞和非神经细胞组成，如小胶质细胞、室管膜细胞、星形胶质细胞、周细胞、神经干细胞的子代（神经祖细胞和成神经细胞）和血管。来自神经源巢的局部刺激，以及来自远端器官的循环细胞因子，都可正面或负面影响神经干细胞的状态和分化潜能，从而限制内源性神经干细胞的可塑性，影响内源性神经修复。脊髓和脑创伤后，损伤区缺氧水肿、炎症因子浸润，这种恶劣的微环境抑制了神经发生。炎症在骨关节炎的发生发展中起重要的作用，局部炎症会降低干细胞的成软骨分化功能，并显著增加软骨细胞的凋亡率，软骨细胞死亡释放损伤相关分子模式（damage associated molecular pattern，DAMP）等，进一步促进细胞分泌炎症因子，加重局部的炎症微环境，不利于软骨组织的内源性修复。椎间盘天然存在持续性压力，低pH和低氧的微环境。当发生椎间盘退变时，炎症因子会加重微环境的恶化，引起干细胞过度氧化应激、自噬、凋亡和坏死，从而严重影响椎间盘干细胞的数量和功能，损伤和抑制内源性修复。

内源性干细胞的不利生存环境会严重影响细胞的活性，降低内源性干细胞对内源性修复因子及组织工程学材料的响应，显著影响内源性干细胞的可塑性和生物活性。如何调控不利的局部微环境，激活处于静息状态的内源干细胞增殖及定向分化为成熟的功能细胞，是实现局部组织损伤修复中亟待解决的关键问题。

（三）构建基于内源性修复理念的组织工程学材料

正是基于内源性干细胞的高度可塑性和环境依赖性，构建具有良好结构和生物学活性的组织工程学基质材料，为内源性干细胞提供适宜的基质环境，是实现局部组织再生修复的重要策略。另一方面，募集并激活原生组织中的内源性干细胞可以替代组织生物材料体外搭载种子细胞的传统方案，从而解决种子细胞来源不足、组织排斥等问题，使得材料的设计目标向调节内源性干细胞的增殖分化活性的方向转移。因此，内源性修复理念为基于内源性干细胞修复的材料提供了坚实的理论基础，有利于突破组织材料设计中种子细胞的限制。

1. 脱细胞基质促进内源性修复　目前已有研究报道发挥内源性干细胞生物活性的无搭载细胞的组织工程材料。例如，脱细胞基质材料是利用物理、化学或生物酶解的方法除去组织中的细胞成分保留细胞外基质成分而制备的生物材料。这种材料去除了材料的免疫原性，并最大限度地保持天然组织的基质组成、微观纳米结构和生物学特性。通过提供仿生天然微环境，脱细胞基质水凝胶不用额外设计易于细胞黏附的位点和添加诱导细胞迁移与分化的生物活性分子，也可以很好地促进内源性修复。软骨脱细胞基质已被证明具有良好的诱导软骨细胞迁移的作用，并能促进软骨干/祖细胞成软骨分化。将3D脱细胞骨支架进行特定时长的脱钙，构建的一种新型微结构不变而基质刚度适宜的3D骨组织工程支架，不需额外添加的物质，仅通过构建仿生的基质刚度，即可有效促进内源性干细胞向成骨分化。在体内修复缺损的外周神经或椎间盘等实验中，神经或椎间盘的脱细胞基质材料也表现出良好的诱导组织细胞迁移分化和局部组织修复的效果。利用猪坐骨神经脱细胞基质水凝胶修复大鼠神经缺损，可看到良好的促进轴突生长和髓鞘包裹的效应（图2-7）。另外，一项临床研究表明：将一种脱细胞处理后的人羊膜组织用于临床慢性皮肤创面的修复，采用传统疗法难以愈合的皮损患者在4～6周脱细胞人羊膜组织治疗后，50%的患者可达到完全修复。

脱细胞基质能为内源性细胞提供完整的原生组织细胞外基质的成分，具有诱导内源性细胞迁移和分化的功能。另外，脱细胞基质可以制备3D打印墨水、电纺丝、水凝胶、生物薄膜等多种形式的材料，为构建内源性修复材料提供了更多的选择。

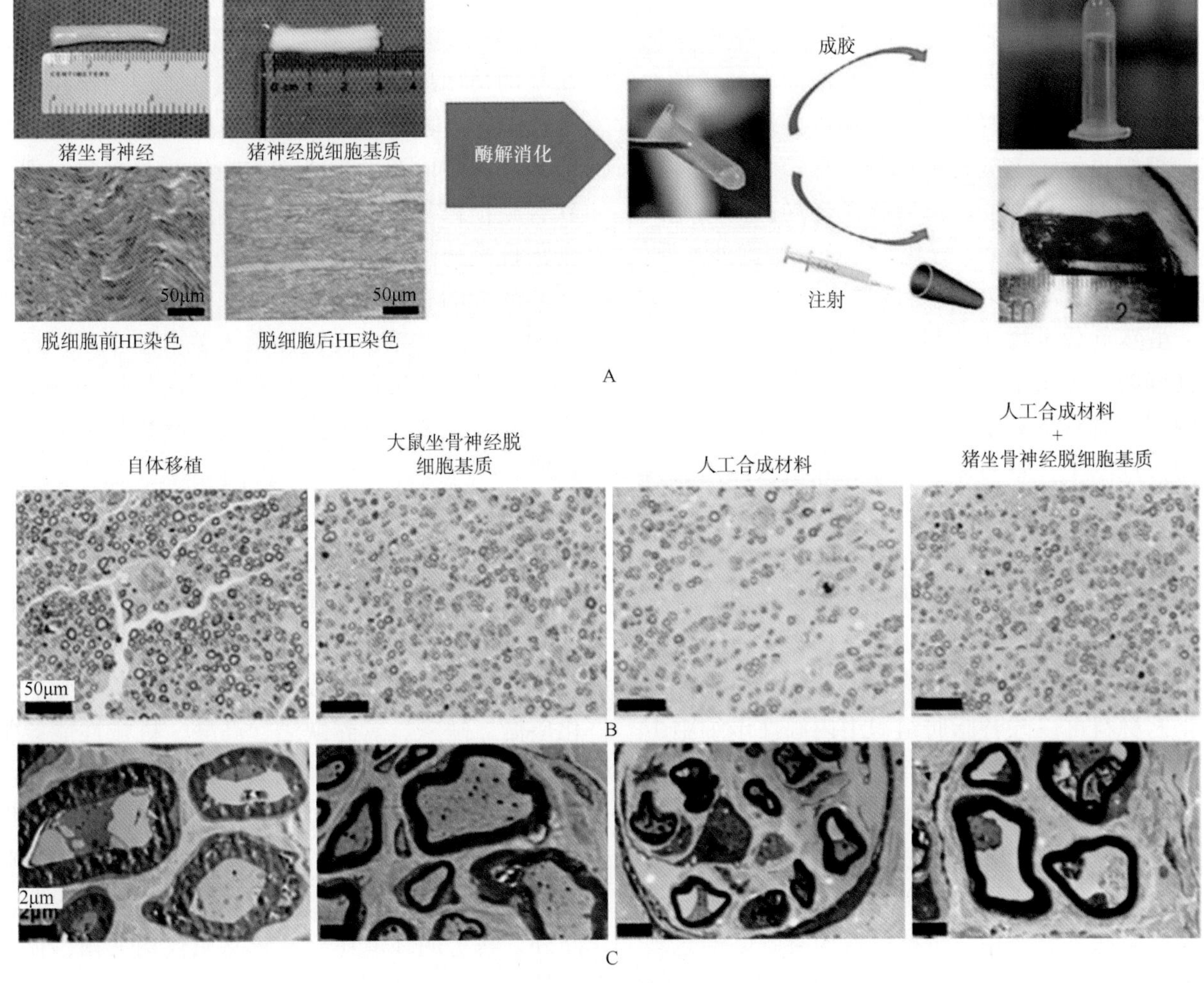

图2-7　猪坐骨神经脱细胞基质的制备与应用

A. 脱细胞处理猪坐骨神经得到猪神经脱细胞基质，脱细胞处理显著地减少了组织中的细胞成分并保留了细胞外基质成分。将猪脱细胞基质磨成粉并酶解消化制备成水凝胶，成胶后具有良好的胶体性能。将脱细胞基质涂布在人工合成材料上用于修复大鼠神经缺损。将自体坐骨神经、大鼠坐骨神经脱细胞基质、人工合成材料、人工合成材料+猪坐骨神经脱细胞基质移植入大鼠坐骨神经缺损部位。B. 12周后，甲苯胺蓝染色显示移植部位有丰富的髓鞘纤维形成，并且相比于人工合成材料，添加猪坐骨神经脱细胞基质后，明显促进了原位细胞的长入。C. 12周后，扫描电镜显示人工合成材料联合猪坐骨神经脱细胞基质组的轴突周围髓鞘包裹明显

2. 生物活性成分助力内源性修复　生物活性因子能趋化内源性干细胞向损伤部位聚集，并可增强细胞存活率、增殖活性和定向分化能力，在构建基于内源性修复的材料中是优选的辅助剂。将神经营养因子3（neurotrophic factor 3，NT3）负载在壳聚糖上制备成一种可降解的水凝胶材料，再将该材料注入猴T_8脊髓半切术造模的脊髓缺损部位，能有效促进局部细胞迁移至缺损部位，在形态上和功能上均能诱导神经组织再生修复，显著改善脊髓损伤后猴下肢的肌力与运动的范围和协调性。一种可降解的聚丙交酯乙交酯/聚ε-己内酯网负载软骨细胞趋化因子IGF-1，可有效诱导缺损周围的软骨细胞突破宿主/移植物界面，促进软骨细胞合成细胞外基质，新生的软骨基质与天然软骨结构相似。血小板也是一种高功能的活性成分。在被凝血酶激活后，血小板可释放α颗粒内容物，包括在伤口愈合中发挥关键作用的促有丝分裂因子和趋化因子，如纤维蛋白原、血小板凝血酶、血小板源性生长因子、TGF-β、血管内皮生长因子、表皮生长因子等。因此，在伤口部位应用负载自体富血小板血浆的水凝胶，可有效促进慢性和不可愈合的伤口以及软组织溃疡的创面

愈合和组织再生。搭载精氨酸-甘氨酸-天冬氨酸（RGD）三肽的明胶水凝胶可通过激活整合素通路，有效提高内源性干细胞的存活能力和增加血管内皮生长因子的释放，并在体内显著促进矿化和骨组织再生。这类材料充分发挥了生物活性分子和支架的优良性质，可直接诱导局部的细胞或者干细胞迁移、增殖、分化，并补充细胞外基质，达到了有效的局部组织再生修复的效果。

虽然负载生物活性因子的可控组分材料表现出良好的修复效果，但是某些生物活性因子如细胞因子，具有半衰期短、易降解的特性。如何使生物活性因子在材料制备、保存和植入体内后持续保持良好的生物活性，是设计内源性修复材料中不可忽视的问题。

3. 环境调节剂有利于内源性修复 组织工程材料为改善内源性细胞的生存环境提供了有效的解决方案。一种3D打印的藻酸盐水凝胶支架和过氧化钙材料可以改善脂肪组织中内源性干细胞生存微环境的氧气供应，从而显著减轻缺氧诱导的细胞凋亡，保证细胞的增殖活性。褪黑素能显著影响包括过氧化氢酶在内的多种抗氧化酶的释放，因此，褪黑素在缓解ROS和自由基中间产物的细胞毒性中起关键作用。将褪黑素用凝胶多层包裹后，负载在TiO_2纳米管基质上，可以控制褪黑激素的持续释放，显著促进内源性干细胞的细胞增殖和成骨分化。

免疫系统对于移植物的响应也决定了材料植入后能否发挥理论中的修复效果。可降解材料降解后的颗粒大于100μm会激活巨噬细胞，促进细胞的吞噬作用。然而巨噬细胞激活后会进一步加重局部的炎症反应，严重影响材料的生物活性功能。一些合成材料表面缺乏细胞黏附的位点，如聚环氧乙烷（polyethylene oxide，PEO）、聚乙二醇（polyethylene glycol，PEG）、聚氯乙烯（polycaprolactone，PCL），从而减少炎症细胞的局部聚集和激活。高分子量的天然材料，如透明质酸、壳聚糖，可以促进氧自由基的清除，从而表现出缓解炎症的作用。另外，抑炎因子也是构建抗炎材料的良好选择，IL-4、IL-10、TGF-β可诱导巨噬细胞向M2型转化。搭载富集血小板血浆的透明质酸水凝胶被注入软骨缺损部位后会释放TGF-β等抑炎因子，明显减少局部的炎症响应，并诱导内源性软骨细胞在缺损处聚集，促进软骨缺损修复。另外，利用纳米载药体系在局部富集抗炎药物和活性分子也是改善内源性细胞局部微环境的有效方法。一种局部缓释地塞米松的光响应载药体系，在被注射入关节腔中后，经过特定波长光照可以在局部释放出治疗量的地塞米松，改善关节腔内的炎症环境，缓解骨关节炎的进展。

通过组织工程学改善内源性细胞的生存环境，可以减少由不利微环境造成的内源性细胞活性下降、可塑性降低等问题，最大程度地发挥内源性干细胞的生物功能，是设计内源性修复材料的可行策略。组织损伤造成的不良微环境以炎症、氧化应激、缺氧、营养缺乏、高酸、机械性能异常等为特征，给内源性细胞和非细胞成分带来了沉重负担。具体来说，成熟的内源性细胞和干/祖细胞通常会发生细胞死亡、自噬、内质网应激等，还可能分泌促炎因子（如IL-1β、IL-6、TNF-α等）。此外，恶劣的环境还会导致基质代谢失衡，损伤血管生成所必需的内皮细胞。在不利的环境下，细胞和非细胞成分的改变都会导致内源性修复失败。然而，组织工程材料和其他生物活性物质可以有效地减少不利微环境对细胞和非细胞成分的破坏性影响，有助于重建内源性修复，从而缓解组织损伤（图2-8）。

综上所述，内源性修复是基于依赖组织中天然存在的内源性细胞进行组织修复的理念，将内源性细胞的自身功能和生存环境作为决定组织修复效果的关键因素。因此，基于内源性修复的组织工程学材料更多地关注仿生性能，改善细胞生存环境和调节细胞活性的特性，充分发挥内源性细胞的修复效能，打破了搭载外源性种子细胞的限制，为组织工程学材料的设计提供了新的策略。

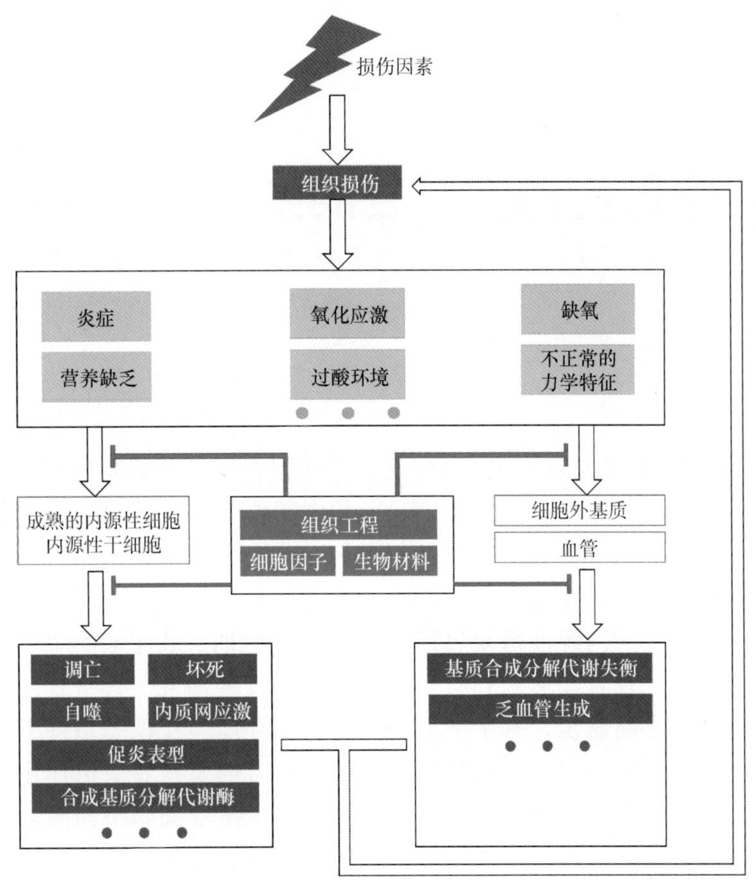

图 2-8　组织工程学重建内源性修复改善组织损伤

（邵增务　车　彪　彭一中　马凯歌　景豆豆　王　朋　李金烨　刘　胜　张　硕）

第三章　组织内源性修复的细胞内机制

内源性修复是指当组织受损或发生退变时，通过释放细胞因子来募集组织特异性干细胞/祖细胞，在一定微环境下完成增殖和分化，从而进行组织自我修复与更新的过程，是机体内许多组织或器官再生过程中的重要一环。内源性修复过程中，干细胞主要通过脉管系统及骨髓输送到有自我更新能力的组织器官中，参与修复。基于干细胞的治疗是再生医学中最新的方法之一，旨在替换或修复器官和组织。干细胞在组织动态平衡和终生组织修复中发挥着重要作用。近年来发现了多种成体干细胞，包括间充质干细胞、心脏干细胞、肾干细胞、肝祖细胞、肌肉干细胞等。众所周知，内源性干细胞存在于几乎所有器官的某些部位，被称为干细胞巢（stem cell niche），干细胞巢最初被认为是调节干细胞自我更新和分化的特定的解剖位置。在组织修复过程中，内源性组织干细胞积极参与修复过程，而干细胞巢在这一过程中起着重要作用（图3-1）。

有充分的证据表明，干细胞巢存在于许多成人器官和组织中，包括脑、骨髓、外周血管、血液、骨骼肌、皮肤、牙齿、心脏、肠道、肝脏、卵巢上皮和睾丸，其中骨髓是许多类型干细胞的主要储存库。在稳态条件下，骨髓在维持干细胞适合性方面发挥着关键作用，确保了一种动态平衡，即少量干细胞不断离开骨髓，进入组织，然后返回骨髓或外周组织的特异性环境。作为动态实体，干细胞巢的关键功能是通过平衡静止和激活细胞的比例，无限期地维持缓慢分裂的干细胞数量不变。干细胞可能会在体内微环境中长时间保持静止，但可因生理性补充被激活，或者由于疾病或组织损伤而被激活，其启动的细胞内机制值得进行探索。

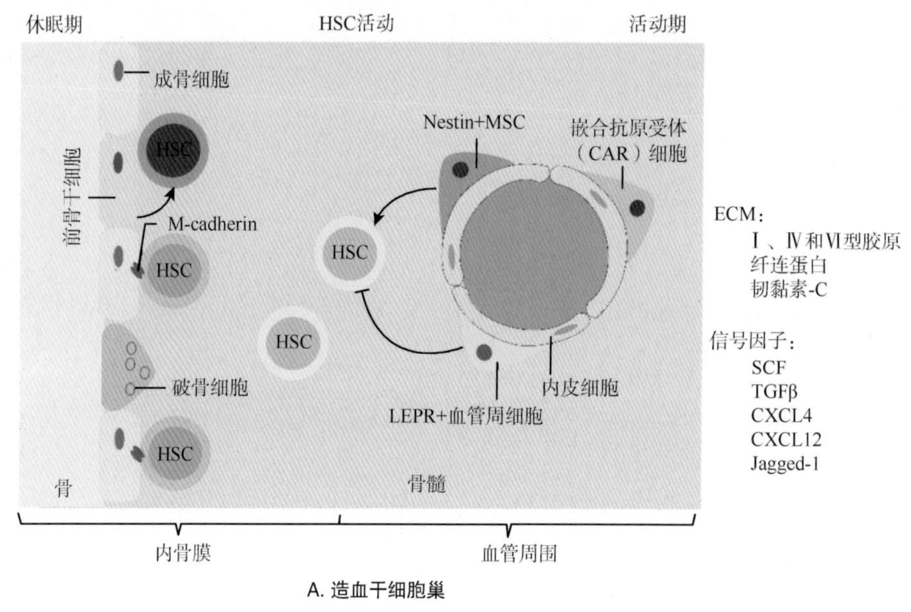

A. 造血干细胞巢

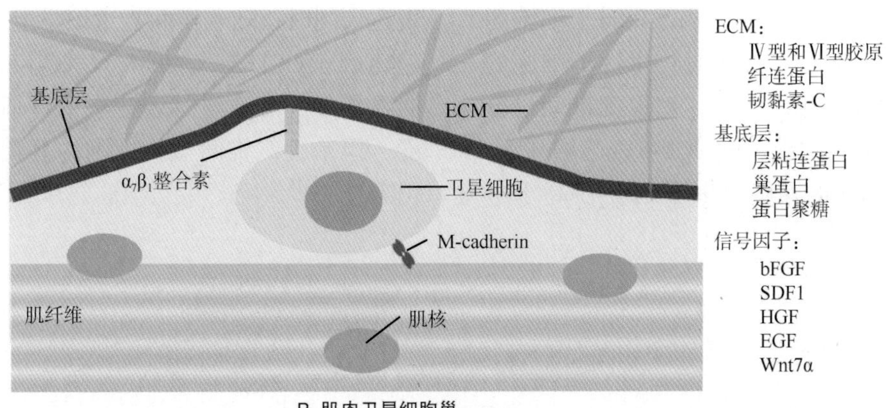

B. 肌肉卫星细胞巢

图3-1　造血干细胞巢和肌肉卫星细胞巢

A. 两种类型的干细胞巢是由成骨细胞和破骨细胞以及血管周围壁控制。Wnt和甲状旁腺激素信号通路控制造血干细胞（HSC）循环和调节成骨细胞的活性。HSC能够通过这两个干细胞巢与细胞外基质（ECM）分子相互作用。HSC也是通过调节CXCL12表达，由交感神经元间接调节。B. 在骨骼肌中，肌肉卫星细胞巢由肌纤维等离子体形成膜和基底层。ECM与基底层共同构成肌层卫星细胞巢网络结构，包括层粘连蛋白、Ⅳ型胶原、Ⅵ型胶原、纤连蛋白和蛋白聚糖等。卫星细胞通过特定受体的相互作用锚定在巢上

第一节　受损组织内细胞启动内源性修复的机制

细胞受损后，受损细胞会释放细胞因子等信号刺激干细胞对其进行修复，而具体的细胞因子种类和修复机制目前尚未完全阐明。

一、椎间盘干细胞内源性修复

募集椎间盘内源性干/祖细胞参与修复椎间盘退变的机制是目前椎间盘研究的新方向。对内源性干/祖细胞的动员是椎间盘内源性修复过程的重要环节，然而目前对椎间盘内源性干/祖细胞存在的数量及其再生能力所知有限，尤其是在疾病发展阶段。当细胞或组织受损或退变后，细胞会释放多种信号分子促进组织修复与再生。一些细胞趋化因子能够显著动员周边组织的干细胞巢，诱导干细胞介导的组织内源性修复。而对于椎间盘组织，由于无脉管系统，来自血液或骨髓的干细胞需要迁移很长一段距离才能进入纤维环或到达髓核组织，因此干细胞很难通过募集作用迁移到椎间盘组织内参与修复再生。近年来有研究表明，退变的椎间盘组织能够通过释放具有趋化作用的细胞因子对干细胞产生募集作用，IGF-1、TGF-β、基质细胞衍生因子-1（stromal cell derived factor 1，SDF-1）、趋化因子配体5（chemokine ligand 5，CCL-5）等均能够促进干细胞的迁移，但其细胞内具体机制尚无文献支持（图3-2）。有研究发现，SDF-1能够诱导干细胞穿过软骨终板完成迁移。研究人员将荧光标记的干细胞与SDF-1一同搭载于一种热可逆水凝胶中，置于体外椎间盘组织软骨终板表面并孵育48小时，通过显微镜观察到，用水凝胶搭载SDF-1的细胞组向椎间盘内部迁移的活动明显强于单用水凝胶或SDF-1的细胞组。此外，研究还发现干细胞的募集作用同时存在于纤维环及髓核组织，提示迁移活动在纤维环及髓核的细胞外基质中均有发生。此研究表明：诱导干细胞向受损的椎间盘中央区募集是能够实现的；同时，由特定的水凝胶和有效的趋化因子组成的趋化因子传导系统，能够加强干细胞的募集作用。此类组织特异性趋化因子是当椎间盘组织受损或退变时产生的，为了进一步了解椎间盘组织受损时细胞因子的释放与干细胞募集的关系，研究者在体外诱导退变的椎间盘组织中进行了蛋白质组学分析，发现诱导退变的条件下椎间盘组织分泌的CCL-5高于生理条件下的分泌量。研究证实CCL-5的表达的确与椎间盘退变密切相关，同时发现使用IL-1β和TNF刺激椎间盘组织可使CCL-5表达上调。通过对比导致疼痛的退变腰椎间盘组织和正常腰椎间盘组织，同样发现前者CCL-5/RANTES（调节活化正常T细胞表达与分泌的趋化因子）表达量显著高于后者，且与IL-1β的表达量关系密切。值得注意的是，在体外趋化性实验中发现，在退变椎间

盘组织中抑制CCL-5的功能将显著减弱干细胞的化学趋向性活动，表明CCL-5对再生性干细胞的募集过程起关键性作用。此外，对退变椎间盘分泌细胞因子的检测中发现，除CCL-5表达增高外，CXCL-10、IL-6和IL-8等趋化因子均存在高水平表达。同时，随着椎间盘组织学退变程度的增加，趋化因子CCL-2、CCL-7、CXCL-8的表达量均有明显增加，可通过其表达水平评估椎间盘退变程度，但是否对椎间盘干细胞的募集作用产生影响仍需进一步研究。

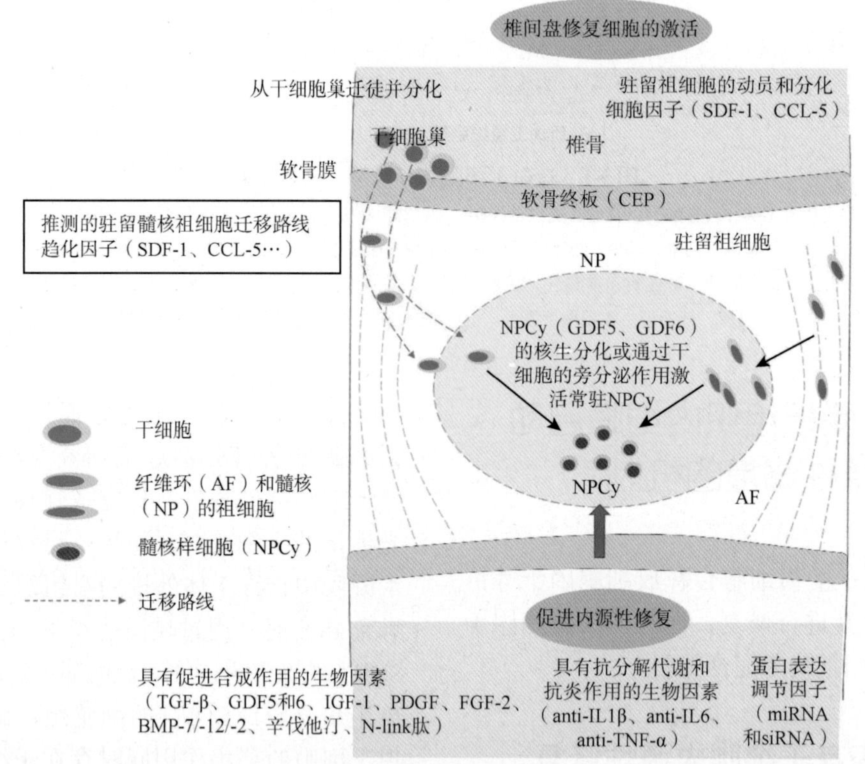

图3-2 内源性修复策略

图的上半部分：该策略包括通过从外周环境募集干细胞，然后诱导它们的分化，激活驻留的髓核祖细胞及其核浆分化。图的下半部分：许多因素在椎间盘生理病理学中起着至关重要的作用，并且可能有助于椎间盘修复。这些因素可以分为三类：具有促成合成作用的生物因素；具有抗分解代谢和抗炎作用的生物因素；核酸，尤其是具有多种生物效应的RNA（siRNA和miRNA）

目前，多项研究成果均表明，椎间盘组织内存在内源性干/祖细胞的迁移募集活动，并能够被趋化因子系统所诱导，但其细胞内具体机制通路尚未明确阐明。然而机体内也存在干细胞迁移的抑制因素，经过分离鉴定软骨终板源干细胞，发现巨噬细胞迁移抑制因子（MIF）及其受体CD74能够抑制软骨终板源干细胞的迁移活动。因此，未来研究仍需进一步发掘最有效的化学驱动因子，排除迁移抑制因素的干扰作用。对内源性干细胞的动员及募集将成为研究椎间盘内源性修复机制的重要课题。

二、心肌梗死与干细胞再生

心肌梗死会导致瘢痕形成，进而降低心功能，心肌梗死后的终极治疗将追求基于干细胞的再生，干细胞介导的心脏修复的目的是通过再生健康的心肌组织来恢复心脏功能，这是通过新生血管生成和心脏生成来实现的，远离心脏的成人自体干细胞的一个主要储存库是骨髓。在干细胞动员、归巢、掺入、存活、增殖和分化过程中，骨髓、外周循环和梗死心肌之间信号的充分调控是非常重要的，而干细胞的动员、归巢、掺入、存活、增殖和分化是导致心肌再生的重要因素，关键的信号因子包括细胞因子、趋化因子和生长因子，它们参与了干细胞驱动的修复过程，但其具体细胞内机制通路尚不明确，已知的具有动员和趋化能力的信号因子有SDF-1、G-CSF、SCF、IL-8、VEGF等，心肌梗死后参与病理生理愈合过程的信号因子有TNF-α、IL-8、IL-10、HIF-1α、VEGF、G-CSF，以及参与心脏生成和新生血管生成的信号因子VEGF、EPO、TGF-β、HGF、HIF-1α、IL-8。未来的治疗应用和分泌因子调节心肌梗死后组织修复的能力依赖于因子的内在效力和信号因子组合的最佳定位和时机，以刺激干细胞再生。

在干细胞介导的修复中，梗死心肌形成干细胞的受体环境，它也可以作为信号因子的靶标环境。在炎症期和肉芽形成期，如心肌梗死后早期，细胞因子和生长因子大量上调。忽略使用种类的差异和心肌梗死模型的差异，组织水平的炎症反应始于梗死区中性粒细胞的快速一过性增加，紧随其后的是巨噬细胞的涌入，此后不久，肌成纤维细胞短暂堆积，补体激活在中性粒细胞的启动和随后的单核细胞向缺血心肌的募集中起着重要作用。然而，经过一段时间后，补体激活的效果减弱，单核细胞趋化活性变得更多地归因于诸如TGF-β_1和MCP-1等因素。此外，缺血后立即形成的自由基，如活性氧（ROS），可以通过诱导凋亡直接损害心肌细胞和内皮细胞。ROS还通过诱导细胞因子参与触发炎症级联反应。

心肌梗死后自然愈合过程中的一个特殊部分是血管生成反应。内皮化的两个可能的来源已经被确定：从相邻的预先存在的血管中萌芽或内皮细胞迁移；或者从骨髓来源的内皮祖细胞（EPC）分化而产生新的血管。

因此，血管结构的恢复不仅对移植或招募的干细胞的运输和存活很重要，而且干细胞本身似乎也在新血管生成中发挥作用。这一现象的证据来自于研究表明，基因标记的骨髓间充质干细胞会被招募到小鼠的缺血肢体，合并在新生血管和加速血管重建的部位。不论这些骨髓间充质干细胞是否真的分化为内皮细胞，但事实上，干细胞在缺血区促进新生血管的形成，为干细胞介导的心脏修复打开了另一扇门。

趋化信号包括G-CSF、GM-CSF、SCF、SDF-1、IL-8和VEGF。心肌梗死后表达的参与随后炎症过程的因子包括TNF-α、IL-8、IL-10、HIF-1α、VEGF和HGF，可能参与干细胞分化、增殖和存活过程的因子包括促红细胞生成素（EPO）、转化生长因子β（TGF-β）家族、血管内皮生长因子（VEGF）和肝细胞生长因子（HGF）。

1. TNF-α　TNF-α是一种涉及系统性炎症的细胞因子，同时也是引起应激反应的众多细胞因子中的一员，主要由巨噬细胞分泌，它启动内源性修复的过程是复杂和多变的。在体外，过表达TNF-α的新生大鼠心肌细胞可促进胚胎干细胞的迁移，但与抗TNF-R Ⅱ抗体预孵育后，这种迁移作用减弱，提示干细胞对TNF-α有趋化反应。然而，虽然胚胎干细胞有趋化反应，但在体外单细胞增殖实验中加入TNF-α后，骨髓间充质干细胞的增殖会受到抑制，此外，TNF受体*p55*缺陷小鼠的骨髓间充质干细胞数量增加。这与在心力衰竭患者中观察到的干细胞数量是一致的，在心力衰竭患者中，$CD34^+$干细胞和EPC与血清中TNF-α滴度呈负相关。在晚期心力衰竭患者中，当TNF-α水平升高时，循环干细胞数量减少，这可能与TNF-α的骨髓抑制作用有关。

TNF-α是一种具有时空依赖性的多营养细胞因子。在心肌梗死后的头几个小时或几天内早期阻断TNF-α可以缩小梗死面积。此外，TNF-α在骨髓间充质干细胞上既具有趋化作用，又具有抗增殖作用。TNF-α在干细胞介导的心脏修复中的应用，如果时机和位置正确，可能是非常有价值的，反之，则可能是有害的。

2. IL-8　IL-8由多种类型细胞表达，如单核细胞和内皮细胞，促炎细胞因子的富集能促进IL-8表达上调。IL-8是中性粒细胞的趋化剂和激活剂。IL-8在体外的过度表达增加了中性粒细胞与分离的心肌细胞的黏附，从而导致心肌细胞死亡。除了炎症作用外，IL-8还能够快速诱导干细胞参与修复，尽管与G-CSF刺激相比作用较少，而且持续时间较短。然而，在接受G-CSF治疗的患者中，IL-8水平与治疗前和治疗期间的骨髓间充质干细胞（BMSC）（$CD34^+$）数量呈正相关，这表明IL-8的产生可能在G-CSF诱导的干细胞动员中起重要作用。在灵长类动物的研究中，IL-8的动员时间很短，其中一次注射人重组IL-8可使外周血中循环造血祖细胞的数量增加10～100倍，在注射IL-8后4小时内几乎恢复到预处理的水平。

在IL-8诱导的干细胞动员中，基质金属蛋白酶-9（MMP-9）发挥重要作用，因为灵长类动物用抗MMP-9抗体预处理阻止了IL-8对骨髓间充质干细胞的动员。中性粒细胞释放基质金属蛋白酶，这些基质金属蛋白酶能够裂解骨髓内的细胞外基质分子，从而支持骨髓间充质干细胞释放到外周血液中。中性粒细胞、MMP和IL-8诱导的动员之间的这种一致性通过观察到IL-8诱导的BMSC在没有中性粒细胞的情况下动员减少而得到证实。因此，在没有中性粒细胞或MMP-9的情况下，IL-8诱导的BMSC动员减少。虽然中性粒细胞和IL-8似乎在骨髓间充质干细胞动员中起作用，抗中性粒细胞单克隆抗体治疗降低了IL-8的水平，但也减少了大鼠的梗死面积，这表明中性粒细胞对梗死面积有负面影响。心肌梗死后，中性粒细胞和IL-8对骨髓间充质干细胞的积极动员作用大于对心肌梗死的负面炎症作用是需要进一步验证的。

然而，依赖于时间和空间的IL-8的引入可能是有趣的，以增强其积极作用。由于血清IL-8水平对骨髓间充质干细胞的快速早期动员有积极作用，而且IL-8可能会增强心肌梗死后心脏的局部不良反应，早期阻断IL-8在心脏中的作用以及在以后的时间点全面阻断IL-8的作用对于干细胞介导的心脏修复可能是有意义的。

3. 粒细胞集落刺激因子（G-CSF）和干细胞因子 粒细胞-巨噬细胞集落刺激因子（GM-CSF）和干细胞因子（SCF）是造血因子，参与骨髓干/祖细胞的增殖、分化和存活。虽然M-CSF和SCF mRNA在正常心脏中大量表达，但在小鼠冠状动脉永久性结扎后，M-CSF和SCF mRNA表达下调，在心脏中根本没有检测到G-CSF mRNA的表达，而在正常心脏中GM-CSF mRNA的表达可以忽略不计。

G-CSF和GM-CSF在临床上用于提高骨髓移植后造血细胞的恢复率。在啮齿动物中，在动员前将干细胞因子添加到G-CSF增加了骨髓中的增殖水平。在小鼠冠状动脉结扎后3天前5天给予G-CSF和SCF联合治疗，可减轻心肌梗死后27天的不良心脏重构，如缩小梗死面积、减少心室扩张和降低舒张期应力，此外，作者观察到了心肌细胞的增殖。这一观察结果受到了由于G-CSF和SCF刺激而未能显示心肌细胞增殖的质疑。在非人灵长类动物模型中，冠脉结扎后4小时单次注射G-CSF和SCF后，观察到心肌血流量增加和内皮细胞分化，尽管没有观察到向心肌细胞分化。此外，在一项研究中，在永久结扎大鼠冠状动脉后8周，给予G-CSF治疗5天，没有观察到诱导细胞增殖或改善心功能。在小鼠冠状动脉结扎后立即开始注射G-CSF 5天，也可以改善心功能，减少重塑，增加骨髓来源的毛细血管数量，但同样不会导致心肌细胞增殖。综上所述，这些数据提示G-CSF（联合SCF）给药具有时间和剂量依赖性，它可以改善心功能，甚至潜在地促进心肌细胞增殖。

在缺乏适当的调节机制的情况下，炎症细胞的增多和成熟是有害的，因此形成了G-CSF和SCF治疗的一个可以想象的缺点。干细胞因子在缺血心肌中由浸润的巨噬细胞诱导和分泌，并吸引肥大细胞前体。G-CSF和GM-CSF不仅与干细胞动员有关，它们还能刺激定向祖细胞发育成传统的造血细胞，主要是粒细胞和巨噬细胞。中性粒细胞和巨噬细胞的增加是否为G-CSF的负面影响，在一项旨在确定G-CSF对心肌梗死后愈合过程的调节作用的研究中存在矛盾，Shim W等研究发现心肌梗死后7天，经G-CSF治疗5天后，巨噬细胞和中性粒细胞增加，这与坏死组织的吸收增强有关，同时也与诱导心肌细胞再生和心功能的改善相一致。

综上所述，循环中SCF和CSF水平的升高将增强骨髓中干细胞的动员。心肌梗死后心肌中SCF和CSF的上调可能预示着心肌梗死后骨髓间充质干细胞的掺入、增殖、分化和存活，这是干细胞介导的修复过程中必不可少的步骤。在心肌梗死后，SCF和CSF的表达上调可能预示着梗死心脏中骨髓间充质干细胞的掺入、增殖、分化和存活。

4. SDF-1及其受体CXCR4 SDF-1对淋巴细胞有强烈的趋化作用并在发育中起重要作用，在胚胎发育中能引导造血干细胞从胎儿肝脏到骨髓的迁移，它在启动干细胞产生修复的过程中起关键作用（图3-3）。体外实验表明，BMSC（培养的CD34$^+$细胞）向SDF-1的迁移很强且呈剂量依赖性，此外，静脉注射编码SDF-1的腺病毒载体可增加造血干细胞的动员。干细胞的动员被针对CXCR4和SDF-1的中和抗体抑制，此外，在人BMSC（$CD34^+$）上通过慢病毒基因转移过表达CXCR4改善了向较低SDF-1水平的迁移，并提高了这些高表达CXCR4的祖细胞的存活率，SDF-1-CXCR4轴参与了心肌梗死后骨髓来源的心脏前体细胞的趋化作用。

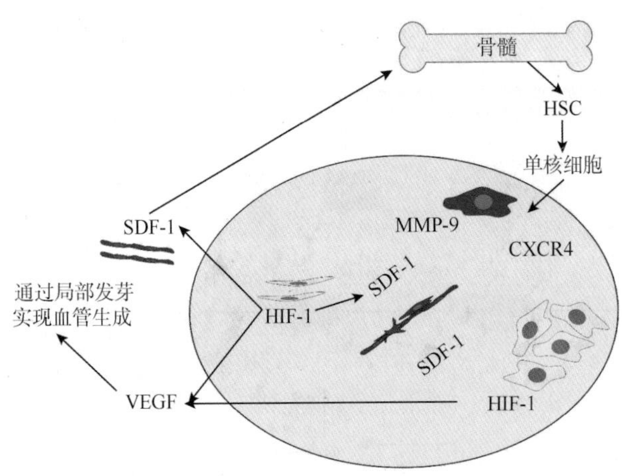

图3-3 椎间盘的不同解剖区域：SDF-1/CXCR4在BMSC迁移中起关键作用

SDF-1从骨髓动员干细胞的机制是SDF-1诱导MMP-9活性上调，导致可溶性Kit配体（SCF）脱落，从而释放c-Kit阳性干细胞进入循环，然而，*MMP9*基因敲除的小鼠并没有表现出紊乱的骨髓间充质干细胞动员，这表明其他因素也参与了动员机制。SDF-1和CXCR4除了在干细胞动员中发挥作用外，在心脏生成和血管生成中也起着重要作用。SDF-1基因缺陷小鼠和*CXCR4*缺陷小鼠都会在围产期死亡，并且在室间隔形成、骨髓造血和器官特异性血管生成方面存在缺陷，在正常成人心脏中，SDF-1呈结构性表达，并在大鼠心肌梗死后上调。心肌梗死后8周，通过心肌内移植稳定表达SDF-1的心脏成纤维细胞，结合G-CSF治疗，可重新上调SDF-1的表达。这与心脏中BMSC（c-Kit或CD34阳性）和内皮细胞数量增加有关，并导致血管密度增加和左心室功能改善。值得注意的是，这种功能的改善与心肌细胞的增殖无关。这再次表明，仅通过改善心脏灌注即可改善左心室功能。

SDF-1作为单一疗法在临床上应用的障碍可能是来自慢性缺血性心脏病患者的骨髓单个核细胞对SDF-1的迁移反应减弱，尽管细胞数量相似。小鼠向SDF-1的迁移也随着年龄的增长而减少，其中1月龄小鼠的BMSC迁移效果最佳，而2月龄小鼠的BMSC迁移速度大大减少。综上所述，SDF-1及其受体CXCR4在协调骨髓干细胞动员和BMSC向缺血心肌的迁移中起重要作用。它们在胚胎心脏发生中也有重要作用，到目前为止，这在后期发育阶段还没有得到肯定。此外，SDF-1及其受体对胚胎血管生成以及梗死心肌的再血管化都有重要作用。

5. 肝细胞生长因子 肝细胞生长因子（HGF）的活性包括诱导细胞增殖、细胞运动和解离、形态形成及抑制细胞生长。一旦激活，HGF由成纤维细胞、平滑肌细胞、肥大细胞、巨噬细胞、内皮细胞和白细胞表达，HGF的表达受IL-1、PDGF、bFGF和G-CSF等介质的诱导，而受TGF和糖皮质激素的抑制。HGF及其受体也参与心脏发生，在心脏发育早期瞬时表达。HGF mRNA及其受体（c-met）在心脏中的水平通常较低，但在大鼠永久性冠状动脉闭塞后至少14天内会上调。无论是在体外还是在体内，HGF都能增强心肌细胞在缺血条件下的存活。此外，心肌梗死后应用HGF进行心肌内基因治疗可增加血管生成并保护心脏收缩功能。

HGF在干细胞介导的修复中的作用可能不仅在心脏局部，而且延伸到骨髓，在骨髓中HGF参与干细胞与其骨髓微环境的黏附。HGF是由骨髓基质细胞产生的，它能够促进HSC的黏附、增殖和存活。在G-CSF治疗的患者中，血清HGF水平与BMSC（$CD34^+$）动员细胞数呈负相关，这可能是由于HGF促进了BMSC与骨髓微环境的黏附。HGF在干细胞介导的心肌修复中的作用机制还在于它能够在干细胞募集到心脏后在心脏内创造一个黏附的微环境。这在一项将HGF转染的BMSC移植到梗死心肌的研究中得到了证实。

将转染HGF的骨髓间充质干细胞注射到永久性心脏血管结扎大鼠的心脏交界区，移植后4周梗死面积缩小，毛细血管数量增加，胶原含量减少，心功能改善。研究还声称，结合的间充质干细胞在形态上与周围的心肌细胞没有区别，尽管它们对骨髓间充质干细胞分化的证明仅基于形态学依据。

总之，HGF似乎是干细胞介导的心脏修复的一个有前途的因子。HGF可增加氧化应激后心肌细胞的存活率，从而减少凋亡。当HGF在心脏过表达时，可促进血管生成，改善梗死心脏的功能。此外，HGF还参与将干细胞锚定到微环境中，如骨髓和缺血心肌，在那里HGF可促进BMSC的黏附、存活和增殖。

6. 缺氧诱导因子　缺氧诱导因子（HIF）是缺氧反应的早期转录调节因子，它可以激活增加氧输送和促进适应性促生存反应的通路（图3-4）。在众多的HIF靶基因中有促红细胞生成素（EPO）、内皮素和VEGF（及其受体FLK-1）基因。野生型（WT）小鼠间歇性缺氧诱导的HIF-1α数量足以诱导肾脏产生EPO，EPO的产生与缺血-再灌注损伤后的心脏保护有关。

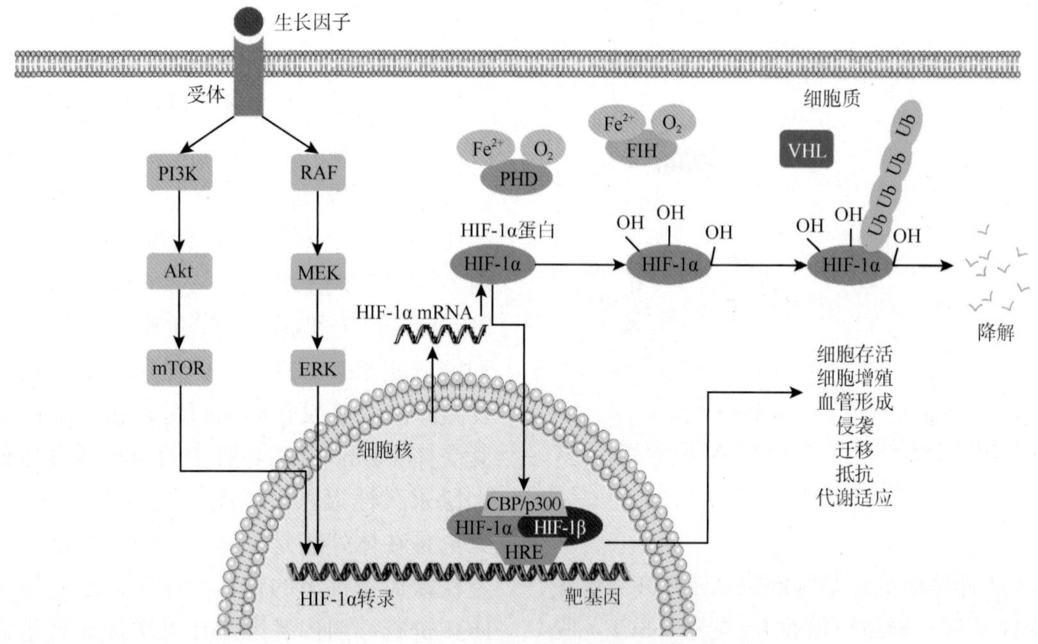

图3-4　HIF-1α和HIF-1β信号通路示意图

在缺氧条件下，PI3K/Akt/mTOR通路和MAPK（RAF/MEK/ERK）通路调节HIF-1α的转录活性

7. 血管内皮生长因子　血管内皮生长因子（VEGF）是一组分泌蛋白，几乎由每种细胞类型产生。缺少一个VEGF-A等位基因的胚胎（VEGF+/–小鼠）是致命的，因为血管发育异常。此外，VEGF-A受体VEGF-R1（Flt-1）和VEGF-R2（Flk-1或KDR）对内皮分化、迁移、增殖和血管重塑都很重要，这可以从基因敲除研究中得出结论。培养的大鼠心肌细胞在缺氧条件下迅速诱导VEGF的mRNA表达，在缺血心肌中也观察到这一现象。VEGF是血管生成的有力促进剂，心肌梗死患者的临床研究证实了这一点。

将编码VEGF-165的裸质粒DNA直接注射到症状性心肌缺血患者的缺血心肌中，可以减轻症状并改善心肌灌注。除了促进新生血管的形成外，VEGF还参与骨髓间充质干细胞的动员。在一项针对急性心肌梗死患者的临床研究中，血浆VEGF水平的升高与循环中BMSC（$CD34^+$）的增加显著相关，这表明VEGF能够在心肌梗死患者中招募干细胞。

最近的一项研究进一步说明了VEGF在心肌梗死后干细胞介导的治疗中的重要性，在这项研究中，小鼠冠状动脉结扎后静脉注射BMSC。研究表明，在用中和抗体或可溶性形式的VEGF-R1受体的基因转移阻断VEGF后，由BMSC注射引起的梗死面积的减少是减弱的。此外，在另一项研究中，即使在心肌内注射骨髓间充质干细胞到1周前的心肌梗死后2个月，也可以观察到VEGF水平的升高及血流灌注和心功能的改善。假设的潜在机制是与骨髓间充质干细胞向内皮细胞分化平行的生长因子分泌。除了对骨髓间充质干细胞的动员能力外，VEGF还可能参与诱导心肌细胞增殖，尽管目前尚无确凿证据。将编码VEGF-165的裸质粒DNA注射到接受冠状动脉闭塞的猪的心肌内，可导致有丝分裂心肌细胞核和核增生的数量增加数倍，这表明VEGF可以直接或间接促进心肌细胞的有丝分裂。综上所述，VEGF参与干细胞介导的心脏修复，不但是因为它在血管生成中的突出作用，而且由于其动员BMSC进入心肌梗死患者外周血的能力。此外，VEGF还可能作为心肌细胞的有丝分裂原。

8. 促红细胞生成素　促红细胞生成素（EPO）的产生是由缺氧诱导的，在成年时主要分布在肾脏。其他类型的细胞，如活化的巨噬细胞，也表达EPO mRNA，可能在心肌梗死后的炎症反应中发挥作用，因为这伴随着巨噬细胞的大量浸润。EPOR是EPO受体，主要在心脏的外膜和心包内皮细胞、平滑肌细胞和心肌细胞中表达。

EPO不仅与红细胞生成有关，而且在心脏发育过程中也起着至关重要的作用。由于贫血和心脏异常，EPO和EPO受体基因敲除小鼠（*EPO*$^{-/-}$和*EPOR*$^{-/-}$小鼠）都是胚胎致死的。在这些小鼠中存在心室发育不良，可能是由于增殖的心肌细胞数量减少，这种发育性心脏异常可能是由EPOR的造血表达改变所致。结果表明，在仅在造血系中表达EPOR的转基因小鼠中（因此它们在非造血组织中缺乏EPOR表达），存在心脏发育正常。

在体外，新生大鼠心肌细胞对重组人促红细胞生成素（rHuEPO）呈剂量依赖性的有丝分裂反应，RHuEPO可被抗人促红细胞生成素抗体阻断。因此，EPO似乎是新生儿心肌细胞的一种强有丝分裂原。体外培养的成年大鼠心肌细胞缺氧后，EPO可阻止其凋亡。在体内，每天7次的EPO注射在大鼠冠状动脉缺血-再灌注后立即开始，减少了50%的心肌细胞损失。此外，在使用成人心肌组织的体外血管生成试验中，RHuEPO刺激心肌组织中的毛细血管生长。尽管EPO对心脏有积极作用，但我们必须记住，过量的EPO会导致血液黏度升高和血栓事件。过量表达人EPO的转基因小鼠心室扩张增加，心肌细胞内水肿，导致心脏功能障碍，运动能力下降，预期寿命显著缩短。

因此，虽然EPO对心脏修复有多种积极作用，但过量的EPO却有完全相反的作用。最后，EPO还参与BMSC的增殖和动员。EPO处理的小鼠显示出骨髓中BMSC的数量和增殖增加，循环内皮祖细胞增加，有助于显著改善缺血诱导的新生血管。这与冠心病患者血清EPO水平升高是一致的，与循环内皮祖细胞的数量和功能有关。总之，EPO在干细胞介导的修复中是一个强有力的因素。EPO具有抗凋亡特性，参与心肌细胞增殖。EPO可刺激新生血管形成，对BMSC有增殖动员作用。

第二节　内源性干细胞动员机制

干细胞动员是指造血干细胞（HSC）从骨髓释放到外周血中的过程。干细胞通过细胞表面广泛表达的黏附分子与骨髓基质细胞表达的配体之间的相互作用而固定于骨髓微环境中，抑制干细胞与基质细胞中黏附分子-配体的相互作用，可提高干细胞动员效果。目前认为，CXC族趋化因子受体4（CXCR4）广泛表达于干细胞表面，基质细胞衍生因子-1（SDF-1）/CXCR4信号可上调超晚期抗原4（VLA-4）等多种黏附分子，进而促进干细胞定植于造血微环境中。研究证实，血管细胞黏附分子1（VCAM-1）/VLA-4和SDF-1/CXCR4是维持干细胞存在于骨髓的核心环节，干扰这两条通路可有效诱发干细胞动员。

造血干细胞存在于骨髓中由基质细胞、成骨细胞、破骨细胞、内皮细胞和细胞外基质组成的高度组织化的三维微环境，富含胶原、纤连蛋白和蛋白多糖。造血干细胞通过细胞表面表达的多种黏附分子与骨髓基质上表达的配体相互作用，锚定在骨髓微环境中。造血干细胞表面表达的黏附分子包括CXCR4、CXCR2、白细胞功能相关抗原-1（LFA-1）、超晚期抗原-4（VLA-4）、酪氨酸激酶受体c-Kit、Mac-1、细胞表面糖蛋白CD44和CD62L。这些黏附分子在骨髓基质上表达的同源配体包括SDF-1（又称CXCL12）、GRO-β、血管细胞黏附分子-1（VCAM-1）、Kit配体（KL）、CD62、透明质酸、Pselctin和糖蛋白配体-1。抑制HSC和基质细胞之间的黏附分子-配体相互作用可以改善干细胞动员。可溶性c-Kit受体通过破坏HSC表面c-Kit与配体的相互作用来动员$CD34^{+}$细胞，联合使用抗VLA-4抗体和GCSF治疗可以使小鼠和灵长类动物的干细胞动员提高5～8倍。

SDF-1与其受体CXCR4的相互作用调节造血干细胞在骨髓微环境中的迁移和存活。在GCSF动员干细胞的过程中，骨髓中SDF-1蛋白和mRNA的表达在G-CSF与骨髓微环境中单核细胞系细胞（巨噬细胞和破骨细胞）上的受体结合后被下调（图3-5）。

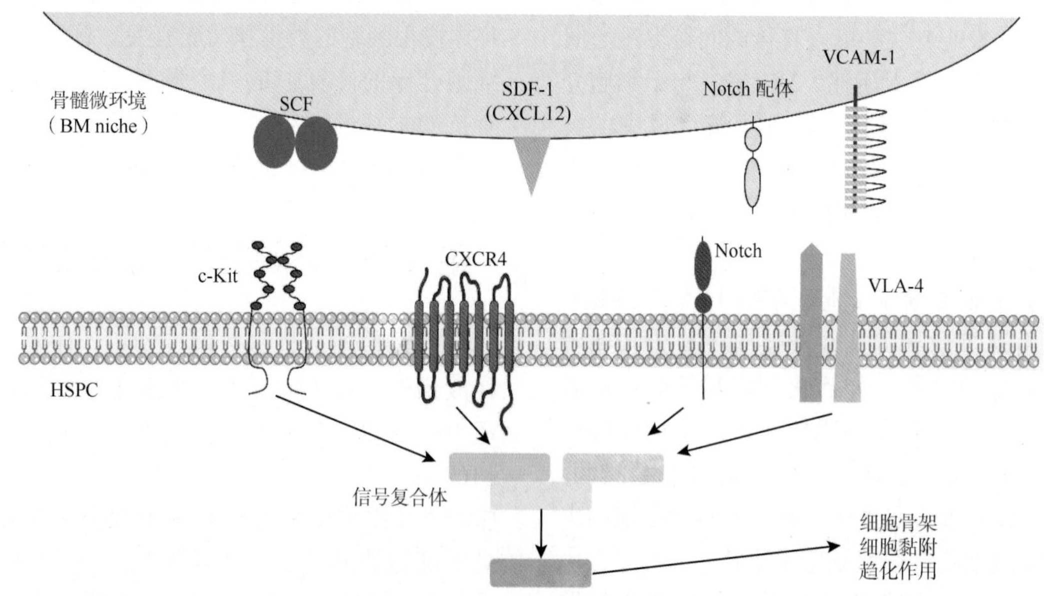

图3-5 GCSF动员干细胞的过程：造血干细胞与骨髓基质细胞间的物理相互作用

几个成对的受体-配体分子被鉴定出来，它们可以将细胞拴在骨髓基质细胞上

Wnt信号通路与维持组织稳态和干细胞功能密切相关，在发生损伤后，细胞内Wnt信号通路起到了重要作用。Wnt蛋白主要通过跨膜受体发挥细胞功能，包括卷曲蛋白（FZD）和脂蛋白受体相关蛋白（LRP），以及非典型受体，如受体酪氨酸激酶样孤儿受体（ROR）。FZD是主要的Wnt受体，既可以参与β-catenin依赖的信号转导，也可以参与β-catenin非依赖的信号转导。在β-catenin依赖的Wnt信号中，FZD与LRP5或LRP6相互作用，将细胞外信号转化为细胞反应。β-catenin非依赖性通路不需要LRP5-6，其中包括调节组织取向的平面细胞极性信号通路和Wnt/钙依赖通路。这些通路涉及FZD受体和其他几种非FZD Wnt受体，包括酪氨酸激酶受体（如ROR2和RYK）。值得注意的是，虽然Wnt配体-受体的相互作用对Wnt信号转导结果至关重要，但Wnt配体受体的特异性相互作用及其在疾病过程中的修饰在很大程度上仍未被探索。

Wnt/β-catenin信号是Wnt信号分支，它对器官动态平衡和疾病发病机制的影响在过去的十年里已经引起了人们的极大兴趣。当Wnt信号缺乏时，细胞内游离的β-catenin极少，部分结合在由肿瘤抑制蛋白（APC）、丝氨酸-苏氨酸蛋白激酶3（GSK3）和轴蛋白（Axin）共同组成的蛋白复合体上，导致β-catenin磷酸化而降解，因此细胞内游离的β-catenin维持极低水平。为了启动β-catenin依赖的信号转导，Wnt配体与由FZD5/6受体组成受体复合物结合。这种二聚体的形成启动了构象变化，抑制GSK-3等蛋白形成β-catenin降解复合物的降解活性，从而稳定β-catenin在细胞质中的积累并移位到细胞核中。在细胞核内，β-catenin与Tcf/Lef转录增强子结合，从而促进特定基因的转录和增加Wnt/β-catenin信号产物。

Wnt信号由许多不同的机制严格控制。已经描述了Wnt信号的细胞外抑制剂，如分泌的卷曲相关蛋白，一组竞争Wnt配体结合的胞外可溶性受体，Wnt抑制因子-1（WIF-1），它结合依赖于β-catenin的Wnt配体和与Wnt配体竞争受体结合的Dickkopf蛋白。同时，细胞外Wnt信号增强也已被确认。R-海绵蛋白是一种分泌蛋白，能与富含亮氨酸重复序列的G蛋白偶联受体结合，可以增强LRP6磷酸化，从而增强Wnt/β-catenin信号转导。综上所述，Wnt通路包括多种细胞外、膜结合和细胞内信号介质，同时，Wnt的信号成分，包括细胞外Wnt配体和调节因子、（跨）膜受体和细胞内蛋白，在损伤修复的发生和发展中起重要作用（图3-6）。

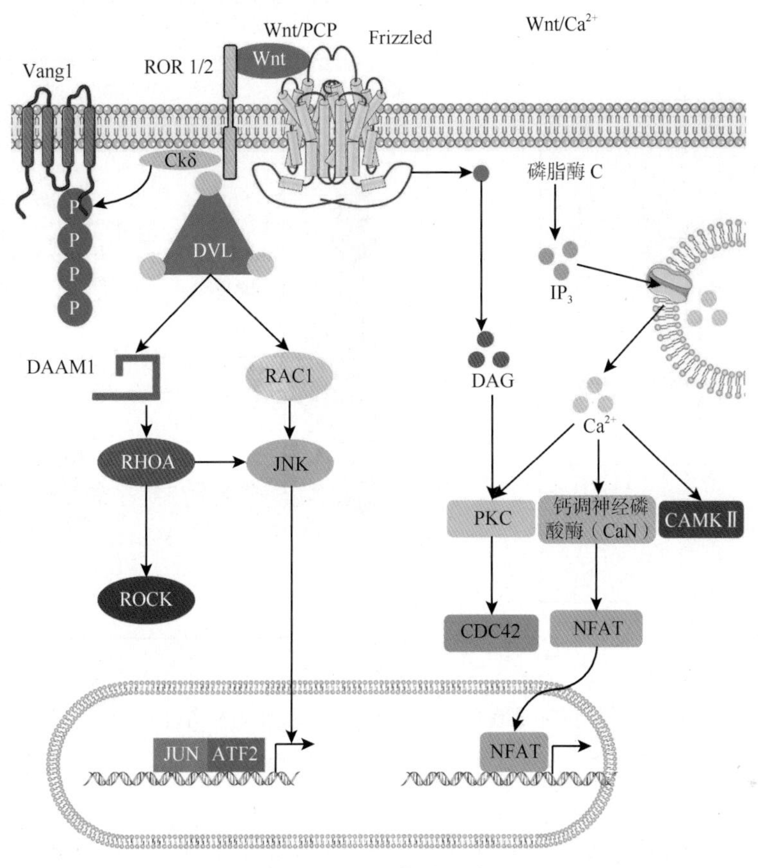

图3-6　Wnt信号通路

在Wnt分泌细胞中，Wnt配体表达增强是信号通路的第一步。导致Wnt基因转录激活的因素和机制目前仍不清楚。翻译后，未成熟的Wnt配体（蓝色）在内质网（ER）中被豪猪碱棕榈酰化。然后，成熟的Wnt（Red）以不清楚的机制分泌，涉及EVI跨膜蛋白。分泌的Wnt配体的形式（游离的或与脂泡结合的）仍然不清楚。在细胞外环境中，分泌型卷曲相关蛋白（sFPR）可以靶向并隔离Wnt配体。在Wnt反应细胞中，在没有Wnt刺激或Dkk与FZD结合后，Axin、Apc、GSK-3和CK-1在细胞质中形成一个多蛋白复合物，称为β-catenin破坏复合物。β-catenin被GSK-3和（或）CK-1磷酸化，导致其泛素化和蛋白酶体降解。当Wnt蛋白存在时，它们作为细胞外配体与FZD表面受体结合。在刺激下，FZD和膜蛋白LRP5/6形成活化的复合物，导致质膜内侧的杂乱聚合，β-catenin破坏复合物的募集。这种膜上的募集有利于LRP6对GSK-3的抑制。Tankyrase还通过腺苷二磷酸-核糖化作用靶向轴蛋白降解，破坏β-catenin降解复合物的稳定性。因此，β-catenin在其核转位之前没有磷酸化并在细胞内积聚，而是作为转录共激活因子与Tcf/Lef转录因子一起发挥作用，并诱导下游基因的表达。

第三节　内源性干细胞迁移机制

骨髓间充质干细胞是细胞治疗和组织工程中最常用的干细胞，然而，在愈合过程中，骨髓间充质干细胞通过外周循环从骨髓中动员并迁移到损伤组织中是前提条件。在这一运输过程中，骨髓间充质干细胞的迁移受到机械和化学因素的调控。骨髓间充质干细胞具有归巢能力，这意味着它们可以迁移到损伤部位，具有分化为损伤部位局部成分的能力，以及分泌有助于组织再生的趋化因子和细胞因子的能力。作为对损伤信号的响应，骨髓间充质干细胞可能会从它们的干细胞巢进入外周循环，穿过血管壁到达靶组织，它在细胞治疗中的效果取决于其归巢能力和长期植入损伤部位的能力。骨髓间充质干细胞到靶组织的运输是一个复杂的过程，这一传递过程受化学因素（如趋化因子、细胞因子、生长因子）和机械因素（如以剪应力、血管循环拉伸和细胞外基质刚度形式施加于血管壁的血流动力）的影响（图3-7）。

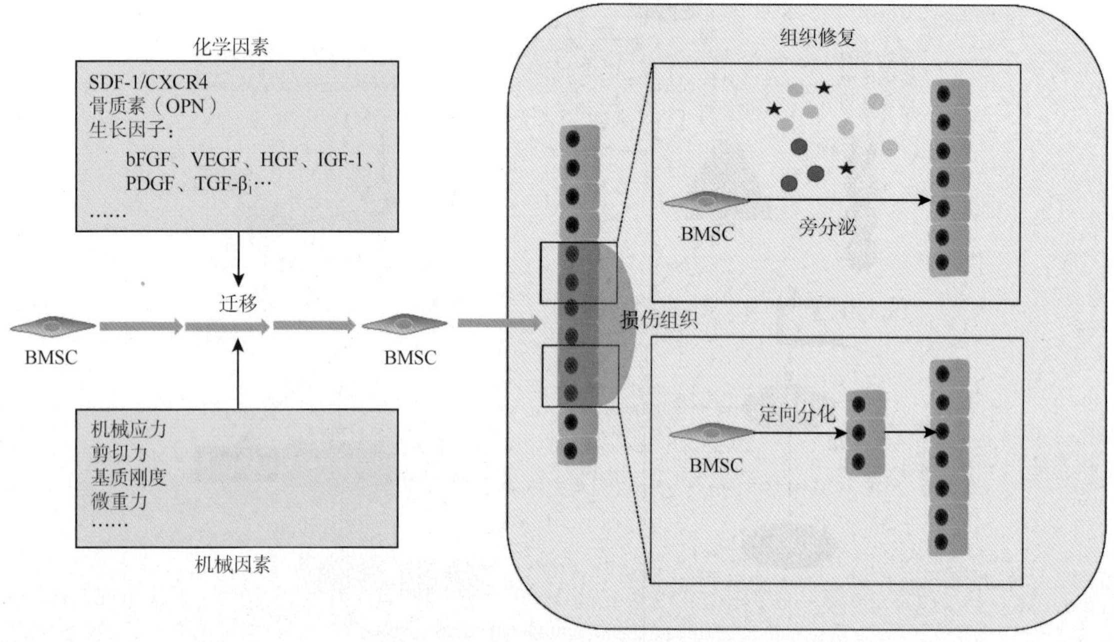

图3-7　骨髓间充质干细胞对损伤信号的响应：骨髓间充质干细胞一旦接受到损伤组织释放的损伤信号，就会通过外周循环从骨髓迁移到损伤组织，并受到多种机械和化学因素的调节，通过旁分泌和（或）定向分化两个关键作用对损伤组织进行修复

干细胞向受损组织部位的转运受多种化学因素的调节，如趋化因子、生长因子和集落刺激因子等细胞因子。

（一）SDF-1/CXCR4轴

大量研究表明基质衍生因子-1（SDF-1）/CXC趋化因子受体4（CXCR4）轴对干细胞迁移至关重要。体外实验表明，当SDF-1浓度低于100ng/ml时，随着SDF-1浓度的增加，干细胞迁移数量增加，然而，当SDF-1浓度超过100ng/ml时，迁移细胞的数量随着SDF-1浓度的增加而减少。SDF-1/CXCR4轴在诱导干细胞迁移到损伤部位和参与组织再生过程中起关键作用。例如，SDF-1/CXCR4在干细胞对受损肝脏的募集中起着重要作用，随着SDF-1浓度的增加，CXCR4的mRNA和蛋白质表达逐渐增加，移植SDF-1诱导表达CXCR4的干细胞可以促进颅脑损伤的修复，同时，SDF-1预处理增加了干细胞的迁移，并促进了骨骼肌再生。此外，已有研究证实，组织损伤后SDF-1的表达水平显著升高，表达CXCR4的干细胞向SDF-1梯度募集在心脏恢复过程中起着至关重要的作用。总而言之，SDF-1/CXCR4轴在干细胞迁移调控中起重要作用，增加CXCR4的表达可能是提高骨髓间充质干细胞迁移能力、加快组织修复效率的潜在策略。

（二）骨桥蛋白

骨桥蛋白（OPN）是一种在多种组织中合成的*O*-糖基磷酸蛋白，也是一种在心、肾、肺、骨等组织损伤和炎症时上调的细胞因子，骨桥蛋白表达的增加与细胞迁移和存活能力的增强有关，尤其是能够增加干细胞的迁移。研究表明，干细胞向OPN的迁移是以浓度依赖的方式发生的。进一步的机制研究表明，骨桥蛋白通过连接整合素β_1促进干细胞整合素β_1的表达，促进干细胞迁移。细胞体动态重塑自身的能力对迁移行为很重要，细胞如何重塑其形状与其细胞刚度有关，而细胞刚度由细胞骨架的结构决定。由于细胞核比周围的细胞质坚硬，它的大小和硬度是细胞通过狭窄的开口迁移的主要障碍。OPN体外处理通过FAK-ERK1/2途径减少了有组织的肌动蛋白细胞骨架的数量，导致原子力显微镜观察到的细胞刚度降低从而导致骨髓间充质干细胞迁移增强，同时，骨桥蛋白可通过FAK-ERK1/2途径降低干细胞的核硬度，并通过FAK-ERK1/2途径减少保持核硬度主要因素层蛋白A/C的表达，促进干细胞迁移。有趣的是，细胞骨架通过SUN1蛋白（核骨架和细胞骨架连接物的关键成分）来控制细胞核的形态和硬度，从而在OPN增加的BMSC迁移中发挥重要作用。通过ERK1/2信号通路应用OPN改变了染色质组织，也促进了骨髓间充质干细胞的迁移。

（三）生长因子

生长因子是一类调节细胞迁移、增殖、分化和细胞外基质合成的多肽。研究发现，生长因子在干细胞的迁移中起着重要作用。目前，组织修复常用的有碱性成纤维细胞生长因子（bFGF）、VEGF、HGF、胰岛素样生长因子-1（IGF-1）、PDGF和TGF-β_1等。大量研究表明，这些生长因子对于诱导骨髓干细胞迁移到损伤部位以及干细胞参与组织再生至关重要。

1. bFGF　bFGF是一种强有力的有丝分裂原，可以刺激不同类型细胞的迁移，特别是可以增加干细胞的迁移，并使干细胞迁移到损伤部位发挥重要作用。bFGF梯度实验表明，低浓度的bFGF促进干细胞的迁移，而高浓度的bFGF抑制干细胞的迁移。此外，bFGF还能促进损伤部位的恢复，例如，血小板衍生的碱性成纤维细胞生长因子将人骨髓间充质干细胞招募到内皮细胞，并诱导骨髓间充质干细胞参与内皮损伤后血管完整性的恢复，心肌梗死后逆行输注骨髓间充质干细胞和伴随的bFGF可促进心功能恢复，同时，bFGF通过上调$\alpha_V\beta_3$整合素的表达，激活MEK/ERK通路和依赖于磷脂酰肌醇3-激酶的Akt通路来促进骨髓间充质干细胞的迁移。

2. VEGF　VEGF及其受体VEGFR是几种类型细胞生长、发育和迁移的重要调节因子。内皮生长因子家族中最丰富和最活跃的成员是VEGF-A。研究表明，VEGF-A可以刺激血小板源性生长因子受体（PDGFR），从而调节人骨髓间充质干细胞的迁移和增殖，在人骨髓间充质干细胞中过表达VEGF刺激梗死心脏中SDF-1α的表达，可导致骨髓间充质干细胞和心脏干细胞的大量动员和归巢，这有利于缩小梗死面积，这些结果为VEGF如何在组织再生和疾病过程中调节骨髓间充质干细胞募集提供了重要的新见解。

3. HGF　HGF是间充质来源的多效性生长因子，能促进多种细胞的运动、增殖、迁移和存活。HGF的同源受体c-met在干细胞中的表达受到HGF浓度梯度的强烈吸引，导致干细胞在体外的转运增加，一些关键的信号分子参与了HGF诱导的干细胞迁移。例如，HGF通过激活Akt和FAK通路增加microRNA-221和microRNA-26b的表达，从而增加大鼠干细胞的迁移，鼠骨髓间充质干细胞暴露于HGF可通过PI3K依赖途径增加迁移。

4. IGF-1　IGF-1可以诱导多种类型细胞的迁移和增殖。IGF-1可以调节骨髓间充质干细胞的迁移，并对开发新的干细胞治疗策略有意义。在大鼠骨髓间充质干细胞中过表达IGF-1可改善梗死心脏的存活和植入，并通过旁分泌释放SDF-1促进干细胞募集，小鼠骨髓间充质干细胞在输注前用IGF-1预处理可改善细胞迁移能力，并在急性肾损伤后恢复正常肾功能。对潜在机制的探索发现，IGF-1增加了大鼠BMSC中SDF-1受体CXCR4的表达水平，从而通过PI3K途径显著增加了BMSC对SDF-1的迁移反应。IGF-1促进骨髓间充质干细胞的迁移可以提高其治疗潜能，为器官修复提供了一种新的治疗模式。

5. PDGF　PDGF是血小板在脱颗粒过程中释放的一种多肽二聚体。人血小板含有PDGF-AB、PDGF-BB和PDGF-CC，可与PDGFR（PDGFRα和PDGFRβ）结合。人干细胞对几种因子，包括胎牛血清、PDGF、VEGF和IGF-1都表现出明显的趋化反应，而PDGF是最有效的促进干细胞迁移的因素，这表明PDGF可能是干细胞募集和组织修复中最有效的生长因子。局部静息驻留的成纤维细胞在损伤后被激活，在招募干细胞方面起着关键作用。在体外伤口愈合实验中，PDGF-BB激活的成纤维细胞引起小鼠骨髓间充质干细胞迁移显著增加。

PDGFR在诱导骨髓间充质干细胞迁移中也起重要作用。当表达绿色荧光蛋白的人胎盘间充质干细胞局部应用于小鼠的切除创面时，PDGFR-β^+干细胞（表达PDGF受体的干细胞，PDGFR-β）积极地掺入伤口组织，与PDGFR-β^-干细胞（不表达PDGF受体的干细胞）相比，可增强植入并加速伤口愈合，表明PDGFR-β可用于鉴定此类促进创面愈合的骨髓间充质干细胞。在人结肠癌原位移植模型中，PDGFR信号的阻断抑制了MSC在肿瘤微环境中的迁移和存活，从而抑制了结肠癌的进展生长。来自发展为支气管肺发育不良的婴儿的新生儿肺间充质干细胞显示PDGFR-α和PDGFR-β的基因和蛋白表达水平降低，向PDGF治疗的迁移减少，表明PDGFR信号缺陷可影响骨髓间充质干细胞迁移。这些发现为研究PDGF诱导干细胞迁移的分子机制提供了新的思路，可能与调控干细胞功能和某些损伤或疾病后的组织重塑有关。

6. TGF-β_1 TGF-β_1作为一种分泌型多肽信号分子，具有广泛的生物学活性。研究表明，TGF-β_1在损伤部位分泌水平升高，并参与损伤部位的修复。在小鼠心肌缺血再灌注损伤中，TGF-CXCR1的表达增加，通过调节TGF-β_1的表达，诱导骨髓间充质干细胞归巢，修复心肌损伤。在蟑螂变应原提取物诱导的哮喘小鼠模型中，观察到蟑螂变应原提取物诱导的小鼠肺组织中有较高水平的活性TGF-β_1，这可能是全身注射绿色荧光蛋白+骨髓间充质干细胞后骨髓间充质干细胞募集增加的结果。使用在损伤部位高表达的TGF-β_1预处理小鼠骨髓间充质干细胞，在同基因小鼠创伤模型中改善了伤口闭合。研究表明，N-cadherin、PI3K/Akt、ERK1/2、FAK和p38信号通路参与了人骨髓间充质干细胞对TGF-β_1的迁移。对于损伤部位，分泌TGF-β_1是募集骨髓间充质干细胞的重要途径，而TGF-β_1预处理可能是促进骨髓间充质干细胞迁移的有效途径。

第四节　内源性干细胞对不利微环境的耐受及其死亡

干细胞被封闭在组织特有的微环境中，这种微环境能够显著影响其生物学功能和新陈代谢的活力。椎间盘（IVD）的特殊微环境具有氧分压低、过度应激或应变、高渗、低pH和营养供应不足等特点，这对植入或内源性干细胞的生存和功能提出了挑战。椎间盘细胞的一个最重要的特征是，由于缺乏血液供应，它们生活在缺氧的条件下。在低氧条件下，髓核干细胞（NPSC）表现出比成体干细胞（ASC）更好的细胞增殖能力，与常氧环境相比，其软骨形成能力也得到了增强。对软骨终板干细胞（CESC）而言，低氧预适应可能会削弱其成骨诱导分化，提示缺氧的抗矿化作用。因此，生理性缺氧可能有利于椎间盘源性干细胞（IVDSC）正常生理功能的发挥。然而，在退变过程中，血管可能会通过裂隙侵入IVD，这可能会增加IVDSC的氧水平，破坏IVDSC的生理缺氧微环境。因此，恢复缺氧微环境可能有利于基于IVDSC的IVD内源性修复。除缺氧外，机械负荷过大是另一个重要的微环境因素。椎间盘特有的生物力学特性对IVDSC的生物学功能产生了广泛的影响。体外研究表明，周期性张应力可通过BNIP3/Bcl-2途径诱导CESC凋亡，而静态压应力可诱导NPSC线粒体凋亡。除了诱导细胞死亡外，应激刺激对于干细胞的正常功能也是必不可少的。例如，AFSC合成的ECM组分的比例随流体剪切力的变化而变化，因此，进一步的研究应该集中在探索各种方法来保护IVDSC免受过度机械负荷所致的细胞死亡和功能障碍的影响。同时，通过优化体外培养的IVDSC的机械刺激，也可以制备出仿生基质。此外，高渗、低pH和营养供应不足也是重要的微环境因素，不利于植入或内源性干细胞。健康的髓核（NP）、纤维环（AF）和软骨终板（CEP）的渗透压（450～550mOsm/L）明显高于正常血（280～320mOsm/L）。高渗透压会降低NPSC的活力、增殖，以及SOX-9、聚集素和Ⅱ型胶原的表达水平。将ASC与在酸性环境中培养的NPSC进行比较，发现NPSC在增殖和细胞活力方面受到的抑制较少。同时在NPSC中，酸敏感离子通道（ASIC）在酸诱导的细胞凋亡及干细胞相关基因和细胞外基质合成的下调中起着重要作用。

一、机械压力对干细胞的影响

相关研究表明，机械环境可以影响使用自体骨膜移植物和骨髓间充质干细胞移植的兔关节软骨愈合，同时关节相关的机械力刺激了干细胞的软骨细胞分化，以及分化后的干细胞的软骨特异性大分子的产生和沉积。事实上，已经证明压缩负荷调节成熟软骨细胞的软骨基质生物合成，而循环静水压力在软骨形成过程中增强了人干细胞的细胞外基质合成。

毛囊小型化通常与毛囊干细胞（HFSC）损失有关。研究表明HFSC损失或直径减小会减小干细胞巢的大小，从而导致HFSC的压缩及其凋亡。从机制上讲，细胞压力会激活机械敏感通道Piezol，从而触发钙流入。该过程以毛发周期依赖性方式增加TNF-α的敏感性，从而在其他耐药的HFSC中诱导异位细胞凋亡。Piezol和TNF-α信号通路也存在于椎间盘细胞中，这也许表明，压力导致椎间盘退变，其中一个机制是通过压力影响椎间盘干细胞巢微环境，使得椎间盘干细胞凋亡（图3-8）。同时也有研究表明，适当的压力对椎间盘退变的修复具有促进作用。因此压力对于椎间盘退变的内源性修复的影响，仍值得探究。

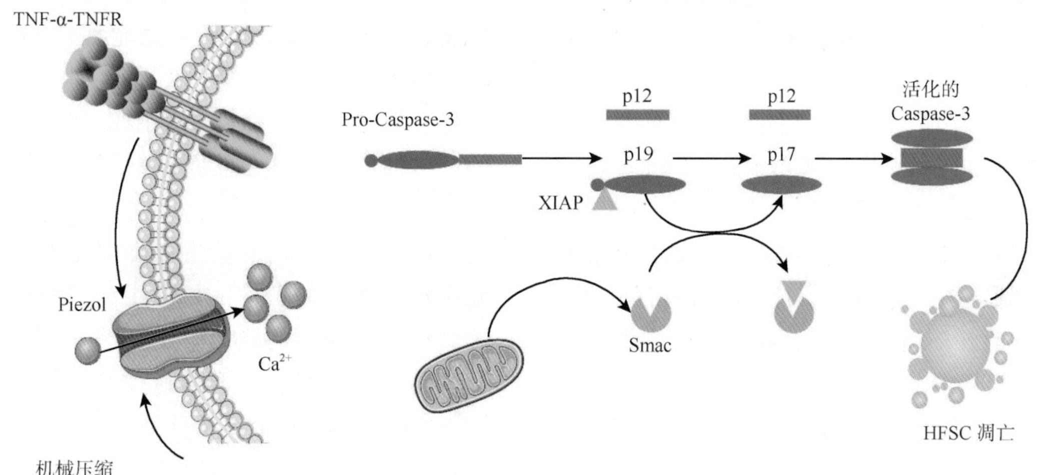

图3-8 Piezol-钙-TNF-α轴介导的机械感觉信号：毛囊干细胞脱落或直径减小导致干细胞巢的缩小，从而导致HFSC的机械性压缩以及在衰老和疾病中的凋亡丧失；Piezol触发Ca^{2+}流入，激活TNF-α，导致HFSC凋亡

二、缺氧对干细胞的影响

氧浓度的变化会影响干细胞和祖细胞的许多特征，人骨髓间充质干细胞在低氧环境下体外培养7代，可以使其在6周内扩增约30倍而不会丧失多谱系分化能力。缺氧条件下，干细胞在达到融合后仍保持生长速度，形成多细胞层，缺氧的干细胞在细胞形态和核形态上也有差异，同时也会加强细胞外基质形成，进一步促进组织再生。这些细胞特性的改变伴随着Oct-4和HIF-2α mRNA水平的升高，以及缝隙连接形成所需的连接蛋白-43表达水平的增加。这项研究的结果表明，氧浓度影响干细胞生理的许多方面，包括生长和体外发育，可能是扩增和分化过程中的一个关键参数。

在低氧环境中，软骨生长因子TGFb和地塞米松对骨髓间充质干细胞Ⅱ型胶原表达和蛋白多糖沉积的诱导作用明显强于常氧条件下软骨生长因子诱导的细胞Ⅱ型胶原表达和蛋白多糖沉积，转录因子缺氧诱导因子-1α（HIF-1α）是细胞缺氧反应的重要介质，骨髓间充质干细胞暴露于低氧后，HIF-1α从胞质移位到细胞核，并与其靶DNA共同序列结合，并且HIF-1α与自噬密切相关，而适度的自噬可以减少细胞死亡的发生。同样，缺氧引起AKT和p38丝裂原活化蛋白激酶磷酸化增加，位于HIF-1α激活的上游。此外，PI3K/AKT抑制剂LY294002和p38抑制剂SB 203580可阻止缺氧诱导的HIF-1α的产生。在ATDC5软骨前体细胞中，缺氧本身有利于软骨形成，而胰岛素介导的软骨形成被缺氧抑制，在小鼠ST2基质细胞中，暴露于1%的氧气增加了一些与软骨细胞分化相关的基因的表达，并促进了软骨细胞的表型，相反，在微团培养生长的脂肪间充质细胞中，缺氧对软骨生成和成骨都有抑制作用。因此，越来越清楚的是，环境氧分压对软骨和骨的形成有影响，这具有生理学意义，因为软骨内骨是在无血管条件下形成的，而发育中生长板中的软骨细胞是缺氧的。转录因子HIF-1α是细胞对低氧环境作出反应的固有能力的组成部分。HIF-1α由人软骨细胞表达，一些软骨相关基因受HIF-1α转录调控，鉴于软骨组织处于低氧环境中，HIF-1α被认为在此条件下对于维持软骨细胞表型起关键作用。相关研究表明，在胎儿发育过程中，形成软骨内骨的间充质凝聚是缺氧的，并且HIF-1α在体内调节早期软骨发生和关节发育，因为有条件地敲除HIF-1α会损害软骨原基的形成。此外，在脂肪来源的基质细胞中，HIF-1α的表达会控制成脂和成软骨分化之间的平衡。在常氧条件下，干细胞胞质中可检测到HIF-1α免疫反应。

因此可以发现，大鼠干细胞对缺氧的反应是通过迅速增加AKT和p38磷酸化以及随后稳定HIF-1α来实现的。长期低氧暴露增强了TNF-β诱导的软骨生成，而HIF-1α复杂地参与了缺氧促进软骨形成的过程，这一分子途径可能与软骨发育具有生理相关性。此外，当考虑软骨组织工程的最佳培养条件时，低氧环境很可能有利于体外刺激软骨形成，从而开发由干细胞前体细胞制成的软骨植入物。

三、葡萄糖对干细胞的影响

葡萄糖能显著影响干细胞的增殖、凋亡和分化。在大鼠干细胞中，低糖浓度比高糖浓度能更好地刺激增殖，增强CFU形成能力，减少凋亡。然而，与大鼠干细胞不同的是，人干细胞对短期（24小时或48小时）高糖的暴露具有抵抗力，其生长因子的产生和增殖能力没有变化。

细胞培养液中高糖浓度对人骨髓间充质干细胞生长因子的产生或增殖无明显影响。在克服使用障碍的同时，最大限度地发挥骨髓间充质干细胞的有益特性，是优化其在人类疾病治疗中的使用效益所必须采取的基本步骤。大量的证据表明，移植的干细胞在短短几分钟到几个小时内就能将它们的一些因子传递给受伤的组织，这些短期保护作用可能次要于这些细胞分泌旁分泌因子的能力，如VEGF、HGF和FGF-2等。这些生长因子中的每一种都对处于危险或受损的组织具有潜在的有益和保护作用，如VEGF和FGF-2是参与新血管生成、内皮细胞增殖和募集、伤口愈合的重要因子，它们从干细胞中释放，介导参与细胞间相互作用，发挥积极效应，包括保护心肌免受缺血/再灌注损伤，改善心肌和外周组织缺血后的组织灌注和减少组织梗死，以及保护脊髓损伤和损伤后的梗死。葡萄糖浓度可能会影响干细胞的功能和增殖，并且是一个很容易操纵的变量，可以方便地优化干细胞的体外扩增及这些细胞在体内的功能和存活。

相关研究数据显示，人间充质干细胞中的JAK/STAT和p38MAPK信号在短期内不受葡萄糖浓度的影响。因此，可以推测干细胞的增殖和生长因子的产生不受葡萄糖浓度的影响，因为这些细胞即使在高糖培养基中也能维持JAK/STAT和p38MAPK信号通路的功能，而在其他类型的细胞中却并非如此，那么在干细胞中究竟是如何实现的，目前尚不清楚。然而，干细胞的某些表型和代谢特征可能提供了解释，例如，钠依赖或独立的葡萄糖转运蛋白的数量和类型在不同类型的细胞中都有不同的表达，并可能在细胞利用和响应环境中的葡萄糖的能力中发挥重要作用。相关研究表明：骨髓间充质干细胞有可能改变葡萄糖转运蛋白的表达，这取决于环境的影响。

干细胞治疗的许多短期益处可以归功于这些细胞的旁分泌作用，因此，干细胞研究人员面临的一个重要挑战和目标是确定在体外和体内对干细胞执行旁分泌作用的能力产生负面或正面影响的因素。研究数据显示：短期高糖浓度对人干细胞的生长因子产生和增殖能力没有影响，并且干细胞可用于治疗的许多临床条件的特点是继发于糖尿病或急性应激的高血糖，此外，无论是在体外还是在体内，葡萄糖的浓度都相对容易控制和操纵。因此，重要的是要确定葡萄糖对干细胞的影响，以便能够利用和最大限度地发挥其治疗潜力。

四、pH对干细胞的影响

基质酸度在细胞的功能和活性中起重要作用，并且先前被确定为影响干细胞行为的关键因素。在晚期退变过程中，pH显著下降，因此了解pH对干细胞的影响至关重要，在中性pH条件下，干细胞的基因表达、增殖和活性将保持不变，但当pH低于一定阈值时，干细胞的功能和活性将显著降低。因此，需要了解不同的酸度水平如何影响干细胞的行为。

随着酸度的增加，生物合成速率下降，聚集素、Ⅰ型胶原蛋白和TIMP-3 mRNA的表达下调，值得注意的是，在pH为6.5时发现细胞数量显著减少和生物合成速率降低。这种mRNA表达的下降是随着pH的降低而逐渐降低的，特别是对于来自成熟供体动物的干细胞。而来自年轻和成熟供者的干细胞反应相似，在pH低至6.8的年轻者的干细胞中，合成代谢和分解代谢mRNA的表达维持在正常稳定水平，提示与成熟者的干细胞相比，年轻者的干细胞反应阈值更大。同时，基因表达和形态学结果表明，pH水平影响表型和生物合成速率。合成代谢和抗分解代谢mRNA测量的减少，以及MMP-2的表达普遍缺乏变化，但最低的pH水平表明向更多的分解代谢反应转变。pH的下降可以刺激IL-8的产生（通过p38和NF-κB途径），并且已知某些细胞因子可以影响基质蛋白的表达和产生。

pH条件对Caspase-3表达无明显影响，这可能是由于Caspase-3的表达是早期凋亡标志物，可能在培养5天后达到平台期或稳定期。当成纤维细胞在酸性环境中培养较短时间（1～3天）时，通过蛋白质组学分析可以观察到某些凋亡标志物如Flat-1或TRAIL APO2-L的表达增加。同时没有检测到p53的表达，这表明在三维培养中增加细胞对于未来的研究将是很重要的。

此外，基质酸性对干细胞比对其他细胞更有害。用^{35}S-硫酸盐掺入法测定牛髓核细胞在pH为6.8以下（与pH为7.2相比）硫酸化糖胺聚糖的合成减少，^{3}H-脯氨酸的掺入对细胞外pH的敏感性较低。在类似的培养系统中，当pH降至6.7时，细胞活力下降，pH为6.2时下降更为明显，尤其是在营养缺乏条件下培养细胞时。椎间盘细胞表达酸敏感离子通道蛋白（ASIC），这可能与它们在酸性条件下的生存能力有关。成功再生椎间盘的一种方法可能是使用预分化的干细胞，使用生长因子，或者让干细胞像在体内一样对改变的pH进行更渐进的适应。同时，脊索细胞也比椎间盘细胞对pH的变化更敏感，这可能是椎间盘细胞在衰老和退化过程中酸性逐渐增加所致。

第五节　内源性干细胞的归巢及分化

一般说来，归巢被定义为细胞通过血流在全身循环，直到被靶器官中的微血管内皮细胞阻断，但具体信号通路尚未完全阐明。为了使预期的促血管生成干细胞/祖细胞到达目的地，干细胞必须通过内皮层进行迁移，干细胞的这种运输模式对于造血干细胞来说是最好理解的，但这一过程也可能适用于其他类型的干细胞。近来，细胞归巢的定义已被广泛扩展，包括活跃地招募驻留在组织中的内源性细胞，包括干细胞/祖细胞进入受损组织/器官。这种模式被称为间质迁移或主动阿米巴运动，这种模式规定干细胞识别并服从血管外信号，这些信号独立于血流发生。

损伤的成人组织的再生潜力意味着在多个组织中存在干细胞/祖细胞，这些干细胞/祖细胞可以通过ECM迁移到损伤部位，然后分化为新的组织。在伤口愈合级联过程中，血管周围的干细胞巢可能是将第一批细胞输出到损伤部位的解剖学位置，尽管血液中的细胞随后可能会在适当的时候到达并参与修复过程。同时，这些干细胞巢中的干细胞可以由来自骨髓或其他组织干细胞巢的前体细胞直接借助血流补充。因此，内源性干细胞/祖细胞对于受损组织/器官的自我修复有着很大的应用前景，但它们首先需要通过血流或主动的阿米巴运动找到它们需要的地方。在干细胞归巢无效的情况下，很难确保足够数量的干细胞到达受损区域，这限制了目前对内源性干细胞的使用。

在当前，细胞移植是补充干细胞库的最常见方法，但组织再生不应局限于供应方的方法，而应寻求一种恢复组织最初愈合能力的策略，在这一点上，从受损部位及其周围，原位调动干细胞，诱导内源性修复是一种治疗损伤组织或器官很有前景的方法。同样，在年老或患病的个体中，内源性干细胞潜能的重新激活可能有助于受损器官的恢复，这是由内源性干细胞归巢策触发的干细胞移植替代治疗方案，在干细胞生物学领域，术语“归巢”通常是指干细胞通过血流到达特定解剖目的地的能力，通常是远距离的。事实上，这种归巢对于所有基于干细胞的疗法都是必需的，无论细胞是内源性的还是人工给药的。除了通过血流归巢外，居住在邻近健康组织内的高度增殖的克隆性干细胞/祖细胞群体也可能被招募到损伤部位，招募过程可以由外部刺激来促进，如提供细胞归巢因子，提供新的治疗选择，以利用宿主天生的再生能力，与使用体外生物反应器和生物材料进行干细胞输送相比，宿主细胞归巢的相关成本和复杂性应该降低，此外，还有与临床安全性和技术缺陷相关的问题。

在干细胞巢内，干细胞暴露在大量复杂的生化混合物中，包括可溶性趋化因子、细胞因子、生长因子、不溶性跨膜受体配体、蛋白酶、黏附分子（选择素和整合素）和细胞外基质分子，干细胞受到这些因素协同作用的影响。因此，干细胞巢可确保这些前体在发育过程中适当地构建器官和组织，并促进器官发生、正常细胞周转和灾难性损伤后的修复。在每一种情况下，适当的干细胞功能通常需要细胞归巢，干细胞的定向导航对于发育过程中的器官发生以及成年后的动态平衡和修复至关重要。基于干细胞的疗法，以自体移植的形式，需要深入了解转分化潜力和细胞间的功能耦合，还需要有效地诱导足够强壮的细胞迁移到目标部位。事实上，治疗性干细胞的自我更新和转分化是毫无价值的，除非它们向靶组织的定向迁移得到适当的控制。因此，指导干细胞归巢走向有效的组织再生依赖于首先识别介导器官特异性归巢的生物活性大分子，然后操纵这些分子的活性来催化归巢过程。

归巢是细胞迁移到组织中并植入组织中的过程，在这个过程中，它们可以发挥修复的作用，因此，干细胞的靶向运输对于有效的组织再生至关重要。操纵干细胞归巢的能力使细胞成为潜在的活跃的、动态的输送工具，用于体内输送治疗性基因或药物。例如，关于干细胞迁移潜在分子机制的生物学发现促进了造血干细胞在骨髓移植中的成功治疗，可用于治疗血液相关性疾病，如白血病、淋巴瘤和骨髓瘤。虽然白细胞归巢到炎症部位有很好的特征，但是干细胞迁移到损伤部位的分子和细胞机制仍不完全清楚，这一多方面的动员过程是由众多的趋化因子、黏附分子和生长因子协调的，需要强有力的控制才能安全有效地再生功能组织。间充质干细胞是组织工程和再生医学领域研究最多的成体干细胞，因为其易于从骨髓中分离出来，并可在保持分化潜能的同时进行扩增。在临床前和临床试验中，这些细胞分别成功地用于骨质疏松性骨折与关节炎后骨和软骨的再生，以及心肌梗死后的心脏组织修复。在这种情况下，通过血管途径对外源性间充质干细胞进行微创的系统性输注是特别有意义的，再生是通过随后在外周血液中循环的间充质干细胞归巢到损伤部位而发生的。然而，在干细胞归巢无效的情况下，难以确保足够数量的重组细胞到达受损区域，这一方法的应用受到阻碍。因此，以高效的方式引导间充质干细胞迁移具有重要的临床意义，也是需要深入研究的主题，对骨髓间充质干细胞自然功能的更深入的了解，可能会为深入了解它们的主要作用模式提供基础。

无论干细胞的性质如何，它们归巢到靶部位通常需要几个相互交织的步骤。关键的初始步骤是一个被称为“滚动”的过程，在这个过程中，迁移细胞通过选择素、膜结合生长因子及其配体/受体与血管内皮细胞进行抗剪切、低亲和力的相互作用。滚动过程是细胞归巢的关键，因为它选择性地减缓所有快速流动的较大群体细胞中的循环细胞亚群，随后通过趋化因子触发整合素黏附从而使循环细胞亚群与血管壁黏附。最后，在已建立的趋化梯度的指导下，招募的干细胞在靶组织内的迁移，以及它们协同建立或破坏局部粘连、细胞骨架排列，促进基质消化的蛋白酶的分泌，以及组织成“巢”样结构，均有助于组织再生的稳定植入（图3-9）。

尽管调控干细胞归巢决策的机制以及这些归巢细胞的确切来源仍未完全解决，但内源性干细胞归巢在各种治疗应用中正发挥着越来越重要的作用，在本节，我们将列举以下几个精选的例子。

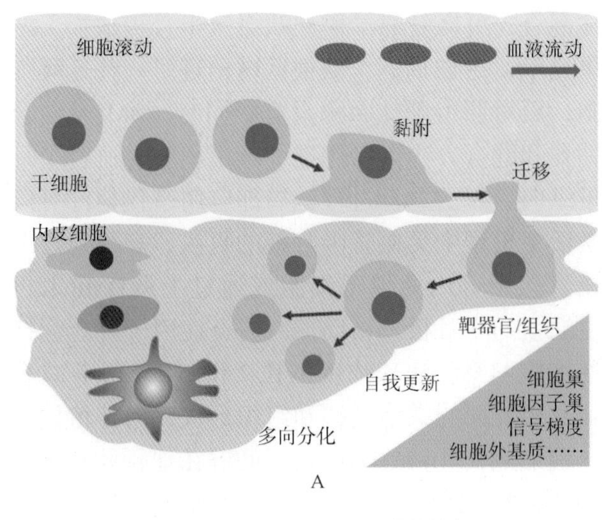

A

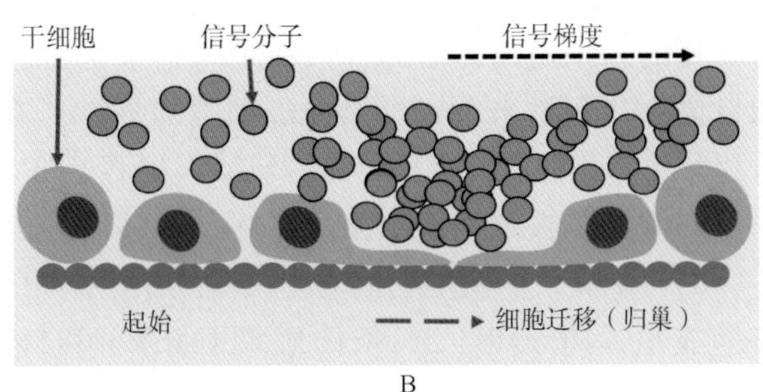

B

图3-9　内源性干细胞归巢

A.一般干细胞归巢是一个干细胞通过血液传播到全身，识别特定靶点的微血管内皮细胞并与之相互作用的过程，随之而来的是一个协调的多步骤过程；B.第二种方式称为间质迁移，在细胞外基质内，需要干细胞识别并服从血管外引导信号才能到达靶点

一、牙周干细胞归巢

牙周组织对损伤的自我修复能力有限，目前单独或联合使用的再生程序在获得完全和可预测的再生方面存在局限性，特别是在晚期牙周缺损中。最近有研究发现，牙周膜来源的前体细胞具有修复受损牙周组织的再生潜能。连接牙根和骨的牙周膜在成年期都不同程度地保持其再生能力，这归因于它们来自间充质干细胞谱系中不同的干细胞亚群，从而能够在体外和体内产生富含Ⅰ型胶原的成牙骨质细胞样细胞、脂肪细胞和结缔组织。因此，牙周膜干细胞可能在维持牙周膜细胞数量、结构和功能方面发挥内源性作用。在牙周损伤时，牙周膜干细胞可能会主动迁移到缺损处，并致力于几种发育谱系，即成骨细胞、成纤维细胞和成牙骨质细胞，以再生丢失的组织。众所周知，人工体内微环境可以调节和促进干细胞的运输、定向迁移、存活、自我更新和分化，因此，在牙周缺损中设计良好的生物材料可能具有激活和招募足够的宿主干细胞的潜力，以用于安全、有功能的牙周组织的再生，无论是来自牙周组织健康部分和邻近组织的干细胞巢，还是来自血液循环。

有研究显示，在没有外源性细胞移植的情况下，将经过根管治疗的真实大小的人类牙齿在实验3周内通过手术植入小鼠背部，成功地在根管中再生富含细胞和血管的结缔组织。重建的三维显微图像显示，牙髓样组织完全填满了从根尖到髓室的根管，组织整合到了天然牙本质壁，这是使用宿主作为生物反应器和招募宿主的内源性干细胞用于牙髓再生的例子。

二、骨髓间充质干细胞归巢

骨髓间充质干细胞存在于许多组织中，包括骨膜、骨髓、滑膜、小梁骨和滑液，这些细胞可以从骨髓中获取，体外繁殖，给予患者使用，也可以在人体内，从健康活跃的组织部位动员，经过血液循环，运输到达损伤部位，进行修复工作。在骨科研究领域，静脉注射骨髓间充质干细胞在动物模型中已被证明优先植入骨髓和骨中，并对受损的肌肉骨骼组织具有有益的修复作用。骨膜内层的祖细胞可刺激骨和软骨的形成，表明通过使用身体作为生物反应器，可以从相对简单的材料中生成复杂的肌肉骨骼组织。这一过程可能需要一种使用内在趋化因子和仿生材料诱导干细胞归巢的方法，以刺激、增强或控制植入部位附近骨骼的固有再生能力，这一想法消除了对体外培养的干细胞进行局部或系统给药的需要，最近被用于兔肱骨髁部根治性切除后的整个肱骨髁状突的再生。再生是通过植入定制的解剖形状的生物支架来实现的，其中注入了含有TGF-β_3的胶原凝胶，这种凝胶刺激了招募的宿主细胞的软骨分化。同时，一种含有SDF-1α的生物活性针织丝胶原海绵可以促进内源性细胞的选择性迁移和归巢，用于原位肌腱再生。在大鼠跟腱损伤模型中，外源性SDF-1α被证明在术后4～7天减少炎症细胞浸润，促进成纤维细胞样细胞向支架内定向迁移。4周后，经SDF-1α处理的肌腱显示肌腱修复基因标志物和内源性SDF-1α的表达增加，更多的生理微结构和更大直径的胶原纤维，以及更好的生物力学性能，依靠内源性干细胞归巢、局部组织反应和混合信号生物分子的功能刺激来实现肌腱或整个关节软骨关节表面与软骨下骨的成功再生。

在半月板再生和修复过程中，许多募集因子对内源性细胞归巢很重要，包括生长因子、趋化因子、富含血小板的血浆（PRP）和ECM。许多基于生长因子的策略已经被应用于半月板再生，这些策略利用了这一特性。从3D打印支架中空间释放的CTGF和TGF-β_3可以在绵羊膝关节损伤模型中招募内源性干/祖细胞并促进半月板再生。PDGF-AB也被证明对细胞归巢有很强的作用。研究表明，依次释放活性胶原酶和PDGF-AB可以吸引局部半月板细胞，促进损伤修复，胶原酶预处理的有效性表明细胞外基质的孔隙率在细胞迁移中起着重要作用，特别是通过结缔组织。PDGF和HGF对体外培养的半月板细胞均有趋化作用，PDGF-HGF联合应用可能进一步促进半月板损伤的修复，同样，内皮素-1（ET-1）和基质细胞衍生因子-1（SDF-1）也被证明可以刺激细胞迁移和归巢，促进半月板的再生和修复。掺入明胶水凝胶（GHS）稳定的成纤维细胞生长因子2（FGF-2）显示了促进兔半月板撕裂愈合的能力。一方面，这些含有FGF-2的可生物降解明胶水凝胶可以将内源性干细胞募集到半月板撕裂处；另一方面，含有FGF-2的GHS可以强烈促进半月板细胞的增殖和抑制半月板细胞的死亡。在大鼠模型中，经骨形成蛋白-7（BMP-7）处理的跟腱移植显示出比单纯肌腱移植更好的半月板再生和关节软骨保护效果，BMP-7可促进肌腱细胞纤维软骨分化和半月板特异性基质合成。毫无疑问，内源性细胞参与了半月板的再生过程。此外，BMP-7与纤维素载体混合，可修复绵羊模型缺血区半月板缺损。结果显示，在12周后，缺损区内出现了一些迁移细胞，而对照组则什么也没有。同时，BMP-7结合钻孔和缝合方法可以促进绵羊模型中无血管半月板纵向撕裂的愈合过程，局部应用辛伐他汀可以激活兔模型中无血管半月板的再生，辛伐他汀可能直接招募内源性干细胞或通过上调BMP来再生缺损的半月板。相反，一些炎症因子可能会抑制细胞归巢。病理浓度的IL-1和TNF-α显著减少半月板界面的细胞迁移和组织形成，向外植体中分别加入IL-1ra或TNF mAb可潜在地预防IL-1或TNF-α的不良反应，并可能成为促进半月板损伤后修复的未来策略。血源性产品是一种很有前途的自体生化刺激来源，可以促进细胞的募集、增殖和分化。几种血液衍生产品，包括人血清（HS）和不同的血小板浓缩物，已经在体外和体内进行了广泛的研究，以确定它们对半月板再生的影响。结果显示，10% HS、5%条件血浆（ACP）和5% PRP溶液都能很好地吸引人半月板细胞归巢。PRP是从血浆中收集血小板悬浮液产生的，其血小板浓度高于血液，从激活的血小板释放α颗粒可能在组织再生过程中起作用。ACP是为临床直接使用而设计的，与PRP相比，ACP的特点是高血小板和低白细胞浓度。在一项研究中，作者探索了HS和PRP对从早期或晚期软骨退变患者中分离的人半月板细胞的影响，结果显示，应用2.5%～30% PRP或10% HS在两组中都会导致半月板细胞招募。类似地，富含血小板的纤维蛋白（PRF）可以促进细胞迁移，促进半月板细胞的增殖和细胞外基质的合成。物理刺激也可能在内源性细胞的募集与促进半月板的再生和修复方面发挥作用。众所周知，对关节软骨施加电刺激可以促进修复。类似地，电刺激可以直接诱导半月板细胞迁移并增加结缔组织强度。最后，细胞外基质衍生的生物支架被广泛用于半月板的再生和修复，细胞外基质支架的降解产物可能是参与重建过程的各类型细胞的招募和增殖的调节器。

此外，原位组织再生利用身体的再生潜力来控制细胞组织修复功能。用于原位组织工程的生物材料设计上需要精确地控制生物物理和生化线索，将内源性细胞引导到损伤部位。这些线索需要通过调节细胞外微环境来诱导再生，或驱动细胞重编程。使用具有指导内源性细胞能力的生物反应材料，包括免疫细胞和祖细胞或干细胞，可以促进组织愈合、整合和再生（图3-10）。

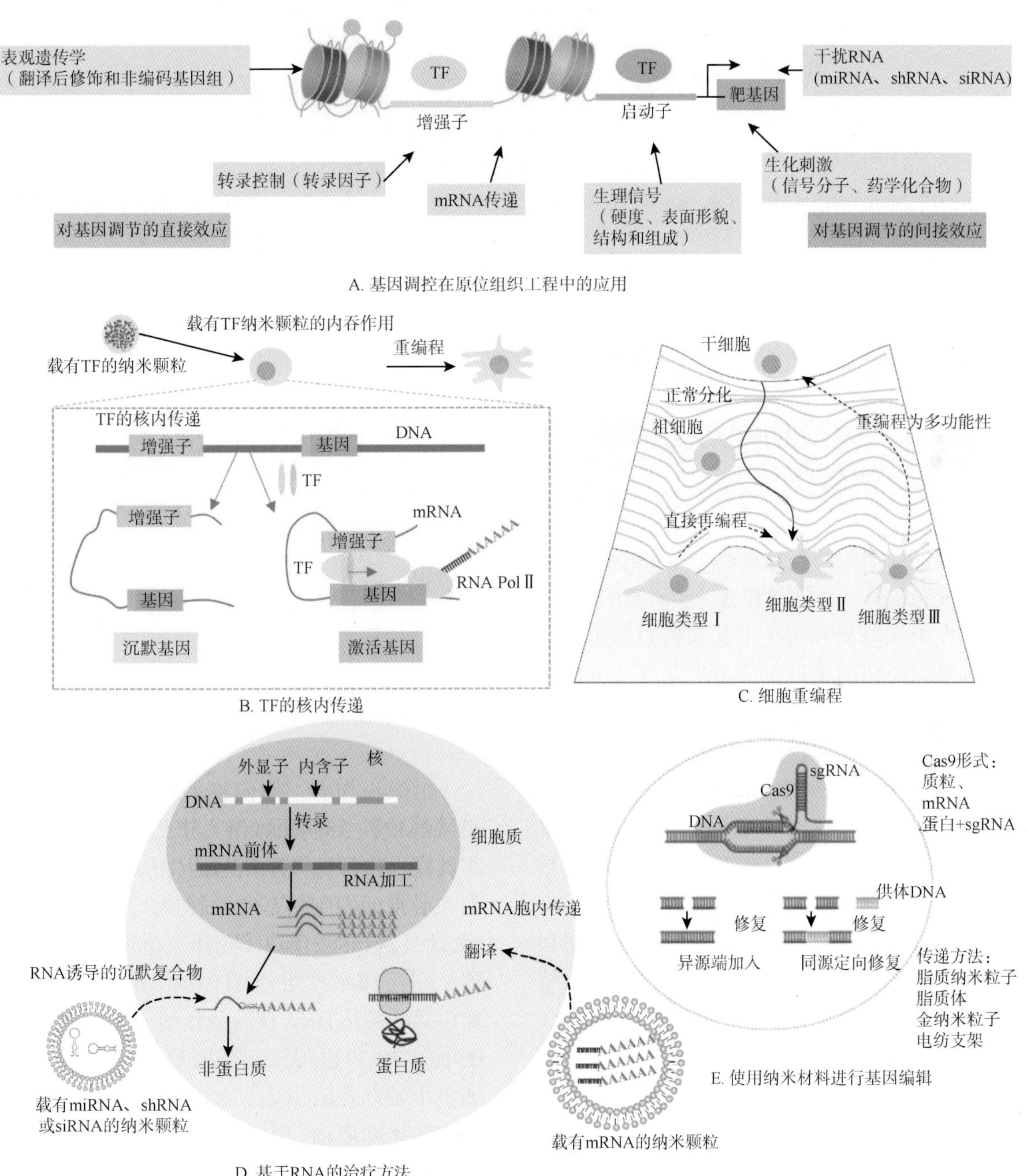

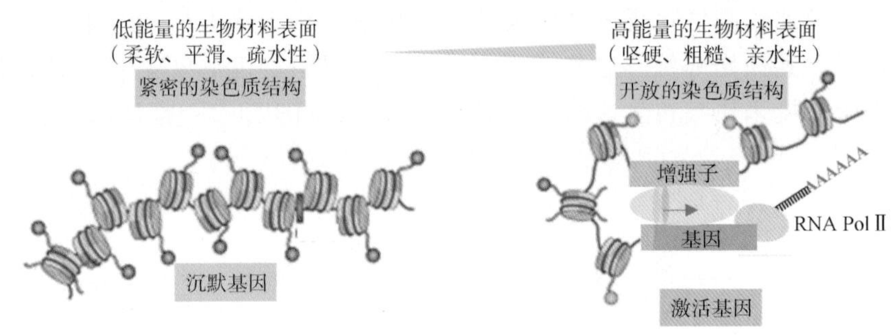

F. 生物材料诱导的表观遗传修饰

图3-10 生物材料对组织修复的影响

A. 基因表达的调节是在多个阶段进行的，其表达水平受多种因素控制，包括表观遗传学、转录控制、RNA加工、生物物理学和生化微环境以及外部刺激。生物材料可以调控基因表达用于组织再生。B. 转录因子（TF）的核内传递与修饰，将细胞从一种细胞类型重编程为另一种细胞类型的因子，有可能重塑染色质以激活或沉默特定的基因表达程序。C. 细胞可以重编程，通过先导转录因子的表达从一种类型转变为另一种类型。D. 基于RNA的蛋白质表达和基因沉默的治疗方法，通过细胞内递送miRNA、shRNA或siRNA可以实现RNA干扰。mRNA的递送可用于促进产生特定的蛋白质来刺激组织愈合。E. 体内生物材料基因编辑工具CRISPR-Cas9的递送。纳米颗粒装有向导RNA（sgRNA）、供体DNA和Cas9蛋白，可实现同源定向修复。F. 生物材料的物理特性可以诱导表观遗传修饰，包括DNA甲基化和组蛋白去乙酰化。这些表观遗传修饰直接调节基因表达并确定细胞身份

第六节 免疫细胞对内源性修复的调控

目前，免疫细胞调控内源性修复的细胞内机制的相关研究较少，是研究者进一步研究的方向。免疫系统在组织修复和再生中起着核心作用。事实上，对组织损伤的免疫反应是决定愈合过程的速度和结果的关键，包括瘢痕形成的程度和器官功能的恢复。在不同的模式生物中有大量的证据表明，再生能力的丧失与免疫能力的进化有关。免疫系统对于修复反应的质量至关重要，包括瘢痕形成的程度，以及器官结构和功能的恢复。尽管如此，在许多情况下，对组织损伤的免疫反应促进了组织愈合。免疫反应的类型、持续时间和所涉及的细胞可以极大地改变组织愈合过程的结果，从不完全愈合和修复（即瘢痕形成或纤维化）到完全恢复（即再生）。

免疫反应几乎总是伴随着组织损伤，这种反应通常在损伤后几天到几周内就会消失。免疫反应的第一阶段涉及先天免疫系统的组成部分，它们提供即时防御，以抵御潜在的病原体入侵受损组织。然而，即使在没有病原体的情况下，最初由受损组织释放的危险信号触发的免疫反应也会产生所谓的无菌炎症。在许多组织中，先天免疫反应强烈地调节着愈合过程。例如，巨噬细胞及其各种表型通过清除细胞碎片、重塑细胞外基质、合成多种细胞因子和生长因子，在4种组织内稳态的恢复中起主导作用。先天免疫反应之后是适应性免疫系统的激活。虽然最初认为这是组织修复过程中的次要因素，但对组织损伤的适应性免疫反应很可能在组织修复和再生过程中起着关键作用，特别是T细胞的活性。

一、危险信号

组织损伤后，损伤相关分子模式（DAMP或ALARMIN）和病原体相关分子模式会立即引起局部炎症，内源性危险信号通常从坏死或应激的细胞和受损的细胞外基质中释放出来。众所周知的DAMP包括热激蛋白（热休克蛋白，HSP）、尿酸钠、高迁移率族蛋白B1（HMGB1）、细胞外ATP和包括线粒体DNA在内的核酸。炎性细胞因子如IL-1α和IL-33也可以起到阻尼剂的作用，从坏死细胞中被动释放出来。此外，来自细胞外基质成分（如透明质酸、胶原、弹性蛋白、纤维连接蛋白和层粘连蛋白）的碎片都会刺激炎症。Toll样受体（Toll-like receptor，TLR）和其他类型的模式识别受体识别危险信号，并通过激活转录因子NF-κB或干扰素调节因子来触发炎症。TLR激活组织驻留的巨噬细胞，促进中性粒细胞、单核细胞和巨噬细胞的趋化物质的表达，它们还能诱导促炎细胞因子如TNF-α、IL-1β和IL-6的表达。有

趣的是，对坏死细胞的炎症反应主要是由IL-1受体（IL-1R）介导，IL-1R导致NF-κB激活，IL-33也通过ST2受体作为主要的危险信号。然而，因损伤后细胞死亡的位置、程度、方式和时间点的不同，导致危险信号的表达也有差异。已经证明TLR和IL-1R1对几种组织的修复有负面影响。例如，TLR4信号的有害影响在许多器官中都很明显，从肝、肾、心脏和脑缺血-再灌注后对*TLR4*突变或缺陷小鼠的保护可以看出这一点，同样，IL-1R1信号对梗死愈合起着关键的调节作用，而干扰IL-1信号可以提高伤口愈合的质量。此外，已有研究表明，IL-1R1/MyD88信号通过削弱小鼠骨髓间充质干细胞的再生能力来负向调节小鼠骨再生，虽然TLR和IL-1R1似乎对许多组织有害，但研究表明，缺乏各种TLR的小鼠皮肤伤口愈合受到损害。例如，TLR4信号通过刺激TGF-β和趋化因子配体（CCl）-5的表达来帮助伤口愈合。

另一种内源性TLR4激动剂，纤维连接蛋白的额外结构域A型Ⅲ型重复序列（FNⅢ EDA），据报道在损伤部位过度表达，并已知影响皮肤修复。例如，FNⅢ EDA基因敲除小鼠的伤口愈合是不正常的。总体而言，危险信号在早期阶段会对愈合过程产生重大影响。它们通过激活NF-κB，并募集中性粒细胞、单核细胞和巨噬细胞，从而进一步触发炎症。

二、中性粒细胞和肥大细胞

中性粒细胞通常是在损伤部位招募的第一个炎症细胞，在清除污染物的同时增强宿主防御。中性粒细胞的募集需要在组胺、细胞因子和趋化因子如C-X-C基序配体（C-X-C motif ligand，CXCL）的介导下，由组织驻留细胞在模式识别受体和TLR激活时释放。这将触发一系列募集过程，包括捕获自由流动的中性粒细胞，随后它们通过损伤部位血管通透性的增加而从血管系统转移到组织。中性粒细胞产生抗菌物质和蛋白酶，帮助杀死和降解潜在的病原体。此外，它们还分泌细胞因子和生长因子，如IL-17和VEGF-A，招募和激活更多的中性粒细胞和其他炎症细胞，促进血管生成，并刺激成纤维细胞、上皮细胞和角质形成细胞等细胞的增殖，中性粒细胞还能够部署由染色质、蛋白质和酶组成的中性粒细胞胞外陷阱（Nets），捕捉病原体并直接杀死它们或促进对它们的吞噬。然而，Nets的形成需要严格控制，因为它可能会损害愈合过程。例如，有证据表明，在糖尿病的情况下，Nets增强了延迟的再上皮化，这与中性粒细胞耗尽可能加速糖尿病小鼠伤口闭合的观察结果一致。重要的是，中性粒细胞显示出抗炎的能力，它们促进单核细胞和巨噬细胞的募集，吞噬死亡的中性粒细胞和其他细胞碎片。中性粒细胞促进自身的清除，从而有助于炎症的消退，例如，心肌梗死后，中性粒细胞有助于控制巨噬细胞的极化，这是适当的组织修复的关键步骤。因此，严格控制中性粒细胞的动员和功能可能是促进组织修复和再生的一个有趣的策略，例如，ω-3脂肪酸衍生的前分解介质具有调节中性粒细胞动员和巨噬细胞摄取中性粒细胞的能力。

与中性粒细胞相似，肥大细胞通过分泌一系列效应分子来招募嗜酸性粒细胞和单核细胞，从而参与先天免疫反应。大量的肥大细胞似乎不利于组织再生。例如，肥大细胞增强急性炎症，促进了中枢神经系统的瘢痕形成。

此外，肥大细胞在慢性伤口中的数量持续增加。在炎症后期，肥大细胞也会从促炎状态转变为抗炎状态，分泌抗炎介质，减轻瘢痕愈合，促进组织再生，表明肥大细胞具备生物学自我调控能力。

三、单核细胞和巨噬细胞

炎性单核细胞和组织驻留巨噬细胞是组织内源性修复再生的关键调节细胞。组织损伤后，单核细胞和巨噬细胞经历了显著的表型和功能变化，在组织修复的启动、维持和解决阶段发挥了关键作用。巨噬细胞功能紊乱可导致异常修复，如炎性介质和生长因子的产生不受控制，抗炎巨噬细胞生成不足，巨噬细胞与上皮细胞、内皮细胞、成纤维细胞、干细胞或组织前体细胞之间通信障碍等，均可导致持续性损伤状态，从而导致病理性纤维化的发展。

组织的内源性修复是关键的生物学过程，对所有生物的生存至关重要。当组织在受到损伤时，损伤相关分子和病原体相关分子会诱导炎症反应，这些分子触发器诱导复杂的炎症反应，其特征是各种造血和非造血细胞的招募、增殖和激活，包括中性粒细胞、巨噬细胞、固有淋巴细胞、自然杀伤细胞、B细胞、T细胞、成纤维细胞、上皮细胞、内皮细胞和干细胞，它们共同构成协调组织修复的细胞反应。当伤口愈合反应被很好地组织和控制时，炎症反应很快就会消退，正常的组织结构就会恢复。然而，如果伤口愈合反应是慢性的或变得失调，可能会导致病理性纤维化或瘢痕形成，损害正常组织功能，最终导致器官衰竭和死亡。因此，必须严格控制伤口愈合反应。

虽然许多类型的细胞参与组织修复，巨噬细胞已被证明在修复和纤维化的所有阶段都显示出关键的调节活动。因此，由于它们代表着潜在的重要治疗靶点，在过去的几年里，人们对破译不同巨噬细胞群体的作用非常感兴趣，这些巨噬细胞群体控制着不同器官系统中伤口愈合反应的启动、维持和分解。居住在人体许多组织中的不同巨噬细胞群大多来自胚胎发生期间的卵黄囊，胎肝和造血干细胞在以后的时间点向某些组织但不是所有组织贡献巨噬细胞，这些组织巨噬细胞在发育过程中发挥关键作用，还提供重要的营养信号，支持邻近的实质组织，因此，它们与正常组织的动态平衡密切相关。然而，在组织损伤后，可通过趋化因子梯度和各种黏附分子从骨髓中招募大量炎性单核细胞，这些招募的细胞通常远远超过组织驻留巨噬细胞的数量，招募的和驻留的巨噬细胞种群增殖，也经历了显著的表型和功能变化，以响应在局部组织微环境中释放的生长因子和细胞因子。

早期研究巨噬细胞在伤口修复中的作用主要集中在它们作为清道夫细胞的作用，吞噬组织损伤后的细胞碎片、入侵生物、中性粒细胞和其他凋亡细胞，但现在清楚的是，单核细胞和巨噬细胞不仅在组织修复中表现出更复杂的作用，而且在纤维化和组织再生机制中也表现出更复杂的作用。巨噬细胞是趋化因子、基质金属蛋白酶（MMP）和其他炎症介质的重要来源，它们驱动损伤后最初的细胞反应，事实上，如果巨噬细胞在损伤后早期耗尽，炎症反应通常会大大减弱，然而，移除它们也会导致伤口清创减少，导致修复和再生效率降低。在早期炎症阶段消退后，占主导地位的巨噬细胞群体呈现伤口愈合表型，其特征是产生大量的生长因子，包括PDGF、TGF-β_1、IGF-1和VEGF-A，它们促进细胞增殖和血管发育，还产生可溶性介质，刺激局部和招募的组织成纤维细胞分化为肌成纤维细胞，促进伤口收缩和闭合，以及细胞外基质成分的合成。邻近实质和基质细胞的增殖与扩张也受到巨噬细胞的调节，如果损伤严重，巨噬细胞可以激活额外的参与修复的干细胞和局部祖细胞群体。此后，表现出主要抗炎表型的单核细胞和巨噬细胞成为主要群体。

这些巨噬细胞对IL-10和其他抑制性介质做出反应，分泌多种抗炎介质（如IL-10和TGF-β_1），并表达细胞表面受体，这些受体在抑制免疫系统和平息炎症方面发挥重要作用，如果不有效控制炎症，可能导致多种组织细胞死亡，并最终延迟修复过程，因此，必须仔细调控组织修复的不同阶段，使不同表型的单核细胞和巨噬细胞在每个阶段发挥独特而关键的作用。事实上，在这一过程中任何时候的干扰都可能导致异常修复，如炎症介质和促炎因子的持续产生或抑炎型巨噬细胞的生成不足，都会导致慢性伤口的形成与发生，最终可能导致病理性纤维化的形成。过去几年的研究集中于识别和表征调节组织修复不同阶段的各种巨噬细胞群，具体地说，组织驻留巨噬细胞和招募的单核细胞的不同作用已经成为一个重要的研究领域，因为越来越多的证据表明，单核细胞和巨噬细胞群体在组织修复、纤维化和再生中发挥着不同的和重要的作用（图3-11）。

（一）巨噬细胞不同表型调控组织损伤修复

在CCL4诱导的可逆肝损伤模型中，使用一只转基因CD11b-DTR小鼠在不同阶段选择性地耗尽CD11bhi巨噬细胞，结果表明，如果终止CCL4暴露后巨噬细胞被耗尽，肝脏恢复正常组织结构的能力就会降低，因为基质降解受到了实质性的损害。相反，如果CD11bhi巨噬细胞在持续接触CCL4期间被耗尽，肝脏损伤就会减轻。这些研究表明不同功能的CD11b$^+$巨噬细胞调节组织修复的损伤和恢复阶段。同时，从骨髓中招募的卵黄囊来源的组织驻留巨噬细胞和单核细胞在某些器官的不同修复阶段发挥着不同的作用。例如，成人心脏中的大多数巨噬细胞来自卵黄囊和胎儿祖细胞，但CCR2⁺单核细胞衍生细胞是驱动损伤后心脏组织早期炎症反应的主要巨噬细胞。相反，胚胎来源的常驻心脏巨噬细胞是促进恢复的关键细胞。后者的研究表明，组织驻留巨噬细胞在损伤后可诱导心肌细胞增殖和血管发育。因此，当损伤后成年心脏的单核细胞募集被抑制时，巨噬细胞的胚胎群体在很大程度上被保留了下来，从而减少了炎症并加速了修复。因此，招募的骨髓来源的单核细胞表现出破坏组织的活性，而胚胎来源的组织驻留群体则促进心脏炎症的消退并指导组织修复。

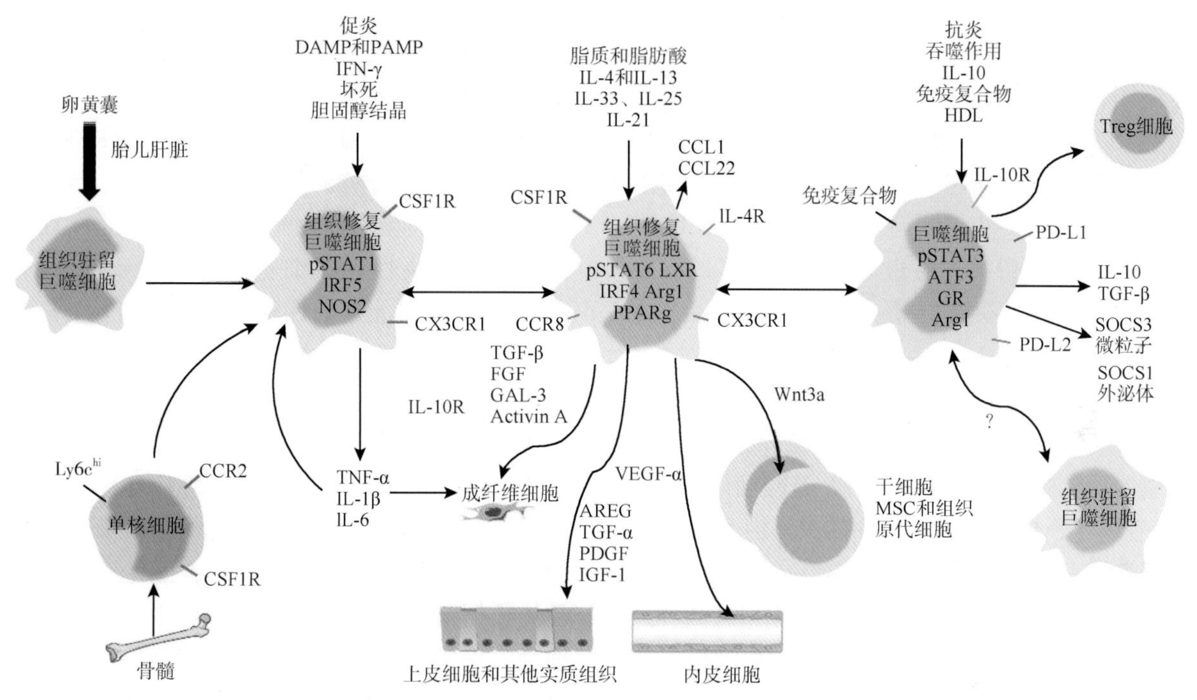

图3-11 单核细胞和巨噬细胞群体在组织修复、纤维化和再生中的作用

DAMP. 损伤相关分子模式；PAMP. 病原体相关分子模式；Activin A. 激活素A；GAL-3. 半乳凝素-3；IC. 免疫复合物；HDL. 高密度脂蛋白；PD-L1. 程序性死亡蛋白配体-1

在脊髓损伤和修复的模型中也观察到了不同的促炎和伤口愈合的巨噬细胞表型，在这些模型中，通过独特的趋化因子梯度将功能不同的巨噬细胞群体招募到组织损伤部位。在脊髓中，促炎症的单核细胞群体以CCR2和CCL2依赖的方式聚集在组织损伤部位，而修复性群体沿着VCAM-1、VLA-4和CD73、黏附蛋白和参与白细胞外渗的内皮细胞表面酶引导的不同路径行进。研究发现，单核细胞和巨噬细胞进入中枢神经系统的途径也提供了额外的指令信号，以塑造招募细胞的独特功能活动。在其他组织中进行的类似研究发现，再生胰岛衍生3b（Reg3b）是损伤后巨噬细胞向心脏组织运输的重要调节因子。使用质谱分泌组方法发现，受损的心肌细胞在炎症单核细胞和中性粒细胞产生的细胞因子抑癌素M的反应下释放大量的Reg3b，Reg3b招募修复性巨噬细胞亚群，以促进中性粒细胞的清除，否则将引发广泛的基质降解、延迟的胶原沉积和心脏破裂。因此，受损的心肌细胞、炎性单核细胞和修复的巨噬细胞之间的关键前馈回路有助于组织愈合。同时，有研究在人类中进行了类似的生物信息学分泌组分析并确定了C19orf10，它是一种巨噬细胞衍生的生长因子，由19号染色体上的一个开放阅读框编码，可诱导急性心肌梗死（MI）后的心肌细胞存活和血管生成。研究表明，这种生长因子对急性心肌梗死后的组织修复也是至关重要的。在一些组织中，也有证据表明单一的单核细胞群既可以是促炎的（M1型），也可以是促修复的（M2型），这表明原位转换而不是募集修复前的Ly6c子集在某些情况下非常关键。例如，激活素-A是一种在中枢神经系统髓鞘形成过程中引导少突胶质细胞分化的蛋白，中枢神经系统脱髓鞘后，小胶质细胞和外周来源的炎性巨噬细胞在修复开始时从促炎或经典激活的M1（IFN-γ）表型转变为促修复或交替激活的M2（IL-4）样表型，皮损内M2（IL-4）细胞耗竭显著延迟少突胶质细胞的分化。在这种情况下，小胶质细胞和招募的巨噬细胞都转换为产生修复激活素-A的表型，这表明招募的和常驻的细胞群可能都参与了组织的修复。在肝损伤模型中也报道了类似的发现，在这些模型中，IL-4、IL-10和吞噬作用在炎症单核细胞向具有修复表型的细胞的转化中发挥关键作用。巨噬细胞的M2（IL-4）群也被认为在线虫入侵后的伤口修复中起关键作用，利用寄生线虫幼虫制造显著出血和炎症的蠕虫感染模型，IL-17在寄生虫通过肺的迁移过程中充当主要的致病性炎症介质，随后巨噬细胞中的IL-4R信号驱动IGF-1和IL-10的产生，这些共同有助于迅速解决IL-17诱导的损伤。在这里，巨噬细胞从促炎表型到抗炎表型的转换被假设为促进急性病原体诱导的损伤后的肺愈合，这与确认1型和2型细胞因子反应在组织修复中的关键但不同的作用的研究是一致的。

常驻和招募交替激活的巨噬细胞[M2（IL-4）]在血吸虫病发病机制中发挥不同作用。血吸虫病是一种以慢性肉芽肿性炎症和肝纤维化发展为特征的疾病，在这些研究中，Il4raflx/Delta小鼠与Lyz2-cre小鼠杂交，以产生组织巨噬细胞中IL-4受体（IL-4R）有条件缺失的小鼠，因为LysM在成熟的组织巨噬细胞中高表达，而在招募的单核细胞中的表达量要低得多，所以条件突变体提供了一种工具来区分驻留的M2（IL-4）样细胞和招募的M2（IL-4）样细胞的贡献。在这些研究中，Lyz2hiF4/80$^+$CD11b$^+$成熟组织巨噬细胞被认为是抑制肝脏炎症的关键M2（IL-4）群体，而LyzloF4/80$^+$CD11b$^+$单核细胞高表达精氨酸酶-1在很大程度上抑制了慢性感染时的纤维化。它们提示不同人群的IL-4和（或）IL-13激活的炎性单核细胞和组织驻留巨噬细胞在消解炎症、组织修复和纤维化方面具有独特作用。

总而言之，前面的研究涵盖了各种器官系统和实验模型，很好地说明了炎性单核细胞和组织驻留巨噬细胞在组织修复中截然不同且经常相互对立的作用。同时还展示了单核细胞和巨噬细胞如何及时从促炎表型转变为修复表型，在伤口愈合和组织再生反应中起着决定性的作用。

（二）促炎巨噬细胞加剧组织损伤

在过去的几年里，人们对阐明维持组织破坏性炎症反应的信号通路和不同的巨噬细胞群的兴趣大幅增长，因为对这些机制的更好理解很可能指导炎症和纤维化疾病的治疗方法的发展。例如，表达髓样细胞触发受体2（TREM2）的巨噬细胞是阿尔茨海默病（AD）发展所必需的，炎症性Ly6c$^+$巨噬细胞大量表达TREM2，当TREM2活性被遗传缺失时，Ly6c$^+$群体几乎被消除，导致炎症减轻，淀粉样蛋白压力得到改善。因此，TREM2已被确定为炎性巨噬细胞发育的重要指导信号，提示TREM2可能是治疗阿尔茨海默病等神经退行性疾病的一个靶点。减少组织中破坏性浸润的单核细胞积聚的治疗策略也可能对与严重或持续炎症相关的疾病带来希望。例如，尽管创伤性脊髓损伤后的轴突修复依赖于修复性巨噬细胞的快速发展，但炎性血源性巨噬细胞的持续募集可以促进广泛的继发性轴突死亡，并显著延迟修复过程。利用放射嵌合体模型区分骨髓衍生细胞和小胶质细胞，确定脊髓损伤中的累积细胞绝大多数来自血液，CX3CR1$^+$巨噬细胞而不是CCR2$^+$单核细胞与轴突死亡密切相关。因此，靶向CX3CR1$^+$亚群的治疗可能会加速修复并减少创伤性脊髓损伤后的继发性轴突损伤。

然而，有关肝脏的研究确定了CCR2$^+$单核细胞的关键促损伤作用，这表明阻断CCR2可能被证明在治疗肝脏的病理性炎症方面是有益的。阻止积聚的组织单核细胞从促炎表型转变为修复表型的因素也会影响愈合，两个这样的因子分别是TNF-α和铁。TNF-α阻止吞噬介导的炎性巨噬细胞向修复性M2（IL-4）样表型的转化，铁积聚在局部损伤相关的巨噬细胞中，并支持TNF-α的产生。因此，炎性巨噬细胞的铁积累和持续的TNF产生可以进一步延迟损伤后的组织修复。血管组织的修复也受到维持炎性巨噬细胞数量或阻止其转化为修复性抗炎表型的机制的影响。正如在脊髓损伤模型中观察到的TNF-α一样，巨噬细胞分泌的炎性细胞因子IL-1β被证明是动脉粥样硬化发病的主要驱动因素，在研究动脉粥样硬化的小鼠模型时，发现胆固醇晶体既是IL-1β产生的启动信号，也是危险信号，胆固醇晶体触发中性粒细胞释放细胞外陷阱，使局部巨噬细胞转录产生未成熟的IL-1β，并作为危险信号激活炎症小体，炎症小体处理未成熟的IL-1β以供分泌。因此，胆固醇和其他无菌炎症信号有助于炎性巨噬细胞的持续激活，而炎性巨噬细胞破坏了正常组织的动态平衡，阻碍了血管修复。巨噬细胞通过激活NLRP3在炎性环境中持续产生IL-1β也被证明是其他组织持续炎症和纤维化的主要驱动因素，包括慢性丙型肝炎病毒感染期的肝脏。因此，抑制NLRP3、IL-1β和TNF-α活性的治疗策略可能有助于减少巨噬细胞持续产生促炎细胞因子的负面影响，从而有助于感染、损伤或无菌炎症后的组织修复。

巨噬细胞坏死是一种以炎症细胞死亡为特征的程序性坏死，已被确认为维持微生物诱导的固有和适应性细胞介导的Ⅰ型效应免疫的关键信号。受感染的库普弗细胞（Kupffer cell）的程序性自杀触发了显著的单核细胞招募和抗微生物Ⅰ型免疫反应。然而，与此同时，Kupffer细胞死亡促进了涉及肝细胞来源的IL-33和嗜碱性细胞来源的IL-4的Ⅱ型效应免疫，这会迅速将单核细胞来源的巨噬细胞转化为M2（IL-4）样表型，从而恢复肝脏内稳态并补充枯竭的Kupffer细胞群。组织驻留巨噬细胞和Kupffer细胞也被证明在对乙酰氨基酚（扑热息痛）诱导的急性肝衰竭（ALF）的肝脏中发挥关键作用。在ALF期间，在肝坏死区域观察到炎性巨噬细胞显著增加，而循环单核细胞普遍减少。组织驻留的巨噬细胞被认为在ALF期间会迅速转变为支持分辨的组织修复表型，因此通过局部增殖或从单核细胞池中招募来扩大它们的数量被认为是控制严重肝损伤后生存的关键决定因素。为了支持这一结论，最近对小鼠ALF和肝部分切除的研究表明，扩大组织驻留巨噬细胞的数量，并招募具有修复性抗炎表型的单核细胞，它们形成细胞集落、集落刺激因子（GM-CSF）有望成为急性肝损伤后的一种治疗策略。

（三）促纤维化巨噬细胞的调节和功能

尽管减少M1（IFN-γ）偏斜表型的炎性巨噬细胞数量或增加修复性抗炎M2（IL-4）样巨噬细胞数量的方法已被证明可以加速许多组织的修复，但M2（IL-4）样细胞的持续激活或持续募集也被假设为有助于病理性纤维化的发展。然而，到目前为止，大多数纤维化的机制研究都集中在炎性巨噬细胞的作用上，而真正研究M2（IL-4）样巨噬细胞在修复和纤维化中的具体作用的研究要少得多。

虽然巨噬细胞耗竭小鼠纤维化的减少与包括Ym1和精氨酸酶-1在内的几种巨噬细胞激活的替代标志物的表达减少有关，但所使用的耗竭策略并不是针对M2（IL-4）亚群的，因为循环中的Ly6chi炎性单核细胞也被耗尽了。因此，很难确定纤维化是否依赖于M2（IL-4）亚群细胞。在特发性肺纤维化模型中，巨噬细胞的促纤维化功能也归因于其促纤维化细胞因子TGF-β_1的产生和激活，纤维化通常与血管生成受损和局部组织缺氧的持续发展有关，缺氧诱导因子1α（HIF-1α），一种发挥氧稳态主要调节功能的转录因子，已直接参与TGF-β_1驱动的纤维化形成。抑制HIF-1α的表达显著减少了肺泡巨噬细胞中TGF-β_1的产生，并延缓了博莱霉素诱导的纤维化的发展，证实了产生TGF-β_1的巨噬细胞在博莱霉素诱导的纤维化发展过程中的关键作用。

然而，一些研究表明纤维化也可以TGF-β_1不依赖的方式发展，由此2型细胞因子IL-13在许多环境中起主导作用。然而，巨噬细胞在IL-13依赖的纤维化的发展和维持中的作用还不是很清楚，因为巨噬细胞不被认为是IL-13的主要来源。为了研究巨噬细胞在IL-13驱动的纤维化模型中的作用，使用CD11b-DTR小鼠，并在3种2型细胞因子驱动的疾病模型中在不同时间点耗尽$CD11b^+$单核细胞和巨噬细胞。在维持和消退阶段，单核细胞和巨噬细胞的耗尽，而不是树突状细胞的耗尽，导致组织中的炎症、纤维化和2型基因表达的显著减少，但在次级淋巴器官中却没有减少，这表明巨噬细胞在维持受损肺中的2型炎症中起着关键作用。支持这一结论的是，局部组织巨噬细胞被确认为$CD4^+$ T辅助细胞2（Th2）-细胞募集趋化因子CCL1和CCL22的关键来源。相关研究还发现趋化因子受体CCR8是巨噬细胞募集到受损肝脏的主要介质，并表明CCL1导向的迁移控制经典炎症单核细胞的募集，后者促进了CCL4或胆管结扎诱导的TGF-β_1依赖的纤维化。因此，除了产生重要的促纤维化介质如TGF-β_1外，单核细胞和巨噬细胞还可以通过协调维持纤维化反应的局部炎症反应或通过阻断促消退途径的出现来间接促进纤维化。除了产生促纤维化介质和促进炎症细胞的募集外，巨噬细胞还被证明可以直接增强肌成纤维细胞的存活和激活，肌成纤维细胞是所有器官中产生细胞外基质的关键细胞。有研究表明，肝巨噬细胞通过刺激核因子kappa B（NF-κB）活性来提高肌成纤维细胞的存活率，而NF-κB活性对肝纤维化的发展至关重要。体内耗竭的研究表明，单核吞噬细胞对肌成纤维细胞的激活也至关重要，但关于促纤维化巨噬细胞群体的来源和表型的进一步细节尚不清楚。促纤维化巨噬细胞的功能高度依赖于TNF-α和IL-1β诱导的肝星状细胞在体外和体内的存活，而不是激活。相反，巨噬细胞衍生的Galectin-3——一种半乳糖苷结合凝集素，在进行性肾纤维化中明显上调，对于成纤维细胞激活成纤维细胞到促纤维化表型至关重要。因此，具有促纤维化表型的巨噬细胞通过多种机制参与产生细胞外基质的肌成纤维细胞的激活和扩张。

巨噬细胞也是MMP的重要生产者，MMP是降解各种细胞外基质蛋白的酶，其中一些是纤维化的基本驱动因素。例如，MMP12是一种巨噬细胞分泌的弹性蛋白酶，在IL-13依赖的纤维化发展过程中，它在肺和肝脏中被IL-13高度诱导产生。研究表明，小鼠对曼氏血吸虫卵的反应可减轻肺和肝纤维化，而纤维化反应的降低与细胞外基质降解MMP2、MMP9和MMP13的表达增加有关。这些发现表明，IL-13至少部分地通过增加巨噬细胞金属弹性蛋白酶的活性来促进纤维化，而巨噬细胞金属弹性蛋白酶反过来又降低了其他基质金属蛋白酶的活性。在CCL4和硫代乙酰胺诱导的肝纤维化中，MMP12活性也增加，但在这些模型中，MMP12活性要么没有作用，要么导致纤维化轻微减少。因此，巨噬细胞来源的MMP12在IL-13和TGF-β_1驱动的纤维化模型中显示出截然不同的作用。

最后，相关研究表明损伤后的胶原纤维组装也高度依赖M2（IL-4）巨噬细胞。在缺乏IL-4ra或M2（IL-4）相关基因retnla（抵抗素样α）的情况下，损伤皮肤对赖氨酰羟化酶2（LH2）的诱导作用大大减弱，LH2是一种引导持续性促纤维化胶原交联的酶。因此，除了产生几种重要的伤口愈合和促纤维化介质外，M2（IL-4）巨噬细胞还在修复过程中调节胶原纤维的三维结构和大小。

（四）抗炎抗纤维化巨噬细胞的保护作用

许多研究也集中在识别和表征驱动巨噬细胞表现出抗炎和抗纤维化活性的机制，因为这些表型被认为对于大多数伤口愈合反应的解决至关重要。免疫调节细胞因子IL-10由多种类型细胞产生，包括Th2细胞、Treg细胞和巨噬细胞，并被认为是关键的抗炎介质。然而，巨噬细胞中IL-10的分泌与IL-10信号的相对重要性此前并不清楚。先天免疫细胞中的IL-10R信号对于维持肠道的抗炎活性至关重要，因为抗炎巨噬细胞中的IL-10R信号可以防止结肠炎的发展，在IL-10R缺乏的患者中，早发性炎症性肠病的发生也与抗炎巨噬细胞的生成和功能的主要缺陷有关。使用在常驻肠道巨噬细胞中含有IL-10或IL-10R突变的小鼠表达趋化因子受体CX3CR1，结果表明，巨噬细胞来源的IL-10对于肠道内稳态和结肠Treg细胞的维持是必不可少的。相反，IL-10R表达缺失会损害单核细胞来源的巨噬细胞的调节，并导致结肠炎的自发发展。综上所述，这些研究证实肠巨噬细胞CX3CR1中的IL-10R信号是控制肠道炎症的关键因素。在角膜淋巴管生成的模型中，巨噬细胞中的IL-10R信号也产生了类似的作用。总之，这些研究表明，IL-10反应的抗炎巨噬细胞和其他产生IL-10的细胞（如Treg细胞和Th2细胞）之间的持续对话对于维持黏膜组织中的免疫稳态至关重要。

虽然炎症的消退通常与IL-10诱导的抗炎巨噬细胞的扩张有关，但其他机制也被证明可以触发抗炎巨噬细胞的功能。例如，在高密度脂蛋白（HDL）保护动脉粥样硬化的机制中，将转录调控因子ATF3确定为HDL诱导的靶点，可下调Toll样受体（TLR）诱导的巨噬细胞促炎细胞因子的产生。同时，转录因子NR4A1可以抑制巨噬细胞中自分泌去甲肾上腺素的产生，髓系细胞中缺乏NR4A1会导致去甲肾上腺素的产生增加，白细胞加速渗透到中枢神经系统，并导致体内疾病的恶化。代谢控制器核受体亚家族3组B成员1（NR3B1）也被确定为TLR诱导的炎症的重要负调控因子，NR3B1

通过诱导TNFAIP3转录和调控巨噬细胞代谢重编程来调节抗炎巨噬细胞的功能。IL-4和IL-13还诱导巨噬细胞下调miR-142-5p和miR-130a-3p，从而维持STAT6的激活和促纤维化基因的表达。最后，N-3多不饱和脂肪酸在体内表现出显著的抗炎活性，通过抑制巨噬细胞介导的心脏成纤维细胞的激活而赋予重要的心脏保护作用。因此，除IL-10外，还有多种机制参与巨噬细胞的发育，具有促进伤口愈合和抗炎活性。

抗炎巨噬细胞调节组织损伤性炎症的效应机制一直是被深入研究的。例如，研究确定了一种特殊的固着肺泡巨噬细胞（AM）群体，它们通过直接将免疫抑制信号传递给邻近的上皮来保护肺免受组织破坏性炎症的影响。这些AM附着在肺泡壁上，与上皮形成含间隙连接蛋白43（Cx43）的缝隙连接通道，脂多糖（LPS）诱导炎症后，它们以上皮细胞为传导途径，通过同步的Ca^{2+}波直接传递免疫抑制信号。跨细胞传递SOCS（细胞因子信号的囊泡抑制因子）蛋白是AM和上皮细胞之间相互通信的另一种独特形式，这一机制在解决肺部炎症方面也发挥着重要作用，研究显示AM分别分泌SOCS1和SOCS3外切体和微粒，它们被肺泡上皮细胞摄取，导致STAT激活被抑制，巨噬细胞除了直接向上皮细胞传递抗炎信号外，还调节表皮内的交流，髓系细胞受限的胰岛素和IGF-1R缺陷通过减少表皮细胞产生促炎细胞因子来保护小鼠免受皮肤炎症，单核细胞和巨噬细胞来源的IGF-1也被确定为骨骼肌修复的关键因素。最后，抗炎巨噬细胞还调节产生IL-10和TGF-β_1的Treg细胞的发育和维持，这有助于解决多个组织中的组织破坏性炎症反应。

虽然由2型细胞因子激活的巨噬细胞通常与组织修复有关，因为它们可以拮抗促炎M1（IFN-γ）巨噬细胞的功能，从而加剧组织损伤，但最近的研究表明，它们也可以显示出强大的抗纤维化活性，特别是当组织修复反应变得慢性时。事实上，M2（IL-4）扭曲的巨噬细胞在慢性纤维化和癌症模型中作用机制的研究已经表明，它们通过抑制局部$CD4^+$ T细胞反应和减少肌成纤维细胞产生的细胞外基质来减缓纤维化的进展，促进癌症的进展和转移。在肿瘤和肉芽肿中，倾斜的M2（IL-4）巨噬细胞与其他炎症细胞紧密相关，并与邻近的T细胞和肌成纤维细胞积极竞争L-精氨酸和L-鸟氨酸，这两种氨基酸在缺氧区变得枯竭，但它们对于维持局部T细胞的增殖和肌成纤维细胞的激活是至关重要的。因此，局部组织巨噬细胞与邻近免疫细胞之间的营养竞争已被确定为调节性巨噬细胞采用的另一种有效的免疫抑制机制，有趣的是，细胞因子IL-6、IL-10和IL-21都被发现能增强巨噬细胞上IL-4R的表达，并在IL-4或IL-13刺激后促进抗炎和抗纤维化巨噬细胞功能的发展。多种细胞因子、信号通路和机制协同驱动巨噬细胞的募集、分化和扩张，从而控制慢性炎症和纤维化反应的消退。

（五）巨噬细胞在组织再生中的作用

几乎所有组织中的组织驻留巨噬细胞群控制着正常的组织稳态和器官再生，巨噬细胞对衰老细胞的清除至关重要，因此，阐明巨噬细胞创造允许再生的环境的机制可以揭示成年哺乳动物受损器官再生的策略。

在小鼠身上采用类似的巨噬细胞耗尽策略，并确定巨噬细胞提供了推动心肌梗死后新生心脏血管生成和组织再生的关键信号，这些心肌能够完全再生，但这只能发生在怀孕的最早几天。然而，在没有巨噬细胞的情况下，新生儿失去了再生心肌的能力，并形成了与老年动物在梗死后类似的纤维化瘢痕。有趣的是，MSC在成人心肌梗死中的有益作用似乎也依赖于巨噬细胞。多能成体祖细胞表现出类似的M2（IL-4）极化活性，导致脊髓损伤中巨噬细胞介导的轴突死亡减少。IL-4细胞反过来建立了一个更适合受损组织中骨髓间充质干细胞和祖细胞群体生存和生长的抗炎环境，这表明抗炎巨噬细胞和推动组织再生的干细胞群体之间存在反馈回路，抗炎巨噬细胞和推动组织再生的干细胞群体之间存在互惠的反馈环。因此，新生儿和成人间充质干细胞与其他前体细胞数量的差异或干细胞和巨噬细胞之间交流的改变可能会对损伤后的组织再生和衰老产生重大影响。

周围神经的再生也需要巨噬细胞和其他几种细胞之间的复杂交流。与新生儿心脏相似，周围神经系统表现出非凡的再生能力，因为它可以完全修复断裂的神经。血管作为再生神经细胞生长的向导或轨迹，在神经再生中发挥着关键作用。

多细胞过程是由损伤诱导的缺氧启动的，局部组织巨噬细胞感受到缺氧，然后分泌VEGF-A诱导极化的血管系统，从而缓解缺氧。因此，巨噬细胞产生VEGF-A是神经再生过程中不可缺少的机制。除了刺激血管发育，单核细胞和巨噬细胞还产生各种额外的介质，调节对组织再生至关重要的局部组织前体细胞的更新和功能。例如，有一组单核细胞衍生的、产生IL-10的巨噬细胞，这些巨噬细胞是受损成年小鼠视网膜祖细胞更新和神经保护所必需的，IL-10还在将肌肉巨噬细胞从促炎表型转换为促进肌肉再生的修复表型方面发挥核心作用。然而，对Il4raf/fLyz2Cre小鼠的研究质疑了抗炎M2（IL-4）样巨噬细胞在肌肉再生中的整体重要性，同时，使用Lyz2-Cre小鼠在体内解剖M2（IL-4）样单核和巨噬细胞的贡献是有局限性的。

在肝损伤模型中，巨噬细胞中的Wnt信号也被认为是推动实质再生的关键途径。肝细胞死亡后，巨噬细胞吞噬肝细胞碎片诱导Wnt 3a表达，激活邻近肝细胞中经典的Wnt/β-catenin信号，诱导肝祖细胞向肝细胞的分化，从而促进它们对肝细胞的修复。再生巨噬细胞还通过直接靶向肌源性前体细胞（MPC）促进骨骼肌再生。同时，抗炎巨噬细胞通过增加对分化的心肌细胞和成熟肌管的黏附而强烈促进MPC的分化，相反，促炎巨噬细胞抑制肌源性前体融合。因此，促炎和抗炎巨噬细胞直接影响干细胞的命运，导致对组织再生的实质性影响。

虽然有效的伤口修复和组织再生通常与局部组织巨噬细胞优先扩张表现出抗炎表型有关，但当损伤局部严重或慢性时，恢复正常的组织结构也可能需要额外的炎性单核细胞。例如，拔毛发时，邻近毛囊释放出CCL2，导致快速招募分泌TNF-α的炎性巨噬细胞，这些细胞聚集在拔出毛发附近，为促进新毛囊的再生提供了关键信号。在这种情况下，促炎巨噬细胞的募集对于启动促进新毛发生长的干细胞反应至关重要。然而，这些产生TNF-α的促炎巨噬细胞迅速转化为产生IL-10和TGF-β_1的抗炎表型似乎对大多数组织中干细胞和祖细胞群体的长期生存至关重要。因此，为了促进有效的器官再生和防止纤维化，必须微调单核细胞和巨噬细胞的反应。

单核细胞和巨噬细胞通过以上几种不同的机制被招募和激活，并呈现出许多对组织损伤和修复至关重要的功能特征。虽然促炎和抗炎巨噬细胞是创伤修复、纤维化和组织再生研究中研究最多的两种表型，但也有具有促伤口愈合、促纤维化、抗纤维化、促分解和组织再生特性的巨噬细胞，正如这里强调的，有证据表明这些巨噬细胞的激活状态并不总是相互排斥的。

组织内源性修复的细胞内机制纷繁复杂，在对这些机制的进一步研究中，可以了解促进内源性修复的机制，发现更多的内源性修复治疗手段，给疾病的治疗带来更多希望。

（熊鑫茗　杨　帆　肖稷恒　夏天一）

第四章 组织内源性修复中的细胞间互动

第一节 细胞因子旁分泌介导的细胞间互动

细胞因子是内源性组织修复和再生的关键因子，是一类在发育和组织愈合过程中能够刺激细胞增殖、迁移、分化和多细胞形态形成等多种细胞过程的分子。它们通过自分泌和（或）旁分泌作用，大多数作用于免疫和（或）造血系统，在介导细胞间互动过程中起到了非常关键的作用。因此，重组生长因子为组织内源性再生在临床的应用带来了很大的希望。细胞因子的临床转化往往受到其半衰期短、组织弥散效率低及生产成本的限制。单纯通过使用超生理剂量的生长因子可以促进内源性组织再生，从而克服上述限制，但在许多情况下往往会导致严重的副作用，因此需要通过技术创新来改进基于细胞因子的内源性再生策略。

细胞因子可以在同一细胞上以自分泌方式起作用，也可以在另一细胞上以旁分泌方式起作用，有些细胞因子既有自分泌作用，也有旁分泌作用。细胞因子通常在局部起作用，但也可能在远处起作用。它们通常作用于一种以上的细胞类型，从而表现为多效性。此外，通常会发现细胞因子当中有的作用效果类似，从而表现为功能相似性。内源性干细胞在细胞因子介导的细胞间互动过程中既受到众多旁分泌因子的调控，又能够分泌旁分泌因子作用于周旁组织，可以说发挥着核心作用。

在组织原位修复过程中，不同内源性干细胞能够通过旁分泌过程分泌细胞因子，作用于相应的靶细胞及组织。研究表明，成人间充质干细胞（MSC）分泌的蛋白质具有抗微生物、抗纤维化和促再生的作用，对细胞增殖、分化、免疫调节、血管生成、创伤愈合及组织再生等过程都有作用。MSC可通过分泌抗炎因子IL-10、TNF-α等，抑制促炎症因子IL-1a、IL-6、IL-17等发挥组织抗炎功效；MSC产生的VEGF、Ang1/Ang2等促进血管生成。此外，还发现神经干细胞能够通过旁分泌生长因子起到保护神经元、神经重塑、免疫调节、抗氧化应激的作用，如分泌神经保护因子神经生长因子（NGF）、神经胶质细胞源性营养因子（GDNF）等。本节将着重介绍细胞因子介导的组织特异内源性干细胞，特别是不同来源的MSC与其他细胞间的互动作用及其机制，主要包括免疫调控作用、抗氧化应激作用及血管新生/发生3个方面。

一、免疫调节作用

从生物学角度来讲，组织损伤后不仅造成组织微结构的破坏、血运的紊乱，还会立即激活早期骨免疫反应，引起固有免疫（粒细胞、单核/巨噬细胞、树突状细胞）及适应性免疫（T、B淋巴细胞）在内的多种免疫细胞的迁移、活化。不同免疫细胞之间存在紧密交互作用，活化后不仅可以调节多种趋化因子、炎性因子及生长因子的表达，介导形成早期组织内免疫微环境，还能早期干预内源性干细胞（MSC、EPC等）的多种生物学行为，对干细胞的归巢、迁移及能否最终定向分化相应成体细胞起决定性的作用；同时，募集、活化后的内源性干细胞可以产生不同细胞因子、酶、受体、信号分子，对相应的免疫细胞进行反馈调控，通过这种紧密的交互作用抑制免疫过激及组织内源性修复。由此可见，损伤后早期组织微环境是“固有免疫-干细胞归巢-适应性免疫”多阶段的免疫交互/原位诱导网络体系。理想的组织再生微环境的构建不仅由内源性干细胞所介导，更取决于早期免疫微环境的核心调控作用。

因此，构建理想的组织免疫微环境是促进组织损伤修复的基本前提，实现对免疫关键细胞分泌功能的靶向调控是其中的决定性因素。已有多项研究证实了以MSC为代表的内源性干细胞具备免疫调节特性。MSC通过与先天免疫系统（NK细胞）和获得性免疫系统（树突状细胞、B淋巴细胞和T淋巴细胞）的细胞成分相互作用，深刻影响免疫应答。MSC的免疫调节作用可以通过细胞接触和（或）分泌多种细胞因子来实现。由于这些特性，MSC可以防止T淋巴细胞的过度激活，在伤口修复过程中产生耐受环境，或者在愈合过程中停止有害免疫反应，从而有助于维持免疫平衡。下文，我们将系统性介绍内源性干细胞与特定免疫细胞的免疫交互作用，特别强调细胞因子介导的MSC与免疫细胞的交互作用影响。

（一）免疫细胞

1. 巨噬细胞 巨噬细胞是介导固有免疫、促进组织再生的关键细胞。巨噬细胞按照功能的不同可分为M1型和M2型，M1型巨噬细胞以分泌促炎因子为主，发挥促炎功能，导致机体组织的炎症损伤。巨噬细胞分泌的炎性因子一氧化氮、TNF-α、IL-6等，均具有很强的抗原呈递作用。但是在MSC的作用下，这些反应均可被抑制。M2型巨噬细胞可抑制炎症反应，发挥修复组织的功能，以上功能可被MSC促进。所以，MSC通过对M1/M2型巨噬细胞的调节，抑制炎症反应，促进组织的修复。早期活化的M1型巨噬细胞可以分泌MCP-1及MIP来促进体内内源性干细胞的募集、归巢，进一步活化的M2型巨噬细胞则可以分泌TGF-β、BMP2、VEGF等细胞因子促进干细胞定向分化；而当免疫反应过激时，M1型巨噬细胞持续增殖/活化，导致M1/M2转换失衡，则引起炎症等不良结局。神经干细胞移植能够在脊髓损伤中发挥免疫调理作用，不仅能减少脊髓损伤后M1型巨噬细胞的产生，还能增加M2型巨噬细胞的产生，而M2型巨噬细胞能够吞噬细胞崩解产物并分泌抗炎因子，起到抑制炎症反应的作用。

2. 中性粒细胞 在免疫复合物引起的血管炎研究中，MSC可以抑制中性粒细胞的呼吸爆发，减少细胞死亡及过氧化物酶的释放，从而减少组织损伤。给予不同数量的MSC，中性粒细胞的氧化还原反应被抑制，MSC的数量越多，其抑制作用越显著。MSC还可抑制中性粒细胞死亡的数量，其释放的各种酶如髓过氧化物酶、MMP-9及中性粒细胞弹性蛋白酶的释放也被抑制。其抑制机制为MSC分泌的细胞间黏附分子-1下调了中性粒细胞的吞噬作用及胞外过氧化物歧化酶3的释放，减轻了氧化应激的水平，从而抑制了中性粒细胞的死亡及蛋白酶的释放。急性肺损伤时，大量中性粒细胞迅速进入肺实质，释放氧自由基、蛋白溶解酶及炎症介质，加重炎症反应。MSC可抑制以上物质的释放，减轻肺组织的炎症反应及氧化性损伤，提高动物的存活率。

3. 树突状细胞（DC细胞） DC细胞是体内最重要的抗原提呈细胞，主要功能是处理抗原并将其呈递给原始T细胞和记忆T细胞。MSC可以影响DC细胞的募集迁移、分化成熟和功能状态。MSC可以显著减少单核细胞向DC细胞的分化，影响DC细胞表面标志物CD1a、CD40、CD80、CD86和HLA-DR的上调。这种抑制作用是通过旁分泌细胞因子实现的，并且是一个可逆的过程。此外，MSC能够调控某些细胞因子的分泌状态，而这些细胞因子是DC细胞成熟的关键，如BMSC抑制脂多糖激活的DC细胞分泌TNF-α，还能够抑制DC细胞分泌IL-12。成熟的DC细胞分泌IL-2，DC细胞越成熟，分泌的IL-12越多。IL-12 可激活T淋巴细胞，促进其增殖，同时提高IFN-γ的水平。

4. 自然杀伤细胞（NK细胞） NK细胞在先天免疫中很重要，并参与人体对感染和癌症的防御。NK细胞通过分泌IFN-γ、TNF-α、粒细胞-巨噬细胞集落刺激因子（GM-CSF）等细胞因子发挥功能效应，并具有抗体依赖性的细胞毒活性。同时，MSC也能影响NK细胞的表型、增殖、细胞毒潜能和细胞因子的分泌，如IFN-γ、TNF-α、IL-10、GM-CSF及其他调节炎症反应的趋化因子。当被IL-2激活时，NK细胞分泌INF-γ，但在MSC存在的情况下，INF-γ的分泌明显下降。此外，在MSC存在的情况下，由IL-2和同种异体抗原激活的NK细胞表现出增殖和裂解活性均减弱。IL-15是另一种促进NK细胞增殖、存活和增强其效应功能的细胞因子，但通过因子分泌，MSC可以抑制IL-15诱导的NK细胞增殖。在感染性败血症模型小鼠体内，MSC能刺激肺组织中IL-10的表达升高，抑制IL-6、IFN-γ及TNF-α等促炎因子的表达。

5. 淋巴细胞　T淋巴细胞被证实是适应性免疫中介导炎症消退及组织再生的关键靶点。研究发现，$CD4^+$ T细胞与巨噬细胞存在紧密交互作用，其具有的Th1/Th2不同表型与巨噬细胞M1/M2转换紧密耦合，从而协同调控体内干细胞的归巢及定向分化；Th1细胞通过分泌IFN-γ及TNF-α介导干细胞的凋亡，Th2细胞则主要分泌IL-4促进MSC的分化；调节性T细胞（Treg细胞）通过CD39-CD73-腺苷受体（ADOR）可以促进组织再生。然而，组织损伤后早期微环境是多系统协同调控下产生的，前期研究多局限于对单一系统/细胞的调控，对于如何实现多阶段免疫关键细胞、植入体及干细胞免疫交互/原位诱导复杂网络的精准调控目前尚未见报道。

当T淋巴细胞被激活时，它们会增殖、分化，以实现其效应器功能。MSC调节这些阶段中的每一个阶段，从而影响T淋巴细胞免疫反应。MSC通过分泌可溶性细胞因子，高度参与T淋巴细胞的活化、增殖及分化成熟。在激活过程中，T淋巴细胞表达和分泌这一阶段特有的分子，如CD25、CD69、CD38、细胞毒性T淋巴细胞抗体4（CTLA-4）、人类白细胞抗原DR（HLA-DR），以及细胞因子TNF-α、IFN-α和IL-2等。目前，关于BMSC对T淋巴细胞活化的影响存在着相互矛盾的结果。这种相互矛盾的结果可能是由所研究的T淋巴细胞亚群的不同所致。MSC对T淋巴细胞增殖的影响与激活方式无关。研究发现，MSC以剂量依赖的方式抑制T细胞增殖。根据T细胞微环境的不同，T细胞可分为以下亚型：Th1、Th2、Th17或Treg。每个群体都以分泌一系列细胞因子为特征，这些细胞因子的功能对于消除生物体内的病原体、消解炎症和维持免疫平衡至关重要。一些研究表明，MSC可调节这些亚群的分化、功能和平衡，并促进在组织内源性再生过程中抗炎免疫反应的发展。初始T细胞在BMSC存在下活化，可抑制Th1型细胞分泌IFN-γ，促进Th2型细胞分泌IL-4。此外，BMSC还能抑制促炎细胞因子IL-17、IL-22、IFN-α、TNF-α的产生，并抑制初始T细胞向Th17的分化；MSC能够促进IL-10的分泌和Foxp3表达，从而促进其向Treg细胞分化。BMSC有利于产生$IL\text{-}10^+$、$IFN\text{-}\alpha^+$及$CD4^+$表型的调节性Tr1淋巴细胞，由前列腺素E_2（PGE_2）和双加氧酶（IDO）等因子所介导。

6. B淋巴细胞　很少有研究分析MSC对B淋巴细胞的影响。然而，最近的研究表明MSC通过将细胞周期阻滞在G_0/G_1期而不是通过诱导凋亡来减少B细胞的增殖。此外，由于其趋化因子受体CXCR4、CXCR5和CCR7的表达变化是由MSC诱导的，因此MSC可以改变B淋巴细胞的趋化特性。免疫反应中，MSC对B淋巴细胞进行免疫调节的同时会伴有T淋巴细胞的参与。MSC需要$CD3^+$ T淋巴细胞的参与，来发挥抑制B淋巴细胞增殖的作用。无论MSC、T淋巴细胞及B淋巴细胞之间直接接触，还是它们所分泌的可溶性细胞因子，都依赖PD-1/PD-L1的调节作用。通过PD-1/PD-L1的调节，MSC抑制滤泡及边缘区B淋巴细胞的激活。T淋巴细胞释放的细胞因子IFN-γ可以激发MSC与B淋巴细胞之间PD-1/PD-L1的作用。

（二）细胞因子

TGF-β_1及HGF是最早被发现的BMSC介导的免疫调控因子。这两种细胞因子都可以独立地抑制同种异体抗原激活的T淋巴细胞增殖。BMSC结构性地表达TGF-β_1和HGF，两者发挥协同作用。TGF-β_1参与BMSC介导的$CD4^+CD25^+Foxp3^+$Treg亚群的产生和抑制NK细胞增殖的过程。IFN-γ预处理的BMSC与淋巴细胞共培养，能明显抑制$CD8^+$ T淋巴细胞的增殖，随着IFN-γ浓度的增加，抑制能力逐渐增强，且加入IFN-γ抑制剂后，能够以依剂量依赖的方式逆转其对$CD8^+$ T淋巴细胞的增殖抑制作用。同样地，IL-17主要由Th17细胞产生，是免疫反应中的关键炎性细胞因子。IL-17预处理的BMSC向抗炎型MSC2方向分化，明显高表达Toll样受体3和Toll样受体4，且增殖能力增强。PGE_2是在MSC介导的免疫调节中发挥重要作用的细胞因子。它是一种脂质介质，通过COX1和COX2酶作用将花生四烯酸转化为前列腺素。PGE_2可以抑制细胞增殖，刺激IL-4和IL-10的分泌，促进T淋巴细胞向$CD4^+CD25^+Foxp3^+$和$IL\text{-}10^+IFN\text{-}\gamma^+CD4^+$Treg细胞分化；$PGE_2$还能抑制单核细胞向DC细胞方向分化；在MSC存在的条件下，PGE_2能够抑制由IL-2激活的NK细胞增殖和细胞毒活性的增强。在BMSC和免疫细胞的共同培养体系中，存在高浓度的IL-10，并且证实了IL-10在共培养体系中发挥免疫抑制效应。IL-10能够下调Th1细胞因子的表达，并能刺激HLA-G5的表达和分泌，HLA-G5是MCS介导的免疫调节的另一个重要分子。在BMSC与Treg细胞共培养体系中，IL-10可增强$CD4^+CD25^+$Treg细胞发挥免疫抑制作用。此外，IL-10还参与抑制DC细胞的成熟和功能，其机制可能是通过抑制DC细胞旁分泌IL-12。

二、抗氧化应激

利用组织损伤的实验动物模型，移植MSC或注射MSC培养上清，都可以显著改善受损器官的功能，说明MSC部分治疗作用是通过其分泌的可溶性细胞因子实现的；除分泌因子外还包括细胞外囊泡、外泌体等，这可能通过多种机制对受损组织发挥保护和促进再生的作用：抗纤维化和抗凋亡、抗氧化应激、促血管生成、增殖和分化以及免疫调节。MSC可分泌多种细胞因子，其中IL-6、IL-8、BDNF、HGF表达量较多，还包括TNF-α、VEGF、白血病抑制因子（LIF）、IGF-1、EGF、FGF、TGF-β等。

氧化应激的特征是活性氧和含氮物质（ROS和RNS）的产生和（或）清除。自由基的积累基本上可以破坏所有的生物分子，包括DNA、蛋白质和脂质。高水平的ROS会导致细胞损伤和功能障碍，但低基础水平的ROS对于维持细胞的增殖、分化和存活是必要而有利的。其主要表现在过量的ROS或外源性添加的H_2O_2会削弱细胞的自我更新、增殖分化能力，而基础水平的ROS反而会刺激BMSC的增殖与分化。相应地，MSC有减轻氧化应激的作用。MSC可以增加清除自由基的酶类表达，如NADPH依赖的醌氧化还原酶（NQO1）、谷胱甘肽还原酶、谷胱甘肽过氧化物酶及血红素氧化酶-1（HO-1）。氧自由基的清除有利于组织内源性修复再生，如肾脏损伤修复、骨再生及肺泡上皮细胞等。其机制可能与这些酶类在MSC内的过表达会反馈调节SDF-1、VEGF等细胞因子的分泌，进而修复受损组织有关。氧化应激同样能够刺激神经干细胞旁分泌细胞因子，如GDNF、VEGF、BDNF等，最终使神经元上调超氧化物歧化酶2实现抗凋亡和抗氧化应激作用。

三、血管新生及血管发生

MSC可修复机体组织的缺血梗死，如心肌梗死、脑缺血缺氧及肾缺血性损伤。MSC可以促进内皮细胞的增殖、发芽及迁移，形成血管样的结构，它还可以旁分泌血管再生所需的各种细胞因子促进血管再生。MSC能够分泌足够的VEGF促进血管内皮细胞增殖。虽然VEGF对血管形成的调控占主导地位，但血管形成过程复杂，还有其他因子参与。在心肌缺血的大鼠模型体内注射MSC条件培养基可促进心肌梗死边缘毛细血管的形成，缩小心肌梗死的面积，说明MSC通过旁分泌的方式达到改善心肌功能的作用。基因芯片技术检测提示MSC分泌的因子多数为促进血管生成的细胞因子，如VEGF、bFGF、IGF、促血小板生成素及PDGF-BB。这些促进血管生成的细胞因子参与了组织修复及血管的形成。除了这些细胞因子，MMP在血管生成中也占有很重要的地位。在体外实验中，MSC条件培养基虽然不含有VEGF，但是依然发现内皮细胞的迁移和毛细血管的形成，说明即使无VEGF存在，MSC分泌的其他细胞因子也能促进血管的生成，但前提是有高浓度的金属蛋白酶及MMP-2的存在。血管损伤后发生的血管重构包括血管平滑肌细胞增殖、迁移、凋亡和细胞外基质的改变，这些变化部分由MMP介导。在三维空间培养MSC时，MSC对内皮毛细血管样结构的形成发挥关键作用，但加入MMP抑制剂后，内皮血管发芽则停止，说明MSC在调节血管生成的过程中需要有MMP的参与。MSC通过多种途径改善组织供血状况，目前认为其旁分泌促血管生成因子是其重要机制。

第二节　胞外囊泡介导的细胞间互动

在组织学工程的发展和应用中，一个主要的限制因素是如何将上述因子及基因转移到它们的作用部位发挥生物调控作用。细胞膜构成了细胞间的天然屏障，阻碍了细胞因子、神经递质及各种酶等信息物质的传递与交流。长期以来，利用组织内源性修复诱导组织再生的理念是基于以下事实，即干/祖细胞通过其可塑性及分化潜能在组织修复中发挥关键作用。然而，大量研究表明，干细胞移植背后的再生机制可能与干细胞的旁分泌调节效应有关，而不是单纯与替换损伤部位受影响细胞有关，而这种旁分泌调节作用来源于分泌体，分泌体由多种生长因子、细胞因子、趋化因子、小分子RNA等组成。这些分泌的分子通过经典和非经典的干细胞分泌机制释放，包括蛋白转位、胞吐、囊泡或外泌体包裹。干细胞分泌的可溶性因子和囊泡可能通过直接介导受损细胞生理功能途径发挥作用，也可能通过诱导邻近组织分泌功能活性产物而发挥间接调控作用。这些因子在许多生理过程中的作用引起了越来越多的关注，包括引导内源性干/祖细胞到达损伤部位，以及介导干细胞增殖、凋亡、迁移和血管生成等。干细胞在损伤部位的植入是有限的，而基于调控内源性干细胞分泌功能的治疗策略在预防心脏功能障碍、神经退行性疾病、肿瘤、骨性关节炎等方面显示出巨大的临床应用潜力。

20世纪60年代末，有研究人员观察到哺乳动物组织或体液中细胞周围存在囊性小泡，但直到2011年才有学者提出通用术语“胞外囊泡”来定义所有脂质双分子层包裹的细胞外结构。目前证实，胞外囊泡是由原核和真核细胞产生的一组大小不一、形状各异的覆盖在膜上的纳米颗粒，其直径从40nm到5000nm不等。胞外囊泡膜由脂质双层与整合蛋白构成，从而有效规避体内的蛋白酶及核酸酶降解。其内容物种类多样，有膜表面受体、可溶性蛋白、脂质、核糖核酸（mRNA、microRNA、tRNA、rRNA、lncRNA和circRNA等）。几乎所有的人体体液中，都能发现它们的身影，如血液、尿液、眼泪、唾液、精液、脑脊液等。根据其大小和细胞来源的不同，将胞外囊泡分为三种类型，即凋亡小体、微囊泡及外泌体。如图4-1所示，凋亡小体是从死亡细胞中剥离出来的碎片结构，直径100～5000nm；细胞膜萌发时产生的微囊泡，其大小在100～1000nm；而外泌体是最小的胞外囊泡（直径40～150nm）。它们均是从主细胞体腔内囊泡衍生而来，通过质膜及其

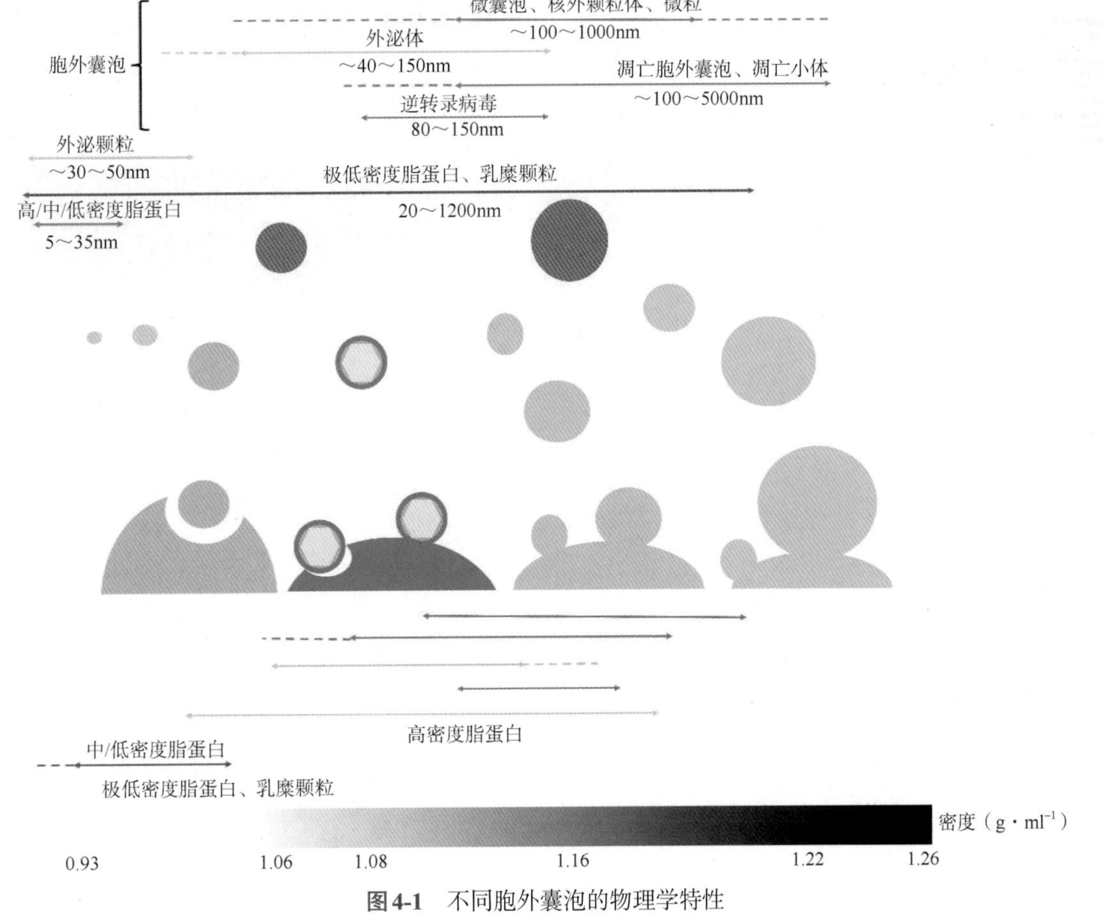

图4-1　不同胞外囊泡的物理学特性

延伸结构（如微绒毛、纤毛和鞭毛等），或者在细胞内吞运输途径中形成，最后作用于靶细胞，起到细胞间沟通的作用。

胞外囊泡通过传递效应分子介导细胞间的通信过程，同时，某些类型的胞外囊泡也能够诱导治疗反应。基于此，在药物控释和再生医学的背景下，胞外囊泡在组织内源性修复过程中的机制及应用研究是一个越来越受到关注的研究主题。然而，为了充分利用胞外囊泡的内源性修复功能，更好地了解它们发挥作用的机制将是非常有利的。在这里，我们回顾了关于细胞摄取和运输胞外囊泡的知识现状，同时介绍了这些调控机制如何潜在地影响治疗性胞外囊泡的功能。此外，还讨论了外源性胞外囊泡的天然细胞靶向能力、生物分布特征和药代动力学，以及与这些特征有关的成分，提供了其潜在临床应用的概述和成功使用的临床前实例。

一、外 泌 体

（一）外泌体的形成与功能调控

外泌体最早是在1981年由Trams等发现的一种细胞脱落小泡，被认为具有生物调控功能。它具有脂质双层表面结构（厚度小于5nm），并包含许多重要的生物分子，如蛋白质、RNA、DNA和脂质，这使得它们成为细胞间不可或缺的通信媒介。如图4-2所示，外泌体形成的第一步是通过向内萌发或内吞的方式选择性地去除质膜到细胞中，该过程导致早期核内体在细胞内生成。随后，诸如mRNA或蛋白质之类信息物质聚集在核内体形成多囊泡体或腔内小泡，早期的核内体被转换成晚期核内体。最终，核内体有的与溶酶体或自噬小体融合降解，有的则与质膜融合形成外泌体从细胞外排出。尽管该过程的具体调控机制尚未完全阐明，但大致可以将该过程分为内吞体分选复合物（ESCRT）依赖性和非依赖性两种调控机制。ESCRT是一系列胞质蛋白复合物，包括ESCRT-0、ESCRT-Ⅰ、ESCRT-Ⅱ和ESCRT-Ⅲ。在ESCRT及其辅助蛋白的作用下，核内体的限制膜可以弯曲和重塑，将包括胞质在内的信息分子运输到管腔内，从而形成多囊泡体。而ESCRT非依赖性囊泡途径的形成受某些影响质膜分离活性的蛋白质调节，如CD63、中性鞘磷脂酶2等。CD63分子是一种典型的胞外囊泡蛋白标志物，有研究发现敲除人胚肾293（HEK293）细胞中*CD63*基因能导致胞外囊泡释放减少，进而证实了其在胞外囊泡发生过程中的重要性。中性鞘磷脂酶2负责脂质神经酰胺的合成，脂质神经酰胺在多囊泡体膜上形成微区，这一过程对腔内小泡的生成至关重要。

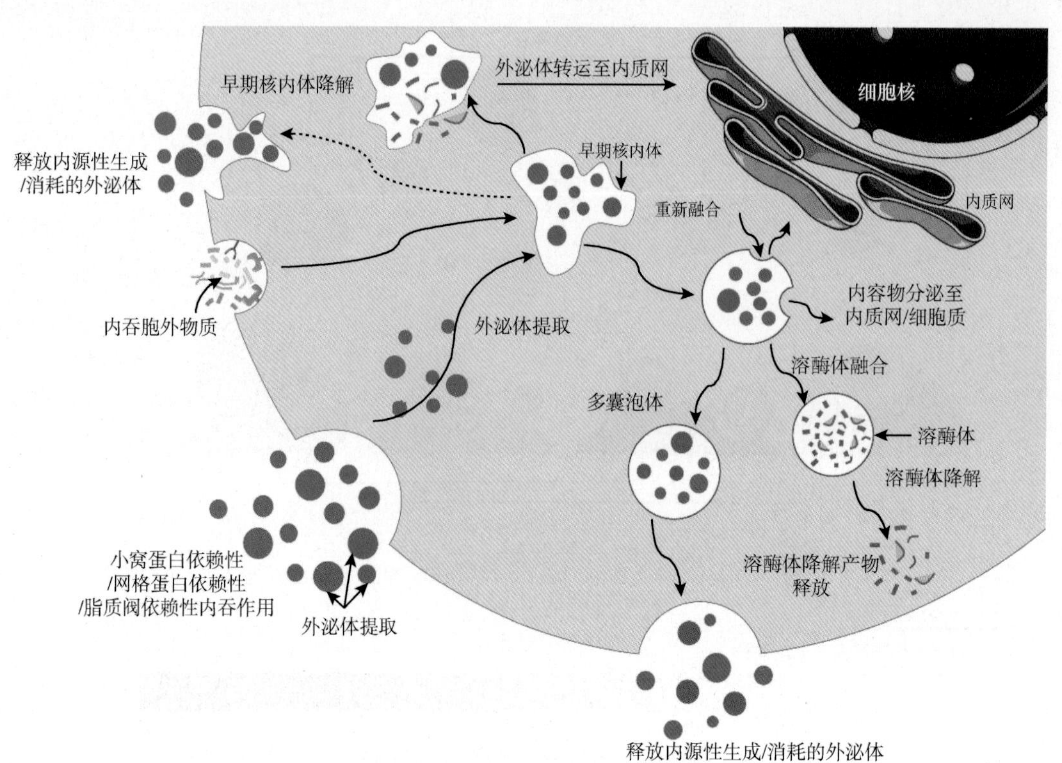

图4-2 外泌体的生成过程

Rab家族GTP结合酶被公认为在细胞内囊泡转移中扮演着极为重要的角色，同时也参与多囊泡体转运到质膜释放外泌体的相关过程。其中，Rab27a和Rab27b被发现在质膜与多囊泡小体的对接中起积极作用。Rab27a可以减小多囊泡体的大小，Rab27b促进多囊泡小体分布在远离核周的区域。研究发现，抑制Rab27a或Rab27b表达可以改变多囊泡体的形态，并促进其与血浆膜对接。除微血管外，Rab27a/b还参与棒杆状小体（W-P小体）和高尔基体分泌颗粒的调控，抑制Rab27a/b可以影响存在于这些颗粒内的可溶性成分的分泌。总体而言，由于Rab家族GTP结合酶过早地参与核内体复杂的胞内转运步骤，因此通过调节Rab相关酶活性的方法来调控细胞外泌体的分泌缺乏特异性。研究外泌体形成的另一个主要蛋白质复合物是可溶性*N*-乙基马来酰亚胺敏感融合附着蛋白受体（SNARE）复合物，该复合体在多囊泡体与质膜融合过程中起到了锚定作用。具体而言，不同多囊泡体上存在不同的v-SNARE，能够特异性识别质膜上不同的t-SNARE，并与之特异性结合，最后在相关辅助蛋白的作用下，促进多囊泡体与质膜的融合。

（二）外泌体的分离提取

超速离心是获取和分离外泌体的经典方法和金标准。它基于以下事实：当非均相混合物受到离心力作用时，更致密的颗粒首先沉降到底部。目前超速离心分离外泌体的典型方法是：①300*g*离心10min，分离活细胞；②收集上清液，2000*g*离心10min，沉淀死亡细胞；③收集上清液，10 000*g*离心30min除去细胞碎片；④收集上清液，10 000*g*离心70min，沉淀胞外小体，这一次要收集颗粒，而不是上清液，并用大量的PBS洗涤，以消除受污染的蛋白质；⑤将生成的溶液再次离心（100 000*g*，离心70min），最终获得外泌体。超速离心分离外泌体具有成本低、操作简单、实施方便等优点。然而，它耗时长，通常需要几个小时，而且容易受到污染。最重要的是，这种方法的外泌体产率非常低，通常只有5%左右。随着离心技术的发展，将超速离心与密度梯度分离相结合可以显著提高外泌体的分离效率。

免疫分离是外泌体分离纯化的另一种方法。它使用涂有抗体的磁珠，这种抗体可以识别外体脂质双层膜上的某些蛋白质，从而将它们与其他物质分离。已知CD63、CD34和CD326通常分别用作人类外泌体、急性髓系白血病和肿瘤外泌体的生物标志物。经过某些修饰，如荧光标记，外泌体-磁珠复合物可以用流式细胞仪、免疫印迹或电子显微镜以相对较高的速度进行定量或定性分析。免疫隔离在捕获少量血浆中的外泌体方面比超速离心要好得多，特异性更高，这就是有时它会被用来进一步分离已经通过其他技术分离的特定外泌体的原因。尽管免疫隔离有这些明显的优点，但它的缺点也很明显。该方法仅适用于无细胞样品，且只能分离出外泌体的一种特定亚类。此外，一旦被磁珠捕获，即使稍后从磁珠表面洗脱出来，外泌体也可能会失去一些生物功能。同时，它的价格相当高，因此不适合大规模分选。

超滤是分离外泌体的一种大小依赖、简单方便的策略，比超速离心更容易、更快速、更有效。这种方法最大的优点是只需要很少的样品就可以获得足够的产量。目前通用的典型超滤方法如下：①用0.1ml过滤器在22℃对细胞培养上清液进行过滤，将漂浮细胞和细胞碎片分离；②在4℃条件下，用截留分子量为500kDa的过滤器对滤液进行切向流过滤；③对步骤②中得到的沉淀物通过灭菌的100nm过滤器进行进一步过滤，在最终滤液中收集到外泌体。这种分离方法产率很高，甚至可以从0.5ml的尿样中分离出外泌体。超滤也可以与其他方法相结合，如超滤后使用超速离心，可以提高样品纯度。对于无细胞样品，已经开发了一些基于超滤原理的商业试剂盒。当然，这种方法的缺点也很明显，它可能会在离心过程中使一些小泡变形或破碎。

虽然上述方法可以用于分离外泌体，但外泌体的纯化仍然是一个巨大的挑战，特别是在分离脂质体、蛋白质和RNA污染的外泌体方面仍有大量工作需要开展。有研究结果表明，虽然密度梯度超速离心法可以分离胞外囊泡，但由于胞外囊泡和高密度脂蛋白的密度基本相似（胞外囊泡为1.13～1.19g/ml，高密度脂蛋白为1.06～1.21g/ml），因此该方法不能将胞外囊泡与高密度脂蛋白分离。结合现有的方法，开发新的方法仍然具有十分重要的紧迫性。例如，尺寸排除色谱（SEC）可以潜在地用于分离胞外囊泡和高密度脂蛋白，因为它们的尺寸有很大的不同。SEC和另一种方法，即聚合物沉淀法，也可用于分离和纯化外泌体。除了外泌体的分离纯化外，规模化生产纯化的外泌体也是临床需要关注的问题。Lamparski等开发了一种结合超滤、超速离心和差速离心来生产和纯化临床级（CGMP）外泌体的策略。尽管这一策略的潜力很大，但仍然迫切需要一种先进的方法来大规模地生产质量可控的、方便的、快速的纯化外泌体。

（三）不同来源的外泌体在组织内源性修复中的应用

近年来大量文献报道干细胞来源的外泌体在损伤组织内源性修复及再生方面发挥重要作用，尤其是间充质干细胞来源外泌体（MSC-Exo）内所包含的蛋白或RNA成分与受损细胞进行信息交流，可以对靶细胞进行生物学功能调控，因此MSC-Exo在损伤组织与再生方面的作用也成为了研究热点。有研究发现，直接向小鼠体内注射MSC-Exo可有效促进血管化及股骨骨折愈合。进一步机制研究证明，可能是MSC-Exo内包含成骨相关microRNA，如miR-196a、miR-27a、miR-206等，能有效促进骨折愈合。同时有研究证实，MSC-Exo可以通过激活MSC的PI3K/Akt信号通路增强β-磷酸三钙（β-TCP）的骨诱导活性，揭示了外泌体可以作为生物材料的活性因子来提高材料的生物活性。同样，有研究发现过表达miR-140-5p的滑膜间充质干细胞来源的外泌体（SMSC-Exo）可增强软骨组织再生。具体机制为SMSC-Exo携带的Wnt5a和Wnt5b可通过Wnt信号通路，增强软骨细胞的增殖和迁移，激活Yes相关蛋白（YAP），外泌体长久保留在软骨缺损部位，使其发挥修复与再生作用。另外，有学者结合MSC和诱导多能干细胞（iPSC）二者优点的特性，利用源自人诱导多能干细胞的间充质干细胞分泌的外泌体（hiPSC-MSC-Exo）有效促进骨质疏松大鼠模型中内源性骨再生修复过程。

在神经损伤修复领域，研究证实MSC-Exo对脑组织损伤具有修复作用，同时能够促进神经轴突的生长。其可能的机制还是与MSC-Exo内相关活性生长因子及microRNA相关，如提高MSC-Exo内miR-17-92、Ago-2等基因表达对轴突的促进作用明显强于对照组MSC-Exo。此外，脂肪间充质干细胞来源的外泌体（ADSC-Exo）释放一系列神经因子，如脑源性神经营养因子、神经生长因子和神经胶质衍生神经营养因子等，可促进神经元修复并刺激神经组织再生。其他来源的干细胞，如胚胎干细胞源外泌体（mESC-Exo）、月经血源性间充质干细胞衍生的外泌体（MenSC-Exo）等均被证实对神经轴突生长及重塑起到了良好的促进作用。

有研究发现脐带间充质干细胞来源外泌体（HucMSC-Exo）能够促进皮肤细胞的增殖与迁移和血管新生。其机制可能是HucMSC-Exo内含的Wnt4可以提高β-catenin的转位和活力，同时其中包含的microRNA（miR-21、miR-23a、miR-125b和miR-145）可减少瘢痕形成和肌成纤维细胞的积累。ADSC-Exo能够以剂量依赖性方式刺激成纤维细胞的增殖、迁移和胶原蛋白合成，并促进细胞周期蛋白1、N-cadherin、Ⅰ型胶原、Ⅲ型胶原和增殖细胞核抗原的表达，从而促进皮肤伤口的愈合。

二、微囊泡

（一）微囊泡的形成与应用

微囊泡是一种异质亚细胞结构，是由激动剂激活、剪切或物理应力刺激后的细胞膜萌发而产生。微囊泡膜表面除了表达与细胞母体相似的表面标志物外，还含有细胞内分子信息，但在大小和产生机制上与外泌体不同，它的释放可以通过在体外使细胞受到物理或生化刺激来实现。目前，细胞外囊泡作为药物载体的研究对象主要集中在外泌体和微囊泡。关于外泌体在组织内源性修复中的潜在临床应用的相关研究已见诸多报道，上一节已做较详尽的介绍，但是目前关于微囊泡在相关领域的研究还不是很充分。微囊泡正在成为一种很有前途的亚细胞治疗载体，适合大规模生产和临床应用。它能通过体内各种机制执行广泛的功能，如细胞间通信、组织修复和免疫监视。它们在细胞间运输生物活性分子（如蛋白质、脂质和核酸），能够影响受体细胞和供体细胞的各种病理生理功能。

目前，微囊泡作为一种新型治疗工具，其临床应用与选取的种子细胞来源密切相关，例如用于输血的红细胞和血小板，以及作为造血干细胞来源的骨髓细胞。红细胞和血小板可以从捐赠者身上收集，通过离心分离，并在体外通过剪应力或激动剂刺激微囊泡的释放。目前已经有研究将单核细胞来源的树突状细胞微囊泡，用于治疗转移性黑色素瘤和非小细胞肺癌；以及将腹水中提取分离的微囊泡用于结直肠癌的免疫治疗。MSC在再生医学和组织再生治疗中具有突出的地位，因为它们能够创造有利于修复受损组织的微环境。越来越多的研究者认为移植细胞的治疗活性可能与它们释放的营养因子和微囊泡能力有关。这些机制可能有助于细胞间通信，如营养因子、细胞器等的细胞间转移，从而有助于BMSC在内源性再生修复方面发挥生理性治疗功能。微囊泡的细胞间通信能力本身可以作为智能生物兼容疗法的平台，同时也可以作为新的药物靶向递送系统用来治疗创伤、癌症、神经性疾病、感染相关肺损伤和炎症性疾病。与细胞相比，微囊泡的一个优点是它们的纳米尺寸，可以通过增强其渗透性和滞留效应来增加它在组织内的扩散程度。与合成纳米药物载体和全细胞不同，微囊泡可以有效地跨越生物屏障到达靶点。此外，这种亚细胞结构可以避免植入的风险，如果出现副作用，可以及时中断治疗过程。哺乳动物细胞来源的微囊泡有两种来源：①原代细胞或细胞系；②从供体分离的细胞体外产生。在原代细胞中，MSC是微囊泡的主要潜在来源，可用于组织内源性修复和再生医学领域的工业化加工和使用。目前已经开发出具有一定临床规模的可扩展治疗级MSC体外扩增系统，提供了一种方便的MSC来源微囊泡提取途径。

（二）微囊泡的分离提取

目前可用的分离微囊泡的方法多种多样，包括密度梯度离心法、尺寸排除层析法、体积排除聚合物沉淀法等。目前面临的问题是，上述方法均可能会共分离外泌体或大包涵体，从而产生微囊泡混合种群。为了应对这一重大挑战，近几年研发出了多种新技术以解决上述问题，但它们目前还不是很成熟。为了使实验程序标准化并减小实验差异性，国际细胞外病毒学会（ISEV）的科学家发表了一份意见书，着重介绍了从细胞或体液中分离微囊泡的方法，同时还强调了这些方法的局限性。到目前为止，差速离心法仍然是分离微囊泡的首选方法。样品在2000g的转速下旋转，最初将大包涵体制成颗粒，然后在10 000～20 000g高速离心条件下离心得到中型微囊泡沉淀，而在≥100 000g的超速离心条件下可获得更小体积的外泌体。另一种流行的方法是蔗糖梯度密度离心法，可利用此种方法将胞外囊泡与含有非囊泡蛋白或RNA聚合体的污染物分离。然而，由于微囊泡与外泌体在密度上相似，通常的蔗糖梯度密度离心难以将两者分离。同样，有机溶剂沉淀法（PROSPR）等方法已被证明可以共分离微囊泡，但这些有机溶剂主要富集较小的外泌体，而微囊泡只是一个次要群体。免疫亲和力捕获法依赖胞外囊泡特定表面标志物的抗体，将这些抗体偶联到珠子上，用于分离特定的囊泡亚群。由于微囊泡缺乏特异性表面标志物，这种方法很少用于微囊泡的制备。目前，有研究团队正在研发用于从临床样本中分离微囊泡的新型微/纳米设备，其面临的主要问题在于如何提高微囊泡产物纯度，使其与传统方法相媲美。虽然目前可用的微囊泡和外泌体分离程序都不能产生成分单一的囊泡种群，多是微囊泡与外泌体的混合物，但有效分离纯化的微囊泡与外泌体有助于阐明它们不同的细胞生物学特征，如发生、摄取和转运途径。而从临床应用角度来看，分离纯化的微囊泡亚群可能不是绝对必要的，因为最近已有研究证实，将含有外泌体杂质的微囊泡制剂应用于癌症诊断或治疗，也能发挥较好的作用。

无论选择哪种方法进行微囊泡分离，ISEV都强烈建议使用不同的技术对获得的胞外囊泡进行验证，包括分析表面蛋白标志物、细胞质的胞外囊泡标记蛋白（CD63、CD9、Alix、Syntenin、Rgap1等）、非胞外囊泡共分离蛋白（ApoB、白蛋白等）、非胞外囊泡亚细胞结构中的蛋白（GM130、Calreticticum等）。此外，应该利用至少两种不同的技术方法来表征胞外囊泡，包括可视化电子/原子力显微镜，纳米粒子跟踪分析（NTA）或拉曼光谱等，其中，NTA是目前最适合对分离的微囊泡进行定量和粒度分析的方法。其原理是跟踪激光照射下粒子的布朗运动，并根据斯托克斯-爱因斯坦方程计算囊泡直径，从而对不同粒径囊泡进行亚群分类。然而，NTA的一个主要局限性是它们不能有效地分析较大的囊泡，并且它们不能产生关于微囊泡分子组成的任何信息。因此，我们经常综合使用多种方法对特定亚群的胞外囊泡进行鉴别分析。为了应对微囊泡分离过程中纯化程度不高的挑战，新技术正在开发中，但目前还不适合实验室使用。

第三节　细胞器转运介导的细胞间互动

细胞器转运是一种特殊的细胞间通信形式，不仅包含信号、小分子或离子的单向或双向转移，还包含特定细胞内的结构，如线粒体、溶酶体、内吞体小泡及迁移体等。本节着重介绍线粒体转运介导的细胞间互动的相关知识。

一、线粒体转运方式

近年来，线粒体从一个细胞到另一个细胞的转运作为细胞间通信的重要媒介受到越来越多的关注。线粒体转运支持受损线粒体的外源性替换，从而逆转线粒体缺陷。目前线粒体主要供体来源于干细胞，此外同种/异种来源的永生化或原代细胞也可作为线粒体的供体来源。有研究表明线粒体转运发生在体内，并参与多种病理生理过程，如组织损伤和癌症进展。含有线粒体功能障碍的细胞从其他细胞获得功能性线粒体的分子信号调控机制目前尚未完全厘清，有研究认为细胞可能感受来自受损细胞的损伤信号，进而触发细胞器交换机制，而启动这一过程的分子线索仍未确定。通过对比分析这些转运线粒体和核DNA多态性，排除了细胞融合是线粒体转移的机制。此外，这种转运不是通过被动摄取线粒体片段或分离的细胞器发生的，而是涉及一个积极的过程，如形成隧道纳米管或线粒体片段的囊泡转移。截至目前，隧道纳米管被描述为介导细胞间线粒体转移的主要细胞结构，其他机制包括胞外囊泡、细胞内吞和缝隙连接等。

（一）隧道纳米管

隧道纳米管（TNT）是由伪足状细胞突起生长的丝状细胞膜，与靶细胞相连构成的桥接状纳米管结构。它们由F-肌动蛋白组成，宽50～1000nm，长约100μm。TNT与其他细胞突起不同，因为TNT是直线的，直径小，通常是在几分钟内重新形成的动态结构，显示寿命从几分钟到几小时不等。如图4-3所示，TNT代表了一种新的更长距离的细胞间连接形式，包含一个主要由F-肌动蛋白和运输蛋白组成的骨架，这些运输蛋白促进钙、蛋白质、microRNA、亚细胞器和囊泡等从一个细胞转移到另一个细胞。TNT不仅能介导两个细胞（同型或异型）之间的连接，也能介导几个细胞之间的连接，进而形成网络。由于TNT的直径和长度范围很广，为了将它们与其他膜结构，如回缩纤维或丝状足基等区分开来，可以通过三个主要标准来识别：①它们不附着在底物上；②它们附着在两个细胞上；③它们含有肌动蛋白。然而，TNT的识别受到以下事实的限制：这些连接非常脆弱，对光暴露、剪切力和化学固定非常敏感，而且缺乏特异性表面标志物。因此，在哺乳动物细胞中，通常在活体培养中使用膜染料，如FM1-43、荧光标记的麦胚凝集素（WGA）等标记TNT。

TNT首先在体外培养的嗜铬细胞瘤PC12细胞中被发现，随后的研究表明它们能够连接多种类型的细胞，包括上皮细胞、成纤维细胞、免疫细胞、神经元、神经胶质细胞、角膜上皮细胞、肾小管细胞，并且有证据证实它们在体内存在。这项研究的结果显示，受损细胞（神经元）将细胞内容物转移到星形胶质细胞，以传播危险信号，进而启动线粒体转移。虽然这项研究没有提供关于线粒体参与的信息，但是这项研究路线对决定终末分化细胞（包括成体神经元和心肌细胞）的命运非常有意义。在内源性修复过程中，组织特异性内源性干/祖细胞在组织修复过程中具有重要作用，已有研究观察到相关干/祖细胞之间，或与其他细胞之间存在线粒体转运现象。MSC特别容易参与TNT连接和将线粒体捐献给不同类型的细胞，如通过TNT可将线粒体从MSC转移到呼吸缺陷的癌细胞；使用微流体通道跟踪TNT的形成和生物材料的交换过程时，观察到MSC形成TNT并将线粒体转移到心肌细胞，而不是成纤维细胞。同时，有研究还发现其他干/祖细胞也存在于线粒体转运过程，如人内皮祖细胞仅通过TNT将线粒体转移到新生未分化心肌细胞以维持其成熟的过程。

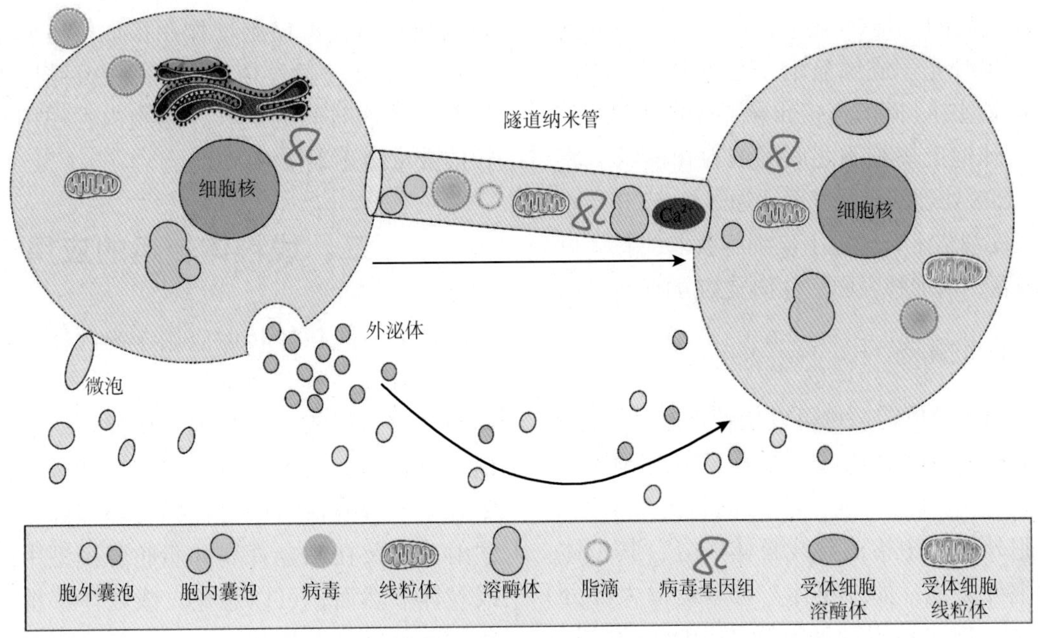

图4-3 细胞间隧道纳米管及物质运输机制

TNT参与线粒体运输、修复细胞损伤、激活增强的免疫反应和细胞代谢重编程等过程。虽然线粒体能够通过TNT运输，但线粒体转运的方向性与启动和促进TNT线粒体转运所必需的因素还未完全阐明。有研究证实，细胞外蛋白S100A4及其受体RAGE参与引导了TNT生长方向的过程。具体地，在应激过程中，海马神经元和星形胶质细胞在p53介导的Caspase-3激活后启动TNT的形成。激活的Caspase-3裂解S100A4，在启动细胞（损伤细胞）中产生低浓度的S100A4，在星形胶质细胞靶细胞中产生较高浓度的S100A4。另一个与TNT介导的线粒体转运过程调控相关的分子是Miro1，它是一种钙敏感性衔接蛋白（线粒体外膜Rho-GTPases），能使线粒体附着于KIF5肌动蛋白上，在一系列辅助蛋白如Miro2、驱动蛋白TRAK1/2、肌球蛋白Myo10/19等的帮助下，协助线粒体沿着TNT内的微管移动，目前已经证实Miro1能有效增强线粒体在TNT中的转运能力及细胞损伤修复能力。

在应激和病理条件下，TNT被认为有两个潜在的作用：一是作为传播致病物质的途径，二是作为递送药物、有益细胞器或细胞因子的手段。在组织内源性修复领域，我们往往对其第二个作用在临床领域相关的应用更感兴趣。在损伤或慢性组织应激后可以观察到TNT的形成增加。这种现象为我们利用TNT促进内源性组织再生打开了新的视野。例如，在脑卒中期间，调节TNT形成的缺血和再灌注条件可能提供一种细胞拯救的手段。此外，TNT为针对导致细胞器功能障碍的遗传病的干细胞疗法提供了一条新的给药方式，并为干扰复制的化疗药物，如核苷类似物提供了一条新的给药途径。

（二）间隙连接

间隙连接（GJ）由间隙连接蛋白（Cx）、连接子和间隙连接通道组成，是相邻细胞间进行物质交换和信息交流的重要通道。间隙连接已经进化成真核细胞之间的特殊细胞间结构，并允许几乎所有类型的细胞之间进行直接的代谢和生物电生理通信。通常，间隙连接通道允许高达1kDa分子的被动扩散，运输物质包括代谢物、第二信使、阳离子、阴离子和线粒体等。研究表明，近20个连接蛋白基因和3个泛连接蛋白基因在小鼠和人类的间隙连接蛋白中起作用。在脊椎动物细胞中，Cx是由多基因家族编码的具有同源性的跨膜蛋白，目前已发现20多种Cx亚型，其中Cx43是表达最广泛、研究最彻底的一种Cx亚型，参与了一系列的生理进程。实时光学成像显示，在脂多糖（LPS）损伤的小鼠模型中，间隙连接介导了骨髓基质细胞（BMSC）和肺泡上皮细胞之间的线粒体转移。将BMSC注入LPS处理的小鼠气管，通过Cx43介导附着在肺泡上皮细胞上，肺泡上皮细胞获取线粒体可恢复ATP浓度，增加肺表面活性物质的分泌。

（三）胞外囊泡

细胞间的线粒体转运也可以依赖于胞外囊泡。它们由微囊泡和外泌体组成。尽管目前线粒体蛋白或mtDNA包载到胞外囊泡中的机制仍不清楚，但已经在胞外囊泡中检测到线粒体成分，其中体积较小的胞外囊泡，如外泌体，可以运输大部分小分子RNA，但也检测到基因组和mtDNA片段。体积较大的胞外囊泡，如微囊泡，可以包含完整的线粒体。目前发现，不同类型的细胞，如星形胶质细胞、神经元和MSC等，均可携带线粒体转运至目标靶细胞，如上皮细胞、免疫细胞、星形胶质细胞和神经元等。线粒体转移过程并不总是保护受损细胞，同时还可通过跨细胞通信回收其他降解细胞中的细胞器。除了在胞外囊泡中被排出外，线粒体还具有产生自己的囊泡的能力，以便将线粒体蛋白和脂质运输到细胞内的其他细胞器，这些线粒体来源的衍生小泡与线粒体蛋白酶、泛素介导的蛋白酶体降解和有丝分裂作用共同构成了线粒体质量控制体系。

（四）细胞内吞

除TNT和微囊泡外，细胞内吞可能构成另一种允许线粒体在细胞间运输的过程。细胞内吞是真核细胞通过细胞膜内陷形成囊泡，将胞外物质摄取到细胞内的过程，主要包括吞噬作用和胞饮作用两种类型。MSC在炎症因子的刺激下可释放线粒体，研究表明，干细胞释放的线粒体可被宿主细胞通过内吞作用摄取。大型胞饮作用通过质膜皱褶包裹内吞物形成囊泡完成胞饮作用。对外源性线粒体进行标记并利用活细胞荧光成像和三维重建成像等技术发现，从MSC中分离出的结构完整并且功能正常的线粒体，能够被体外培养的心肌细胞通过大型胞饮作用摄取。体外培养的心肌细胞可通过微丝依赖的细胞内吞摄取线粒体，随着共培养时间的延长，细胞内吞作用摄取的线粒体数量会逐渐增多。

二、线粒体转运的应用

目前将线粒体转运应用于内源性修复领域的方法是补充新鲜分离的线粒体，即将线粒体移植到损伤缺损区域。许多体内研究证实了线粒体移植的可行性，其抑制方法包括在脊髓损伤、脑卒中和帕金森病模型中直接向受影响部位进行显微注射，以及在帕金森病和脂肪肝模型中静脉注射线粒体。然而，可以想象，线粒体移植的临床转化仍面临巨大的挑战。由于发病机制的异质性和线粒体在缺损病变区域的转运效率，很难保证在不同患者身上达到类似的治疗效果。此外，线粒体移植的治疗效果在很大程度上取决于分离方案、分离线粒体的数量和质量、细胞器转运途径和不同组织器官的差异化摄取。

到目前为止，已有多项基于线粒体移植技术治疗疾病的注册临床试验，其中只有一项旨在通过卵母细胞内注射自体线粒体来治疗不孕症的临床试验已经完成（NCT#02586298）。另一项正在进行的试验试图证明使用自体线粒体注射（NCT#02851758）进行线粒体移植修复心肌缺血/再灌注损伤的可行性，目前正在招募参与者。线粒体在转化医学中的用处不仅可以通过人工线粒体移植治疗来证明，还可以在其他领域得到证明，例如将线粒体或线粒体DNA用作疾病严重程度的生物标志物。在一项研究中，用荧光探针JC1测定了脑脊液（CSF）中细胞外线粒体的数量和活性，这表明这是小鼠和患者蛛网膜下腔出血（SAH）后有效的预后因素。通过测量红色和绿色荧光，确定预后较好的3个月SAH患者脑脊液中的线粒体（红色/绿色）较活跃。

三、迁移体转运

迁移体是细胞迁移过程中介导胞质成分释放的一种新型细胞器，最早由俞立等在研究斑马鱼原肠运动过程中发现，并首次揭示了迁移体的生理功能及其产生机制。他们发现细胞在迁移过程中，会在后面留下一些弹性纤维。在弹性纤维的顶端或交叉处生长出直径2～3μm的囊泡，他们将这些囊泡命名为“迁移体”，后来发现迁移体也包含直径50～100nm的小囊泡。他们的进一步研究发现迁移体中存在大量的信号因子，包括趋化因子、细胞因子和生长因子等，这些信号因子会随迁移体的分布形成局部区域信号中心，从而参与细胞间通信，进而调控斑马鱼胚胎器官形态发生。与外泌体等胞外囊泡类似，迁移体介导了细胞质内容的释放，同时能被邻近细胞摄取。

如图4-4所示，迁移体分布于多种细胞和组织中，在血液、人血清以及人和小鼠的大脑中均有分布。在免疫系统中，大多数免疫细胞的免疫防御功能取决于它们在复杂的微环境中迁移的能力，要么随机巡逻寻找抗原的存在，要么定向到达它们的下一个作用靶点。在心血管系统中，内皮细胞迁移发生在血管新生和血管生成过程中，也发生在受损的血管中，为了恢复血管的完整性，血管平滑肌细胞迁移到内膜并增殖。由于迁移体是膜结构，因此膜定位相关蛋白对迁移体的形成至关重要。TSPAN家族在人类中包括33个成员，在各种类型的内吞细胞器和胞外囊泡膜表面均能高度表达，同时它们也是迁移体的重要组成部分。在迁移体膜的发现过程中，俞力等发现TSPAN4在迁移体膜上含量丰富，是最清晰的迁移体标志物。TSPAN1～TSPAN7、TSPAN9、TSPAN13、TSPAN18、TSPAN25～TSPAN28的过表达促进了迁移体的形成，其中TSPAN1、TSPAN2、TSPAN4、TSPAN6、TSPAN7、TSPAN9、TSPAN18、TSPAN27和TSPAN28作用效果较强。目前研究证实，TSPAN4、TSPAN7、胆固醇和整合素是形成迁移体所必需的分子。从细胞机械运动过程来看，当细胞迁移时，整合素使细胞迁移，整合素与其特定的细胞外基质伴侣蛋白正确配对，为回缩纤维提供黏附力，并在迁移细胞的背面形成回缩纤维。沿着回缩纤维施加的机械应力会触发TSPAN的聚集，如TSPAN4、TSPAN7和胆固醇分子，进而促进“TEMAS”（四跨膜蛋白富集的宏结构域）的形成，而Tamas的富集可导致质膜硬化，最终形成迁移体。因此，目前可将TSPAN4及整合素作为迁移体的标志物。

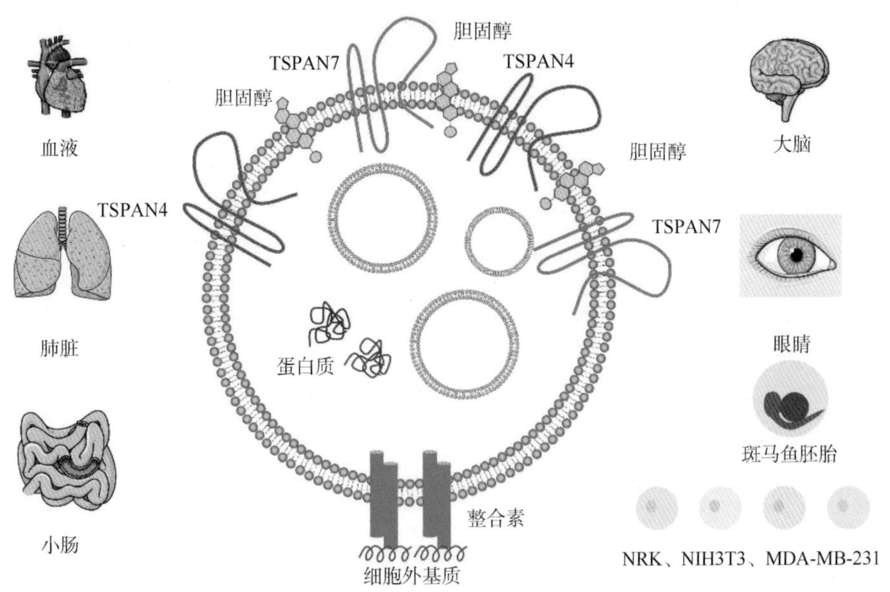

图4-4　迁移体在组织内的分布及其表面标志物

已有研究表明，迁移体可通过传递Cxcl12a（配体）-CXCR4b（受体）信号来调节器官形态发生。同时，在肺泡上皮损伤内源性修复过程中，趋化因子CXCR4会存在于FAK1-ASK1-PP5构成的迁移体中，引导Ⅱ型肺泡细胞的迁移，进而促进肺泡上皮组织修复。目前迁移体相关研究的难点在于成功分离并鉴定迁移体相关蛋白。尽管如上所述，TSPAN4及整合素分子可用于标记迁移体，但上述分子同样存在于外泌体中。因此，很难在体外将迁移体与外泌体两者区别开来。利用蛋白质谱学筛选发现，有4种蛋白富集于迁移体中，而在外泌体中几乎检测不到，可以作为特异性标记迁移体的潜在标志物，但仍需相关实验验证。

（郭晓东　刘　雷　唐　硕）

第五章　微环境对组织内源性修复的影响

第一节　炎症反应对内源性修复的影响

一、炎症反应过程

人体经常暴露于外部有害刺激，炎症是对这些刺激的适应性反应，一般由感染、创伤、手术、烧伤、缺血或组织坏死引起，包括机体从对刺激的感应到对刺激的响应，再到组织或器官愈合及正常外观和功能恢复的整个过程。

炎症有5个主要体征：发红、肿胀、发热（仅适用于肢体）、疼痛和功能丧失。肿胀是由于血管扩张，液体渗透至周围组织，细胞浸润到受损区域，导致在长时间的炎症反应中结缔组织沉积而引起的。发热是由于肢体血管扩张导致血液运输增加引起的。疼痛是由于炎症介质的直接作用引起的。功能丧失一般是指关节由于水肿和疼痛而失去活动性，或是瘢痕组织替代功能细胞。

典型的炎症反应包括4个组成部分：炎症诱导物、检测诱导物的感受器、炎症介质以及受炎症介质影响的靶组织。微生物、损伤释放的物质等诱导物启动炎症反应，巨噬细胞、树突状细胞和肥大细胞等免疫细胞通过相应配体作为感受器，检测并放大诱导物释放的信号，进一步分泌炎症介质，如TNF、IL、缓激肽、类花生酸和蛋白质水解产物等。这些炎症介质作用于各种靶组织，引起靶组织状态的变化，从而适应并优化感染或组织损伤造成的组织微环境，如图5-1所示。

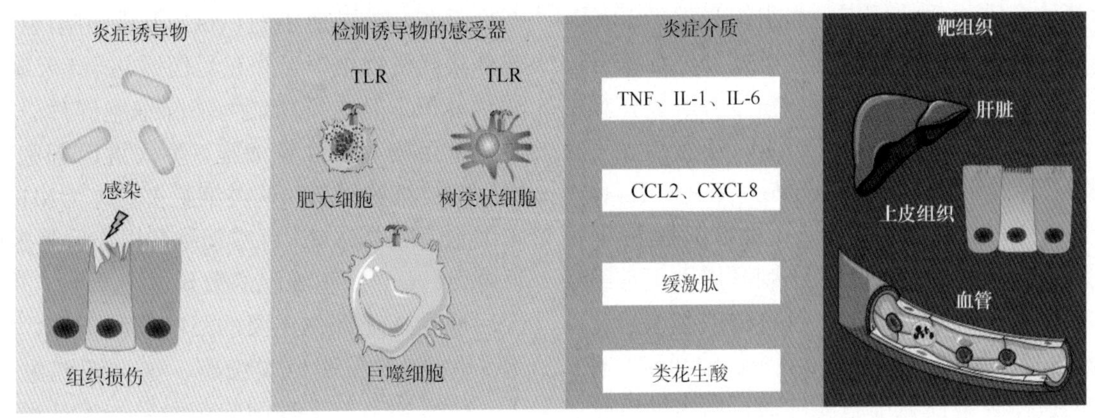

图5-1　炎症反应的4个组成部分

二、炎症对组织修复再生的影响

炎症过程主要是由免疫细胞和信号分子介导的一连串事件引起的，在重构组织稳态中起着非常重要的作用。以伤口愈合为例，整个过程通常分为4个阶段：止血、炎症、增生和重构，而整个愈合过程都伴随着炎症。机体损伤后，血小板最先到达损伤部位，帮助启动凝血级联反应，以防止进一步的失血，并为随后的细胞浸润提供临时的细胞外基质。此外，血小板分泌转化生长因子（transforming growth factor，TGF）和血小板源性生长因子，这些因子激活成纤维细胞和间充质干细胞，并招募和激活中性粒细胞与巨噬细胞，炎症过程被启动并在之后的修复过程中起主导作用。提供自体PRP，能够改善创面的愈合。

炎症是人体抵御受损组织和异物的必不可少的防御手段。急性炎症的主要目标是消除有害物质，如微生物或死细胞。一旦消除了有害物质，炎症就会消退。尽管炎症过程似乎对组织具有破坏作用，特别是慢性炎症，但炎症本质上是组织再生的前提，因此对机体是具有保护性的。如果组织完整性和体内平衡得到恢复，修复过程中炎症就会消退。但是如果伤口的愈合反应失调，则导致过度的炎症，导致病理性改变，影响再生，损害正常的组织功能并可能最终导致器官衰竭。正常情况下，机体损伤后的炎症过程由多种免疫细胞参与，主要为中性粒细胞、巨噬细胞和淋巴细胞。

（一）中性粒细胞与组织修复再生

中性粒细胞是人类血液中的主要免疫细胞，遍布人体各个组织器官，巡逻并保护宿主免受病原体和其他有害物质的侵害，当组织受损后开始释放炎症信号，中性粒细胞首先感知到炎症信号并被招募到损伤部位。这些炎症信号有脱氧核糖核酸（deoxyribonucleic acid，DNA）、组蛋白、三磷酸腺苷（adenosine triphosphate，ATP）、IL-1α等，主要通过G蛋白偶联受体被中性粒细胞感知。受损组织也会通过这些炎症因子刺激周围正常组织产生趋化因子和脂质介质，例如CXC基序趋化因子配体8和白三烯B_4，从而招募中性粒细胞。有研究发现在体外中性粒细胞能够通过脂多糖极化为促炎性N1亚型，通过IL-4、IFN-γ极化为抗炎性N2亚型，而在体内，在心肌梗死早期，N1亚型的中性粒细胞是心脏中的主要中性粒细胞，而N2亚型则随着时间推移而增加，从而促进其在抗炎和组织修复中的作用。

中性粒细胞对组织修复再生有极其重要的作用：①中性粒细胞可以吞噬、去除损伤部位的组织碎片，从而创造再生修复的微环境。②中性粒细胞能够通过放大炎症反应和直接释放毒性效应物促进组织损伤，但是并不总是损坏组织。它们分泌各种抗菌物质，如活性氧（reactive oxygen species，ROS）、抗菌肽、抗菌蛋白酶等，这些物质虽能够造成组织损伤，但其在某些炎性疾病中具有有益作用。有研究表明，嗜中性粒细胞释放的髓过氧化物酶减少了毒性作用并保护宿主免受脂多糖诱导的致命组织伤害。③中性粒细胞还分泌各种细胞因子和生长因子，包括IL-17和VEGF，可促进成纤维细胞、上皮细胞、内皮细胞的增殖，促进血管生成。④中性粒细胞还会分泌大量单核细胞的趋化因子，介导单核细胞在受伤后5～6小时到达损伤部位，如巨噬细胞被中性粒细胞募集，释放出组织修复相关的TGF-β和IL-10将中性粒细胞清除。因此，促进中性粒细胞凋亡的药物具有加速组织修复的治疗潜力。

（二）巨噬细胞与组织修复再生

中性粒细胞数量在受伤后12～24小时达到峰值，然后在3～4天后下降。中性粒细胞侵袭开始后，外周血单核细胞被募集到受伤组织部位。受伤后不久，外周血中的$Ly6C^{hi}$单核细胞/巨噬细胞被募集到受损组织，并在受伤后的第1天或第2天达到峰值，其主要功能为清除细胞碎片、受损基质、微生物和中性粒细胞，募集淋巴细胞，促进损伤部位细胞增殖，这类细胞主要称为M1促炎巨噬细胞。随着$Ly6C^{hi}$巨噬细胞在损伤后第2天开始下降，$Ly6C^{lo}$巨噬细胞的数量逐渐增加，并在第3天后成为损伤部位主要的巨噬细胞群体，这些细胞又称为M2抗炎巨噬细胞，这类细胞由多种因子、信号通路及多种细胞刺激后产生，主要负责促进细胞外基质的合成和伤口的愈合。这两种细胞构成了巨噬细胞的两种类型，它们分泌不同的因子，发挥不同功能，如图5-2所示。

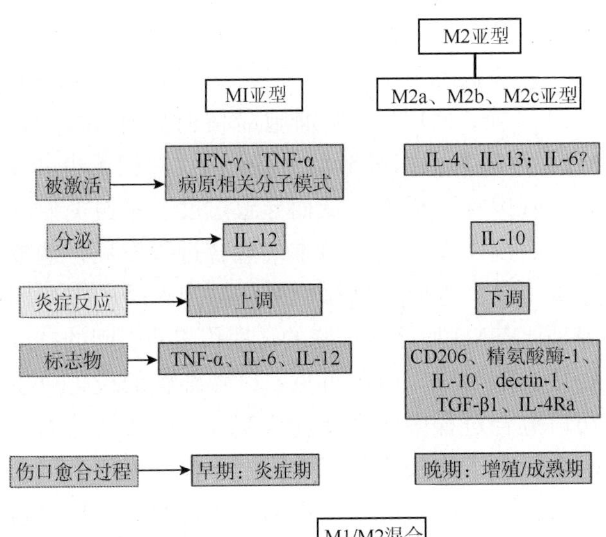

图5-2　巨噬细胞的两种类型

巨噬细胞通过其多样化和不断变化的功能，介导了受损组织从炎症到愈合的整个过程，也因此巨噬细胞对组织再生修复的作用是多样且重要的，主要表现为几个方面：①吞噬作用，清除细胞和其他碎片，这是成功治愈的必要过程，其中中性粒细胞的清除对于抑制炎症十分重要。②清除微生物，M1型巨噬细胞能够通过分泌TNF-α、IL-6等清除炎症部位的微生物，但由于TNF-α同时介导了铁累积等因素，会造成一定的组织损伤。此外，M1型巨噬细胞分泌的核苷酸结合寡聚化结构域样受体家族pyrin结构域蛋白-3（nucleotide-binding oligomerization domain，leucine rich repeat and pyrin domain containing-3，NLRP-3）、IL-1β也具有类似的功能。③激活组织部位成体干细胞的增殖和分化，有研究表明，$Ly6C^{hi}$巨噬细胞能够通过分泌TNF-α和金属肽酶含血小板反应蛋白-1 [a disintegrin-like and metalloprotease（reprolysin type）with thrombospondin type 1 motif 1，ADAMTS1]抑制Notch信号转导，进而促进干细胞增殖。$Ly6C^{lo}$巨噬细胞则分泌大量胰岛素样生长因子-1和基质细胞衍生因子-1（stromal cell derived factor-1，SDF-1），促进干细胞分化。④促进组织修复，巨噬细胞通过细胞外基质的改建在前期促进纤维化并在后期抑制纤维化。有研究表明巨噬细胞能够产生TFG-β_1，从而促进成肌纤维细胞产生细胞外基质。炎症后期巨噬细胞产生基质金属蛋白酶和其他细胞外基质降解酶，抗纤维化，从而介导损伤组织细胞外基质的重建。⑤与淋巴细胞相互作用，共同调节组织再生。$CD4^+$ T细胞以及$Foxp3^+$ $CD4^+$调节性T细胞（Treg细胞）在与$Ly6C^{lo}$巨噬细胞相似的时间过程中积累，并在损伤后4～5天达到峰值。Treg细胞可以释放双调蛋白、TGF-β和IL-10，或通过CD40/CD80诱导的配体/表面相互作用直接与巨噬细胞相互作用，有研究称这种相互作用能够调节$Ly6C^{lo}$巨噬细胞中CD206的表达，从而介导肌肉组织再生。

（三）淋巴细胞与组织修复再生

组织损伤后也会募集一定的淋巴细胞参与组织修复再生的过程，募集的淋巴细胞主要有NK细胞、T细胞和B细胞等。目前研究较多的为Treg细胞。

Treg细胞通常存在于淋巴器官中，在组织受损后被募集到受损部位，以促进炎症消退并在受伤后调节免疫反应。Treg细胞的功能是多样的，目前认为Treg细胞的功能主要有3个方面。①控制嗜中性粒细胞和巨噬细胞的功能。活化的Treg细胞可促进嗜中性粒细胞分泌抗炎分子，包括IL-10和TGF-β等，并诱导中性粒细胞的凋亡和死亡。此外，活化的Treg细胞还能够诱导巨噬细胞极化。②促进组织愈合。Treg细胞不仅能够减少T细胞的浸润，而且能够通过分泌抗炎因子减弱T细胞活性，从而促进组织修复再生。③Treg细胞已被证明能够直接通过激活成体干细胞促进受损组织再生。

三、过度炎症对组织修复再生的影响

正常情况下，机体会启动一系列生理过程使受损组织逐渐趋于正常，但在病理情况下，某些生理过程无法正常进行导致受损组织无法恢复。以创面为例，在正常生理条件下，伤口愈合是不同免疫细胞和基质细胞之间协调和沟通的复杂过程，经历了凝血、炎症、增殖和重塑四个过程。当创面形成时，位于皮肤中的多种免疫细胞会立即被激活，用于促进修复皮肤组织，基质金属蛋白酶会持续升高，炎症水平也会提高。但如果机体缺乏愈合伤口所需的生长因子，伤口愈合会一直停留在炎症期，从而延缓治疗时间。目前临床对创面的治疗大多是药物和手术，但是并没有达到理想的效果。造成这种情况主要是因为创面的愈合存在多种不稳定因素，特别是由病理条件（衰老、肥胖和糖尿病）、细菌感染和身体损伤造成的炎症环境失调导致的创面愈合无法向理想化发展。而炎症环境失调的主要机制为免疫细胞功能失常，并最终导致伤口愈合不良。

炎性阶段的重要特征是中心粒细胞和巨噬细胞浸润，从而清除感染中的异物、细菌和受损组织。巨噬细胞可通过分泌细胞因子和趋化因子增强其功能。在糖尿病创面中，巨噬细胞持续分泌IL-1β，诱导型一氧化氮合酶（inducible nitric oxide synthase，iNOS）等炎症因子从而导致炎症延长，最后导致伤口愈合延迟。与非糖尿病的巨噬细胞相比，糖尿病创面的巨噬细胞在本质上更具促炎性，并表现出异常的趋化性、迁移性和黏附性。巨噬细胞是创面愈合过程中的关键细胞类型，高血糖症和氧化应激会改变其表型，从而导致巨噬细胞极化及其调节发生变化。糖尿病性溃疡愈合延迟的主要原因是炎症期过长，导致了巨噬细胞长期处于被极化的状态，从而使糖尿病性创面长期无法愈合。

巨噬细胞正是在微环境的刺激下极化出两种不同的特定表型，即促炎症M1型和抗炎症促血管M2型，巨噬细胞的表型会随着愈合的不同阶段而发生变化，并对炎性环境产生影响。其中M1型巨噬细胞具有较强的促炎症能力，可以分泌合成大量炎症因子如IL-12、IL-23、iNOS、TNF-α等，提高受损部位的炎症水平。在普通创面中M1型巨噬细胞控制的炎症期相对较短，而M2型巨噬细胞控制的炎症期则相对较长，可通过调节细胞因子趋化、血管再生、再上皮化和结缔组织再生诸多方面来促进损伤愈合。因此，有一种观点认为愈合的速度快慢主要取决于微环境内巨噬细胞极化类型所占的主导时间。

近年来，炎症在损伤愈合中的作用日益受到重视。有研究表明糖尿病创面往往伴随着炎症反应过激，而这些炎症因子主要来源于巨噬细胞，糖尿病创面难以愈合的主要原因是慢性炎症期过长。在正常创面愈合过程中，当炎症反应期向血管肉芽形成期过渡时，组织中的巨噬细胞极化类型从促炎症的M1型转换成抗炎症的M2型。然而，在糖尿病状态下，创面中巨噬细胞的表型和功能难以转换，M1型巨噬细胞滞留时间相对较长，M2型巨噬细胞相对不足，使炎症反应期无法过渡到血管肉芽形成期，从而导致过度、慢性炎症反应，使创面无法按照原本的愈合进程发展，造成愈合不良。因此，糖尿病溃疡愈合迟缓的主要原因是伴有M1型巨噬细胞的长期积累而引起的持续慢性炎症反应。由此可见，巨噬细胞的极化对于伤口愈合过程中的炎症反应调节至关重要。通过研究巨噬细胞极化的影响因素，控制糖尿病创面处的炎症反应，使用药物调控巨噬细胞极化过程来缓解过度炎症的现象，是一种促进难愈创面愈合的有效途径。

最近，学者们致力于研究一些基于抗炎症药物及纳米材料的治疗手段用于难愈性伤口愈合，通过设计和开发更安全、更经济、更有前景的带抗氧化的纳米材料修复难愈性创面。目前的发展主要集中在天然和合成产品组成的治疗剂和药物载体上，相应的治疗活性包括抗菌或抗氧化活性，以及促进炎症、修复或抗炎的功能，从而改善伤口修复和再生。一些含金属的核动力源，如银、金、氧化铈和铜纳米粒子的使用，可改善炎症和促进早期愈合时的血管生成，加速急性或慢性伤口愈合。

慢性难愈性创面是临床面临的一种新型卫生问题，近几年各类慢性疾病患病率日益增加，如糖尿病足、下肢静脉性溃疡和压疮等，而创面久治不愈严重阻碍了患者康复，同时若出现扩散还会增加脓毒症的发生率，甚至威胁患者的生命安全。随着中国进入老年化社会，糖尿病患病率越来越高，糖尿病患者合并足部溃疡的发生率已达25%。具有炎症调节作用的药物有可能成为促进糖尿病性溃疡愈合的一种理想治疗手段，为临床上治疗难愈性溃疡提供新的思路。炎症调节在糖尿病性溃疡的临床应用将有利于降低糖尿病患者的截肢率，减少住院时间和费用，缓解疼痛，改善患者生活质量，以及减轻患者家庭和社会的负担，带来显著的经济效益和社会效益，具有广阔的应用前景。

四、利用炎症调控改善组织再生修复的应用

免疫系统在组织再生修复过程中扮演着非常重要的角色，通过炎症调控的多种机制，可以重建组织损伤后的稳态。因此，调控免疫反应不失为组织再生修复的有效策略。为此，研究者探索了许多基于材料和分子的策略，包括利用生物材料、细胞因子、蛋白酶抑制剂、miRNA、干扰小RNA（siRNA）和胞外囊泡靶向免疫反应等，如图5-3所示。

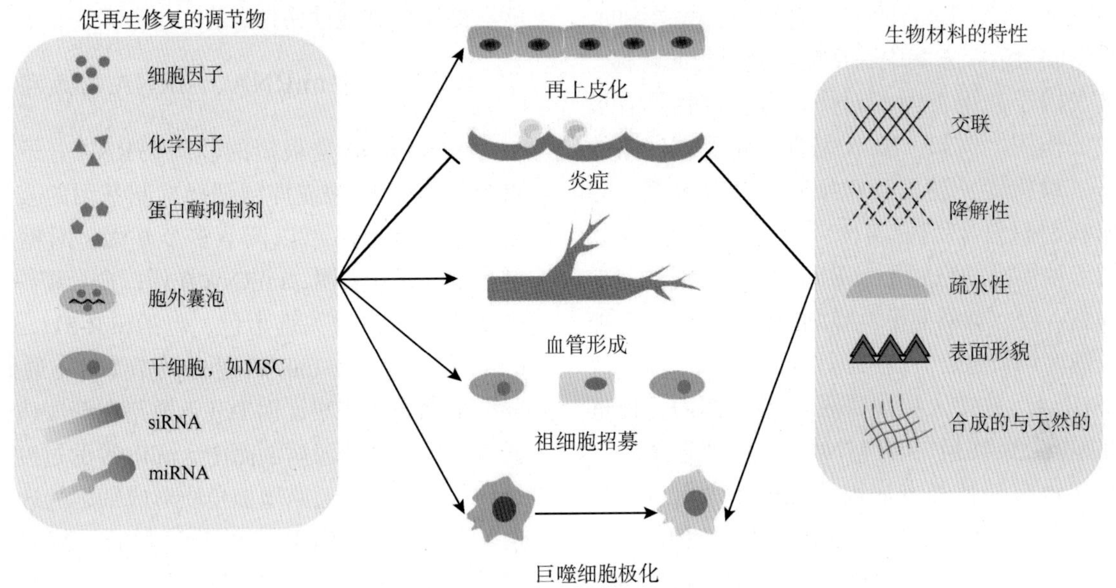

图5-3　基于生物材料和分子的再生修复策略

（一）基于生物材料的策略

目前已有多个研究表明可以通过生物材料调控免疫从而促进伤口修复，其策略主要侧重于巨噬细胞的黏附和募集，以及引导它们的极化以促进炎症进程的推进。控制巨噬细胞极化的方法之一是改变生物材料的表面化学性质。例如，巨噬细胞在疏水和离子表面的黏附会增强。然而，尽管黏附在亲水/中性表面的巨噬细胞和异物巨细胞较少，与黏附在疏水/离子表面的巨噬细胞/异物巨细胞相比，黏附在亲水/中性表面的巨噬细胞和异物巨细胞能够分泌更多的细胞因子。这可能是由于生物材料对巨噬细胞黏附性的激活和随着时间的推移发生的表型转换所致。研究表明，单核细胞来源的巨噬细胞改变其表面蛋白的表达取决于接触的生物材料表面的化学成分。这些发现强调了生物材料表面化学成分在改变巨噬细胞反应和活化中的作用。

生物材料设计的另一个重要因素是表面形貌。事实上，各种研究都显示了表面形貌在改变巨噬细胞反应中的重要性。通过改变表面形貌，模拟天然细胞外基质结构，改善细胞黏附、增殖和迁移。这些模式不仅会影响上皮细胞、内皮细胞、巨噬细胞和成纤维细胞的作用，也会促进抗炎巨噬细胞的转变。

生物材料的成分也影响其免疫调节特性。合成生物材料具有一定的优越性，因为它们通常能够避免由天然衍生材料中抗原驱动引起的宿主免疫反应。例如，利用壳聚糖基生物材料将神经降压素传递给糖尿病创面，通过降低损伤部位的TNF-α、炎症细胞和MMP-9的水平，使创面快速愈合。

在天然衍生的生物材料中，脱细胞细胞外基质具有免疫调节特性。脱细胞细胞外基质是通过机械、化学或酶法去除细胞成分从供体组织中分离出来的。基于细胞外基质生物材料的一个共同来源是猪小肠黏膜下层，已被证明能够通过巨噬细胞极化调节大鼠伤口愈合微环境。有趣的是，脱细胞细胞外基质调节巨噬细胞极化的机制之一是通过纳米基质结合囊泡（matrix-bound nanovesicle，MBV），这些囊泡中含有miRNA，将巨噬细胞极化为抗炎表型。脱细胞脱水人羊

膜（DDHAM）通过刺激重要生长因子、细胞因子和蛋白酶（包括PDGF、TGF-α、TGF-β_1、FGF-2、G-CSF、IL-4、IL-10和各种TIMP）的分泌来促进伤口的愈合。

（二）基于细胞因子的策略

细胞因子在伤口愈合的时间过程中显然是关键的，这使它们成为治疗方案中一个极具吸引力的靶标。

抗炎因子和促炎因子对伤口愈合过程具有极其重要的作用。例如，IL-1b是促炎正反馈回路的一部分，维持促炎创面巨噬细胞的持续表型，导致糖尿病创面愈合受损。TNF-α是导致慢性创伤状态的第二种促炎细胞因子，敲除TNF-α可通过减少炎症细胞入侵，抑制促炎巨噬细胞的激活，从而加速小鼠慢性伤口愈合。脱细胞骨被设计成顺序释放IFN-γ和IL-4，并植入损伤部位的小鼠体内，促进巨噬细胞极化的切换，改善骨修复，促进愈合。

当然也有其他的炎症因子也被作为促进再生修复的靶标。基质细胞衍生因子-1是另一种促进伤口愈合的趋化因子，在糖尿病小鼠伤口上植入基质细胞衍生因子-1脂质体，可促进皮肤细胞增殖，促进肉芽组织形成，从而促进糖尿病伤口愈合。粒细胞-巨噬细胞集落刺激因子（GM-CSF）促进造血干细胞向粒细胞和巨噬细胞分化，在创面愈合中也起关键作用。此外，还有其他细胞因子对再生修复也具有重要作用，如IL-22、IL-10、TGF-β_1、巨噬细胞激活脂肽-2（macrophage-activating lipopeptide-2，MALP-2）等。

然而，目前基于细胞因子的创伤治疗尚未达到临床试验阶段，我们需要一个更有效的递送方法来促进临床转化。

（三）基于蛋白酶抑制剂的策略

慢性创伤的微环境不仅降低了生长因子水平，还存在MMP和TIMP的失衡，因此克服这一问题的一种方法是提供蛋白酶抑制剂。例如，释放ND-336，选择性地抑制MMP-2、MMP-9、MMP-14，通过减少炎症、增强再上皮化和增加血管生成，加速糖尿病小鼠的伤口闭合。目前已经有研究者将蛋白酶抑制剂纳入伤口敷料并进行了临床试验。例如，有研究者将胶原和氧化再生纤维素基质结合到伤口敷料中，通过与MMP结合和失活来改善伤口修复。银敷料和水凝胶是抗菌药物，在猪模型和临床试验中也显示出很好的愈后。此外，有研究表明银能够通过从MMP中取代锌使蛋白酶失活，从而促进肉芽组织更快地形成。将油酸/白蛋白制剂加入局部应用的棉纤维敷料中，能够在体外减少中性粒细胞弹性蛋白酶的产生，表明其可能有助于促进慢性伤口愈合。

（四）基于miRNA、siRNA的策略

micro RNA是很短的非编码RNA分子，可通过介导RNA降解或抑制翻译抑制基因的表达。有趣的是，miRNA可以调节多个基因，对糖尿病模型小鼠的研究表明，miRNA在伤口愈合组织炎症反应中扮演着一个关键角色，包括miR-21、miR-99、miR-132。例如，miR-21通过调节TGF-b通路促进成纤维细胞的募集，而TGF-b通路在糖尿病伤口中显著减少。在糖尿病创面中，miR-99的过度表达通过调节PI3K/Akt通路增加角质形成细胞的迁移和增殖，与促炎性细胞因子的分泌和Treg细胞的抑制有关。最后，miR-132可通过减少趋化因子分泌和抑制NF-κB通路，促进伤口愈合的炎症期向增殖期的过渡，从而减少白细胞的募集。

siRNA已被广泛用于基因沉默以改善伤口愈合。例如，针对Kelch样ECH相关蛋白1（Keap 1）的siRNA通过抑制NF-E2相关因子2来改善糖尿病模型小鼠的伤口愈合。这种siRNA是在基于脂蛋白的纳米粒子系统中传递的，有助于维持正常水平的炎症细胞和活性氧。由阳离子星形聚合物β-CD-（D3）7传递的MMP-9 siRNA通过降低MMP-9的表达加快了糖尿病大鼠创面的闭合速度。

总的来说，miRNA和siRNA在调节免疫系统和加速伤口愈合方面尽管还没有达到临床试验阶段，但具有很大的潜力。

（五）基于胞外囊泡的策略

胞外囊泡是由细胞分泌到循环系统的膜封装包，存在于所有的体液中，直径可以达到2μm，小的只有50nm。胞外囊泡在细胞-细胞的通信中非常重要，能促进细胞因子、脱氧核糖核酸、非编码RNA、MMP、miRNA和mRNA等生物分子的交换。这些生物分子对受体细胞蛋白的产生、基因表达和行为进行了修饰，影响着微环境的变

化。胞外囊泡由细胞外基质中的每种细胞类型释放，并被目标细胞迅速吸收。由于这些特性，胞外囊泡可被用作免疫调节分子，以促进伤口愈合。例如，通过促进血管生成、增加角质形成细胞的迁移和增殖以及激活成纤维细胞，人纤维细胞衍生的外泌体已被证明可以加速糖尿病小鼠的伤口闭合。这是HSP-90a、STAT3和某些miRNA表达增加的结果，包括miR-124（抗炎）、miR-126（促血管生成）和miR-21（调节胶原沉积）。胞外囊泡还可以通过引导巨噬细胞极化来促进伤口愈合。例如，脂多糖预处理的间充质基质细胞上清液外泌体通过调节糖尿病大鼠的TLR4/NF-κB/STAT3/AKT信号通路促进伤口闭合。这些研究证明了胞外囊泡通过调节免疫系统促进伤口愈合的治疗潜力。然而，像其他治疗策略一样，基于胞外囊泡的疗法还没有进入临床试验阶段，尚需要更多的研究来改善给药方法。

在过去的十年中，调控炎症反应促进组织再生修复的研究进一步深入，提出了新的治疗靶点，并为未来的临床试验提供了一定的科学依据。为了将这些新疗法应用到临床，我们需要更好地了解正常、过度的炎症反应在组织创伤中的机制，以便更好地结合炎症调控的反应机制，设计有效的人体研究，实现组织再生修复的最终目标。

第二节　血液供应对内源性修复的影响

一、血液供应对组织修复再生的重要作用

天然组织中存在着大量的分支血管网络结构，血管网络复杂而又精细，是理想的物质供给渠道。血液供应充足，则血管系统能够发挥供血供氧、传输营养物质的重要功能，血液供应不足则会导致部分组织缺血从而引起急性心肌梗死等多种疾病。在体外构建的组织工程化组织是细胞与材料的复合体，但没有营养来源，体内植入后小组织是通过周围血管长入并逐渐与周围组织建立血液循环获得营养的，或者通过周围组织液获取营养。血运的重建是组织再生的基础，要获得良好的新生组织工程化组织，必须保证植入体内的种子细胞尤其是材料内部的种子细胞能够获得及时充分的营养，这就有赖于充足的血液供应和细胞与材料复合物内血供重建的程度和速度。组织的结构从外部到内部存在着营养和氧气的浓度梯度，在植入组织的内部更易出现营养物质和氧气的供给不足，这将诱使组织细胞功能下降，随之在植入的组织或器官中心区域出现坏死。如图5-4所示，血液中氧气、营养物质向组织细胞供给扩散效果以及细胞代谢所产生的二氧化碳、废物向血管的输出扩散效果有限，组织内部毛细血管之间的极限距离为200nm，因此在体外构建的组织工程化组织或器官若在某个维度的尺寸上超过了400μm就需要构建血管网络以供应组织的营养物质。

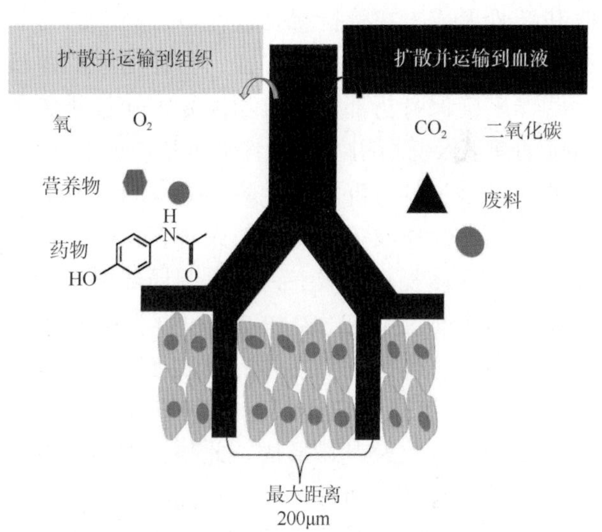

图5-4　体内血管化组织营养物质的运输和扩散

组织工程化的组织或器官的血液供应的重建方法主要有：①利用血管内皮细胞生长因子促进血管生长；②血管内皮细胞与成骨细胞联合移植；③利用显微外科技术，通过带蒂筋膜瓣包裹、带血供肌瓣包裹或血管束植入，在构建组织工程化组织的同时建立其血液供应。组织工程中构建大血管与毛细血管的目的存在一定差异：①构建大血管的主要目的是获取管腔结构，为组织器官运输血液；②构建毛细血管的目的不但是要改善血液微循环，而且要实现血细胞的一些功能，如血氧供应、免疫反应等。

糖尿病溃疡是一种难愈合性创面，糖尿病溃疡创面组织再生在炎症阶段被抑制，持续的炎症阶段会导致炎症细胞因子的异常，长期的炎症反

应会产生病理性炎症反应，导致皮肤组织内源性修复反应的失败，从而使得伤口难以愈合。而除了炎症反应，糖尿病创面难愈合的另一个原因是创面的血液供应不足，创面无法获得充足的营养成分来进行愈合反应，加上高血糖状态又会损害基底膜内皮细胞，导致毛细血管壁增厚和血液的黏度增加，阻碍血液流动。

骨折发生后首先会形成血肿，趋化作用将通过生长因子、细胞因子和白细胞介素的释放激活。位于骨膜内层的细胞开始增殖和分化，在血供充足的骨折部位远端形成新生骨，然而在血供不足的骨折部位则先形成软骨，随后引发新血管生成，通过软骨内成骨作用导致血液供应增加、软骨吸收和新骨形成。在骨折愈合过程中，局部的力学稳定性能够保持血管的完整性，具有足够的血液和营养来确保骨折部位的成功恢复，并且避免了持续的缺氧及其所引发的软骨生成和骨折不愈合。磷酸三钙是一种可降解的生物陶瓷材料，其钙磷比例、化学性质及晶体结构与人骨相似，被广泛用于骨缺损修复。磷酸三钙能上调局部生长因子特别是骨形成蛋白-2（BMP-2）和血管内皮生长因子的表达。磷酸三钙在体内吸收和降解后形成的微碱环境和高钙离子层，有利于成骨细胞黏附、增殖、分化及基质形成。此外，磷酸三钙具有多孔结构，便于血液供应。Zhang等采用3D打印磷酸三钙支架，并将中孔结构的生物活性玻璃在磷酸三钙支架表面做涂层处理，这种新的支架与单纯磷酸三钙支架相比，能够获得更好的成骨效果。3D打印结合生物材料在骨缺损治疗中的技术日益成熟，未来可能成为骨缺损治疗的主流方法之一。

心肌梗死是一种心肌组织坏死的疾病，严重威胁着人类健康，缺血性心肌梗死大多数是冠状动脉发生了血栓，造成了管腔的急性闭塞，使血液供应减少或中断，从而导致心肌缺血性坏死。因此，疏通血管堵塞、促进血管形成以及恢复血流供应可以有效抑制心肌细胞凋亡和坏死，对于心肌梗死的治疗和心梗后心肌组织的修复十分重要。及时改善缺血区域的血液供应是治疗的关键，而单独减少心肌细胞的坏死不是一个有效的治疗策略。近期有研究表明，体内静脉注射含硅离子的溶液能够促进心梗后心肌组织修复和心功能恢复，硅离子能够通过刺激内皮细胞和心肌细胞的旁分泌效应进而促进血管形成，新生的血管网络可为缺氧受损部位的心肌细胞提供氧气和养分，抑制心肌细胞凋亡和坏死。

神经再生及局部微环境所需要的营养对周围神经的修复再生非常重要，而这些都与血供有重要关系。周围神经主干结构由神经纤维束及其周围包括血管在内的结缔组织组成，移植段神经血管再形成大致有两种形式：①神经内形式，即内部丛状血管；②神经外形式，即外部纵行血管。有研究表明，不带血管的神经移植后3天内为缺血状态，1周左右开始出现血流急剧增加；而带血管的神经移植后早期虽有血流增加，但很快基本处于平稳状态，说明血液供应对于维持周围神经微环境的稳定具有一定意义，局部微环境及神经再生所需要的各种营养物质对周围神经的修复再生非常重要。神经移植物早期血管化可以为移植的各种细胞提供足够营养，进而促进轴突生长、神经再生。另外，神经移植物早期血管化还可以聚集来源于血液的巨噬细胞，以利于快速清除周围神经损伤后轴突、髓鞘的各种溃变产物，从而为新生轴突向远端生长提供良好的通道。

3D打印技术具有快速、准确、个性化及能够生成复杂形状实体的特性，而传统的技术方法难以在三维结构上对天然血管网络实现仿生制备，因此其在创造特定结构以模拟血管网的方向上具有巨大的应用前景。到目前为止，皮肤、软骨等组织的3D打印技术已经比较成熟地应用于临床，主要是因为这类组织功能比较简单，对血液供给的要求比较低，这些组织的细胞在相距血管距离较远时还能维持正常的生物活性，而其他一些大组织则难以达到组织工程所期望的应用目标，关键问题在于不具备像血管网络一样传质体系，当植入体内的组织体积超过3mm^{3}时将难以获得足够的营养和进行气体交换及清除代谢废物。如何保证打印器官或组织的血供是目前3D打印技术应用于临床最大的挑战之一，尽管目前3D打印的管状结构已经基本能保证组织器官的血供需求，但毛细血管的超微结构难以通过图像模仿重建。在构建局部微循环时，如何提高血细胞在毛细血管中的可渗透性和在提高组织获氧含量等方面还有待进一步突破。

二、缺血性损伤及缺血性损伤组织的修复

缺血性损伤是指供血的血管受阻，出现局部组织缺血并最终导致组织损伤的现象。血液是氧气的主要载体，大多数情况下血管栓塞必然会导致缺血和缺氧，从而导致组织受损。当发生血管阻塞血液不流通时，组织首先局部缺氧，进而引发一系列组织的炎症反应，活性氧升高、钙离子超载等，引起细胞死亡，组织损伤。组织缺血常见的现象有脑缺血、心肌缺血等，最终可能影响全身，危及生命。缺血损伤的另一种情况是组织在一段时间缺血后，血流迅速重新恢复流通，进一步导致组织损伤和器官功能恶化，医学上称之为缺血再灌注损伤，主要是因为缺血再灌注会引起组织细胞自由基的增多和细胞内钙离子超载，使已经存在的病情恶化。如心肌梗死，因心脏缺血、缺氧，在抢救治疗后，血液恢复再灌导致心肌坏死、心脏破裂等。而脑梗死则主要是因为脑部血液循环障碍使组织缺血缺氧导致局限性脑组织缺血坏死或软化，严重者直接危及生命。早期研究认为组织损伤发生在血液再灌注之时，但实际上在组织缺血时就已经发生。例如，血栓往往导致局部堵塞血液供应减少，从而引起器官或组织缺血、缺氧而衰竭，而缺血再灌注使缺血部位损伤进一步加重，这样的病症统称为缺血性疾病，可能存在于各个器官。

原发性血管阻塞的起因和过程因部位和病因不同而异。总的来说，有3种情况导致血管内壁发生变化：动脉粥样硬化；血栓——血流在血管内面剥落处或修补处的表面所形成的小块；部分物理原因如动脉曲张、肠梗阻等。三者有时互有关联。而造成缺血性损伤的病理过程主要是以下3个方面：①细胞内游离钙离子浓度超载，缺血性疾病源于缺血，但是造成破坏的关键环节是细胞内游离钙离子浓度异常升高，导致不可逆的变化及细胞死亡；②活性氧的生成，缺血-再灌注过程中活性氧的形成发生在细胞溶胶中，以黄嘌呤氧化酶为工作酶，催化次黄嘌呤的氧化产生过氧化氢或超氧自由基进而损伤组织，缺血过程中尤其是再灌注时，黄嘌呤氧化酶和次黄嘌呤会大量出现在细胞溶胶中，缺血导致缺氧，血液再灌注则导致血液中的氧分压陡增；③炎症反应，缺血及缺血-再灌注损伤后免疫细胞浸润组织会诱导多种炎症细胞因子和趋化因子的表达，形成炎性网络，导致多种缺血性疾病的发展。

缺血性损伤比较典型的部位就是心脏和脑，一旦发生缺血或缺血-再灌注损伤，身体便会做出反应，首先即进行内源性修复。而内源性修复是人自身对机体损伤做出的自我修复反应，在内在或者外在的刺激下，通过种子细胞、细胞因子、内源性气体及基因转录表达改变等对组织进行修复。下文介绍了两种典型的缺血性损伤的内源性组织修复。

（一）缺血性脑血管疾病

缺血性脑血管疾病是威胁人类生命的常见病之一，常导致严重的脑损伤，致残率和死亡率极高。研究认为在缺血性脑损伤过程中，神经元死亡以坏死和凋亡为主，研究认为降低和抑制缺血引起脑神经元坏死和凋亡，能够挽救缺血半暗带中濒临死亡的神经元，激活机体内源性的修复和再生机制，促进损伤后神经功能的恢复，对缺血性脑血管疾病的治疗及预后具有重要意义。当缺血性脑血管疾病发生，位于脑室下区和齿状回颗粒下区的内源性神经干细胞（neural stem cell，NSC）可被激活并向受损区域发生迁徙，促使神经干细胞增殖分化，产生新的神经元和胶质细胞，并在脑损伤的病理生理过程中参与修复缺损的神经功能。脑缺血后内源性神经干细胞的激活并非脑缺血引起的直接结果，而是缺血后无数生长因子、神经营养因子、细胞因子共同调节的结果，并能够促进神经干细胞增殖、迁移和分化。例如，神经生长因子能够促进中枢和外周神经元的生长、发育、分化、成熟，维持神经系统的正常功能，加快神经系统损伤后的修复。而更多因子诸如血管内皮生长因子可以通过脑微血管内皮细胞分泌，促进神经干细胞的迁移和增殖并有效形成新生血管。碱性成纤维细胞生长因子不仅对神经系统有保护作用，还能激活静息态下的神经干细胞，促使其增殖分化，使受损神经组织恢复。表皮生长因子和胰岛素样生长因子-1等生长因子也都被证明在脑缺血损伤中具有明显的神经组织修复作用。

（二）缺血性心肌损伤

缺血性心肌损伤通常是由于冠脉血流阻塞，从而导致心肌缺血损伤甚至坏死。此外，在尽快恢复心肌供血时，更容易造成缺血-再灌注损伤，会进一步加重心肌细胞功能异常和损伤。当心脏受到缺血性损伤或者缺血-再灌注损伤时，作为趋化因子的基质细胞衍生因子-1在缺血缺氧后含量升高，会对心肌细胞产生保护作用，并能促进募集骨髓间充质干细胞从骨髓归巢到心肌缺血损伤处，促进血管再生、减少细胞凋亡以及刺激心脏干细胞增殖并分化为心肌细胞。血管内皮生长因子同样能募集骨髓间充质干细胞到心肌组织损伤处，并能促进内皮细胞增殖、分化、迁移以及血管重构，使心肌细胞增殖，协同基质细胞衍生因子-1参与心肌修复。TGF-β是一种多功能的细胞调节因子，它广泛参与体内多种病理生理过程，如发育、分化、免疫反应、组织对损伤应激的反应及修复过程，TGF-β通过增加胶原纤维的沉积，促进心肌细胞的肥大而参与缺氧缺血-再灌注损伤后的心肌重组。

三、组织工程中血管化的应用

目前，使用促血管生成生物材料、内皮细胞预血管化策略可获得各类血管化组织。其中，血管化骨组织工程的研究结果尤为突出，尤其是大段骨缺损的临床治疗，但是血管化的组织工程骨替代物在临床应用的开发仍然是一个重大挑战。血管化的组织工程支架具有血液供应，能够维持植入后的组织存活并支持随后的宿主组织整合。由于细胞距离血管100～200μm时通过扩散获取氧气，因此厚度超过400μm的组织工程支架面临供氧问题，体内植入后，毛细血管自发性向组织工程支架的生长过慢，因此血管化仍然是骨组织工程的主要障碍。此外，促血管生成的生物材料与内皮细胞预血管化等策略也能用于研究缺血性疾病的治疗，伤口或创面愈合，以及仿生物肿瘤的微环境模型，故组织工程的血管化研究具有十分重要的意义，以下介绍几类组织工程血管化的应用。

（一）血管化骨组织工程

促血管生成生物材料和内皮细胞预血管化等手段大大促进了组织工程中的血管化进程。通过复合3D打印聚己内酯（PCL）支架，间充质干细胞能够构建出血管化组织工程骨，植入后展示出骨小梁样及具有骨髓的结构。此外，间充质干细胞和人脐静脉内皮细胞在基于聚乙二醇（PEG）的仿生水凝胶中的共培养也成功构建出血管化的组织工程骨。3D打印是一种有前途的策略，可以在特定区域空间递送生长因子以实现血管化骨组织工程。此外，明胶微粒也具有作为持续递送生长因子如TGF-β、成纤维细胞生长因子、BMP-2和血管内皮生长因子的特殊用途。掺入血小板源性生长因子的明胶微粒复合3D生物打印的组织工程支架能用于特定区域血管化的研究。在这项研究中，具有时间和空间控制血小板源性生长因子释放的异质支架加速和优化了在体内的血管形成。在另一项研究中，3D打印将血管内皮生长因子装载在藻酸盐-结冷胶的水凝胶负载于双相磷酸钙骨水泥（calcium phosphate cement，CPC）支架中。这种配置的主要优点是能够制造线径200mm的精确互连结构，将其植入大鼠体内以治疗大鼠的临界骨缺陷时，血管内皮生长因子的释放分析提示该支架支持细胞的生长。Byambaa等利用基于挤出式直写生物打印机设计了具有功能细胞、特定血管生成和成骨区域的3D血管化组织工程骨支架。该支架将内皮细胞、间充质干细胞和生物活性血管内皮生长因子-明胶甲基丙烯酰（gelatin methyacrylate，GelMA）整合并直接打印成中央纤维从而形成一个可灌注的中央血管。围绕中央血管的是三层硅酸盐纳米片负载的明胶甲基丙烯酰圆柱体。当3D打印支架的中心降解时，内皮细胞和间充质干细胞迁移形成通道的内表面，形成中心血管。外层硅酸盐纳米片能诱导间充质干细胞成骨分化。一项研究描述了预血管化支架技术，引入诱导血管形成的核心，植入后可以与宿主血管吻合并获得灌注。不同的策略被用于构建预血管化支架，如使用聚二甲基硅氧烷（polydimethylsiloxane，PDMS）模制、3D冲压（stamping）、动静脉袢预血管化等。

（二）缺血性疾病治疗及促进创面愈合

通过刺激体内血管生成，促血管生成生物材料可用于治疗缺血性疾病或促进伤口愈合。例如，载有碱性成纤维细胞生长因子的聚*N*-异丙基丙烯酰胺基水凝胶可大大改善小鼠血液灌注模型中肢体的缺血性损伤。利用热敏水凝胶递送可溶性细胞外基质成分可促进全层皮肤缺损过程中新血管形成。包裹内皮细胞的生物材料展示出增强的促血管活性。例如，与藻酸盐微凝胶的生长因子递送系统相比，复合内皮祖细胞递送系统在后肢缺血模型中表现出血流灌注的增加。有研究通过构建2D通道结构的支架在体外种植内皮细胞来获得全厚度人体皮肤等效物（human skin equivalent，HSE）。在免疫缺陷小鼠伤口愈合过程中掺入含有成纤维细胞和角质细胞的全厚度人体皮肤等效物，可引导和促进新血管形成。

（三）肿瘤血管化模型

肿瘤的进展离不开血管化的进程。癌细胞和内皮细胞分别在双层水凝胶内培养，结果表明内皮细胞能极大地促进肿瘤的侵袭性。整合血管网络的肿瘤模型将更具仿生意义。例如，在基于聚乙二醇的基质中用内皮细胞和乳腺癌或前列腺上皮癌细胞共培养可建立3D血管化的癌症模型。研究发现相比于2D培养模型，3D培养的癌细胞展示出对化疗较低的敏感性。利用3D打印、可灌注系统等可构建肿瘤类器官或模拟3D微环境以探索肿瘤的发展过程和治疗策略。由患者来源的胰腺癌类器官、人类成纤维细胞和内皮细胞结合可灌注平台构建3D血管化胰腺癌微组织，能够模拟肿瘤发展的模式，并为药物筛选提供参考，因为将吉西他滨灌注到硬化的基质中并不像静态条件下所显示的具有降低肿瘤活性的剂量依赖性效应。这些发现证明了在3D灌注血管网络中，患者细胞与基质成纤维细胞之间的动态协同关系对于准确再现动态肿瘤微环境的重要性。为了研究肿瘤-基质的相互作用，有学者使用微滴印刷技术在基质凝胶基质上构建人卵巢癌细胞和成纤维细胞的图案，模拟更生理的肿瘤模型，从而更好地理解癌症机制。

第三节　力学因素对内源性修复的影响

目前，内源性修复的生物学基础已得到很好的研究，但我们对机械环境与力学因素在修复过程中发挥的独特的关键作用还知之甚少。本小节将从机制、调节作用及应用进展三方面阐述力学因素对内源性修复的影响。

一、组织损伤及修复过程中存在重要的生物力学机制

组织损伤修复过程中存在重要的生物力学机制，因为细胞外基质的机械性能是细胞命运的关键决定因素。特定组织的基质刚度与其功能高度相关，例如，骨骼细胞外基质富含矿物质，因此具有良好的抗断裂强度和韧性。而血管的基质则由富含弹性蛋白和胶原蛋白的弹性纤维组成，这对施加血管张力和维持血液流动至关重要。对于软组织而言，机械力是控制结缔组织在三维空间上重组、修复和瘢痕形成的关键，由细胞-基质之间的相互作用主导。通过对这一相互作用的理解，可有效预测细胞对特定机械环境的响应。应力遮挡、基质的各向异性、方向性载荷和应变率等力学相关因素均对细胞形态、迁移、增殖和基质再生有重要影响。

生物力学刺激在不同层面对生物机体会有不同的影响。在组织层面，张力对应软组织生成，压力对应软骨和骨生成，而流体剪切力则对应动力系统的组织生成，如肌肉和血管系统。然而，上述简单的概括并不适用于细胞层面。主要原因有两个：①不论是什么机械力施加于细胞外基质，都将产生复杂的生物力学环境，例如施加在韧带上的力会在核心部分生成压力，而在纤维束部分会形成剪切力；②大多数由肌肉-骨骼组织传导的机械载荷均先施加于细胞外基质，而细胞外基质结构复杂，可对细胞形成应力遮挡，因此细胞只会受到有限的影响，发生较小的形变。细胞外基质提供的应力遮挡是成纤维细胞的基本微环境。不仅如此，即便只形成了有限的细胞形变，在微观上细胞所受到的力学刺激也是极其复杂的，并且和细胞外基质的结构高度相关。

生物力是有方向性的，可称为矢量力。这个矢量生物力刺激对控制组织的三维空间结构有重要作用。例如，由胶原纤维组成的肌腱和韧带需

要在脊柱中传导纵向应力，但需要在椎间盘中尽可能扩散纵向应力。这也说明成纤维细胞需要严格适应和维持不同组织中胶原纤维的各向异性。虽然从组织层面分析胶原纤维的排列和结构可以推测其中的机制，但明确为何这个力学传导系统可持续适应多变复杂的外负荷仍然很难，因为在细胞层面上依然很难确定其机械传导方式和成纤维细胞所接受到的直接机械刺激。

从出生阶段开始，身体的软结缔组织（肌腱、韧带、皮肤等）在尺寸和体积上都增加了许多倍。这主要是由于随着富含胶原蛋白的新细胞外基质的沉积，细胞含量会逐渐成比例减少。例如，韧带可通过间隙生长模式不断增长，并一直处在紧张状态和承载负载的状态，组织并没有经历完全重塑再生的卸载状态。由于组织再生涉及每个细胞重新生成及组装其新生基质，还需要周围细胞相互适应，这使从细胞层面解析胶原网络的重塑变得困难。而组织修复，尤其在大型组织损伤的修复中，一个中心问题是胶原组织的瘢痕。这几乎涵盖了所有的含血管的结缔组织，包括皮肤、肌腱、神经、筋膜血管壁和肌肉。有些瘢痕是由过量的胶原纤维组织导致的，如在皮肤、心脏和肺的瘢痕。但有些是由大量损失胶原纤维结构导致的，如在真皮、角膜和韧带中的瘢痕。结缔组织无法自发地重新构建胶原纤维已成为组织损伤修复研究中的核心问题。例如，成人组织再生中对上皮组织的重塑是最高效的，但大部分是基于细胞与细胞之间的自组装的薄层或薄片，几乎没有具有三维结构的组织。这种三维胶原结构重组不良的情况主要是由于细胞外基质在修复过程中发生挛缩，出现随机的组织张力和矢量载荷。因此，理解在三维空间中的挛缩和细胞生物力学机制对研究瘢痕生成和软组织修复意义重大。

由此可见，软组织修复的核心是组织的重塑，因此需要研究组织重塑的机理，并还原组织的三维结构。通常组织再生会出现瘢痕，即修复后的结构是被破坏的。胶原的重塑过程包含填补缺损部位和在挛缩状态下再生。其中，胶原的挛缩和肌成纤维细胞是三维结构破坏和瘢痕形成的主要原因，因此需要进一步分析成纤维细胞在胶原基质中的内聚力产生和生物力学环境。

成纤维细胞是真皮、肌腱和筋膜的重要组成部分，可通过一系列复杂的细胞内信号通路控制肌动蛋白和肌球蛋白的运动产生收缩力。基质的挛缩只发生在细胞机械性地冲击细胞外基质的过程中。在三维胶原基质模型中，只有两种使细胞生成力传递至基底介质的机制：①由整合素介导的细胞与外基质的直接相互作用；②基于间质胶原网络形变的间接的细胞与细胞的相互黏附作用。其中，细胞-外基质的相互作用在成纤维细胞中占主导地位，可通过配体和整合素来判断，其中生成的生物力可直接测量，并可通过整合素介导的基于纤连蛋白、玻连蛋白和胶原蛋白的细胞黏附来证明。第二种细胞作用于基质的间接力，在接种的细胞趋向形成细胞-细胞的骨架性接触时产生，并已在接种于胶原网格中的血管内皮细胞和成肌细胞中得到确认。在成肌细胞接种的后期，细胞密度提升使细胞间的接触增加，并逐渐产生可测的外力。平滑肌细胞可生成比表皮成纤维细胞高出2～3倍的力（图5-5）。几乎所有的成纤维细胞产生的张力都是通过细胞在胶原上附着产生的。此外，骨骼肌细胞的力生成过程则伴随着细胞的扩散。

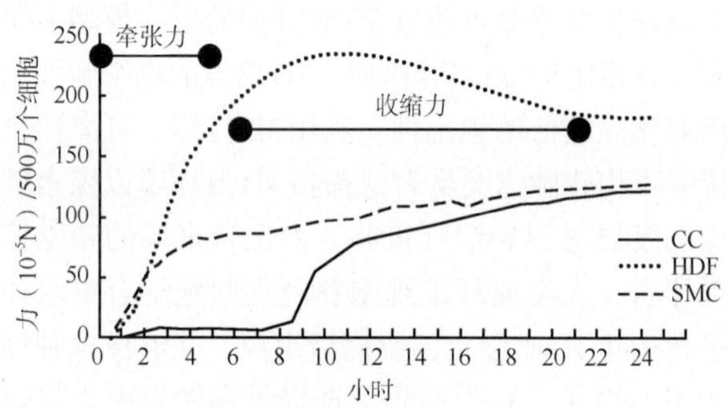

图5-5 三种细胞在24小时内产生的力

细胞在运动过程中生成的力主要来自细胞在基质上运动产生的牵张力。在组织修复过程中，细胞在初始时是非附着的圆形，而后逐渐依靠波形的生物力从组织边缘迁移至缺损区域。但当细胞扩散后，这种力的输出逐渐趋于稳定，更像是低运动细胞生成的收缩力，并逐渐扩大成应力纤维网络。这种情况可理解为细胞骨架的成熟过程是对胶原基质刚度增加的反应，并充分体现在软组织快速再生和重塑及肉芽形成过程中成纤维细胞的机械反应。

细胞产生牵张力的第二个作用是将新沉积的松散的胶原蛋白压缩成致密排列的基质，这样才能够承载肌肉和重力负荷。胶原蛋白填充到具有更大直径纤维的过程被定义为“捆绑”。新产生的细胞外基质通过纤维蛋白填充和排出多余液体进行脱水凝实时会发生这种“捆绑”。当固有成纤维细胞直接向胶原纤维施加负荷时，细胞在胶原纤维上移动的同时胶原纤维也将向细胞移动。这可以从两个方向进行解释：①如果胶原不断被“固定”到一个位置，那么细胞产生的力将逐渐增加局部细胞外基质的刚度。随着时间的推移，基底刚度的增加会使细胞移动得更多，最终离开基底区域。当到达另一个刚度较低的区域后其移动速度将再次减慢，直到该区域的基质硬度增加到可以支持细胞运动的水平（图5-6）。只要细胞产生足够的张力，不断改变低密度、低刚度的胶原蛋白区域，这种重复的、基底刚度驱动的系统（压实迁移）就会持续下去。这就是一种基于纤维网络、由力学负荷驱动、近似自动重塑的可预测细胞行为假设，是胶原蛋白收缩的棘轮假说的一种形式。②如果松散的胶原基质没有被压实固定，那么基质的缩短和刚度的增加都取决于细胞产生的力。也就是说，一旦细胞张力消除，新的基质特性和几何结构将恢复原状。这种情况更类似于成纤维细胞收缩时，在体外培养的基底薄膜会起皱。去除细胞力后基底膜变形即会消除。

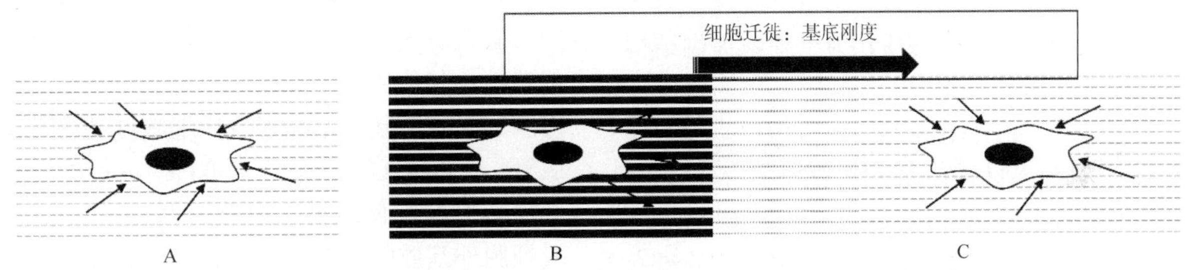

图5-6 连接细胞力的产生与顺向的基质和细胞运动的假设

对于硬组织损伤修复，生物力学因素更是不可忽视的。骨骼对机械力非常敏感，并会发生一系列生物反馈。骨骼成熟后会在机械力的作用下持续重塑。物理因素可对间充质干细胞施压并使细胞变形，这是决定细胞命运的重要因素之一。研究骨修复时骨痂中细胞所处的机械环境及最终骨修复的模式时，发现机械环境中的应变是胶原纤维的特定刺激，而流体静压是软骨的特定刺激。并且，成骨作用首先需要一个基于纤维组织的稳定机械环境。因此，机械环境是决定组织表型的重要因素。成骨指数可通过一个剪切力和静水压力的函数计算得出。

在骨愈合过程中，局部应力和应变不仅改变对骨细胞施加的压力，还影响了细胞分化。例如，在刚固定后的骨折间隙中，静水压力相对较低，但碎片内应变相对较高。然而，当骨痂变大时，骨折间隙中的刚度会增加，同时增加的静水压力会降低基质的渗透性，由此降低骨折间隙中的剪切应变。这种机械环境，会促进软骨细胞的形成，并开始软骨内骨化。随着更多的胶原基质产生，应变会进一步下降，促使成骨细胞形成和累积，使骨化占主导地位。所以，间充质干细胞是否可顺利分化成成骨细胞或软骨细胞，取决于其生物物理环境是否支持其分化。由此可见，发生骨愈合的骨折环境需要可以桥接骨痂的应变率，并增加胶原基质的形成和静水压力。

事实上，时间和空间上具有特异性的机械力刺激可引起的分子和细胞反应，从而引导内源性骨骼祖细胞的迁移、增殖和分化。分子和细胞生物学、生物工程和材料科学领域之间的合作研究进一步扩大了我们对骨再生过程中机械转导、骨祖细胞归巢、分化及新血管形成的分子途径的理解。特定的分子途径已被确定为组织再生过程的关键因素，包括相关的生长因子、形态形成因子、细胞因子、信号转导和表观遗传变化等。虽然骨细胞如何响应机械力从而促使骨再生和骨重塑的机制仍不确定，但机械力刺激已被证实广泛发生在不同器官、组织、细胞和分子层面上。例如，在组织水平上，以应力和应变参数为特征的机械刺激将决定组织形成的不同模式。此外，机械信号在细胞水平的影响需要考虑细胞形状、细胞压力以及氧张力的变化，这将决定细胞外基质成分的产生和作用模式。最后，在分子水平感知的机械信号将决定细胞骨架的变化，从而产生促进特定细胞活动的胞内信号。

二、生物力学对组织损伤和修复过程的调节作用

干细胞在组织损伤和修复过程中具有关键作用，是生命构成的基本单位，负责生物体所有组织的发育和内平衡的保持。而生物力学因素对组织修复的调控可以通过其对干细胞的影响来发挥作用。干细胞并非孤立的个体，它们严格依赖与周围微环境的相互作用才能正常发挥功能。微环境的核心成分是细胞外基质，为干细胞提供结构支持并影响其功能。其中，细胞外基质的机械性能对细胞行为具有十分关键的调节作用。细胞外基质的基本成分包括结构蛋白（胶原蛋白）、黏附糖蛋白（层粘连蛋白和纤连蛋白）和蛋白聚糖。

首先，细胞外基质的刚度和细胞行为的紧密关系已被大量证明。较高的基底刚度会影响细胞与胞外基质之间的物理相互作用。例如，与刚度为5kPa的基质相比，培养于5MPa基质上的成纤维细胞中观察到了更稳定和更长的局部粘连。此外，1kPa至2MPa范围内的较高刚度的基质会促进细胞扩散。这种变化还具有细胞类型特异性，例如内皮细胞和成纤维细胞在刚度大于2kPa的基质上生长会呈现扩散形态，而中性粒细胞则对任何机械变化都不敏感，在从2Pa到约1MPa的各种机械力作用下均呈现恒定的圆形细胞形状。随着细胞黏附并扩散，刚性的基质还可调节细胞固有的收缩性。例如，与1kPa的基质相比，在4kPa的基质上生长的细胞的固有模量增加了1.5倍。另一项研究也表明，成纤维细胞的固有收缩性在0.8～4kPa的范围内与基质刚度呈现高度对应关系。细胞迁移是受基质刚度影响的另一个方面。众所周知，大多数细胞倾向于向刚度更高的基质迁移，这一过程被称为趋化性。这种现象首次在成纤维细胞中观察到，无论在大刚度梯度还是小刚度梯度的水凝胶上，成纤维细胞都显示出明显的趋势，即维持在基质的刚度高的区域，而不是较软的区域。并且这种细胞趋化性和迁移速率会随着梯度的变大而增加。因此，在组织损伤修复过程中，这种由基质刚度介导的细胞归巢机制有助于干细胞在分化之前迁移到正确的位置。并且，基质的刚度还会影响细胞增殖和凋亡。刚性基质可刺激细胞分裂和增殖，并且抑制凋亡。

基质的刚度对干细胞的自我更新和分化也具有显著的调节作用。研究表明，天然基质的刚度有助于维持干细胞的多能性或诱导分化。例如，相比于刚性过强的基质，干细胞在刚度类天然基质的情况下具有更良好的自我更新能力和多能性。而在诱导分化方面，在类脑膜刚度（0.1～1kPa）的胶原基质水凝胶上培养的骨髓干细胞可表达出神经谱系的标志物和细胞形态。而在类肌肉（8～17kPa）和类骨质（25～40kPa）的基质则分别具有肌诱导性和骨诱导性。这种高度机械环境依赖性在其他成体干细胞中也得到印证，在类肌肉刚度的胶原基质上培养成肌细胞可最终分化成肌管。而在类心肌刚度（～9kPa）的基质上可使大鼠心肌细胞最终显示成熟的表型。由此可见，对细胞外基质的机械特性进行控制可有效调节细胞行为，进而调节组织损伤的修复。

生物机械传导也可调节组织再生。研究表明，黏附的细胞可感知和响应细胞外基质的刚度，并且通过机械转导过程，将基质提供的生物力学刺激转化为生物化学信号，调节细胞应答。其中，肌动球蛋白应力纤维的收缩性在机械转导中起着核心作用。细胞在黏附的同时，通过施加张力探测基质的刚度，产生反馈回路，使细胞可通过内在张力的调节，以平衡外力，最终导致细胞适应性的反应。其中，小G蛋白相关激酶Rho（small GTPase RhoA）和其效应Rho相关激酶（Rho-associated kinase，ROCK）是这一过程的关键调节因子，因为它们可间接控制肌动（球）蛋白的收缩性。总之，机械转导是一个复杂的过程，涉及不同的亚细胞结构，将机械刺激转化为生化信号，并通过细胞与细胞的相互作用传播。另外，这种复杂过程也表明细胞具有与周围环境相互作用的强大能力，而机械刺激在控制和调节细胞行为和组织再生中具有核心作用。

在骨修复过程中，因为机械力可直接决定骨修复过程中的质量、组织新生和愈合速度，所以理解机械力的性质及其在不同水平上导致的生物反应非常重要。例如，在器官层面，不稳定的骨

折固定将促使纤维和软骨组织的形成，这很可能导致延迟愈合或不愈合。在细胞水平上，当骨折固定不当导致过度的机械力刺激，细胞的定向增殖和分化会受到显著影响。在分子水平上，不同的机械力可刺激特定的信号通路，最终导致特定类型的组织的产生。由此可见，在器官水平上，不同的固定的稳定性将导致分子层面上不同的机械力刺激，最终决定组织再生过程的速率、类型和质量。已有大量研究表明，应变率、机械力加载的周期和载荷分布均对骨再生和重塑有显著的影响。细胞不仅对机械形变（如流体静压）产生反馈，还受流体流动导致的机械环境影响。在体内的环境中，这些生物力学刺激都将同时存在并发挥作用。其中，应变大小、载荷类型和骨祖细胞分化是决定细胞对生物力学刺激的反馈的主要因素。

首先，机械刺激对骨折愈合具有显著的影响。调节骨折部位的生物力学环境可以决定骨折的愈合速度、愈合方式（膜内骨形成还是软骨内骨化），甚至是骨折是否愈合。力学环境可由骨折固定和承重的刚度决定，也就是说，固定的灵活性可直接决定愈合的结果。例如，当固定稳定性不足，骨折部位应变力过高，纤维组织就会保留，导致无法形成稳定的骨痂，长期持续就会导致纤维性不愈合。早期的研究认为刚性固定的骨修复效果最好，但过度的刚性内固定会抑制骨痂的形成，加剧骨端吸收，使骨折间隙无法闭合。因此，骨折碎片的空间运动、骨折类型和几何形状都将导致不同生物力学刺激，并最终影响骨折愈合。在不同的外部载荷下，骨折碎片会发生相对运动，使整个骨折间隙产生空间上的多轴应变，这就是骨折碎片的空间运动，主要取决于骨折植入物的刚度和碎片的表面积。如果骨折碎片的空间运动过大，会导致骨折部位形成的血管被反复破坏，无法形成稳定的新生组织。

对于截断型骨缺损而言，生物力学环境的影响也很显著。例如，低等或中等的拉伸应变可促进骨形成，中高等拉伸应变则促进纤维组织生成，而流体静压则促进软骨形成，并且截骨间隙和骨碎片运动导致的相对应变也会影响骨修复。例如，小于5%的应变和小于0.15MPa的静水压力，会导致膜内骨形成。高于15%的应变和超过0.15MPa的流体静压力会刺激软骨内骨化。而截骨间隙大小增加，则愈合率显著降低。在1～2mm的截骨间隙范围内，骨碎片相对应变会随着截骨间隙的增大而增强，从而导致骨折间隙中结缔组织的增加，生成更多骨膜骨痂。但6mm的大临界尺寸的截骨间隙在9周内均生成纤维结缔组织而不是骨质，因此无法愈合。

三、力学生物学在组织工程中的应用及其进展

组织工程将工程学的方法和原理与生命科学相结合，旨在恢复机体受损的功能。这种方法是基于仿生支架的使用，其设计思路受到天然细胞外基质性质的启发，目的在于重现类似于生理条件的生物环境。为了突破直接将细胞注射到目标损伤区域这一主要限制，支架被大量用作细胞载体。例如，相比于使用盐溶液，使用一种胶原蛋白基质可显著减少移植细胞向非特异性部位的扩散。而与直接注射细胞相比，将接种在胶原基支架上的骨髓间充质干细胞移植到慢性心肌梗死大鼠模型中可显著提高细胞移植的效率。使用基质凝胶基底物将人胚胎干细胞衍生的心肌细胞移植到梗死的大鼠心脏中，可观察到细胞存活率的提高。这些结果都与心脏功能、心室重塑和组织灌注的改善有关。鉴于基质刚度对细胞行为的支持和指导作用，根据细胞类型和组织定制基质的物理性质已成为优化干细胞体外扩增和分化条件以及组织工程和再生医学应用的一种重要策略。例如，原纤维类纤维基水凝胶可用于修复脊髓损伤。可将生物材料设计成具有神经组织基质机械性质的低刚度特性从而促进修复。

支架通过提供临时的机械支撑作用也可促进组织修复。例如，注射透明质酸基水凝胶可通过机械支撑减弱左心室扩张、减小梗死面积，还可通过控制壁厚来改善心肌梗死绵羊模型的心脏功能。冠状动脉内注射藻酸盐水凝胶逆转了大鼠慢性心肌梗死模型中的左心室扩张和瘢痕增厚，在植入后心脏功能可保留2个月。此外，在心肌梗死大鼠模型的心外膜植入聚酯尿烷尿素弹性贴片后，可促进心室重构和保持良好的心脏功能。而胶原蛋白弹性网片最近已被开发用于修复大鼠腹

疝模型。体外实验表明，这些网片可维持人类骨髓间充质干细胞的存活、增殖和干细胞特征长达3周，重要的是，体内植入的网片可防止腹疝的复发，组织学分析显示组织内网片出现高度血管化，并可与组织完全整合。

对于骨组织工程而言，需要开发使骨组织快速再生的植入物。而骨植入界面的生物力学特性的变化直接影响植入治疗是否成功。我们已经知道，骨间隙及骨碎片相对运动引发的一系列机械环境变化可对骨愈合造成显著的影响，因此如何获得合适的机械刺激就成为获得理想骨植入界面的重要考量因素。为了获得良好的植入物刚度，大多数骨内植入物由金属制成，如钛或钛合金多制成口腔植入物，钛镍合金、铬钴钼合金和不锈钢多制成整形外科植入物。金属类植入物通常具有优异的生物相容性、耐腐蚀性和高强度重量比。然而，骨和植入物之间的密度和刚度的对比与应力遮挡有关，会导致植入物附近不均匀的应力分布和应力集中，从而增加植入物失效的风险。虽然有研究表明应力遮挡效应对牙科植入物不太重要，但其对整形外科植入物十分关键。最新的植入物是利用3D打印技术和激光技术开发的可定制化多孔植入物，由于可对植入物的几何形状进行精细化控制，可有效降低应力遮挡。但由于植入物成分、表面形貌都可影响骨修复效果，因此无法把骨整合失效单纯地归因于应力遮挡。有研究表明，刚度高的整形外科植入物会加大植入物附近骨矿物质损失。植入物的刚度对植入界面的剪切刚度和强度有直接影响。支架刚度的关键作用在骨再生方面得到很好的研究。用更高比例的胶原和羟基磷灰石涂覆脱细胞骨基质得到具有均匀结构且刚度更高的支架，在植入大骨缺损模型后，观察到刚度最高的支架在3个月后具有最佳骨形成效果。另一项研究表明聚乳酸/聚己内酯电纺纳米纤维支架在体外支持人骨髓间充质干细胞的成骨分化，并在三维支架内促进新骨组织的形成。但现有的植入材料刚度变化范围仍然很大，从3GPa的聚甲基丙烯酸甲酯至385GPa的三氧化二铝不等，并且每个测试中植入物刚度和界面强度之间关系的结果变化范围很大，这可能是因为植入物表面的拓扑结构如粗糙度，也对植入界面的机械环境具有显著的影响。由此可见，生物材料的表面拓扑结构是理想植入物设计中另一个重要考量因素。现有的生物材料常通过对植入物进行各种物理、化学和黏弹性等修饰，以获得最佳的表面形貌，促进骨整合。表面粗糙度不仅可增强植入物的稳定性，还可促进骨组织修复。因此，需要对植入物表面粗糙度进行标准化。有研究将表面粗糙度分为光滑、低程度粗糙、中度粗糙和粗糙，其中中度粗糙[表面粗糙度（Ra）1～2μm]的植入物表面比光滑（Ra＜0.5μm）、低程度粗糙（Ra 0.5～1μm）和粗糙（Ra＞2μm）的植入物表面显示出更强的骨反应。在另一项研究中，优化骨整合的粗糙度最佳值（即表面粗糙度平均高度偏差）为3.6～3.9μm。由此可见，粗糙度应足够高，以刺激骨重塑，但不要太高，因为过度的粗糙度可能会产生应力集中和碎片、损坏骨组织，从而阻碍骨整合过程。

在新支架的制备中设计生物力学刺激，能够实现机械微环境的控制、细胞的精准递送，最终为组织的内源性再生过程提供正确的线索。但支架的生物力学特性完全匹配天然组织仍是研究的难点，并且高度依赖所选的生物材料类型和制备技术。最新的研究表明，机械力刺激还可调节免疫细胞的反应，特别是巨噬细胞的反应。从这个意义上说，可以设计定制化支架进行免疫激活，进一步提高治疗的疗效和组织再生潜力。然而，这一领域的研究仍处于起步阶段，需要对生物材料的免疫反应进行更深入的表征，并对每个特定应用的支架的必要属性进行更好的定义。

第四节　组织微环境稳定性对内源性修复的影响及应用

一、组织微环境稳定性的概念

组织是由形态相似或功能相近的细胞和细胞间质组合而成的，具有一定形态、结构和生理功能的基本结构。组织细胞在人机体内所接触与生存的环境即为组织微环境。组织微环境包括组成局部实质组织的细胞、细胞外基质等组分与由血浆、淋巴、组织液组成的细胞外体液。组织微环境是组织中各种类型的细胞直接生存的环境，细胞与外界进行物质交换离不开组织微环境。体内细胞与外界环境之间的物质交换首先是经过细胞与组织微环境之间的物质交换，然后才进入全身循环系统，比如得到消化系统所吸收的营养与呼吸系统所交换的氧气，同时局部组织细胞也能及时将代谢产生的废物排出体外。细胞的代谢活动与外界环境不断变化，必然影响组织微环境的理化性质。正常机体会在各大系统和体液调节作用下，通过器官、系统、局部组织的协调活动，将全身各个部位的组织微环境中各种成分和理化性质维持在一个相对动态的平衡状态，称为微环境稳态，从而维持成分平衡如血糖平衡、代谢产物平衡，以及理化性质平衡如体温平衡、酸碱平衡和渗透压平衡。

本小节主要以维持伤口愈合过程中微环境稳态为例，讲述微环境稳态与组织再生的关系。如本章第一小节所述，正常伤口愈合过程按创伤修复过程分为炎症期、增生期（修复期）、成熟期。其中，炎症期主要是伤口收缩与止血，清除坏死组织，伤口部位充满血凝块，封闭伤口，形成止血，接下来是缺氧炎症阶段，伤口创面上有大量的细菌、中性粒细胞和血小板。增生期是肉芽组织形成和上皮化过程，内皮细胞迁移到血栓中，在那里增殖并形成新的血管，随着成纤维细胞的迁移和增殖，它们沉积于细胞基质并形成肉芽组织。在创面边缘，角质形成细胞增殖并沿受损真皮和临时基质上方迁移。成熟期时毛细血管逐渐减少，新生纤维组织转型，包括成纤维细胞的胶原沉积。最后，新表皮完全覆盖伤口。创伤修复的各阶段既有区别，又相互交叉覆盖，构成一个复杂而连续的生物反应过程，同时细胞进行代谢与活动的过程也是由细胞内众多复杂的生物化学反应组成的，因此组织微环境的稳定性是保持细胞正常增殖、分化、代谢和功能活动的重要条件，微环境成分的异常变化可使细胞发生病变。正常情况下，邻近组织细胞及其分泌的各种因子，会抑制干细胞的分化，而在组织细胞受损时，这类抑制因子减少，坏死细胞释放的物质可能诱导干细胞的分化来修复组织损伤。细胞间相互作用的微小环境，信息物质每时每刻都作用于细胞与生物体，一些信息物质会损伤甚至杀死细胞，当然，细胞也会对信息物质作出适应性变化或反作用于信息物质，细胞组织微环境的稳定和细胞间的信息交流密不可分。组织微环境稳定性为细胞在机体内进行这些反应提供了适宜的理化环境，保证细胞的各种酶促反应和生理功能正常进行，同时为细胞提供所需的各种物质，并及时清理来自细胞的代谢产物。因此，组织微环境的稳定对组织内源性修复至关重要。

二、组织微环境对组织内源性修复的影响及其应用

组织受损或缺失后机体进行组织修复会受到各种因素影响，如吸烟、营养、年龄、精神状态以及异物、血液供应、湿度、感染和其他局部因素。近几十年来人们对组织微环境pH变化对组织修复的影响有了更深的认识。

组织修复包括局部炎症、组织增殖和肉芽形成、伤口收缩和瘢痕形成等时期，三个阶段相互交叉，共同完成组织愈合。pH对这三个阶段都具有极大的影响。

（1）在局部炎症阶段，局部炎症的重要性在于能够清除异物，如局部受损的组织炎症反应能吞噬病原体，以防止感染并为组织修复和再生奠定基础。研究表明，将pH降低0.6，可以使含氧血红蛋白的氧含量增加50%。组织的pH还可以通过影响白细胞趋化作用、细胞迁移、补体激活和抗体激活来影响免疫功能。同时，组织pH影响细菌的生长和增殖。在大肠杆菌、金黄色葡萄球菌和铜绿假单胞菌的细菌生长实验中，研究者比较了3种细菌在不同酸碱生存环境的增殖情况。结果显示，细菌在酸性环境下的生长能力降低，在pH较低的酸性组织环境中细菌酶的活性受到抑制，从而影响细菌对营养物的吸收和分解以及能量的产生，降低了细菌的繁殖能力。炎症组织的抑菌能力明显也受微环境pH的影响，这主要是因为组织感染时一些维持细胞存活的蛋白质和抗菌毒性蛋白质的活性受微环境pH的影响。

（2）组织增殖和肉芽形成的主要特征是细胞迁移、缺陷组织修复的分化和增殖。损伤组织局部出现新生细胞、成纤维细胞和内皮细胞，这些细胞能够和新生血管聚集在一起形成肉芽组织并填充受损组织中的间隙连接破裂的组织。组织微

环境的pH会影响组织修复过程中各种生长因子和酶的活性。生长因子在肉芽形成阶段能促进细胞生长和迁移，从而诱导蛋白质合成并促进血管生成和上皮再生，以及改善局部血液循环不足的状况。同时，pH会影响酶（尤其是基质金属蛋白酶）的活性，从而影响受损组织的胶原蛋白的沉积和细胞间连接，进而影响组织修复的速度。此外，pH也会影响血氧结合率，pH会影响细胞膜中帮助运输物质的载体蛋白的功能，影响各种无机盐、葡萄糖和其他小分子通过载体蛋白进入细胞，从而改变细胞吸收营养的能力，影响成纤维细胞、内皮细胞的活力（图5-7）。

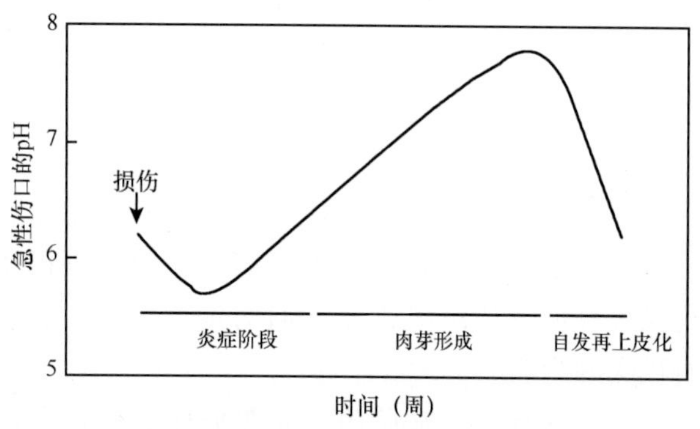

图5-7　急性创面的pH变化

（3）在瘢痕形成和组织形成的阶段，经过细胞增殖和基质沉积后，受损组织初步修复。pH在组织修复的各种复杂过程中起着重要作用。组织的pH会影响皮肤上皮细胞的增殖和迁移。一些研究表明，pH低于5.0，上皮细胞的表型发生变化，上皮细胞迁移的速度减慢，这可能与金属基质蛋白酶活性密切相关。金属基质蛋白酶种类较多，目前发现的种类已超过20种，可以共同降解细胞外基质组分，从而影响细胞外基质的重塑以及细胞增殖和迁移能力。每种酶在最适的pH下均显示出最高的酶活性，并且在最适的pH下蛋白的酶解速率高于任何其他pH，基质金属蛋白酶的最适pH为8.0。此外，组织修复过程中参与的其他酶类最适pH各有不同，如组织蛋白酶G在pH=7.0时显示最高活性，胰蛋白酶和纤维蛋白酶为8.0，中性粒细胞弹性蛋白酶为8.3。除机体产生的蛋白酶外，细菌产生的蛋白酶活性也受微环境pH变化的影响，当pH降低到更酸性的环境可以降低细菌酶活性，从而改善受损组织微环境，促进组织修复。在塑性期间，通过调控pH调控酶的功能，从而加速某些分解代谢，使某些基质还原减少，胶原纤维在此过程中被分解并重新排列，以形成牢固有序的瘢痕愈合。

近几十年来，伤口组织的pH已被认为是影响伤口愈合的重要因素。在组织修复的各个阶段，炎症组织的血管收缩会导致组织缺氧，糖酵解增加和组织pH降低。在组织增生和肉芽形成过程中，组织血管扩张并再生，无氧糖酵解减少，组织pH升高（图5-8）。慢性组织损伤通常与感染有关。细菌产物在伤口表面形成，导致局部pH下降然后迅速上升。失去生理愈合会降低pH，并且缺乏对中性粒细胞运动性的抑制，导致中性粒细胞聚集并释放。炎症过度反应会加剧组织损伤，使创面难以愈合。

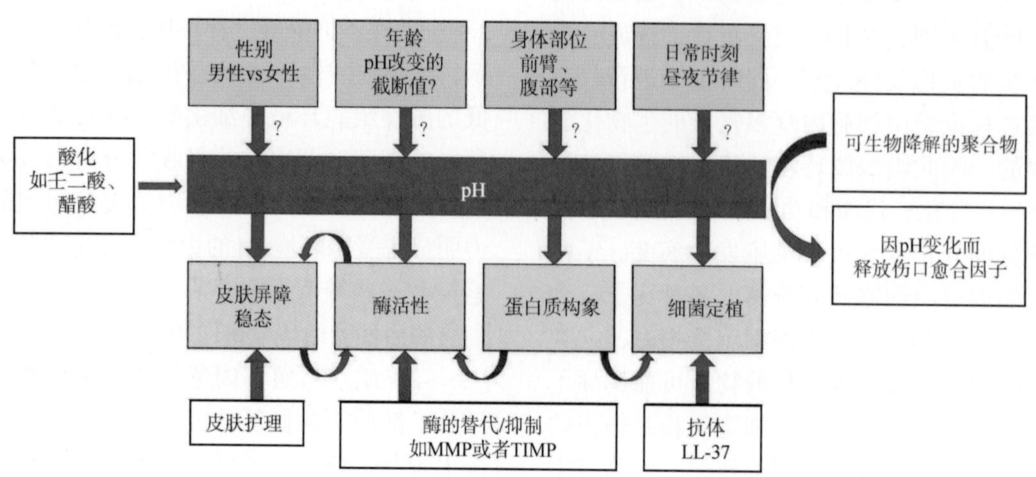

图5-8　酸碱度决定因素、酸碱度对伤口愈合的影响和治疗选择

近年来，改变pH以治疗组织损伤的方法得到验证。中性或酸性微环境可以改善局部血氧饱和度并降低伤口表面细菌生物膜的性能，从而促进组织修复和再生。对于糖尿病患者，通过调节治疗慢性伤口的pH，适当控制伤口感染，促进肉芽组织生长，从而促进伤口收缩和愈合。骨损伤治疗中，降低植入物骨骼的pH可以促进骨形成和血管生成。弱酸性骨架具有更强的再生能力，因为pH降低，酸性环境释放的少量金属离子会抑制细菌的生长。此外，电解酸性氧化水作为新型消毒剂，可以有效杀死伤口中常见的致病菌，从而有效控制伤口感染，促进伤口愈合。创面组织的细菌的培养实验也证实，酸性氧化水可以抑制细菌生长，从而降低伤口感染的概率。

三、干性愈合与湿性愈合对内源性修复的影响

（一）干性愈合

早在石器时代，人类就留下了对伤口处理的记载。18世纪以前，伤口护理主要依靠经验，多半使用自然物品，如动物皮毛、蜜蜂、植物叶子，甚至黏土、砂、雪，18世纪末期是干燥伤口愈合观念的开始，19世纪微生物学家巴斯德（Pasteur）使用干性敷料覆盖伤口，以保持伤口干燥，避免细菌感染，成为主要的伤口护理原则，开创了干性愈合的先河。

20世纪60年代以前人们在干性愈合理论的指导下进行伤口护理，该理论认为伤口愈合需干燥环境，有大气氧的参与可以促进伤口愈合，因而透气的敷料才能使伤口获得足够氧气，以供细胞生长的各种生化反应所需。但事实上，人类对氧气的利用需血红蛋白的氧和作用，因此大气氧是不能直接被伤口所利用的。干性愈合理论的缺点是：伤口愈合环境差，结痂造成伤口疼痛；敷料与伤口新生肉芽组织粘连，更换敷料时损伤创面；渗漏快速，需频繁更换敷料，无法保持伤口的温度和湿度，导致细胞分裂增殖速度减慢，愈合速度慢；创面与外界无阻隔性屏障，不能隔绝细菌的侵入，易造成痂下脓肿，交叉感染的机会增加。另外，干性疗法在处理难以愈合的压疮中面临难以逾越的挑战，如坚硬的厚痂，痂下积液，大量渗液、潜行及窦道等。

（二）湿性愈合

湿性伤口愈合指的是伤口局部的湿润，不会形成结痂。在这样的前提下，如果护理时创造接近生理状态的湿性愈合环境，就有利于肉芽的生长，便于皮肤细胞的分裂，从而促使伤口的完整愈合。1962年伦敦大学的Winter博士首先用动物（猪）实验证实，湿性环境的伤口愈合比干性环境快1倍。他发现在湿性的环境下急性浅表伤口再生（上皮细胞）的速度为干燥结痂伤口的2倍。他在一项对照动物实验中证实了这一点：实验中使用薄膜敷料将伤口覆盖，其伤口愈合速度为12～15天，而暴露于空气中的相似伤口，其愈合速度为25～30天。研究表明，当覆盖住伤口并保持其湿性时，血管再生加快，伤口炎性反应明显低于暴露在空气中的伤口，因此得出伤口表面的环境可能对伤口愈合的速度产生巨大影响的结论。Hinman等的人体试验显示，密封湿润伤口可使表皮再生速度提高约40%，证实了湿性愈合的科学性。Knighton等首次发现，伤口的含氧量与血管增生的关系密切，无大气氧存在下的血管增生速度为大气氧存在时的6倍，在20世纪70年代湿性伤口愈合的观念逐渐被广泛接受。80年代和90年代，进一步的临床研究表明，伤口表面湿性环境将提高伤口愈合率，并使可促进湿性伤口愈合的封闭和半封闭敷料成为可能。临床研究表明，湿性条件下伤口愈合产生的渗出液刺激了角化细胞增殖和成纤维细胞生长，从而保留了伤口修复所需的生长因子。相比于传统疗法，湿性伤口环境会增加临床感染风险这一担心也被证明是不成立的。伤口渗出液为白细胞提供了消灭诸如细菌和异物等入侵病原体的理想环境。通过湿性环境，细菌才能被白细胞吞噬并摧毁。

人们对伤口湿润愈合原理进行了诸多探索，可总结如下：①密闭环境不利于渗出液挥发，保持创面湿润。谷延敏研究发现，愈合过程中的创面浅层有内源性表皮生长因子，可加快细胞分裂，增加细胞迁移，加速创面愈合。而结痂会阻碍表皮细胞的迁移，延长愈合时间。另外，渗出液中还含有多种酶，它可以促使坏死组织的溶解、吸收，进一步加速创面的愈合。②低氧或无氧、微

酸的愈合环境有利于创面愈合。③密闭环境可有效阻断外界细菌接触创面的机会，防止医院交叉感染。有数据显示，应用传统敷料感染率为7.1%左右，应用密闭性敷料则为2.6%。④保持创面湿度和温度的相对恒定；保证创面细胞生长的外环境，避免因结痂脱落对新生肉芽组织的再次损伤。

（三）湿性愈合与干性愈合的区别及两者在临床上的应用

对于干性愈合，伤口愈合需要干燥环境和氧气的作用，创面干燥清洁有利于伤口愈合，一般使用传统的纱布、创可贴等包扎或直接暴露伤口，即为干性愈合原理。干性愈合换药的优点是价格低廉，材料成本低；然而传统的纱布敷料容易与伤口新生肉芽组织粘连，在更换敷料时伤口会再次损伤，导致伤口愈合速度慢，患者换药时疼痛不适。遇到渗液量多的伤口，需频繁更换敷料，增加换药费用及医务人员工作量，无法保持伤口的温度和湿度，延长了愈合的时间。干痂皮容易被患者自行揭除，造成伤口再次损伤。

对于湿性愈合，在无菌条件下运用密闭性敷料和（或）药液使伤口保持合适的温度和适宜的湿度，有利于创面上皮细胞的形成，促进肉芽组织生长和创面愈合。湿性愈合的优点主要有四方面：①为伤口提供适度湿润的环境，加速伤口愈合；②湿性环境下不会形成干痂，避免再次换药时机械性损伤给患者带来的痛苦；③减少瘢痕形成，使患者感觉舒适美观；④减少挂号就医换药次数，降低医疗费用，同时减少医护工作量。缺点是单次费用贵，需要专门的敷料。

压疮是一种皮肤损伤，不仅会给患者带来痛苦，加重病情，延长康复时间，还会因此加重患者的经济负担。在临床应用中，探索有效治疗压疮的方法是一项非常有意义的护理活动。目前，治疗压疮有两种理论：一种是干性愈合理论，治疗时为创面提供干燥、富含氧气的开放环境；另一种是湿性愈合理论，治疗时为创面提供密闭湿润的环境。两种理论各成体系，别具特色。临床应用中需要比较研究这两种理论，找出优势，相互借鉴，取长补短。

近几年来，国外新型敷料不断涌入医疗市场，为换药及伤口护理带来了新的措施和方法，并将逐步取代传统的、常规的伤口护理方法。不同类型的敷料各有优势，而创面愈合的每一个阶段都包含对创面的处理，主要包括坏死组织的清除、细菌感染的控制、渗液的排出和促进新生组织生长等方面，所以应根据创面的实际情况选择与之相适应的敷料种类。藻酸盐敷料添加了亲水能力强的海藻提炼纤维，能吸收20倍自身重量的渗液，具有快速吸收能力，且换药时不会引起伤口疼痛，与渗液接触释放钙离子，进行钙-钠离子交换，能起到止血作用，同时为伤口创造湿润的环境，起到自溶性清创，促进肉芽组织生长。它主要适用于高渗性伤口，已广泛应用于植皮、压疮和腿部溃疡、糖尿病足溃疡、供皮区伤口及擦伤等。临床上对于黄色、渗液多、有深坑的伤口，可用此类敷料填充。泡沫类敷料分为有黏胶和无黏胶两类，由3D发泡高分子材料构成，能够吸收自身重量的25～30倍的渗液，促进肉芽生长；保留局部渗出液，保持伤口湿润；吸收渗液后向内膨胀，更服帖于伤口表面；柔软，具有一定厚度，能有效缓冲伤口局部压力。湿性愈合疗法，应用新型敷料时应严格按照无菌技术操作进行换药，创面应是无感染的，若创面已感染，应在控制感染后应用，必要时加用抗生素治疗；应用湿性愈合疗法时，仍应积极治疗原发病并加强局部护理，如保护创面、保证患者环境干净整洁等，除应按时更换敷料外，也应根据生命指征考虑更换。使用水胶体敷料时，敷料与创面渗液接触后形成凝胶，故打开敷料时伤口有凝胶样物质渗出，这是敷料本身与渗出液中的蛋白质分解后共同形成的物质，不必顾忌。

（四）人体血糖变化对内源性修复的影响

正常情况下，人体血液中糖的分解与合成代谢是一个动态平衡的状态，血清中的葡萄糖浓度总是维持在相对恒定的范围内。血糖的调节有一个复杂而精密的调控机制，除了较为熟知的由胰高血糖素、生长激素、肾上腺素等多种升糖激素和胰岛素这一种降糖激素组成的激素调节系统，也包括神经系统与肝脏、肾脏等器官的辅助调节。血糖作为人体各种生理活动的能量来源，其稳态不仅是保持全身内部所有组织器官正常运行的重要基础，同时也对应激状态下机体所进行的各种生理活动具有重要作用。

细胞与组织受到损伤后，机体内源性修复通过细胞与组织的再生完成，修复后细胞与组织可完全或部分恢复原来的结构功能。机体对损伤处进行修复是一个系统而细微的生化反应过程，涉及细胞迁移与生长、微循环重建、炎症调控等多个生理活动，因此体液微环境中多个因素会对修复过程产生影响，其中便包括葡萄糖浓度。我们将体内血糖水平变化对损伤修复过程的影响总结为三方面：为损伤处提供基础代谢能量、影响微血管重建以及其他调节作用。

血糖为损伤处的内源性修复提供基础代谢能量。葡萄糖作为机体进行有氧代谢的能量来源，是全身所有组织与器官进行基础代谢必不可少的物质支持。正如器械的运作需要依靠燃料能源以产生动能一样，组织损伤的修复再生整个过程所涉及的各类细胞募集与生长都需要以血糖为能量来源，通过分解葡萄糖获得能量进行呼吸、迁移、分泌细胞因子等一系列基础生理活动，过低的血糖水平无法维持细胞与组织的基础代谢。无论身体的哪个器官或者组织进行损伤修复，机体的血糖水平稳态都能为该处损伤修复提供稳定并具备反馈功能的能量运输保障。

血糖水平对损伤处微血管重建的影响。血糖水平对微血管的结构与功能的维持具有关键作用。正常情况下，微血管网络的主要特征是可以对小分子的渗透性、基底膜的物理尺寸和功能进行调节与适应。高血糖状态会使微动脉、毛细血管和微静脉等微循环血管异常生长，血管通透性改变，引发微血管病变，这也是糖尿病的病理特征（图5-9）。糖尿病患者的血液循环分配能力因此受到影响，尤其是在血流量增加的过程中，最容易受到干扰的是视网膜、肾皮质与周围神经这三种组织。例如，高血糖导致眼部微血管异常造成糖尿病性视网膜病变。当机体发生损伤时，局部组织与微循环系统遭受破坏。损伤处的组织修复实际上是局部组织细胞通过再生恢复结构与功能的过程，在恢复过程中，微循环障碍是损伤组织无法实现再生的关键原因。血糖水平影响微血管修复再生最为典型的例子便是众所周知的糖尿病足。糖尿病患者长期持续处于高血糖水平的状态，其下肢存在毛细血管微循环障碍与局部组织器官灌注量不足，伤口易受感染发生溃疡与足坏疽，损伤部位通常会发展为难愈性创面，甚至需要截肢。损伤部位微循环无法恢复的主要原因之一是微血管无法重新建立。长期的高血糖本质上营造了一种高渗溶液环境，直接影响损伤处血管内皮细胞与平滑肌细胞的生化反应，造成细胞新陈代谢紊乱，包括氧化应激反应产生的糖基化终产物、细胞代谢产生的脂肪酸、纤连蛋白和基质金属蛋白酶等细胞外基质成分累积增加，代谢产物的累积最终使毛细血管基底膜增厚，微血管腔阻塞，血管舒张与收缩过程的负担加重，破损的微血管无法恢复完整性，同时也使血管内皮细胞和血管平滑肌细胞的增殖与迁移减少，损伤处无法生成新生微血管，造成微循环障碍。

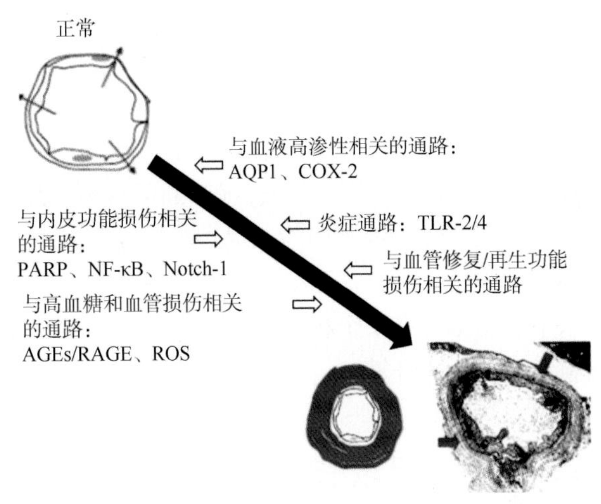

图5-9　糖尿病相关的微循环

PARP. 聚腺苷二磷酸核糖聚合酶；AGEs. 晚期糖基化终产物；RAGE. 晚期糖基化终产物受体；AQP1. 水通道蛋白1；TLR-2/4. Toll样受体2和4

血糖水平对机体内源性修复过程的影响。血糖水平通过影响免疫系统中特定细胞的激活、凋亡等生理活动，对内源性修复进程产生影响。Denisa等发现高血糖环境会促使中性粒细胞发生中性粒细胞外诱捕网形成（NETosis），即一种不同于凋亡或坏死的细胞死亡形式，中性粒细胞减少延迟了糖尿病小鼠的伤口愈合速度。类似的，Healy等证明葡萄糖浓度增加可减少中性粒细胞的凋亡，但我们知道，中性粒细胞的过度活跃反而会刺激机体产出更多的氧自由基，这并不利于损伤组织的修复。Shu-Mei Huang等的研究证明高糖环境可诱导M1巨噬细胞极化，升高TNF-α水平，降低角质形成细胞的迁移能力，从而延迟伤口愈合。此外，血糖还可以通过促进或抑制生化反应相关信号通路对内源性修复过程产生影响。Ho Jae Han等发现，体外高葡萄糖培养体系会增加人脐带间充质干细胞（human umbilical cord mesenchymal stem cell，HucMSC）的线粒体活性氧（mitochondrial reactive oxygen species，mtROS）水平，而线粒体活性氧能引起氧化应激反应使线粒体功能发生衰退，线粒体功能的衰退意味着用于修复的间充质干细胞的衰老与凋亡。然而，在另一项研究中，Kiyoko Yamada等在螨虫抗原引起的特应性皮炎小鼠模型中局部应用高剂量葡萄糖可降低小鼠的皮炎评分，降低血清中的IL-4、IL-5、IL-12、IL-13、IFN-γ等促炎因子和引起过敏反应的免疫球蛋白E水平，同时恢复上皮细胞中低表达的丝聚蛋白和紧密连接蛋白水平，从而抑制皮肤损伤处的炎症环境，改善皮肤屏障功能。正如Philip等所提出的观点，巨噬细胞、中性粒细胞等免疫细胞的激活与葡萄糖利用率的增加有关，过低和过高的血糖水平都会损害免疫细胞功能并促进炎症反应，不利于局部细胞的生长，甚至会促进细胞提早凋亡。血糖水平应当维持在一个稳定动态范围内才有利于损伤组织的内源性修复。

第五节　组织微观结构对内源性修复的影响

一、软组织微观结构及其对内源性修复的影响

皮肤作为人体软组织的代表性器官，是抵御外部攻击的主要屏障。成人皮肤的面积约为1.85m^2，重量约占体重的15%，皮肤不仅是大多数哺乳动物最大的器官，还是保护生物体免受病原体、有毒化学物质、阳光中的紫外线和机械伤害等外部侵害的重要屏障。此外，皮肤还具有其他重要的功能，如调节体温、防止水分过多流失、通过汗液排除代谢产物以及抵抗紫外照射造成的色素沉积。另外，皮肤也是参与人体代谢和分泌过程的主要部位之一，在体内代谢和分泌过程中产生一系列重要的内源性生物分子，如脂质、蛋白质、聚糖和激素。如图5-10所示，人体皮肤由三个主要层状结构组成，包括表皮层、真皮层以及真皮下的脂肪亚层（也称为皮下组织、皮下层），这三个主要层状结构连同皮肤附属结构（如汗腺、皮脂腺、毛发、指甲和黏膜）一起，形成了完整而连续的皮肤系统。此外，皮肤结构中还包括一些辅助结构，例如，用于调节对外部和内部刺激（如触摸、热、疼痛和压力）反应的神经末梢，有助于皮肤感知内外部环境的变化。

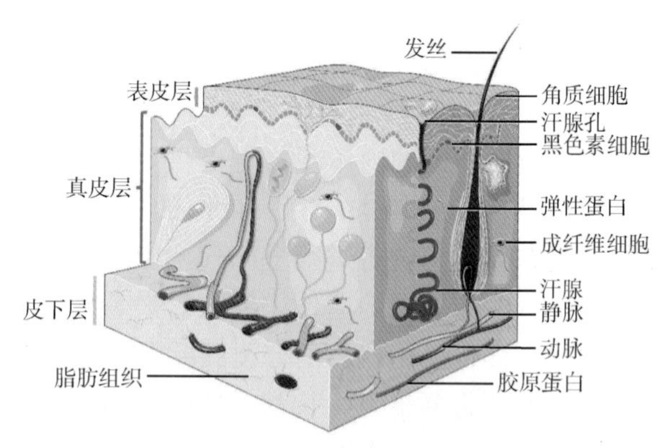

图5-10　皮肤的三层结构示意图

皮肤的屏障功能对于陆生动物是必不可少的。该功能主要由表皮来实现，更具体地说是由其颗粒层和角质层来实现。与该功能相关的主要结构成分是细胞间脂质层、桥粒、角质桥粒、紧密连接、角质化细胞膜和角蛋白丝。表皮层在整个生命过程中随着皮肤表皮细胞周转的自然过程不断更新。在这种自然的周转周期中，表皮基底层产生的细胞不断分化并向上迁移，直到它们到达皮肤表面并脱落。皮肤组织的表皮起源于外胚层，在胚胎发育过程中，由间充质干细胞分化而成。皮肤表皮由多种不同细胞组成，包括处于不同分化阶段的角质形成细胞、树突状细胞、黑色素细胞、默克尔细胞和朗格汉斯细胞，因此每一层都具有其独特的结构。在多种细胞类型中，角质形成细胞占表皮细胞的95%。作为表皮上最丰富的细胞类型，角质形成细胞的主要功能是产生角蛋白，这种蛋白可保持皮肤的柔韧性及其抵抗机械力的能力。实际上，每一层角质形成细胞群体的形态和空间变化的协调性决定了表皮微结构从一个层到下一个层的明显过渡。根据表皮角质形成细胞分化程度的不同，可以将表皮这一结构分为五层：①基底层：处于表皮层的最底层，与真皮层相接，由短柱状的细胞构成。在这一层的细胞会不停地增殖分裂，为表皮层提供新生的细胞。这些细胞会逐渐向上迁移，

并逐渐分化成其他层的细胞。在基底层中，基底角质形成细胞和真皮成纤维细胞在表皮和真皮之间的界面处形成真皮-表皮交界处的骨架，并产生关键的细胞外基质成分，如Ⅳ型胶原、锚定纤维和真皮微纤维。真皮-表皮连接区与密集的细胞外分子网状结构一起为表皮提供支撑。这一层结构除了容纳具有有丝分裂活性的角质形成细胞外，它还负责指导细胞生长方向，提供多种生长刺激信号，并作为控制液体转运的半透屏障而存在。②棘层：由数层多边形的细胞构成，细胞间连接紧密，细胞仍具有一定的增殖分化能力。在这种交织的体系结构中，它们通过固定了角蛋白丝的桥粒斑块为整个表皮提供支撑。这些桥粒斑块的棘突状结构也构成了这些细胞的外围结构，这也是该层结构名字的由来。③颗粒层：由扁平细胞构成，伴随着角蛋白进一步的产生和细胞的逐步死亡，细胞器开始退化消失，细胞核固缩，细胞质内有大量透明角质颗粒。④透明层：细胞核、细胞器均完全退化，细胞界限不清晰，细胞内含有角母蛋白，可防止部分化学物质的进入。⑤角质层：是表皮最外层结构，由多层老化死亡的角化细胞组成。细胞内含有角蛋白，可保持身体的水分，并可防止异物入侵。

真皮，也称为“真正的皮肤”，位于表皮和皮下组织之间，含有成纤维细胞、内皮细胞、平滑肌细胞和肥大细胞等多种细胞。真皮层分布着大量的血管、神经和各种皮肤附属器官，并在其间填充了富含胶原蛋白的细胞外基质以及弹性蛋白和糖胺聚糖。因此，真皮层的存在可以维持内部脏器和内环境的稳定，并提供一定的机械性能和弹性以缓解外部环境的摩擦和冲击。此外，真皮层还有利于维持皮肤的紧致度和弹性。保持皮肤紧致的胶原蛋白、提供弹性的弹性蛋白和保持水合作用的透明质酸约占真皮的70%，使得真皮在保持皮肤紧实度和弹性方面可以比表皮发挥更大的作用。而诸如衰老、炎症和紫外线暴露等因素会导致皮肤恶化，使新陈代谢、细胞更新和成纤维细胞分裂减慢，从而导致真皮层中的胶原蛋白含量降低，皮肤更容易出现皱纹和下垂。

真皮层由两种混合在一起的层状结构组成。由疏松结缔组织组成的一层称为乳头层，而具有较密集结缔组织的一层称为网状层。乳头层的名字源于乳头状的突起结构。乳头层位于真皮浅层与表皮层接触的位置，其内分布着丰富的毛细血管网和感觉神经末梢，如触觉小体。复杂的毛细血管网可以供给真皮及表皮所需要的营养物质，同时运走有害的代谢产物，并通过收缩和松弛来维持体温。此外，乳头层处的感觉神经末梢对外界的刺激较为敏感，可以感受外界的刺激。网状层位于真皮的较深层位置，主要由粗大的弹性纤维蛋白束和胶原纤维束的网状结构组成，赋予了皮肤较大的韧性和弹性，使其具有抵抗外力的能力。此外，网状层中还具有较大的血管、淋巴管以及汗腺、毛囊、皮脂腺等结构。

皮下组织位于真皮层下方，主要由脂肪组织和胶原组成，是主要的能量来源。此外，这一层组织也能够保护身体免受外界的机械性损伤并联通其他组织的血管和神经。

皮肤伤口愈合是一种动态和高度有序的过程，需要依托创面周围的多种微观结构如血管、细胞外基质及表皮等实现创伤部位的修复与再生。

皮肤组织受损后，真皮层及皮下组织内部的血管和淋巴管破裂，渗出各种液体冲洗伤口以去除外界的微生物和抗原。此时，受损皮肤周围的凝血因子会启动不同的凝血级联，并激活血小板以进行聚集反应。与此同时，受损血管在血小板的触发下进行5～10分钟的血管收缩，以减少机体失血，并通过由细胞因子和生长因子组成的血液凝块来填充创面的组织间隙。这种血液凝块中含有纤维蛋白分子、纤连蛋白、玻连蛋白和血小板反应蛋白，能够形成临时的细胞外基质，促进与创面修复相关的各种细胞迁移到创面处，同时也为创面的修复提供大量生长因子。在血管收缩发生之后是创面处的血管舒张行为，从而使血液中的血小板进入临时伤口基质之中。到达创面处的血小板还通过释放趋化因子募集白细胞到达创面处，通过释放细胞因子和生长因子以激活炎症过程。

皮肤损伤发生之后，单核细胞被募集到创面位置，并在创面微环境的影响下转化为巨噬细胞。在创面修复前期，这些巨噬细胞能够吞噬创面处的各种病原体和细胞碎片，并分泌各种生长因子、趋化因子来促进炎症反应的进行。巨噬细胞除了可以调节创面处的炎症反应进程，还可以分泌某些细胞因子促进细胞增殖和细胞外基质的合成，从而激活伤口愈合的下一阶段（增殖期）。创面处的炎症反应对于创面的愈合过程必不可少，因为炎症反应过程中释放的各种细胞信号能够促进跟创面修复相关的细胞的迁移行为。

通过巨噬细胞等多种细胞释放的细胞因子的诱导作用，创面周围的成纤维细胞通过创面处临时形成的细胞外基质迁移至创面处。在各种细胞因子如TGF-β等的调节下，成纤维细胞大量分泌伤口愈合所需的胶原、纤连蛋白和其他细胞外基质成分，为细胞的黏附、迁移提供了结构支持，促进新的结缔组织的形成，闭合伤口并恢复皮肤组织的机械强度。在该阶段结束时，成熟的成纤维细胞的数量通过肌成纤维细胞分化而减少并且通过连续凋亡而终止。随后，胶原蛋白的含量逐步增加，而成纤维细胞的数量连续下降，最终细胞外基质的合成和降解之间达到平衡。

创面处的血管网络的重构对创面的愈合起到至关重要的作用。参与这个过程的生长因子主要有血管内皮生长因子、血小板源性生长因子和碱性成纤维细胞生长因子等。这些生长因子通过与现有的血管内皮细胞上受体的结合，激活细胞信号传导级联。被激活的内皮细胞开始分泌蛋白水解酶溶解基底层，从而实现原位增殖并迁移到创面中，完成“发芽”过程。新形成的“芽”发育为小管状管，与其他血管相互连接形成血管环。此后，通过对血管周细胞和平滑肌细胞的募集，新血管的血管壁结构变得更为稳定，最后成熟为动脉和小静脉等。真皮组织中的新血管形成过程遵循特定的时空规律模式。随着伤口闭合的进行，内血管环收缩，导致血管环完全消失。然后，径向排列的新生血管相互连接，形成新的真皮血管网络。

参与创面再上皮化进程的细胞主要是伤口边缘的角质形成细胞和来自毛囊或汗腺的上皮干细胞。再上皮化过程是通过创面处各种生长因子所传导的信号途径激活。在再上皮化起始阶段，通过消除桥粒和半桥粒上的接触抑制和物理张力，产生脂质介质并激活膜相关激酶，提高膜对各种离子如钙离子的渗透性，从而向伤口边缘处的细胞发出再上皮化起始信号，促使细胞内丝状物开始朝着迁移方向收缩和重组。之后通过分泌的胶原酶和弹性蛋白酶松弛细胞间桥粒，促使已活化的角质形成细胞沿着肉芽组织上层纤维蛋白血凝块往创面中心处迁移。这个过程被称为角质形成细胞的“改组”。此过程继续进行，直到迁移的角质形成细胞彼此接触，细胞骨架完成重组。最后，通过降解丝状伪足中的肌动蛋白纤维实现新上皮组织的融合，完成伤口的完全闭合。

重塑期是创面愈合的最后阶段。在此期间，细胞开始凋亡，肉芽组织的发育停止。细胞外基质的重要组分也从Ⅲ型胶原蛋白转变为Ⅰ型胶原蛋白。与健康皮肤中胶原蛋白的编织状排布不同，重塑期细胞外基质中的Ⅰ型胶原蛋白是平行定向排列分布的。此外，血管生成过程减慢，伤口血流减少，急性伤口代谢活动减慢并最终停止。与胎儿伤口愈合不同，成人伤口闭合后表皮毛囊或汗腺等表皮下附属物在严重受伤后无法完全愈合或恢复，并且往往会形成瘢痕组织。

二、硬组织微观结构及其对内源性修复的影响

骨作为硬组织的代表性器官，具有复杂的层级结构，在造血、维持体内关键矿物质稳态、保护维持生命的重要脏器以及促进运动方面发挥着重要的作用。在宏观层面上，骨骼可以分为皮质骨和由骨小梁交织形成的松质骨。在骨骼的微观结构上，骨骼可以以各种不同的方式组织起来，这取决于骨骼的功能和沉积方式。大部分（但不是全部）骨骼在某种程度上是层状的。从纳米结构来看，骨主要由矿物质和有机成分（主要是Ⅰ型胶原）组成。

在讨论骨的结构和形成时，首先需要理解骨骼形成的两个主要阶段，即原始骨组织化和次级骨组织化，在这两个阶段，骨形成的机制有很大不同。骺软骨是原始骨组织化（即软骨内骨化）的场所，是基质和非常松散、细小（直径10～20nm）的胶原纤维束的结合体。有研究表明这里基质囊泡的形成率很高，可以将晶体或者高浓度的离子运送到矿化前沿。矿化是相对快速且无序的，形成编织骨结构。尽管在基质中存在着Ⅰ型胶原，但它并没有形成薄片，且晶体也未与胶原紧密结合。相反，在蛋白聚糖基质内，形成了羟基磷灰石簇，即钙化结节或钙沸石。在次级骨组织化过程中，编织骨被重塑为更为理想的板层骨，呈同心圆排列的骨板则构成了哈弗斯系统的哈弗斯骨板。Weiner等将次级骨组织的结构解构

为7个层次，从羟基磷灰石的纳米薄片开始，它在自组装的胶原纤维中取向和排列，胶原纤维则是在骨板中平行排列，骨板围绕着血管呈同心圆排列形成骨单位，骨单位或密集堆积形成密质骨（皮质骨），或形成由骨小梁交织而成的松质骨（图5-11）。

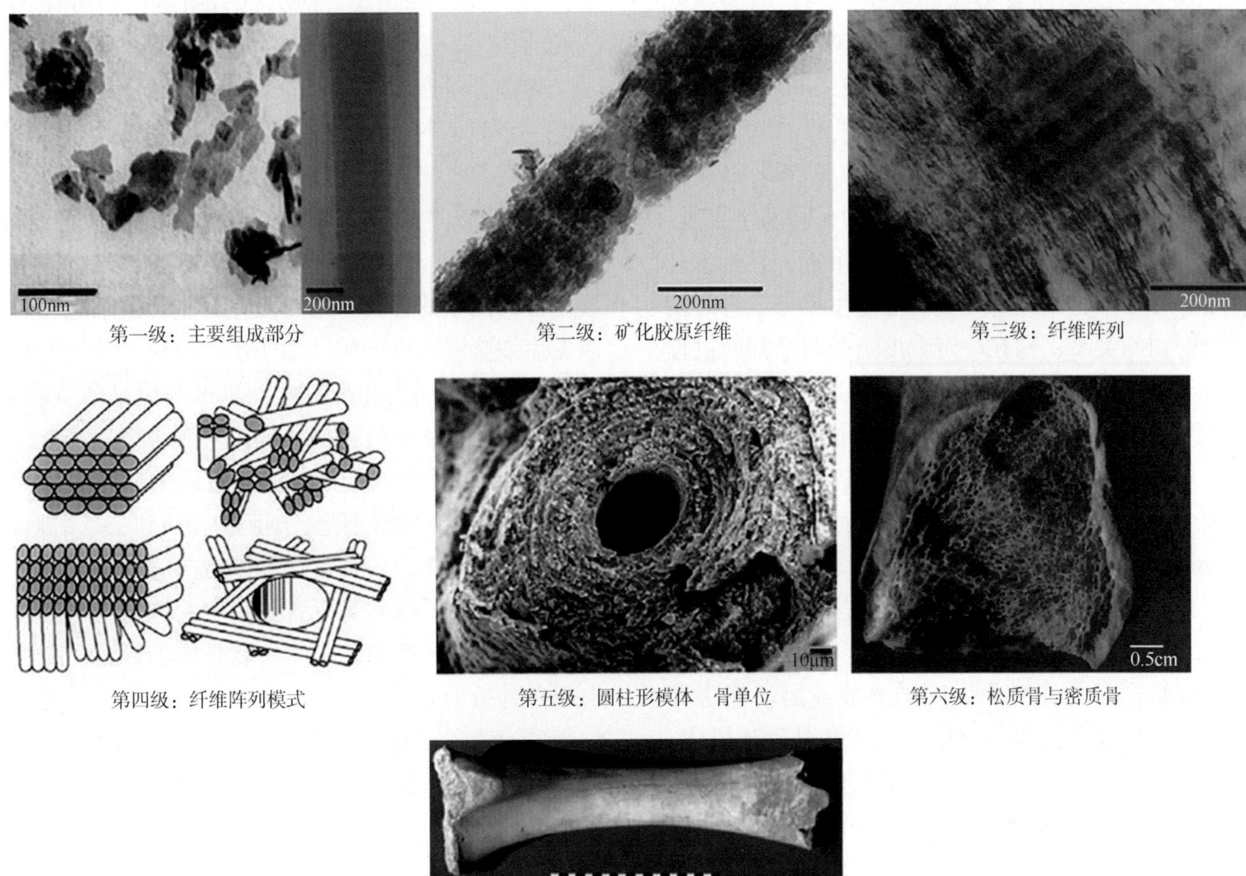

图5-11　次级骨组织的层次结构

从根本上讲，骨是由矿物质和胶原纤维组成的。每个胶原分子由两条α1链和一条α2链形成，这些链组装成三重螺旋结构。每条链的长度约为1000个氨基酸，且胶原蛋白氨基酸序列的重复性质由–(Gly-X-Y-)*n*-组成，其中X和Y通常是脯氨酸和羟脯氨酸残基。这两个氨基酸与链的骨架形成环，从而提高了螺旋结构的刚度。骨矿物质是由高度取代的、结晶度较差的碳酸磷灰石矿物质组成，它们在胶原蛋白纤维末端之间的间隙区域（也称为孔区域）内以及沿纤维之间纵向延伸的孔内成核。矿物质最初与大量碳酸钙一起沉积为无定形磷酸钙。随着骨骼组织的成熟，碳酸盐含量降低，矿物晶体横向生长，变得更像板状，并使其彼此平行且与胶原原纤维平行。矿物板的长轴或*c*轴与骨骼的纵轴对齐。骨骼中矿物晶体的尺寸相差较大，但是大多数（98%）的厚度小于10nm。这些矿物质板与其他晶体融合，形成更大的多晶聚集体，其聚集体的宽度可能大于胶原原纤维的宽度。随着骨骼年龄的增长，由于离子取代等变化，矿物晶体也会增大。因此，矿物晶体的平均尺寸在很大程度上取决于组织的年龄。通过纤维内矿化实现的高度矿物质负载使得骨大约由65%的矿物质、25%的胶原和10%的水构成。但即使水是低比例组分，其重要性也不容忽视，它有助于提升骨的整体韧性，起到类似于增塑剂的作用。这些水主要以与胶原蛋白-矿物质复合物相结合或者在骨骼中的小管或血管中自由流动的形式存在。当骨骼受到应力刺激时，未结合的水可以重新分配，并且有助于细胞检测到信号，得知应力刺激状况。水与矿物质交换的比例接近于1∶1，因此骨骼的矿化程度变高，水分含量就会降低，反之亦然。这对其机械性能至关重要。矿化程度更高的骨骼因为含有更多的矿物质，会更加坚硬，但也往往更脆，更容易折断。

钙化组织存在着特殊的组织问题，因为物质无法通过致密组织迅速扩散以滋养细胞。因此，骨细胞必须存在于其血管周围约250μm以内。骨骼中的血管主要是通过血管化形成的，血管化即通过内皮细胞过程（发芽、迁移、增殖）以及血管吻合和随后的"修剪"而发生的血管网络扩展。血管生成与成骨直接相关，包括骨形成、骨折愈合和基于骨多细胞单元的重塑。血管生成与成骨之间存在密切的关系，这在一定程度上受两个共同过程的分子信号驱动，并且有证据表明成骨细胞分化过程本身会吸引血管。此外，成骨细胞会分泌血管内皮生长因子，从而刺激血管生成并触发内皮细胞中的其他信号反应，而Notch对内皮细胞的调节也很重要。血管内皮生长因子和Notch共同帮助控制血管之间吻合度的发展，这是代谢活跃组织（如骨骼）所需的循环丰富的关键组成部分。

骨折通常是由摔倒、交通事故或运动伤害导致的。其他因素，如较低的骨密度和骨质疏松症，增加了骨折的发生率。可以将所有骨折大致描述为闭合性骨折（无皮肤破裂）或开放性骨折（皮肤破裂）。与闭合性骨折相比，开放性骨折通常会对周围的软组织（包括骨膜）造成更大的损害，具有更高的感染风险，并且经常发生骨不连。长骨的骨折，如股骨、肱骨、胫骨和其他长骨的骨折，可以根据引起骨折的力量的特征进行分类。单次的损伤会造成简单和粉碎性骨折，其中的骨头碎裂为两块或几块。应力性骨折则是过度使用造成的伤害，是由反复加载而造成的。

如图5-12所示，长骨的继发性骨折愈合可以认为是一系列4个不连续的阶段，依次发生并在一定程度上重叠。当发生创伤时，骨骼的连续性和局部血运被破坏，在受伤部位会形成血肿。这会导致机械稳定性丧失，局部氧和营养物质缺乏，以及血小板中各种因子的释放。继而巨噬细胞、白细胞和其他炎症细胞侵入该区域。创伤还会使局部活细胞变敏感，从而对局部和全身性信息做出更好的反应。这种炎症反应在最初的24小时内达到峰值，并持续约7天。在炎症阶段受到刺激和致敏的细胞开始产生新的血管、成纤维细胞、细胞内物质和支持细胞。血肿被纤维组织，一种富含纤维蛋白的肉芽组织所代替。然后，纤维软骨发育并稳定骨端。在小鼠和大鼠模型中，软性愈伤组织（软骨痂）形成的高峰出现在骨折后7～10天，Ⅱ型胶原蛋白和蛋白聚糖的产量均达到峰值。软骨痂形成后，通过血管浸润和软骨内成骨发生软骨和纤维血管组织的置换。骨膜并置也会发生，导致硬骨痂的形成，钙化的软骨被编织骨代替。在骨折修复的最后阶段，通过骨重塑逐渐将编织骨替换为板层骨，以恢复受伤前骨骼的解剖结构并支持机械负荷。

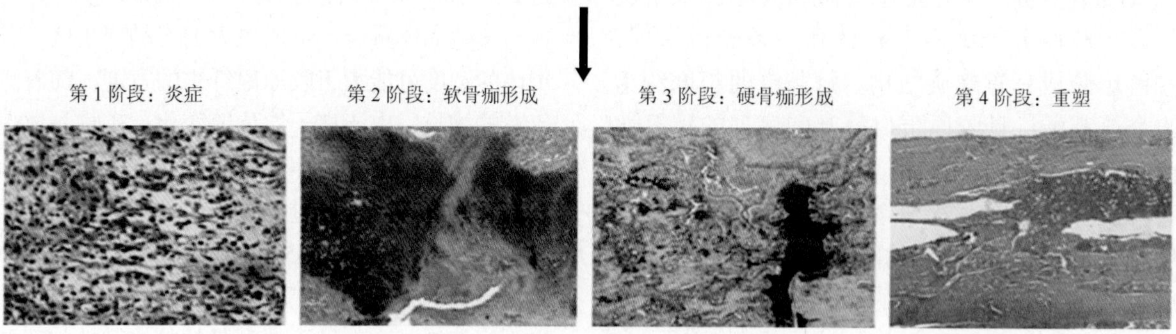

软骨痂重塑

第1阶段：炎症　第2阶段：软骨痂形成　第3阶段：硬骨痂形成　第4阶段：重塑

图5-12　骨折修复的4个阶段

骨折愈合过程中的骨形成主要是通过骨膜中的间充质干细胞来完成的，而骨膜和骨髓基质的贡献较小。骨折修复的第一个事件是止血，以阻止来自骨骼和骨膜受损血管的出血，从而在断裂处形成血肿（血栓）。被困在血肿中的血小板脱颗粒，释放血小板衍生的生长因子、血管内皮生长因子和TGF-β，将中性粒细胞和巨噬细胞吸引到骨折区域，引发炎症阶段。在炎症阶段，由于骨基质被破骨细胞和巨噬细胞降解，因此释放出许多生长因子。这些因子充当激活转录因子的信号，这些转录因子使间充质干细胞沿成软骨和成骨途径分化。RUNX2是使间充质干细胞发生骨骼生成的关键转录因子。

然后通过膜内和软骨内骨化修复骨折。骨膜间充质干细胞增生并直接分化为成骨细胞，在骨折间隙的任一侧形成膜内骨环（硬骨痂）。成骨细胞分泌富含Ⅰ型胶原的骨基质，其中含有骨钙蛋白、与矿化有关的糖蛋白、骨连接蛋白、骨桥蛋白和骨唾液蛋白2，以及许多蛋白聚糖。在骨折腔内，软骨膜是由骨膜间充质干细胞的增殖及其分化为软骨细胞（软骨痂）形成的。软骨细胞分泌由软骨聚集蛋白聚糖、Ⅱ型和Ⅺ型胶原蛋白、纤连蛋白和透明质酸组成的软骨特异性基质，从而变得肥大，其间伴随着Ⅹ型胶原蛋白的上调和其他类型胶原蛋白的下调。

接下来，将软骨模板替换为骨骼，这是一个需要新生血管生成的过程。软骨基质钙化，肥大的软骨细胞释放血管生成信号，该信号触发骨膜中毛细血管出芽，然后进行凋亡。当破骨细胞降解钙化基质时，伴随着血管周围间充质干细胞，骨膜毛细血管侵入基质。这些间充质干细胞中有一些分化为成骨细胞，成骨细胞分化为皮质骨和骨小梁。以此方式，在骨折空间中形成了新的骨，而同时在骨折空间的任一侧上直接由间充质干细胞形成了膜内骨。起初，新骨比先前存在的骨骼高，但是随后，破骨细胞对其进行了重塑，以恢复骨骼的正常形状。

（张智勇）

本著作部分工作由以下基金项目资助：

广州再生医学与健康广东省实验室临床创新研究项目（2018GZR0201002）；国家自然科学基金面上项目——基于外泌体精准调控的“核-壳”（core-shell）同步血管化骨组织工程策略的应用与机制探讨（82072415）；广州市临床重大技术项目（2019ZD15）；佛山市创新创业团队项目（1920001000025）；2021年度粤港澳呼吸系统传染病联合实验室自主项目（GHMJLRID-Z-202122）

第六章 材料特性对内源性修复的影响

疾病、创伤和衰老等原因造成的组织器官缺损和功能障碍是危害人类健康的重要原因，而缺损组织器官的修复和功能重建也是目前临床医学面临的主要难题之一。大面积的组织或器官缺损通常是采用自体或异体组织器官移植进行修复。其中，自体移植存在着给患者造成额外伤痛的问题，而异体移植中供体来源不足、免疫排斥是主要的缺陷。至20世纪80年代，组织工程学和再生医学概念的提出和发展为解决这一难题提供了新的途径。通过将少量种子细胞经体外扩增后与生物材料复合，构建出新的组织或器官，可用于替代和修复病变、缺损的组织器官，重建生理功能。因此，种子细胞、生物材料、组织构建作为组织工程的核心，全方位的突破为组织工程技术的发展提供了理论和技术方面的支持。

种子细胞的来源、数量和质量目前依然是困扰组织工程发展的重要因素。自体来源的细胞由于具有体内移植后不引起免疫排斥反应的优势而受到研究人员广泛青睐，是目前研究最多的组织工程种子细胞。然而，自体细胞作为种子细胞来源存在明显的局限性，例如：自体组织因取材小而难以达到应有的细胞数量；在体外难以大量培养扩增并存在去分化现象，甚至当自体细胞经过长时间体外培养，再移植到体内后，仍有可能发生免疫排斥现象等。在自体细胞数量不足的情况下，异种细胞也是种子细胞来源的选择之一。但异种细胞进行体内移植也存在明显的限制，如容易引起动物来源病原体向人体的传播、免疫排斥等。所以，自体细胞和异种细胞作为种子细胞来源都存在许多难以克服的限制性因素。干细胞研究的发展，为寻找种子细胞来源带来了转机。成体干细胞因具有强大的扩增能力以及多向分化潜能，已成为组织工程种子细胞的首选。骨髓基质干细胞、脂肪干细胞、皮肤干细胞、角膜缘干细胞等多种成体干细胞分离、扩增以及体外诱导分化技术已比较成熟。应用体外扩增的干细胞进行体内外组织构建，以及动物体内组织缺损修复成功的报道近年来层出不穷。部分细胞如骨髓基质干细胞、皮肤干细胞、角膜缘干细胞已分别应用于临床骨、皮肤及角膜上皮缺损修复的治疗。成体组织特异性干细胞的不断发现和分离培养成功，将为更多组织的重建打下基础。

干细胞具有独特的自我更新能力，在适当条件下可分化为神经细胞、成骨细胞、软骨细胞和肌细胞等多种细胞类型。因此，疾病或损伤后的组织形成、内环境稳定和再生严重依赖干细胞。虽然在破解可用于调控干细胞命运的信号通路方面已经取得了较大的进展，但在干细胞能够安全有效地用于患者体内之前，还须克服较多的技术性障碍。例如，目前最大的挑战是在细胞的自然微环境或生态位之外控制干细胞的行为和功能。干细胞生态位是由不溶性和可溶性以及短程和长程细胞外基质（ECM）蛋白质的复杂混合物组成的，调节着生态位内细胞的行为。此外，不同类型的干细胞都有其独特的生态位，干细胞可通过选择自我更新或分化途径来响应这些不同的环境信号。在其生态位之外，成体干细胞很快就失去了自我更新和修复能力。因此，要保持其生态位之外干细胞的天然特性，就需要设计一个能够紧密模拟天然干细胞生态位的人工环境或微环境。

支架材料作为人工细胞外基质是组织工程研究的重要内容，是种子细胞在形成组织之前赖以生存和依附的三维支架，为细胞的增殖、分化、营养交换、新陈代谢以及细胞外基质分泌等因子-1（NCAM-1，不成熟施万细胞的标志物）表达较低，说明取向纤维可以促进施万细胞成熟。

除了纤维排列外，其他物理因素也对神经细胞具有重要影响。纤维直径是静电纺丝纤维的一个重要参数，S. Ramakrishna证明神经干细胞在纳米级纤维上向神经元分化的比例大于在微米级纤维上的结果；Christine E. Schmidt等发现胚胎的海马神经元在直径较小的纤维上极化程度较高，但并不影响总长度大小；He则报道当PC17.2细胞在取向纤维上生长时，其细胞活力与增殖能力在500nm尺寸的纤维上表现最好，而在无序纤维上生长时，则是在350nm和1150nm尺寸的纤维上增殖能力更好；Ryan J. Gilbert等则报道当DRG在取向纳米纤维上生长时，在小直径纤维（293nm±65nm）上的神经突长度分别比在中等纤维（759nm±179nm）、大纤维（1325nm±383nm）材料上短42%和36%，且在不同直径的纤维上，施万细胞迁移与神经突长度的相互关系也不同；I. Perroteau等则认为纳米纤维可促进细胞扩散和肌动蛋白的表达，增加细胞黏附和增殖速率，微米纤维增加细胞的迁移率和活力且促进更多的DRG轴突长出。除此以外，纤维密度也是一个重要参数，Younan Xia等证明虽然取向纤维可以引导轴突的生长，但一旦密度过大，轴突可能会垂直于取向纤维进行生长。

在体外研究基础上，研究者通过电纺技术构建导管并用于神经缺损修复的体内研究。如将静电纺二维薄膜通过卷曲形成导管，使用旋转金属圆棒（线）做接收装置，直接电纺加工成导管。如Feng-Feng Li等先通过滚筒收丝器加工了SF/PL（LLA-CL）取向纤维薄膜，然后卷曲成管对大鼠坐骨神经10mm缺损进行修复，电生理评价证明神经得到良好修复。Fabrizio Gelain等用1.29mm直径的铜线做接收器，构建了一个PLGA/PCL导管用于大鼠10mm坐骨神经的修复，4个月后取得了不错的修复结果；Xiumei Mo等采用同样的方法使用同轴静电纺丝制备了负载有NGF的聚苯胺（PANI）和聚苯乙烯（PS）的复合纤维神经导管，高含量的PANi对于施万细胞表现出较高的细胞毒性，而NGF的加入可以降低支架材料的细胞毒性，另外电刺激可以加快NGF的释放，在电刺激和NGF的协同作用下，该材料对于神经突起的生长具有较好的促进作用。另外，一些特殊的加工方式也被利用来构建具有复杂结构的神经导管，Song Li等首先通过一个特制的旋转芯棒接收器得到纤维纵向排列的空管，然后在外层继续通过静电纺丝构建无规纤维外管，从而构建了一个双层的神经导管，实现了机械支撑物理引导的结合并在体外取得良好的修复效果；Chen Huang等则通过特制的接收装置加工出由表面具有纵向纳米沟槽的高取向度的纳米纤维导管，并将其与表面光滑的取向纳米纤维导管进行对比，由于该材料具有二级结构的高取向度以及更好的比表面积，在坐骨神经的再生和修复上具有明显的优点。

综上，较宽的材料选择范围、便捷的加工纤维结构的手段、对纤维排列的严格控制使得静电纺丝成为一个在构建神经导管时优先考虑的加工方法。

第二节 材料化学/生物学特性对内源性修复的影响

除了材料的物理特性，如刚度、黏弹性和微/纳结构，材料的化学组成、材料表面的化学结构、生物活性基团的存在和分布都能对细胞黏附、铺展、增殖等响应行为产生重要影响。因此，研究材料的化学组成、材料表面的化学结构、生物活性基团的存在和分布等因素对细胞响应行为的影响为合理设计、修饰生物材料的表面以提高材料性能具有重要意义。

一、材料表面化学对内源性修复的影响

通过化学方法对基质材料进行改性，可以有效地调控材料表面润湿性，控制蛋白质在其表面的吸附，以及增强和控制细胞对材料的黏附。通常植入人体内的生物材料与人体组织直接接触，因此这对材料表面的理化性质有着较高的要求，如细胞相容性、细胞黏附性及组织相容性等。蛋白质作为构成生物体的主要物质之一，广泛而大量地存在于生物体内，通过范德瓦耳斯力、疏水相互作用、静电和氢键等相互作用，蛋白质与植入材料表面基团产生物理吸附。与蛋白质的快速

吸附相比，细胞与植入材料的接触要慢得多。实际上，细胞一般不会直接与材料表面相接触，而是与已吸附在材料表面的一层蛋白相互作用。因此，材料表面所形成的蛋白吸附层的结构和组成决定着后续细胞响应的类型和程度。因此，蛋白质在生物医用材料表面的吸附行为与材料的生物功能性有重要关系。

蛋白质在生物医用材料表面吸附是一个复杂的动态过程，涉及蛋白质与载体材料间各种非共价键相互作用，如静电力、氢键和范德瓦耳斯力等。因此，材料表面的物理化学性质，特别是材料表面功能基团的种类和数量，对蛋白质吸附行为有重要影响。功能基团可分为疏水性基团[如甲基（—CH_3）等]和亲水性基团[如羟基（—OH）、羧基（—COOH）和氨基（—NH_2）等]。蛋白质在疏水性载体表面的吸附往往经历构象、取向甚至结构的变化。蛋白质分子在水溶液中通常将疏水性残基包埋在分子内部，而将亲水性残基暴露在其表面。如果遇到较疏水的材料表面，蛋白质倾向于将疏水性残基暴露出来，然后吸附到材料表面。甲基官能团是典型的疏水性基团，可增强蛋白质在材料表面的吸附速率。例如，Roach等在金基底表面自组装端基不同的烷基链，发现牛血清白蛋白（BSA）和纤维蛋白原（fibrinogen，Fg）在疏水的甲基表面比亲水的羟基表面吸附速度快，Fg与—CH_3官能团的黏合常数为—OH官能团的3倍。另外，Whitesides等在金材料表面自组装一层端基不同的低聚乙烯醇，发现蛋白质在聚乙烯醇表面的吸附量随表面疏水性的增加而增加，即—CH_3＞—OH＞—OCH_3＞—$CONHCH_3$。亲水性基团易与水分子形成氢键，降低蛋白质吸附力。通过分子模拟发现水分子与—OH有强烈的相互作用，形成了紧密的水分子层，从而阻止了蛋白质的吸附。但是也有相关研究指出蛋白质浓度较低时，蛋白质在羟基化表面的吸附量较多。材料表面的羧基官能团在一定溶液环境中会解离而带负电荷，通过静电作用吸附带有正电荷的蛋白质。例如，Atthoff等利用牛胶原蛋白和纤维蛋白研究它们在聚乳酸（PLA）、聚三磷酸甘油酯（PGA）表面的吸附情况，PLA和PGA水解后产生羧酸官能团，材料表面带有负电荷，提高了蛋白质在水解后PLA和PGA的表面吸附速率。带有氨基正电荷的材料表面也可以与蛋白质分子发生静电作用。

近年来由于组织工程的发展对生物材料的表面性质提出了更高的要求，新的修饰技术也逐步发展起来，如自组装、辐射接枝法、表面化学接枝、低温等离子体法、离子注入法等，都可对生物医用材料表面进行适当的化学修饰。表面改性在不改变材料本体性能的前提下，赋予其表面新的性能，并成为控制蛋白吸附的一条新途径。在众多材料表面修饰方法中，自组装技术是一种非常有前景的表面修饰方法，具有可控性好、简便等优点，因此常被用于构建多种不同特性的材料表面。例如，Ratner等在金基材上自组装上一层端基为—OH的十八硫醇，可有效地调控人血清白蛋白（HSA）在基材表面的吸附情况。此外，在材料表面接枝聚合物链是一种重要的表面改性方法，接枝聚合物链的种类、接枝密度、链长及链结构都会影响载体表面的性能，从而影响载体表面的蛋白质吸附行为。例如，Sivaraman等在金片表面分别接枝了端基为—CH_3、—OCH_2CF_3、—COOH、—NH_2和—OH的烷基硫醇聚合物。随着接枝聚合物表面疏水性增加，表面吸附的纤维蛋白原（Fg）构象改变增大，吸附量也增加。Xia等在PLA表面接枝聚丙烯酸（PAA）能够促进胶原蛋白和血清蛋白的吸附，从而达到促进细胞黏附生长的效果。但是PAA的接枝密度过高会妨碍细胞的生长，这是由于随接枝密度的增加，蛋白质吸附量逐渐减小。Inoue等在硅基底表面分别接枝聚2-甲基丙烯酰氧基乙基磷酰胆碱（PMPC）和聚甲基丙烯酸羟乙酯（PHEMA）等聚合物链，通过控制接枝聚合物的分子量来控制聚合物刷的厚度，发现BSA在材料表面的黏附力随刷厚度的增加而降低。

细胞与材料的相互作用是生物材料及组织工程研究的重要领域之一，大多数哺乳动物细胞必须与材料表面黏附后才能进行迁移、增殖和分化。因此，细胞在生物材料上的黏附或凋亡将直接影响到生物医用材料产品在临床应用上的成败。在适当的生物环境中，当生物材料植入体内后，细胞膜表面的受体积极寻找与之接触的材料表面所能提供的信号，以区别所接触的材料为自体或异体。细胞和材料的相互作用实际上是细胞膜表面受体，如整联蛋白、钙黏素蛋白等，与生物材料表面的配体之间的分子识别过程，以及产生的特异性相互作用。并且，该相互作用的物理、化学信号转导至细胞核，实现细胞行为及生理功能的改变。由于材料表面的化学组成等都对蛋白质的吸附行为产生重要影响，而蛋白质的吸附状态又直接决定着后续细胞对该表面的响应行为。因此，材料表面的化学组成也与细胞的黏附、铺展、增殖、分化等行为息息相关。

由于材料表面化学组成已经被证明可以充分诱导MSC的分化，利用带有特定的化学官能团的修饰材料是目前诱导干细胞产生特异性行为的常用策略。Benoit等利用带有羧基及叔丁基官能团的PEG水凝胶构建了一种可用于模拟软骨组织中富含糖胺聚糖、磷酸基团和脂肪组织中富含脂肪的微环境，从而实现了引导干细胞沿着软骨、成骨和成脂肪的途径分化。近几年来，自组装单分子膜（SAM）已成为研究特定表面化学物质对干细胞分化影响的有效工具，自组装膜是吸附在固体表面上的高度有序的基质。Phillips等用—CH_3、—OH、—COOH和—NH_2四种不同官能团功能化的自组装膜可影响纤维结合蛋白在表面的吸附，从而诱导hMSC的成骨分化。研究表明—NH_2在骨传导性介质中具有最高水平的成骨分化，并上调相关的转录因子2（Runx2）、骨涎蛋白（BSP）和骨钙素（OCN）的表达。同样，Curran等研究了带有—CH_3、—OH、—COOH、—NH_2和硫醇（—SH）官能团的材料表面对干细胞分化的影响，并观察到在—NH_2表面培养的hMSC比其他细胞系具有更高的成骨分化能力或保持未分化状态。Valamehr等也利用SAM技术创造了不同的表面疏水性，发现表面亲水性的增加可以促进hESC的增殖和分化。

目前，对材料表面进行分子生物学设计，是诱导干细胞分化和促进组织内源性修复的有效方式。方法主要是将一些有生理功能的物质如蛋白质、多肽、酶和细胞生长因子等固定在材料表面，为邻近细胞提供可感知的微小甚至纳米级的生物线索。在自然界中，细胞是通过感知来自细胞外基质中多重生物学信号，从而控制着细胞的多种生理过程，包括增殖、分化、迁移和凋亡。因此，再生医学的一个重要目标就是模拟ECM的关键化学线索来控制细胞功能和指导细胞命运。其中，应用最广泛的生物配体有来自纤连蛋白的RGD、来自层粘连蛋白的IKVAV和来自弹性蛋白的VPGIG等。RGD是一种由精氨酸-甘氨酸-天冬氨酸组成的三肽。在各种类型的细胞外基质中，它对细胞黏附起主要作用。通过将RGD连接到多种天然和合成生物材料上，可达到调节MSC行为的作用，并且与未修饰的表面相比，RGD配体功能化的材料表面可以达到促进干细胞向成骨和软骨分化的效果。此外，研究表明，材料表面RGD肽的密度也是影响其细胞生物学活性的重要因素，不仅影响初期的细胞黏附，还影响干细胞的定向分化。例如，Frith等研究发现随着RGD肽在材料表面的横向间距增加，MSC的扩散能力降低，其形态从具有正常成纤维细胞形态和明确的应力纤维的分布良好的细胞转变为具有大量细胞突起和少量应力纤维的扩散较少的细胞。通过*qRT-PCR*基因表达水平测定和定量碱性磷酸酶分析，发现当MSC黏附在RGD肽侧间距增大的表面上时，MSC向成骨分化的趋势减少，而向成脂分化的倾向增加。

二、细胞因子对内源性修复的影响

除了支架，细胞因子也是细胞作用和组织再生的关键因素。细胞因子是干细胞培养过程中分泌的一类多肽类物质。传统上，根据细胞因子不同的特殊功能性，可将细胞因子主要分为白细胞介素、干扰素、肿瘤坏死因子、造血因子、生长因子、趋化因子等。常见成员包括EGF、bFGF、TGF-β、NGF、VEGF等，不同的细胞因子成员发挥不同的调节功能，可刺激细胞增殖、分化、趋化，并可调节其免疫应答和物质合成。由于成体干细胞可表达多种细胞因子受体，在组织微环境中的多种细胞因子可与干细胞表面的特异性受体结合，激活受体下游信号通路，促进干细胞的存活和（或）抑制干细胞的凋亡，维持干细胞在微环境中的存活、趋化和有效地定向分化。在众多细胞因子中，生长因子和趋化因子在刺激MSC存活、趋化和有效地定向分化等过程中发挥重要的作用：①生长因子，是干细胞增殖及分化的重要影响因素，广泛存在于细胞周围微环境中，是调控细胞发育、分化和促进细胞增长不可或缺的一类物质，主要包括血小板源性生长因子（PDGF）、胰岛素样生长因子（IGF-1、IGF-2、IGFBP-3、

IGFBP-5）、骨形成蛋白（BMP-2、BMP-4、BMP-7）和转化生长因子（TGF-β_1、TGF-β_3）、表皮生长因子/受体（EGF/EGFR）、成纤维细胞生长因子（FGF）、血管内皮生长因子（VEGF）等。②趋化因子，传统上被称为“趋化细胞因子”，在许多生物学过程中调节细胞的迁移，包括组织内稳态和炎症反应。趋化因子主要分为4类：CXC 趋化因子、CC 趋化因子、C 趋化因子（2个）和CX3C趋化因子（1 个），不同的趋化因子在体内发挥着不同的作用，一种细胞可以同时由多种趋化因子共同发挥作用而引起细胞的迁移。此外，脂类，如溶血磷脂，包括溶血磷脂酸（LPA）和1-磷酸鞘氨醇（S1P），以及蛋白质，包括非组蛋白DNA结合细胞因子、高迁移率族蛋白B1（HMGB1）、TNF-α、TNF刺激基因6蛋白（TSG6）、Toll样受体和胰岛素等，也有助于MSC迁移。

（一）几种主要生长因子及其功能

几十年来，已发现的生长因子有近百种，它们性质各异，是机体细胞遗传基因的产物，是基因控制细胞发育和分化的桥梁。TGF-β是由多基因家族编码的一类多肽因子，其活性结构是分子量为125 000Da的二聚体，具有调节细胞的生长、分化、凋亡和细胞外基质的合成等多种生物学效应。研究表明，TGF-β在软骨损伤修复中作用较为重要。在体外关节软骨培养时，TGF-β能增加软骨细胞合成蛋白多糖，抑制其降解，并维持软骨基质中蛋白多糖浓度的相对稳定；同时，TGF-β还能诱导骨膜细胞分化为软骨细胞，并表达Ⅱ型胶原，以及调节其他细胞因子如IGF、BMP、FGF等在软骨中的表达与作用。

FGF包括酸性FGF（aFGF）和碱性FGF（bFGF），具有刺激中胚层、神经外胚层来源的多种细胞增生和分化，趋化内皮细胞促进肉芽组织形成和伤口愈合，影响神经细胞功能等作用。此外，FGF也是重要的促有丝分裂因子，具有较强的促细胞生长作用，并影响干细胞的生长、分化及功能，如间充质细胞（血管内皮细胞、平滑肌细胞、成纤维细胞）。

PDGF主要由黏附于血管损伤部位的血小板的α颗粒释放，是一种重要的促细胞分裂剂，可刺激各种类型细胞的分裂增殖。例如，具有促进成纤维细胞、神经胶质细胞、平滑肌细胞、上皮及内皮细胞的增生，刺激成纤维细胞、血管平滑肌细胞、中性粒细胞和单核细胞的趋化性，加速创伤愈合，引起血管收缩等功能。

肝细胞生长因子（HGF）是20世纪60～70年代发现的一种能刺激肝细胞增殖的物质，通过与软骨细胞表面的HGF受体结合，刺激软骨细胞迁移、增殖和蛋白多糖合成，在生理和病理上调控软骨生长。

（二）几种主要趋化因子及其功能

CXCL12即SDF-1，属于趋化因子中的CXC家族，其受体为CXCR4，由两者组成的SDF-1/CXCR4轴在MSC的趋化过程中有重要的作用，组织损伤会导致趋化因子CXCL12的表达量升高，通过与表达CXCR4的MSC特异结合，可使MSC可以向着损伤部位迁移，发挥其治疗作用。例如，当MSC表面CXCR4受体表达量增加后，将该细胞通过静脉输入移植给急性心肌损伤老鼠，可以增加MSC在鼠心肌富集的数量；若阻断CXCL12受体则可降低MSC的迁移能力。研究表明SDF-1趋化因子对MSC、造血干细胞、神经祖细胞、内皮祖细胞等均发挥趋化作用，同时在多种组织如在心脏、皮肤、骨骼肌、大脑、肝脏等组织中均可以发挥作用。

CCR1和CCR2在MSC迁移过程中同样也发挥了重要作用。其中，CCR1的配体CCL7是一种单核细胞特异的趋化因子，研究表明CCR1不但可以特异性趋化单核细胞，并且在巨噬细胞功能的调节中具有重要作用，上调CCR1的表达水平可以促进骨髓MSC的迁移。通过上调MSC的表面受体CCR1的表达量，可以观察到MSC的迁移数目增加，并且还能有效抑制MSC的凋亡，从而促进MSC在受体组织中的存活，发挥更强的治疗效果。CCR2的配体CCL2是由中性粒细胞在损伤部位释放的重要趋化因子，其主要功能是招募其他单核细胞进入损伤局部，局部炎症损伤和机械损伤均可增加损伤部位CCL2的表达量。

其他趋化因子CCL25、CX3CL1、CCL21、CCL27等在MSC的迁移过程中也有重要的作用。例如，在体外迁移实验中，人骨髓来源的MSC会在CCL25的作用下发生迁移，并且细胞迁移数目会随着CCL25剂量增加而增大。CX3CL1在大脑发生损伤时表达量上调，同时对于淋巴细胞的趋化和黏附定植发挥重要作用。在缺氧环境下，骨髓来源的MSC表面CX3CR1表达量增加，从而增强骨髓来源MSC对CX3CL1的反应。同样，CCL21也可以影响MSC的迁移能力，皮内注射CCL21同时移植骨髓来源的MSC，局部很快就会募集骨髓来源的MSC，说明CCL21可以影响到MSC的迁移。CCL27是一种表达于皮肤的趋化因子，在稳定状态下的皮肤组织中也有表达，当皮肤受到损伤时表达量会升高，有效增加脂肪来源MSC的迁移能力，同时促进MSC表达血管修复相关的因子，增强MSC的组织修复能力。

（三）常用于内源性修复的细胞因子缓释技术

当肌体组织收到损伤后，相应的组织部位释放出大量生物信号，其中一些信号被发送到体内，充当修复细胞的信号，引导细胞进入损伤的组织。这些信号分子通常包括归巢因子，如SDF-1、SCF、TGF-β_3、PDGF、巨噬细胞炎性蛋白-3α（MIP-3α）和IL-8。近年来，研究发现通过利用蛋白缓释技术可有效地控制干细胞募集，增强MSC的组织修复能力。几十年来，具有特殊功能性的蛋白质分子已经被用于各种治疗。然而，由于细胞因子的治疗费用高昂、半衰期短，需要大量的细胞因子来实现特定的生物反应，为了在保持治疗效果的同时降低所需的装载剂量，可以将细胞因子装载到载体上，以保证对化学和酶降解的稳定性，并根据局部微环境中的物理变化（pH、温度或酶降解）实现分子的可控释放。

为了设计具有细胞因子缓释作用的平台系统，我们需要对作为载体的支架的物理性能进行详细的研究。具体而言，我们需要考察材料体系的孔隙率、溶胀性和降解性，因为这些性质不仅可以影响到细胞因子的释放动力学，同时也决定了细胞因子的有效性。支架材料的降解性可以通过在支架中存在可裂解基团来控制，如酯或碳酸盐，在生理条件下可以水解。此外，分子量、聚合物类型和交联方式也是制备所需载体时需要考虑的因素，达到调节降解速率，实现细胞因子的持续释放。为了验证这一方法的有效性，科学家们将基质衍生因子-1α（SDF-1α）化学偶联到聚丙交酯-富马酸乙烯酯（PLEOF）水凝胶中，达到持续释放SDF-1α以募骨髓间充质干细胞（BMSC）的要求。通过改变PLA在支架中的含量，设计和合成不同水解速率的PLEOF水凝胶。SDF-1α的释放动力学曲线以及BMSC的迁移可以通过调节水凝胶的性质来实现。同样，通过透明质酸（HA）水凝胶持续释放SDF-1α来有效地募集BMSC，用于治疗心肌梗死。在该项研究中用甲基丙烯酸基团对HA进行改性，使甲基丙烯酸基团通过酯基与HA主链相连，通过甲基丙烯酸基团的化学改性赋予该水凝胶材料降解，并在小鼠体内持续释放生长因子1周以上。

除了化学降解之外，还可以通过设计可酶降解的支架来实现通过持续释放细胞因子来招募干细胞。基于这个概念，Prokophet等设计了以MMP可裂解肽为载体的PEG-肝素水凝胶，并将其用于SDF-1α的控释，产生一个趋化因子梯度来诱导早期内皮祖细胞（eEPC）的局部募集。研究表明通过MMP可裂解肽的使用，可实现水凝胶对SDF-1α精确、长时间的释放，而且趋化因子的释放主要受支架酶降解的影响。

另一种可用于控制和维持细胞因子释放的方式是基于材料体系与细胞因子之间的物理键合作用。与化学结合策略相比，这种设计能够有效地将细胞因子包埋在支架内而不会对其生物活性产生不利影响，而化学结合策略会阻碍或降低生物分子的生物活性。物理负载是通过几种技术实现的，包括溶剂浇铸和颗粒浸出、冷冻干燥、相分离和气体发泡。Lee等用肝素和合成聚阳离子制备的凝聚剂来考察对SDF-1α的包封率。然后，将所得凝聚物并入聚癸二酸甘油酯支架中。负载凝聚剂的支架具有缓释SDF-1α的作用，初始释放量最小，能有效促进间充质祖细胞的募集。在另一项研究中，采用逐层合成技术将SDF-1α与壳聚糖和聚γ-谷氨酸复合成多层聚电解质膜。该系统可作为SDF-1α的恒定活性库，连续释放5天，促进干细胞的迁移。

除了物理吸附到自组装肽之外，另一个有效的策略是在ECM支架材料体系中化学偶联细胞因子。由于ECM蛋白在体内调节生长因子活性的作用，这种方法能够设计出提高生长因子性能的新体系。基于这个概念，Llopis-Hernandez等开发了一种基于ECM的材料来增强BMP-2的活性。纤连蛋白以纤维状的构象自发地吸附在聚丙烯酸乙酯支架上，BMP-2的整合素结合位点得以呈现。生长因子与纤连蛋白的结合增加了BMP-2的活性，使骨髓间充质干细胞在体外具有更高的成骨分化能力，并在体内采用低剂量BMP-2可使骨缺损完全再生。

三、材料组分对内源性修复的影响

虽然经典的二维细胞培养技术为我们提供了现代生物学的大部分知识，但现在人们普遍认为细胞（包括干细胞）在体内复杂的三维微环境中生存、增殖和分化。目前利用生物材料进行干细胞定向培养操作研究大多集中在三维体系中。3D培养系统已被证明可以促进干细胞向成骨、造血、神经和软骨等组织分化。生物材料支架作为细胞三维环境最重要的工具，为细胞-细胞和细胞-材料的交流提供了一个理想的平台。此外，通过性质的调节促进细胞分化为特定的谱系。在组织工程学里，支架材料具有多种功能，它们在组织发育过程中的作用取决于所选生物材料的特性。除了作为生物活性分子的运载工具，它们在组织形成过程中还起到促进细胞附着、增殖和组织的作用。支架材料的多种特性，如生物相容性、生物活性分子的输送、材料降解、细胞可识别的表面特性、机械完整性和诱导信号转导的能力，无论是选择天然生物材料还是设计和合成人工支架材料，都必须仔细考虑，因为组织和发育的整体成功在很大程度上取决于这些特性，因为它们最终可以决定细胞黏附、营养/废物运输、基质合成、基质组织和细胞分化。大多数支架材料都可以进行化学和物理改性以调整所有这些关键参数，用来研究干细胞行为。

（一）蛋白质类材料

基于细胞外基质（ECM）中有效成分的组成，我们可以发现用于构建支架的天然生物材料，如胶原蛋白、纤维蛋白原、透明质酸、糖胺聚糖（GAG）、羟基磷灰石（HA）等。这一类分子都具有良好生物活性、生物相容性和与天然组织相似的力学性能。其他从植物、昆虫或动物成分中提取的天然材料（如纤维素、壳聚糖、丝素蛋白等）也具有为干细胞培养提供良好微环境的特性。与合成材料相比，天然生物材料具有较难调控物理和（或）化学性质、难以改变降解率、不易灭菌和纯化，以及潜在病原体和（或）病毒等问题，然而近年来，一些天然材料，如胶原蛋白、壳聚糖、透明质酸、蚕丝等表现出良好的细胞黏附性、细胞趋化性及促进血管化能力，因此具有促进多种组织愈合及再生能力，也可单独或与其他材料复合作为细胞载体用于组织构建。

胶原蛋白作为组织工程领域经典的天然材料，大量存在于多种组织的结构蛋白，约占总蛋白的25%。目前发现的胶原蛋白分子的类型繁多，各种不同类型的胶原在组织中的分布、免疫原性及遗传基因也各不相同。从牛、猪、人的组织中提取的胶原在体内有良好的生物感知能力，其降解速度可通过控制其密度、交联方式、时间及孔隙率等来调节。近来的研究证明，胶原具有良好的细胞黏附性、细胞趋化性及促进血管化能力，因此具有促进多种组织愈合及再生能力，也可单独或与其他材料复合作为细胞载体用于组织构建。例如，从牛软骨中分离出的Ⅱ型胶原，被用来培养人骨髓间充质干细胞（hMSC）。在这种条件下培养的hMSC不仅可以组装，而且可以重组颗粒结构。体内实验结果表明，这种类型的三维培养可以提供一个能够维持软骨发生的系统。

基质凝胶™作为一种商业化的产品，是从富含胞外基质蛋白的EHS小鼠肿瘤中提取出的基底膜基质，其主要成分有层粘连蛋白、Ⅳ型胶原、巢蛋白、硫酸肝素糖蛋白，还包含生长因子和基质金属蛋白酶等。在室温条件下，Matrigel聚合形成具有生物学活性的三维基质，模拟体内细胞基底膜的结构、组成、物理特性和功能，有利于体外细胞的培养和分化，可用于对细胞形态、生化功能、迁移、侵染和基因表达等的研究。除了Matrigel在正常组织培养中的应用外，当注射从脂肪组织的基质血管部分（SVF）分离的细胞（即脂肪源性干细胞）时，在缺血小鼠模型中观察到了新生血管形成的改善。进一步的研究表明，该过程是由于脂肪源性干细胞在基质凝胶中预培养过程中产生了管状血管结构。

纤维蛋白是另一类可用于制造三维支架材

料的组织源性天然材料，是由于纤维蛋白原在凝血瀑布中被凝血酶活化，转变形成血凝块。纤维蛋白原转化为纤维蛋白不仅仅是凝血功能，还在伤口愈合以及肿瘤生长和转移中作为防御机制发挥作用。目前不断发现，纤维蛋白原作为一种细胞支架材料可调控细胞的生长、增殖等生命作用。由于纤维蛋白原是从血浆中提取而来，因而具有良好的组织相容性，能够为细胞黏附和细胞间相互作用提供必要的生物信号，促进组织再生。已有研究表明，在纤维蛋白（纤维蛋白原）的Aα572～575位和Aα95～98位上分别含有RGDS和RGDF活性肽，细胞通过整合素介导而与之作用并引发信号转导。因此，纤维蛋白在创伤愈合中不仅发挥着天然细胞支架的作用，还能够在凝血过程中为各种细胞的迁移和募集提供生物信号，激活各种细胞上的相关创伤愈合受体，并刺激血管生成纤维蛋白支架，已被优化用于mESC的神经分化。随着时间的推移，这些支架与各种生长因子一起能有效促进神经元和少突胶质细胞增殖，以及神经元活力的增加。Suggs等也证明了纤维蛋白可以作为小鼠胚胎干细胞培养的材料，纤维蛋白凝胶具有促进来源于脂肪组织和骨髓的MSC软骨化生成的潜力。

（二）多肽类材料

随着现代再生医学和材料科学的发展，大量新型的仿生生物材料已被合成，用于生物体的诊断、治疗及病损组织或器官的修复或替换。其中，以多肽分子为构筑基元，通过自组装形成的超分子凝胶因其凝胶过程可逆性、环境敏感性和纳米结构的多样性而受到广泛关注。相比于传统的共价键交联的聚合物水凝胶，多肽超分子水凝胶是由生物相容的结构单元通过非共价键作用连接，具有序列设计灵活、易于制备和改性、可控的降解性能等优点。同时，多肽分子自组装可在分子水平上进行精巧的设计，从而调控自组装过程及组装体的形貌，形成类似细胞外基质的纳米结构纤维支架，因而可为细胞的迁移、生长、分化提供接近人体的环境。这些优势使得多肽超分子水凝胶在药物传输、细胞培养、组织工程等领域备受关注。

Stupp和他的同事制备了一种两亲性多肽分子（PA），其中包含生物活性的寡肽序列、β结构形成序列及疏水烷基链尾端。通过分子间的非共价键作用力，这类分子通过疏水链的坍塌以及β结构的形成在水中自组装形成柱状纳米纤维，而细胞相互作用的肽序列暴露在纳米纤维表面。到目前为止，这类分子在组织工程中的多功能性和巨大潜力，可被用于调节细胞的正常生理活动。Stupp的研究小组报道利用含有正电荷氨基酸的PA与含有带负电荷的生物聚合物透明质酸（HA）在两种液体界面上形成能够承受生物组织的生物膜结构。包裹在这些膜中的hMSC在软骨细胞培养基中表达Ⅱ型胶原基因，表明软骨细胞分化。此外，Mattiac等合成了含有层粘连蛋白表位IKVAV的自组装多肽（IKVAV-PA）。研究表明，在小鼠模型中注射层粘连蛋白表位IKVAV-PA溶液，该分子可在损伤脊髓的ECM中自组装，将层粘连蛋白表位呈现给神经祖细胞，该材料能够显著抑制胶质瘢痕形成，阻止细胞凋亡，促进轴突延长。

作为天然高分子支架材料的一种替代物，自组装肽已被用作可溶性因子和治疗性生物分子的载体。这些系统是由两亲性多肽分子组成，它们既有亲水区又有疏水区，能够自组装成稳定的β结构。在暴露于盐溶液或pH变化后，自组装肽可产生直径为7～20nm的柔性纳米纤维。这种载体具有较高的表面体积比，允许吸附大量的生长因子。载药生物分子的释放动力学可以通过改变肽的浓度来调节。正如Segers等所报道的，将SDF-1α与自组装肽结合形成纳米纤维，在大鼠心肌梗死模型中用于体内输送该蛋白。蛋白酶抵抗型SDF-1α的持续释放促进了心肌梗死后干细胞的募集，改善了大鼠的心功能。

（三）常用于内源性修复的脱细胞基质材料

现在大多数组织工程支架的设计灵感都源于对天然组织的ECM成分及结构的仿生，脱细胞基质作为一种直接保留部分天然组织的ECM成分及结构的材料，无疑是一种非常利于损伤组织修复再生的原材料。脱细胞技术的发展就是源于自体组织的来源的局限，因此同种异体及异种异体组织用于组织修复受到广泛研究，此类材料移植到体内后无疑会带来免疫原性、疾病传染等问题。

脱细胞技术通过将细胞破坏，使其与组织的ECM相分离，将DNA/RNA这些会引起免疫反应和传染疾病的因素剔除后，得到单纯的ECM支架材料。脱细胞技术通常使用物理、化学以及生物制剂这些方法中的一种或多种结合。其中，化学法主要利用的是除垢剂{Triton、脱氧胆酸钠、十二烷基硫酸钠（SDS）、3-[（3-胆固醇氨丙基）二甲基氨基]-1-丙磺酸（CHAPS）等}、低渗和高渗溶液、酸碱溶液、醇类和聚乙二醇等；生物制剂法主要利用的是酶（核酸酶、蛋白酶、脂肪酶、分解酶等）、螯合剂（EDTA）、霉素类药物等，而物理法利用的是冻融法、压力法、电穿孔、机械振荡等方式。这些脱细胞技术应用于不同来源的组织时，因组织的成分和密度等因素的不同，会有不同的更适合的方案，但没有一种技术是可以适用于所有组织的最优技术。在组织工程蓬勃发展的今日，脱细胞基质（dECM）已经应用于多种组织修复、再生或药物筛选等领域，包括神经、脊髓、大脑、心脏、脂肪、骨骼肌、皮肤、肌腱、小肠黏膜下层、骨、膀胱、肝、血管和角膜等大量领域。其中，脱细胞心脏瓣膜、脱细胞神经、脱细胞皮肤、脱细胞小肠黏膜下层及脱细胞角膜均广泛应用于临床。

dECM直接作为支架在组织工程领域中已经取得了广泛的应用，但是脱细胞的过程无疑对组织本身的结构和形状造成较大的破坏，尤其当缺损为不规则形状时，脱细胞支架很难与损伤组织相匹配。水凝胶材料作为一种含水量高、多孔性、力学性能可调控、可加工强的材料，可以实现对损伤部位结构的个性化定制，可与细胞或因子复合使用。因此，将脱细胞基质再加工制备成dECM凝胶成为现在的主流研究方向之一。dECM凝胶的成胶机制是一个胶原主导，其他成分（糖胺聚糖、蛋白聚糖和其他ECM蛋白）参与调控的自组装的过程。有效地去除细胞，同时很好地保留ECM的成分和超微结构成为制备dECM凝胶的必要条件。

dECM凝胶的制备主要包括两个关键性步骤：①将dECM材料溶解形成由蛋白单体组成的溶液；②通过温度和（或）pH控制的中和诱导单体的分子内键自发重组形成均一的凝胶。在dECM的凝胶化过程中，其他的ECM成分不可避免地会影响胶原主导的自组装的过程。最明显的特征为dECM凝胶在22℃下不能凝胶化，胶原在4～37℃均可凝胶化。Brightman组研究发现dECM凝胶的自组装动力学、纤维网络和纤维形态均与Ⅰ型胶原不同。其他的ECM成分对于胶原凝胶化的影响具体体现在以下方面：肝素（源自GAG）位点使胶原更快速凝胶化，形成的纤维直径更大，更少缠结；核心蛋白聚糖（decorin，源自蛋白聚糖）同样可以使胶原更快速凝胶化；纤连蛋白可以组织胶原纤维的形成；Ⅴ型和Ⅺ型胶原为体内胶原原纤维形成时的必要成核位点。Brightman组研究表明ECM中糖蛋白和蛋白多糖可动态调控dECM凝胶中原纤维的形成，因此在脱细胞和溶解消化的过程中尽可能地保留ECM成分尤为重要。下面介绍几种典型的脱细胞基质水凝胶及其体内促进内源性再生的应用。

1. 脱细胞神经基质水凝胶　脱细胞基质凝胶在神经系统方面的应用主要集中于中枢神经系统，即脱细胞脊髓基质凝胶和脱细胞大脑基质凝胶。Christman组首先提出制备猪的脱细胞大脑基质（B-ECM）凝胶用于细胞培养和组织工程，研究了这种大脑基质溶液的在2D平面的细胞相容性，发现源自多潜能干细胞的神经元在大脑基质上相较于商业化的Matrigel具有一个更高程度的神经元Marker（β-Ⅲ-tubulin，MAP2），更高比例的树枝状神经元和更高程度的突触蛋白（synapsin）的表达。证实了这种B-ECM作为一种可注射的凝胶在体内应用的可能，检测了经过脱细胞和溶解过程后Ⅰ、Ⅲ、Ⅳ型胶原和层粘连蛋白这些活性成分的保留。因为胎脑具有很高的可塑性，Kaplan组提出胎脑的dECM可能具有促进神经的生长和分化的因素。他们将猪源性的胎脑和成年大脑dECM与Ⅰ型胶原复合制备成凝胶，在3D大脑皮质组织生物工程模型中，研究这两种不同年龄段的dECM对于皮质神经元的影响。发现相比于成年大脑dECM，胎脑ECM含有更高含量的胶原和GAG，可以显著提高细胞活力和神经网络的密度，同时形成的神经网络具有更高的钙信号通路表达和自发的电位信号。这些都显示了在胎脑dECM上培养的神经元形成了一个功能化的、易激活的神经元网络系统。

Badylak组在中枢神经系统的脱细胞基质凝胶方面进行了更为深入的研究，主要对比大脑ECM

（B-ECM）和脊髓ECM（SC-ECM）与非神经系统的膀胱基质ECM（UBM-ECM）在物理化学性能和生物学性能上的区别。首先研究了3种ECM中活性成分（GAG、胶原）、凝胶动力学、储存模量上的区别，发现SC-ECM凝胶的模量远高于另外两者。研究材料生物相容性时发现，2D培养时3种dECM凝胶对脑源性神经瘤细胞NIE-115轴突延伸均有促进作用，但轴突的长度仅对B-ECM剂量有依赖性；3D培养时，呈现树枝状的极化神经元细胞在B-ECM中表达较少。接着他们研究了3种dECM凝胶对于神经干细胞和血管周围干细胞体外行为的影响，发现3种凝胶均对两种干细胞的有丝分裂和驱化性具有积极作用；但在3D神经干细胞培养中，中枢神经系统来源的dECM凝胶在神经元分化和轴突延伸上均体现出优势。针对性地研究dECM对巨噬细胞的表型和功能的影响时，Badylak组仅对比了B-ECM和UBM-ECM两组的区别，发现UBM-ECM会促进巨噬细胞PGE_2的分泌，抑制M2类表型巨噬细胞促炎性细胞因子的分泌。而B-ECM会引起M1类促炎症型巨噬细胞的响应，这种区别源自UBM-ECM富含透明质酸（HA），而在B-ECM中几乎不存在。以上这些结果均说明：不同组织来源的ECM具有不同的活性成分，活性成分的差异引起了其物理化学以及生物学性能上的差异，这种组织特异性的差异提示我们，神经系统来源的dECM对于神经系统的组织工程具有更好的支持和促进效应。最后他们将SC-ECM和UBM-ECM两种凝胶植入体内，用于脊髓损伤模型研究。结果显示两者对于神经的再生、血管的生成和免疫响应的调控均有促进作用，并无明显区别，即使在SC-ECM中引入人源性间充质干细胞亦无明显增强的功效。Badylak组推测是因为凝胶在体内降解过快（2周后几乎完全降解），未能充分体现在脊髓损伤模型中促进神经再生的优势，因此增强、调控ECM凝胶的降解是今后的研究方向。

外周神经制备的dECM凝胶的研究报道不多，中山大学全大萍教授课题组近年来通过一系列材料学手段将神经组织（周围神经和脊髓等）来源的脱细胞基质支架转化为可注射、可加工的纳米纤维水凝胶。研究表明，周围神经来源脱细胞基质水凝胶（DNM-gel）在体外培养背根神经节时，可促进新生轴突的髓鞘化并抑制突触的形成，这一发现证实该生物源性材料除具有天然细胞外基质的高生物活性外，还具有明确的组织特异性。利用DNM-gel修饰具有取向结构的静电纺丝纤维，实现了神经轴突和施万细胞的协同快速定向生长。采用相分离技术制备的多孔或多纵向通道DNM-gel水凝胶神经导管，在桥接大鼠坐骨神经缺损并促进其再生修复方面作用明显，具有很好的应用前景。

近期该团队通过材料学、转录组学、基质组蛋白分析等多种手段，对脱细胞脊髓基质水凝胶（decellularized spinal cord matrix hydrogel，DSCM-gel）和DNM-gel进行了具体的分析比较。研究发现，两种脱细胞基质水凝胶保留了与细胞外基质类似的纳米纤维结构，但DSCM-gel的孔隙率和纤维直径略高于DNM-gel。将神经干/祖细胞（neural stem/progenitor cell，NSPC）包埋在脱细胞基质水凝胶中进行三维培养，发现DSCM-gel更有利于NSPC的存活、增殖和迁移，并且能够促进NSPC的神经元向分化。结合RNA-Seq表达谱测序技术和生物信息学分析，发现DSCM-gel三维培养模式能明显促进NSPC神经元向分化以及加速神经元的成熟。转录组分析进一步表明，DSCM-gel通过调节整合素基因（*Itgα2*、*Itgα9*和*Itgβ9*）的表达谱以及AKT/ERK相关信号通路来调控NSPC的行为。

2. 心肌脱细胞基质水凝胶　心肌脱细胞基质材料应用于心肌梗死的修复主要是以水凝胶形态应用。心肌脱细胞基质水凝胶的制备包含两部分，首先是心肌脱细胞基质的制备，利用物理、化学、酶解等多种方法将心肌组织内的细胞成分去除，同时尽可能完整地保留心肌组织结构和细胞外基质成分，主要包括胶原、糖胺聚糖（GAG）、纤连蛋白和各种生长因子等小分子活性物质。其次是进一步采用胃蛋白酶等生物酶将心肌脱细胞基质进行消化处理，然后通过调节pH、温度等方法制备出心肌脱细胞基质水凝胶。

心肌脱细胞基质水凝胶在体外细胞培养中能够有效地促进细胞迁移、黏附、增殖与分化。研究发现猪心肌脱细胞基质水凝胶可明显促进人冠状动脉内皮细胞（human coronary artery endothelial cell，HCAEC）和大鼠主动脉平滑肌细胞（rataortic smooth muscle cell，RASMC）在其中迁移，其中RASMC在心肌脱细胞基质水凝胶组中的迁移数量远高于胶原等对照组。Jang等将人源心脏祖细胞（human c-kit cardiac progenitor cell，hCPC）种植于猪心肌脱细胞基质水凝胶及胶原水凝胶支架，培养7天后发现与胶原水凝胶支架对比，猪心肌脱细胞基质水凝胶支架在增强hCPC的黏附、增殖及向心肌细胞分化方面的效果更显著。

心肌脱细胞基质水凝胶具有良好的生物安全性。在生物相容性和生物可降解性方面，在心肌内注射心肌脱细胞基质水凝胶不会引起异物免疫反应。Seif-Naraghi等在大鼠心肌中注射心肌脱细胞基质水凝胶、生理盐水和未脱细胞的心肌基质，并对比研究其免疫响应，发现其中未脱细胞的心肌基质会产生异物巨细胞和慢性炎症症状等强烈负面反应，而心肌脱细胞基质水凝胶最终完全被吸收，没有免疫排斥反应或慢性炎症反应。在血液相容性方面，猪心肌脱细胞基质水凝胶与人血浆混合，研究结果显示凝血酶原时间或活化部分凝血活酶时间没有变化，也没有观察到血小板活化的临床相关效应。在影响心脏功能性方面，Singelyn 等通过注射心肌脱细胞基质水凝胶的大鼠动物实验研究表明，注射心肌脱细胞基质水凝胶与注射生理盐水在生物安全性方面没有明显区别，不会导致心律失常。Seif-Naraghi 等将心肌脱细胞基质水凝胶应用于治疗猪心肌梗死模型，植入实验3个月后，在心电记录中没有发现心律和波形形态的重大异常。

心肌脱细胞基质水凝胶能够促进血管生成和加快心肌组织修复。Singelyn等将猪心肌脱细胞基质水凝胶注射到 SD 大鼠左心室壁内，术后 11 天，内皮细胞和平滑肌细胞浸润注射猪心肌脱细胞基质水凝胶的区域，显著增加了新生小血管，且形成了少量直径大于10μm的成熟新生血管，证明猪心肌脱细胞基质水凝胶具有良好的促血管再生的能力；Singelyn进一步将猪心肌脱细胞基质水凝胶应用于大鼠心肌梗死模型，结果在梗死区域发现大量存活心肌细胞区域。

心肌脱细胞基质水凝胶能够有效改善心肌梗死后心脏功能的恢复。Jang等将间充质干细胞以及血管内皮生长因子与猪心肌脱细胞基质水凝胶采用3D 打印技术联合构建仿生支架用于治疗心肌梗死模型大鼠。结果发现该实验组的大鼠左心室的厚度、组织中血管数目和直径均明显增加，且大鼠的心脏功能如射血分数（EF）和缩短分数（FS）均明显改善。Singelyn等通过微导管将猪心肌脱细胞基质水凝胶注射应用于大鼠心肌梗死模型，发现水凝胶注射部分可以募集内源性心肌细胞，大鼠心脏收缩功能改善。Seif-Naraghi等通过心腔内传输将猪心肌脱细胞基质水凝胶应用于心肌梗死2周后的猪心肌梗死动物模型，并采用超声心动图评估测试。结果发现猪心脏功能，包括左右心室的舒张末期容积（EDV）、收缩末期容积（ESV）和心室射血分数均显著改善。

目前猪源心肌脱细胞基质水凝胶已完成Ⅰ期临床试验，结果显示该材料具有非常好的安全性，无不良反应，同时实验组左心室收缩末及舒张末容积增大，6分钟步行试验距离明显增加，B型钠尿肽水平、纽约心功能分级（NYHA）、明尼苏达心力衰竭生活质量表等指标方面的测试结果明显改善。

3. 脱细胞小肠黏膜下层基质材料 脱细胞小肠黏膜下层基质材料（SIS）是一种天然存在的ECM，主要采用猪小肠作为原材料，经过脱细胞、病毒灭活等处理获得。由于具有很高的生物活性成分及微结构仿生三维微环境，SIS可以促进各类软组织的再生修复。早在1966年，SIS就已被用作血管替代物。目前SIS已经获得美国FDA批准应用于临床上修复不同类型的组织缺损，包括腹壁缺损（Biodesign® Hernia Graft）、神经组织缺损（AxoGuard® Connector）、心血管组织（CorMatrix®）等。

SIS用于心脏组织修复，进入到临床阶段的产品主要为补片形态（CorMatrix）。Ferng 等报道CorMatrix-ECM在重建和修复左心室心尖和主动脉后3个月内左心室和主动脉再生的人体证据表明CorMatrix在新心脏重塑和生长中起着重要作用。此外，SIS还可以制备成可注射水凝胶用于心肌梗死的修复。Crapo等体外细胞研究表明，SIS水凝胶可用于构建收缩性心肌组织，由SIS水凝胶制备的工程心脏组织具有更高的生理收缩率和更高的表型。Toeg等将可注射猪小肠黏膜下层脱细胞基质水凝胶应用于小鼠急性心肌梗死模型，小鼠梗死后7天心肌内注射SIS水凝胶可缩小梗死面积，改善心肌血管密度和功能；当与外源性循环血管生成细胞（CAC）联合使用时，有助于恢复心肌细胞，表明了SIS水凝胶在心脏再生中的潜在治疗作用。Boyd等将可注射猪小肠黏膜下层脱细胞基质水凝胶应用于猪心肌梗死模型，结果显示对比未治疗组，猪心脏功能如射血分数、收缩末期容积等均显著改善。

SIS水凝胶还被用来促进骨、软骨、皮肤等组织的内源性再生，主要源于其取材比较方便，SIS水凝胶由于含有丰富的组分和活性因子，植入体内后促进血管生成作用非常明显，也很方便与其他材料复合，对于骨再生和难愈合创伤的修复具有独特功能。

因此，脱细胞基质水凝胶与脱细胞支架相比，活性高，易于再加工，除相分离制备三维支架外，通过电纺丝制备脱细胞基质三维支架，以及作为生物3D打印的墨水构建复杂三维结构用于组织再生或体外细胞培养、药物筛选，均具有很好的应用前景。

（李新明　全大萍）

第七章 适用于内源性修复的水凝胶材料

第一节 内源性修复对水凝胶材料性能的要求

高分子水凝胶是具有三维网络结构并含有大量水分或流体的一类材料。水凝胶中的三维网络可由一种或多种高分子链经物理交联、化学交联或它们的组合方式构建而成。水凝胶内交联网络一旦形成，便不溶于水而呈现出固态物质的一些特征和性质。通过改变水凝胶的材料组分、网络构建方式和选择合适的交联方法可以获得结构、性质和功能不同的多种类型水凝胶。水凝胶的高含水量、孔状三维网络结构、柔软或弹性力学性质等与生物体内某些组织的细胞外基质（ECM）具有类似性。许多水凝胶具有好的体内生物相容性和可调节的降解性，并且在一定条件下它们的凝胶前状态为低黏度流体，将这些流体与细胞、活性生物分子或药物均匀混合则可以实现以注射方式递送这些物质，并在适当的刺激条件下原位形成具有一定形状和强度的固体状材料。以水凝胶输送细胞、活性物质和药物的方式在修复形态复杂的组织缺损和微创治疗等方面具有独特的优势。水凝胶内的水溶液环境有利于保护细胞、多肽、蛋白质、寡聚核苷酸和DNA等物质的生物活性，也有利于营养物质的运输和细胞分泌产物在胞外组装ECM等。鉴于高分子水凝胶具有许多优点，它们在组织损伤修复和重建等领域得到了广泛的应用。

一、水凝胶的基本结构与性质

根据水凝胶的网络结构特征，常见的高分子水凝胶可分为单网络水凝胶、互穿网络水凝胶、半互穿网络水凝胶、双交联点网络水凝胶、滑动网络水凝胶和非共价作用网络水凝胶等。图7-1给出了几种类型水凝胶的高分子链网络结构示意图。

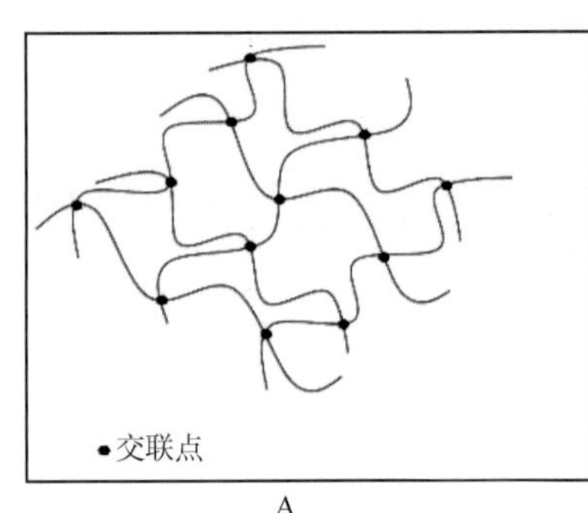

A

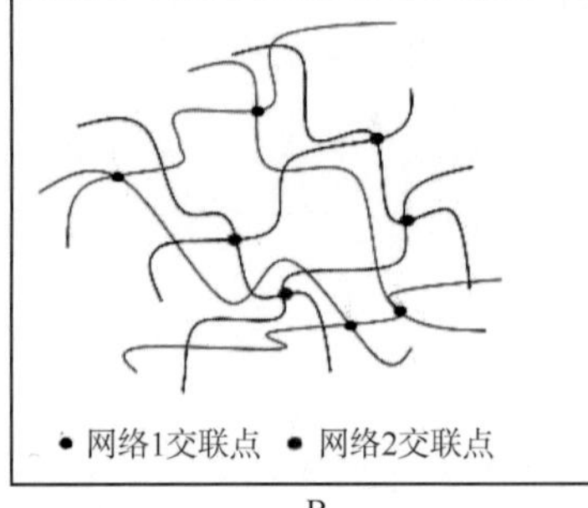

B

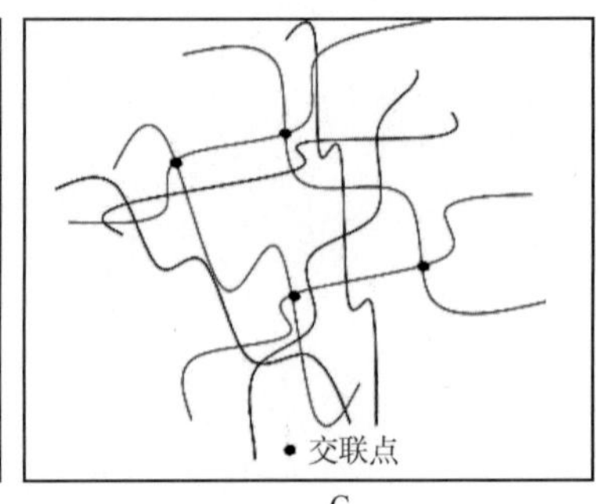

C

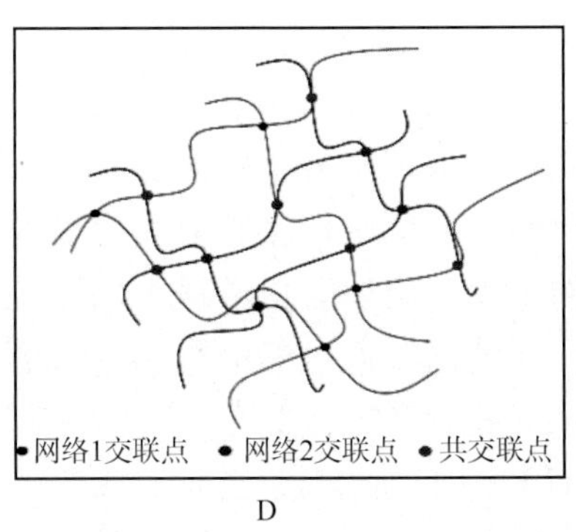

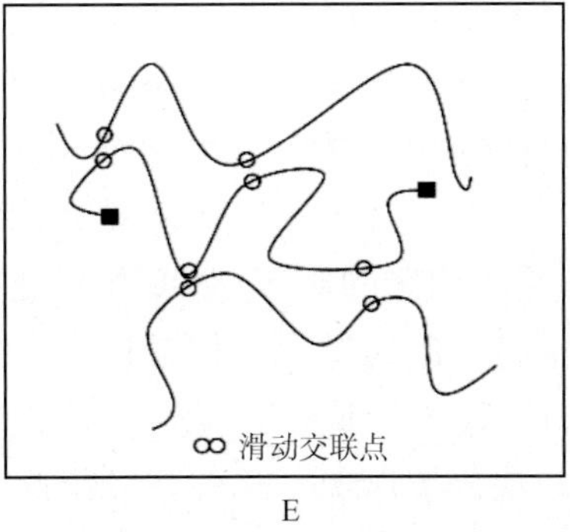

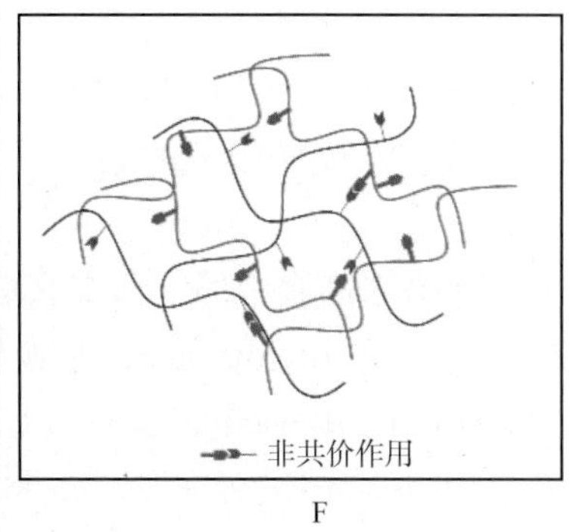

图7-1 几种常见高分子水凝胶的网络结构示意图

A. 单网络；B. 互穿网络；C. 半互穿网络；D. 双交联点网络；E. 滑动网络；F. 非共价作用网络

单网络水凝胶可直接利用在水性介质中可溶高分子由物理或化学交联方式构成；也可以利用小分子单体、引发剂、交联剂及其他助剂等通过聚合或交联等步骤制备成型。利用钙离子交联海藻酸钠分子链形成的水凝胶是通过离子作用形成的物理交联水凝胶；明胶和琼脂糖可在氢键的作用下形成物理交联水凝胶；而以*N*，*N'*-亚甲基双丙烯酰胺为交联剂制备的聚*N*-异丙基丙烯酰胺水凝胶则是一种具有热敏性的化学交联单网络水凝胶。许多化学交联的单网络水凝胶由于交联反应位点不均一，经常导致凝胶网络交联点的密度和分布也不均一，由此而导致凝胶强度低和脆性增加等。双网络结构是改进水凝胶综合性质的有效方法之一。互穿网络水凝胶内的网络通常由两种高分子链经交联方式构成。不同网络以各自独立的交联机制形成，网络之间除了高分子链之间的互相穿插之外没有共价键连接。除非网络中的高分子链或交联点处的化学键断裂，否则各自独立的网络不能分离。互穿网络结构中的不同网络可以在水凝胶制备过程中同时形成，也可以分步形成。

制备双网络型互穿结构水凝胶，可将两种网络各自对应的前体均匀混合成胶，也可以将单网络胶浸于含有可聚合单体、交联剂和其他助剂的混合溶液中，进行聚合和交联等反应形成互穿的第二网络结构。常规化学交联水凝胶的网络中由于交联点之间的链段长度差异大，受外力作用时短链段上所承受的张力显著大于长链段。外力较大时短链段先于长链段发生断裂，从而表现出较差的力学性能。在互穿网络水凝胶中如果同时存在一个高交联度的刚性高分子网络和一个低交联度的柔性高分子网络而且各自独立的交联网络之间还存在物理缠结时，水凝胶的力学性质可能得到显著改进。主要机制是柔性网络中高分子链的松散交联使它们具有一定的黏性流动能力；通过柔性网络变形以及沿着高分子链物理缠结点的滑移可有效吸收断裂能，从而阻止裂纹的扩展，显现出比普通互穿网络水凝胶更好的力学性能。这种力学性能的提高与水凝胶的两个关键参数有关：一个是两个网络的摩尔比，另一个是柔性网络的交联密度。只有将这两个参数同时控制在合适的范围内才可能显著提高凝胶的强度。

半互穿网络水凝胶内存在一个由高分子链经交联形成的单网络。同时，另有其他种类未经交联的高分子链穿插在这一单网络中形成嵌入在第一层网络中的物理缠结网络。穿插在交联网络中的高分子既可以是线型高分子也可以是支化型高分子。在一步法或分步法制备互穿网络水凝胶过程中，仅将其中一个网络实施交联则形成半互穿网络水凝胶。半互穿网络水凝胶也可以通过后续对穿插在其单网络中未交联的高分子链进行选择性交联而制备成完全互穿网络水凝胶。在丝素与海藻酸钠-泊洛沙姆热敏共聚物的复合溶液中以酶催化交联丝素可形成半互穿网络水凝胶。这种水凝胶的综合性能显著优于单网络的丝素水凝胶或单网络的海藻酸钠-泊洛沙姆水凝胶。

在互穿网络水凝胶基础上，将各自独立的网络实施进一步的交联可获得双交联点网络水凝胶。这种水凝胶中由于交联密度的增加以及不同网络之间的分子链也发生交联而使得凝胶中分子链运动自由度减小。因此，与对应的互穿网络水凝胶相比，双交联点网络水凝胶在硬度、强度、弹性、韧性和蠕变等诸多性质方面将发生显著变化。两级网络之间可按物理或化学方式实施交联，从而在不显著改变水凝胶组分的条件下获得性能多样的水凝胶。

滑动网络水凝胶中的一些交联点是不固定的。网络中高分子（polyrotaxane，多聚轮烷）链通过由两个环糊精（α-cyclodextrin，α-CD）分子形成的"8"字形联合体进行交联。多聚轮烷分子以聚乙二醇（polyethylene glycol，PEG）为主链并穿过α-CD的环腔；PEG分子链可以在交联点的双环中滑动，主链末端还连接有端基以阻止主链从α-CD环中脱落。这种水凝胶在受到一定外力作用时可通过其内部多聚轮烷分子链重排发生形变而使得水凝胶整体均匀受力；而撤去外力后又可通过分子链重排恢复原来的形貌。由于该型水凝胶具有可逆的分子链重排能力，因而显现良好的吸水性、伸缩性和较高的力学强度。影响这类水凝胶性能的主要因素包括单个聚多轮烷分子链上α-CD环的平均数量、水凝胶的交联密度，以及它们在溶剂中的溶胀率等。

上述水凝胶中互穿网络、半互穿网络和双交联点网络都是双网络的不同形式。在这类双网络水凝胶中加入第三种组分并对该组分实施物理交联可获得三网络水凝胶。利用聚丙烯酸（PAA）/（3, 4-亚甲基二氧乙烯噻吩）-聚对苯乙烯磺酸钠（PEDOT-PSS）复合物制备获得的三网络水凝胶具有良好的导电性和较高的力学强度。这种凝胶中的第一和第二网络均由化学交联形成，其PEDOT-PSS组分通过Fe^{3+}的交联在凝胶中形成第三网络。该型水凝胶在含水量达到90%时仍具有高的压缩强度和大的压缩应变。在某些双网络水凝胶基础上发展而来的三网络水凝胶，其网络结构比对应的双网络水凝胶更加均一。当其中双网络结构受到超负荷外力作用而可能发生破坏时，第三网络可通过高分子链构象的改变实现局部断裂能耗散，因而这种三网络水凝胶具有更高的强度和弹性。

非共价作用水凝胶是通过静电相互作用、氢键、范德瓦尔斯力、疏水相互作用、π-π 堆积、超分子自组装和高分子链结晶等非共价键作用方式实施交联。这类水凝胶不必使用小分子交联剂，当它们用于体内时可避免由某些小分子交联剂导致的副作用。在凝血酶作用条件下，可将纤维蛋白和海藻酸混用并通过纤维蛋白分子链上的酰胺与海藻酸分子链上的羟基或羧基形成氢键而制备水凝胶。研究得出这种水凝胶中海藻酸含量很少但却具有比单网络纤维蛋白凝胶显著增加的拉伸强度和断裂伸长率。聚L-谷氨酸链上的羧基与壳聚糖链上质子化的氨基通过静电作用也可形成水凝胶。这种水凝胶制备方法简单，仅需控制凝胶体系的组成比和pH两项参数。然而，由于这种水凝胶中两类高分子链上含有电荷性质相反的官能团，在将它们的溶液混合的制备过程中容易在界面处形成大量络合物从而使所获得的凝胶由于非共价作用的不均匀而导致其稳定性变差。因此，该凝胶体系需要较低的质量浓度和强力搅拌以达到两种聚电解质的均匀分散。通过在嵌段或接枝共聚物中接入多肽，在合适的条件下，多肽可形成由α螺旋组成的卷曲螺旋结构。在这类聚合物的水溶液中，两个或多个卷曲螺旋结构可通过相互作用自组装成超级螺旋结构从而形成物理交联的水凝胶。在*N*-2-羟丙基-甲基丙烯酰胺和*N*-2-氨丙基-甲基丙烯酰胺共聚物上接入两种电荷性质相反的氨基酸序列多肽（CCK肽和CCE肽）。在合适的温度和pH下CCK和CCE可形成反平行卷曲螺旋二聚体的构象，从而形成物理交联水凝胶。

疏水相互作用可引起疏水性分子或链段在水性介质中发生聚集。除双亲性小分子外，含有亲水性链段和疏水性链段的聚合物在水性介质中也可以自组装形成胶束。在水凝胶中利用胶束这种疏水缔合的重排功能，既可起到物理交联的作用，还可以在水凝胶结构遭到损坏时完成某种程度的自修复。将丙烯酰胺和少量辛基酚聚氧乙烯醚丙烯酸酯（OP-4-AC）加入含有十二烷基硫酸钠（sodium dodecyl sulfate，SDS）水溶液中，通过胶束共聚方法可制备缔合水凝胶，其中的OP-4-AC疏水基团沿聚丙烯酰胺主链分布并与SDS分子缔合形成胶束状结构而起到物理交联作用。将这种凝胶切开使其切割面处的胶束结构被破坏，SDS分子则取向重排为单分子层。使凝胶切割面互相接触，随着接触时间的延长，切割面处的SDS分子将重新与OP-4-AC疏水基团缔合形成新的胶束而完成凝胶的部分自修复。

除了这些典型的水凝胶之外，还可以通过在其网络中加入微球、纳米粒、纳米纤维等方式制备各种复合水凝胶。所加入的这些组分需要与凝胶中的分子链或网络产生特定的物理或化学相互作用从而起到改进凝胶性质或赋予凝胶新功能的作用。.

另有一些水凝胶网络中含有部分树枝状和星状分子，这些特定形状的分子通过与网络中其他高分子交联可显著调节所获得凝胶的性质。树枝状高分子多以一个选定的起始分子为核通过逐步反应引出规律性的支化分子链从而形成具有特定形状的分子链结构。多肽类树枝状分子常选择能够与羧基或氨基反应的分子为核，通过发散法或收敛法合成氨基酸支链。这类树枝状分子的尺寸、表面基团、对称性和亲水性等可通过支化链的长度和末端反应分子进行控制。将赖氨酸和半胱氨酸合成的扇形树枝状聚氨基酸分子与经过醛改性的PEG分子交联可制备成凝胶。由于凝胶内交联点分布均匀，在外力作下减少了由应力集中导致的微裂纹从而具有优良的力学性质。另外，这种凝胶显示出很好的透明性，透光率接近人眼角膜。将氨基酸与其他材料结合还可以合成星状分子并通过星状分子臂上不同链段亲疏水性的差异进行自组装形成凝胶。将聚丙氨酸连接在以末端基团为氨基的四臂形PEG上，由于PEG链段具有良好的亲水性，四臂形分子的末端聚丙氨酸疏水链段可通过团簇作用形成凝胶。该凝胶同传统的线性二元PEG与丙氨酸嵌段共聚物制备的凝胶相比力学性能得到了显著提升。凝胶中的四臂形结构被认为对凝胶力学性能的增强起到了关键作用。

二、内源性修复对水凝胶性能的要求

水凝胶作为一类可利用的生物材料，当它们用于体内组织修复时首先需要满足生物材料的一些基本要求，主要包括组织相容性、血液相容性、降解或溶解产物无毒性、无或低免疫原性、生物力学性质、加工成型性和耐灭菌性等。可用于制备水凝胶的合成高分子材料包括少数种类含亲水链段的聚酯型共聚物、含亲水链段的聚醚型共聚物和聚丙烯酸的衍生物等。直接利用这些合成高分子材料制备的水凝胶由于在降解性、细胞相容性和生物活性等多方面难以满足体内应用要求，因而它们的应用受到不同程度的限制。一些天然高分子或它们的衍生物能较好地满足体内应用的生物学要求，因此常用于制备用于组织修复或重建的水凝胶。然而，许多天然高分子水凝胶的综合力学性质难以满足应用要求，因此，这类水凝胶的应用不同程度地涉及天然高分子本身的化学改性以及对这类水凝胶组分和结构的改性等。

PEG和聚乙烯醇（polyvinyl alcohol，PVA）均为链结构规整的线性高分子。它们具有半结晶性以及良好的水溶性和生物相容性。因此，PEG和PVA经常被用作水凝胶的改性材料。PVA链上的羟基和PEG链上的氧原子使得它们能与多糖等分子链上的羟基或多肽链上的羧基、氨基等形成分子外氢键。对单纯的聚谷氨酸水凝胶的研究表明这种水凝胶的力学性质很差。将聚谷氨酸与PVA共混后可制备PVA/聚谷氨酸复合水凝胶。当这种复合凝胶中PVA含量达到50%时其拉伸强度可高达4MPa。这种共混增强作用是通过PVA的结晶性以及它与聚谷氨酸之间形成的大量氢键来实现的。当PVA与多糖或多肽混合后会因其结晶趋势而与后者产生一定程度的相分离。当凝胶受到一定的外力时，线性的PVA链段更易在受力作用下排入晶格而形成结晶单元，并同时与多糖或多肽分子链间形成氢键。这些结晶单元实际上起到了物理交联的作用，从而提高了复合凝胶体系的强度。尽管PEG和PVA有上述优点，但由于它们的非降解性质，分子量大的PEG或PVA用于人体内时难以通过代谢途径排出体外。因此，在将PEG或PVA用于某些可降解天然高分子水凝胶改性时应将它们的分子量控制在10kDa以下，使得凝胶降解后PEG或PVA组分可经代谢途径排出。

人体因创伤或疾病等原因造成损伤后，损伤部位周围组织以及整个机体对损伤或疾病的反应、阻止损伤的发展和随后的某种程度的自我修复过程等都源于人体自身的内源性应答、调控和修复功能。尽管组织修复过程中内源性因素和效应极为复杂，在利用水凝胶对组织损伤实施治疗或修复过程中可利用水凝胶的组成、结构和性质来调动体内某些内源性因素以获得好的治疗或修复效果。

在修复损伤过程中利用水凝胶对靶细胞实施原位基因转染是实现内源性修复的有效方法之一。

将带有目标基因的载体直接与水凝胶复合后植于组织缺损部位，目标基因原位转染缺损部位周围细胞并表达相应的活性产物以促进组织修复。这种方法的主要优点包括：①基因转染的靶细胞可持续表达目标基因从而调控其自身及其他效应细胞的生长，进而获得所需的修复功能；②基因转移在原位完成，靶细胞内源性合成所需蛋白，因而在效应部位的浓度和活性更高，所需产物计量更小，从而减少了大剂量反复使用外源性蛋白可能造成的副作用。这种基于基因增强的内源性修复方法要求水凝胶具有持续可控转染靶细胞和高转染效率等性质。

利用专门修饰的材料制备具有特殊活性的水凝胶、利用水凝胶控制释放活性小分子或释放活性离子等方法使得所植入的水凝胶具有诱导细胞向缺损部位迁移或控制所募集到的干细胞在缺损部位定向分化或刺激免疫细胞释放的因子向缺损部位趋化等功能也是实现内源性修复的有效途径之一。这种基于活性诱导的内源性修复方法对水凝胶的要求主要包括：①能实现修饰后材料的纯化以避免修饰过程所涉及化合物或生物分子可能导致的副作用；②具有对活性小分子或活性离子的持续控释能力；③可激活免疫细胞并可控制其可能产生的后续效应。

通过水凝胶在细胞水平上模拟ECM、在组织水平上协同模拟不同细胞的生长微环境等方法使得所植入的水凝胶具有调节细胞与微环境之间的相互作用、控制不同细胞在凝胶内的生长和分布、维持正确的细胞表型、诱导细胞合成和构建类似的组织形态等功能，是另一类实现内源性修复的有效途径。这种基于组成、结构、性质和功能仿生的内源性修复方法对水凝胶的要求主要包括：①利用水凝胶材料的组分可实现一定程度的基质成分仿生；②通过控制水凝胶的组成、结构、性质和功能等可实现一定程度的细胞水平、组织水平乃至器官水平的仿生修复或重建；③凝胶对仿生修复或重建组织甚至器官内部的结构、性质和功能具有一定程度的可控性。

除上述这些可实施的内源性修复方法之外，利用水凝胶对已经产生修复但未达到期待修复效果的组织或器官进行纠错从而实现满意修复也是一类实现内源性修复的可行方法。由于组织修复的错误可能发生在修复或重建过程中的不同阶段以及发生在分子、细胞、组织直至器官水平的不同层级，修复错误具有多样性和复杂性，因此，这种用途的水凝胶需要针对不同的纠错对象和纠错目的进行专门和精细的设计和制备。这种基于纠错的内源性修复方法对水凝胶的基本要求包括：①用于纠错的水凝胶具有一种或以上专属纠错功能；②水凝胶的纠错功能应着重基于分子和细胞水平的应答模式并主要通过凝胶与细胞相互作用的方式实施；③直接或间接性激发或调动内源性因素实现纠错；④水凝胶的应用不应导致新的修复错误的发生。

第二节　脱细胞基质水凝胶

ECM是生物体组织器官中细胞合成和分泌的产物以及机体系统获得的外源性物质按组织成分、结构和形态而在胞外构建而成的网状结构复合物。ECM的化学组成主要包括：水、无机离子等小分子；糖类、脂类、氨基酸、核苷酸以及它们的衍生物等中等质量分子；蛋白质、多糖、脂蛋白、糖蛋白和核酸等大分子。人体组织中的细胞与ECM之间为相互依存和相互影响的动态平衡关系，从而以自调节方式响应细胞所处微环境中力学性质、pH、氧浓度以及其他一些变量的改变。一方面，细胞可通过分泌不同种类的酶来降解ECM中的某些组分以及通过合成和分泌新的分子等方式来改造它们所处的ECM微环境从而满足其自身生存的需求；另一方面，细胞在ECM中的黏附、迁移、增殖、分化以及基因表达等生物学行为又受到ECM的调控。尽管不同组织ECM的成分存在相似性，但不同组织的ECM在其组成、基质分子结构和分子分布等方面具有组织特异性。特定组织ECM的成分、所含分子的空间构象和排列取向以及内部网络结构等都能不同程度地影响到处于ECM微环境中细胞的生存行为。

dECM是利用各种物理化学方法对生物组织去除细胞后保留下来的ECM成分复合物。目前所使用的dECM制备方法都程度不同地损害ECM的组成、结构和性质。因此，在选用制备dECM方法时应尽量保持其中的超微三维网络结构的完整性及主要生物成分的活性。不同组织或器官中因其组织种类、组织尺寸、细胞种类、基质组成和结构等方面存在差异，对应的dECM最佳制备方法需要依不同组织而制定。由于清除组织中所有细胞残留是极其困难的，所制备的dECM产物通常要求在不引起不良炎性反应的条件下尽可能避免对胞外基质三维结构和组分的破坏。通过优选方法制备的dECM由于包含多种天然活性分子，同时还保持其中一些重要生物分子的超微三维结构，因此，将dECM与其他生物材料结合用于组织损伤修复或重建具有特别的优势。

dECM的制备方法可大致分为化学法、生物法和物理法。利用化学法制备dECM时所用的化学物质主要有表面活性剂、酸、碱、高渗和低渗溶液及螯合剂等。这些化学物质可溶解细胞膜并降解细胞的DNA。SDS是常用于制备dECM的一种离子型表面活性剂。利用SDS洗涤生物体组织碎片可有效去除其中的细胞物质。由于SDS可能损伤基质三维网络结构并影响胶原蛋白、糖胺聚糖和活性因子等分子的超微结构，控制SDS的用量及洗涤时间是制备合适dECM产物的两个重要参数。dECM产物通常需要用磷酸盐缓冲液（phosphate buffer saline，PBS）或去离子水等洗涤去除其中剩余的化学试剂。然而，由于SDS的离子属性，一般需要使用PBS或去离子水反复洗涤以除尽dECM产物中残留的SDS。Triton X-100是一种非离子型表面活性剂，也常被用于dECM制备。与离子型表面活性剂相比，Triton X-100对dECM结构完整性的破坏相对较小。另外，Triton X-100也可常用来在制备dECM时去除其中残留的SDS。3-[（3-胆固醇氨丙基）二甲基氨基]-1-丙磺酸（CHAPS）、硫代甜菜碱-10和硫代甜菜碱-16等表面活性剂也常用于dECM制备。组织学分析证实CHAPS适用于较薄组织的dECM制备而且通常不损伤基质中的胶原蛋白和弹性蛋白的超微结构。

dECM的生物制备通常选用特定的酶裂解细胞黏附蛋白从而使得细胞从基质中分离和裂解。常用的酶包括胰蛋白酶、胶原酶、核酸酶、嗜热菌蛋白酶和分散酶等。这类方法获得的dECM产物的结构和性质显著依赖于酶活性、用量和作用时间。过长时间使用酶通常会对胶原蛋白、弹性蛋白、糖胺聚糖等天然基质成分造成损坏。组织块经酶脱细胞处理后需要彻底冲洗以去除或灭活残留的酶并清除细胞碎片。胰蛋白酶是dECM生物制备法中最常使用的酶。在某些种类组织的dECM制备过程中，将生物法和化学法联合使用可能获得比使用其中单一方法具有更好结构和性质的dECM产物。在这种组合方法中，所选用酶的种类以及生物法和化学法的使用顺序对dECM产物的成分、结构和性质有重要影响。

化学制备法可能由于未完全除净的化学残留物而导致对dECM本身成分的后续损害或当用于体内时对细胞产生某种毒性；生物法也可能因残留的酶而产生副作用。因此，一些dECM的物理或机械制备方法也逐步得到应用。物理制备方法一般是通过解除细胞基质黏附蛋白的作用并同时裂解细胞来制备dECM。常用方法包括循环冻融、高静水力学加压和电穿孔。利用冻融法制备dECM时通常使用约–80℃的冷冻温度和37℃的融化温度并在两种温度之间交替进行冻融处理。通过改变冻融温差或改变冻融循环次数可有效去除细胞而对基质分子的超微结构影响较小。冻融处理过程中为了尽可能减小对基质成分和结构的不利影响，在保证细胞充分裂解的条件下可在冷冻环节使用少量水溶性聚糖类冷冻保护剂。所用保护剂可在融化环节通过清洗方法去除。高静水力学加压制备方法通常使用大于600MPa的压力来破坏细胞膜，从而将细胞从组织中除去。然而，高压将使得dECM产物中蛋白类分子变形从而降低dECM的综合性能。电穿孔法通常使用微秒电脉冲来破坏细胞膜的跨膜电势从而在细胞膜上产生微孔，并最终通过稳态电平衡的改变而导致细胞死亡。电穿孔法可较好地保留dECM三维网络结构以及其中一些分子的超微三维结构。

dECM的脱细胞效果可从以下几个方面进行大致评估。①dECM产物中检测到的双链DNA的含量。脱细胞效果较好的dECM产物中每毫克干质量dECM的DNA含量应少于50ng。②dECM产物中检测到的DNA片段的长度。脱细胞效果较好的dECM产物所包含DNA片段的碱基对数量应小于200。③dECM的组织学染色观察。脱细胞效果较好的dECM产物中缺乏可见的细胞核染[常用的染色方法包括苏木精/伊红染色和4, 6-二脒基-2-苯基吲哚（DAPI）染色等]。④dECM的免疫组化染色观察。脱细胞效果较好的dECM产物中明确可见主要蛋白组分（重点分析胶原蛋白、纤连蛋白及层粘连蛋白等结构蛋白）并应尽量保留主要功能蛋白、糖胺聚糖和生长因子等。同时使用全部检测方法对dECM实施评估需要较高的分析成本。因此，通常仅选择其中部分检测方法进行评估。

一、几种脱细胞基质的制备

前述用于制备dECM的化学法、生物法或物理法中每种方法都有各自的优缺点。为了有效去除组织中的细胞而又尽量保留基质中可利用成分并有效维持基质分子的结构，可依据组织种类、组织块大小和厚度以及组织块性质等特征参数从上述dECM制备方法中选用合适的制备方法，通过单用或联用去除组织中细胞物质（主要包括DNA、线粒体、膜和胞质蛋白等）同时保留细胞外基质组分的结构和功能。

dECM的不同制备方法中化学法因简便、成本低和对设备要求低等特点而得到了广泛应用。一种半月板组织的dECM的制备仅通过使用SDS洗涤便获得了较好的dECM产物。该方法是将猪半月板组织切成碎片（厚度约1mm）经低温处理后磨成粗粉，其后将粉末样品置于1%SDS溶液中搅拌条件下换液处理72小时，再经0.1%EDTA溶液处理24小时，将分离出的产物用大量去离子水反复漂洗去除残留化学物质后获得dECM产物。dECM产物的DAPI染色未见细胞核染，DNA定量分析的结果显示残留的DNA约为原组织的1%。SDS洗涤法也被用于制备心脏组织的dECM。该方法首先是将剪碎的猪心肌组织于搅拌条件下在1% SDS中换液处理约5天，其后在Triton X-100溶液中处理0.5小时，最后用去离子水反复洗涤去除化学试剂而获得dECM产物。经苏木精/伊红染色证实dECM中未见细胞核残留而且其内部呈现孔状网络结构。

对于某些组织，将化学法和生物学方法联用可获得更好的dECM产物。将剪碎的猪皮肤组织碎片于搅拌条件下依次用0.25%胰蛋白酶、70%乙醇、3%过氧化氢和1%Triton X-100/0.26%EDTA/0.69%Tris混合液分步处理，再经0.1%过氧乙酸/4%乙醇混合液处理后用PBS和去离子水反复洗涤去除化学试剂而获得dECM产物。与仅使用酶消化法或仅使用化学法相比，联合制备方法可有效调节dECM产物的网络参数及其力学性质。胰蛋白酶还可与化学法联用于制备猪源脑组织的dECM产物。在低温条件下将猪源脑组织通过搅拌分散于去离子水中，其后依次用0.02%胰蛋白酶/0.05%EDTA、3.0%Triton X-100和1.0mol/L的蔗糖溶液进行处理。水洗后用4.0%脱氧胆酸、0.1%过氧乙酸和4.0%乙醇依次处理。最后，用PBS反复清洗去除化学试剂后获得dECM产物。与单独使用酶消化法或单独使用化学法相比，该联用制备方法可明显提高其中结构蛋白的含量。

除上述常用的脱细胞方法之外，超临界二氧化碳也被用于dECM制备。将鼠源心脏组织剪碎后置于含有液态二氧化碳和乙醇的容器内，在37℃和350bar压力条件下进行处理。产物用PBS反复清洗后获得心脏组织dECM。经对dECM产物中DNA、胶原和黏多糖（GAG）含量进行分析得出，利用这种超临界二氧化碳方法获得的dECM产物中胶原、GAG、纤连蛋白和层粘连蛋白等组分的保留量显著高于利用化学法获得dECM产物中的保留量。

二、脱细胞基质水凝胶的制备

直接利用dECM制备水凝胶首先需要制备dECM溶液或溶胶，其次需要dECM溶液或溶胶在一定条件下转变成凝胶。dECM中通常含有胶原蛋白等结构蛋白，在中性水介质中难以溶解。另外，dECM中的糖胺聚糖、蛋白聚糖和其他多种组分都会不同程度地影响dECM溶液或溶胶的性质。因此，直接利用dECM制备水凝胶一般包含两个关键处理步骤：①选择合适的酶通过水解使得dECM中的胶原蛋白等解除其三维螺旋结构而转化为蛋白质单体分子，利用这些蛋白质单体在水介质中的充分溶解性制备均相溶液；②通过调节溶液的温度、离子浓度及pH等参数诱导溶液中的蛋白质单体通过自组装而形成水凝胶。

胃蛋白酶常被用于制备dECM溶液。将dECM的冻干粉末置于胃蛋白酶溶液中适度消化，dECM中不溶性胶原蛋白聚合体的末端肽键将被切断从而导致胶原蛋白的三维结构解体而形成可溶的蛋白质分子。稀盐酸（0.1mol/L）常用于配制胃蛋白酶溶液。一些研究指出用稀乙酸溶液代替盐酸可降低对dECM内组分和结构的损害。

影响dECM溶液或溶胶完成凝胶化的重要内在因素包括dECM中GAG、蛋白多糖（proteoglycan，PG），以及其他几种可溶性蛋白的含量及比例。研究表明与单纯的Ⅰ型胶原蛋白水凝胶相比，将GAG和PG分别添加到Ⅰ型胶原蛋白溶液中后，GAG可以使胶原蛋白溶液更快地凝胶化并在凝胶中形成直径更大的胶原纤维和孔径更大的三维网络结构；添加PG也能使胶原蛋白溶液更快地胶凝，但对凝胶中的胶原纤维网络结构没有明显的影响。可能的机制是GAG起到成核位点的作用而PG是自组装过程的调节因子。除GAG和PG的促dECM溶液的凝胶作用外，纤连蛋白、Ⅴ型和Ⅺ型胶原也有助于dECM溶液的凝胶化。

dECM溶液的凝胶化也受到一些外在因素的调节。dECM溶液的pH、盐离子浓度和所处的环境温度能单独或联合影响dECM溶液的凝胶过程。用氢氧化钠溶液调节猪源膀胱组织的dECM溶液的pH至中性并通过改变溶液的盐离子浓度可形成预凝胶，其后将混合溶液升温至37℃则形成固态凝胶。

在dECM溶液中加入其他可通过自组装形成交联的组分或加入交联剂是制备dECM凝胶的有效方法。戊二醛是一种常用于交联氨基的化学交联剂。由于dECM溶液中的多种蛋白质都含有氨基和羧基，因此，只需用少量戊二醛便可显著改变dECM水凝胶的结构和性能。戊二醛的体内使用安全性较差，可选用体内一些安全较好的化学交联剂对氨基或羧基实施交联。另外，利用合适的物理法对dECM溶液进行交联也是提高其体内使用安全性的有效方法。

三、脱细胞基质水凝胶的结构与性质评价

（一）组成分析

尽管人体不同组织器官的ECM中含有一些相同或相似的组分，但是不同组织的ECM的组分比例、ECM结构、ECM的性质和功能都存在不同程度的差异。脑组织来源ECM中的可溶性蛋白含量显著低于膀胱和脊髓来源的ECM；脊髓和真皮组织来源ECM中的GAG的含量均低于膀胱组织来源的ECM。如前所述，dECM的制备将程度不同地损害甚至损失部分ECM分子，而且同种组织dECM的产物也将因制备方法不同而产生明显差异。因此，不同组织dECM产物之间的差异十分显著。用于表征和分析dECM组分的方法也可以用来分析dECM水凝胶的组分。然而，dECM中的一些结构蛋白的三维结构在制备dECM溶液时已发生解体，而在dECM溶液的凝胶化过程中蛋白质单体通过自组装或交联形成的三维网络中难以有效形成未解体前结构蛋白的三维结构，因此，dECM水凝胶组成的分析需要使用新的方法。

对于dECM水凝胶中结构仍然保持较好的一些可溶性蛋白质、GAG和PG等可通过免疫组化方法进行定性及半定量分析，还可以利用酶联免疫吸附试验及其他化学法对这些物质进行准确程度更高的定量。质谱（mass spectrum，MS）法也可用于分析一些蛋白质分子。已有一些研究将高效液相色谱（high performance liquid chromatograph，HPLC）和高效液相色谱-质谱（HPLC-MS）联用于检测分析dECM水凝胶中的蛋白质片段，再将检测结果与蛋白质数据库中的片段进行比较从而确定dECM水凝胶中的蛋白质组成。此外，还可利用羟脯氨酸含量检测和Blyscan检测法对dECM水凝胶中的胶原含量和GAG含量等进行定量分析。

（二）微观结构表征

dECM产物中由不同ECM分子构成的三维网络结构以及其中某些分子原有微观结构的维持是dECM得以满足后续应用的重要性能。dECM产物在制备成凝胶的过程中，一般要经历dECM某些结构蛋白的三维结构解体和dECM溶液中蛋白质单体分子在凝胶过程中的自组装形成新的多孔三维结构。因此，dECM水凝胶内的三维网络结构与原有dECM产物中的三维网络结构将可能存在显著差异。扫描电子显微镜（scanning electron microscope，SEM；简称扫描电镜）是观察dECM水凝胶内部结构的最常用工具。对猪源真皮组织和膀胱组织dECM水凝胶的扫描电镜观察得出真皮组织dECM水凝胶内所形成纤维的直径和纤维

网络孔径随dECM溶液浓度的增加以非线性方式减小；而膀胱组织dECM水凝胶所形成纤维直径以及孔径纤维网络与dECM溶液的浓度没有明显的相关性。除了常用扫描电镜观测方法外，组织化学和免疫组织化学染色观察可以用来评估dECM水凝胶内由不同分子组装所形成的纤维的直径和纤维网络的孔径，还可以用来判断形成这些纤维的某些成分。

（三）流变学表征

除了将一些固体生物材料的表征方法用于水凝胶分析之外，流变学测量也是分析水凝胶性质的常用方法。大量研究表明dECM溶液、溶胶和预凝胶的形成和过渡性质都不同程度地影响最终dECM凝胶的结构和性质。在dECM凝胶制备过程中由于dECM溶液从流动状态逐步转变成黏弹状，流变学测量可用来分析dECM溶液的黏度、凝胶过程动力学、凝胶黏弹性以及凝胶力学性质等。这些特性参数决定了dECM凝胶的可应用范围和潜力。在dECM水凝胶黏弹性分析中，比浊法是用于凝胶动力学评价的常用方法。

比浊法通常使用酶标仪或分光光度计测量用于制备水凝胶的溶液从其溶液态转变成预凝胶过程中吸光值随时间的变化，从而对其凝胶过程进行动力学分析。利用所测量的数据可通过下列公式计算归一化吸光值（normalized absorbance，NA）：

$$\mathrm{NA}=\frac{A_t-A_0}{A_{\max}-A_0}$$

式中：A是溶液t时刻的吸光值，A_0是溶液的初始吸光值，$A_{\max}$是溶液的最大吸光值。使用上述公式计算的数据可绘制NA值随时间改变的凝胶动力学曲线。通过该曲线可获得描述预凝胶的胶凝过程的几个特征参数。例如：半胶凝时间（half gelation time，$T_{1/2}$）：动力学曲线中达到50% NA值所对应的时间；胶凝速率（gelation rate，S）：动力学曲线的线性区域斜率；滞后时间（lag time，T_{lag}）：动力学曲线的线性区域延迟线在0% NA值时对应的截距。

利用比浊法对猪源脑组织dECM、神经组织dECM和膀胱组织dECM水凝胶的凝胶动力学研究表明：神经组织dECM和膀胱组织dECM水凝胶的凝胶化动力学曲线呈S形，而脑组织dECM水凝胶的曲线呈指数形；神经组织dECM水凝胶的半胶凝时间和胶凝速率均小于另外两种组织水凝胶。

利用流变仪测量水凝胶的黏度、弹性模量（G′）和黏性模量（G″）等特征参数也可以有效分析凝胶动力学过程并评估其强度、弹性和韧性等其他性质。图7-2给出了一种海藻酸钠-泊洛沙姆/丝素热敏水凝胶的几种典型流变学测量结果。

对鼠源肝组织dECM水凝胶的模量-频率扫描分析表明在1Hz频扫条件下10mg/ml和20mg/ml两种dECM水凝胶的G′值分别为约270Pa和400Pa，均显著高于对应浓度纯Ⅰ型胶原水凝胶的G′值，说明从力学强度方面衡量大鼠肝组织（G′值约为640Pa）dECM水凝胶比Ⅰ型胶原水凝胶更适合肝细胞的生长。对两种浓度肝组织dECM水凝胶模量-时间扫描分析得出其G′与G″交叉点对应的时间分别为约9分钟（10mg/ml）和约4分钟（20mg/ml），证实可以通过调节肝组织dECM溶液浓度来控制其胶凝时间。

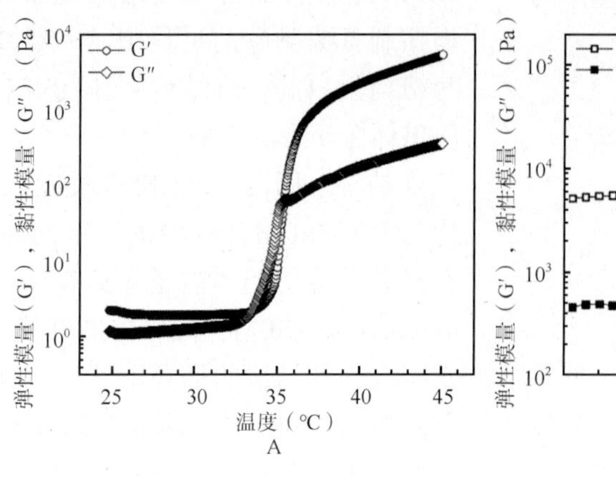

A

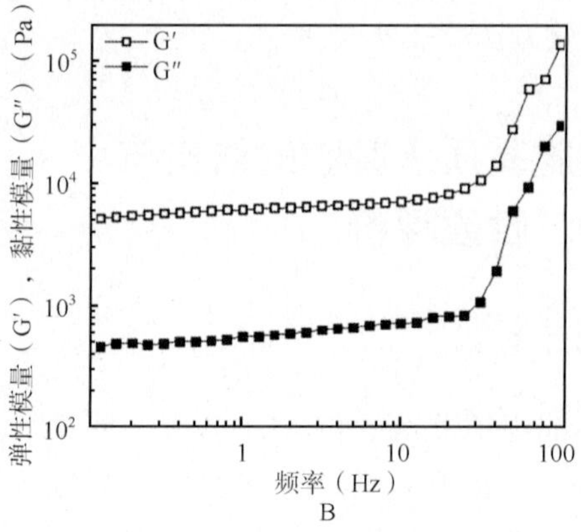

B

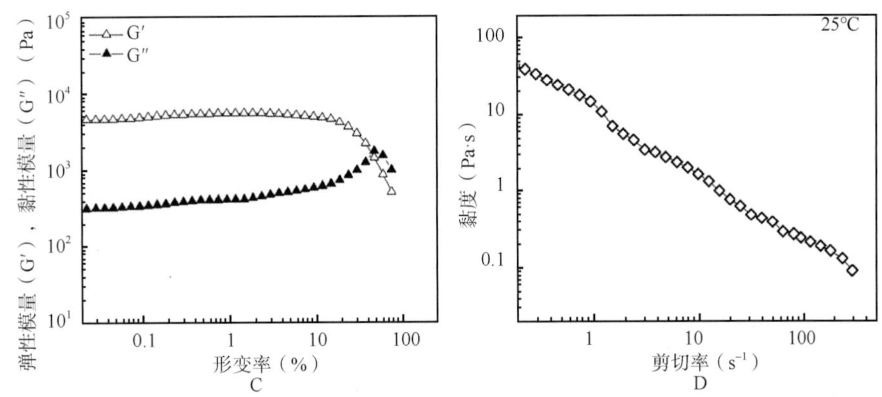

图7-2 海藻酸钠-泊洛沙姆/丝素热敏水凝胶的流变学测量结果

A. 模量-温度曲线；B. 模量-频率曲线；C. 模量-形变曲线；D. 黏度-剪切率曲线

可注射水凝胶要求在室温条件下其对应的溶液或预凝胶具有很好的流动性并可通过注射器械（导管或注射器）输送至应用位置。具有剪切变稀性质的水凝胶有利于注射应用。水凝胶的剪切变稀是指在其溶液或预凝胶状态下的剪切黏度随着剪切速率的增加而下降的特征，如图7-2D所示。dECM水凝胶是否可按注射方式使用，也依赖于它们是否具有剪切变稀的性质。对猪源软骨组织和心肌组织dECM水凝胶以及人源脂肪组织dECM水凝胶的黏度-剪切率扫描分析得出这三种dECM水凝胶在剪切率为2s^{-1}时各自对应的黏度值分别为约2.8Pa · s、23.6Pa · s和6.3Pa · s，说明这三种dECM水凝胶均具有剪切变稀的性质。

（四）脱细胞基质水凝胶的组织内源性修复与再生应用

动物来源皮肤组织原料获取比较方便，成本较低。另外，皮肤组织dECM的制备技术现在也比较成熟。因此，已经有一些研究将皮肤组织dECM水凝胶用于其他类型组织损伤的修复。由于单纯皮肤组织dECM水凝胶的张力性质较差而且降解过快，一项研究通过将皮肤组织dECM与可降解的聚（酯氨基甲酸酯）脲（PEUU）联用制备复合水凝胶用于肌组织修复。制备方法是先通过电纺及电喷雾技术将皮肤组织dECM与PEUU进行复合，然后在37℃条件下加工形成复合水凝胶。将这种水凝胶植入大鼠腹壁缺损进行修复，4周后的结果显示新生组织的强度接近于正常腹壁组织的强度。此外，Masson三色组织化学分析结果显示修复区域存在大量CD68$^+$细胞及肌动蛋白阳性细胞浸润，证实新生组织为腹壁肌组织。该型复合水凝胶未使用种子细胞也未添加其他外源性生物活性分子，其内源性修复功能主要是依赖皮肤组织dECM中所含的活性组分，以及通过控制复合水凝胶的组成、结构、力学和降解性质等，并调动宿主组织对这种复合凝胶的响应等来实现的。

心肌梗死等缺血性疾病发生后在组织损伤区迅速建立新的血管网络对该类疾病的治疗至关重要。一项对人冠状动脉内皮细胞和大鼠主动脉平滑肌细胞与猪源心脏组织dECM水凝胶相互作用的研究表明，人冠状动脉内皮细胞和人鼠主动脉平滑肌细胞都向dECM水凝胶趋化迁移。与对照组相比，两种细胞中人鼠主动脉平滑肌细胞的趋化迁移程度更加显著。将这种dECM水凝胶注射到大鼠的左心室壁内，4小时后即可观察到新生毛细血管；术后11天对注射部位组织进行分析后发现有大量血管内皮细胞和平滑肌细胞浸润并有部分直径大于10mm的新血管形成。这种心脏组织dECM内源性诱导新血管形成是通过其自身组成和结构特征来模拟心肌组织细胞所处微环境从而诱导血管内皮细胞和平滑肌细胞协同趋化而实现的。另外，这种心脏组织dECM的溶液还能够通过心脏导管以注射方式实现原位凝胶。因此，该型dECM水凝胶在心肌梗死的早期治疗方面具有临床转化应用价值。

周围神经损伤是临床常见病之一。外伤是造成周围神经损伤的主要原因。另外，医源性和肿瘤切除等也引起不同程度的周围神经损伤。神经吻合术仅适用于短段神经缺损修复，对于长段神经缺损所采用的自体神经移植术不仅牺牲供区神经功能，还可能导致供区神经瘤或感染，而异体神经移植术则存在免疫排斥和可能传染疾病等问题。随着新材料的不断出现和新技术的发展，现在长段神经缺损的修复和重建经常使用人造神经导管，然而，修复效果与导管所使用的材料、导管结构和导管性质有着非常紧密的关联。仅就结构而言，导管已经从常见的实质壁、孔状壁、纤维壁等形态发展到相对复杂的叠层型、内通道型和组合型等。许多研究表明，单纯的空导管即使对于缺损很短的周围神经缺损也难以取得好的修复效果。一种源于狗外周神经组织的dECM水凝胶被用作神经导管内衬物在大鼠外周神经缺损模型上显现出内源性修复潜能。将这种dECM水凝胶加入到硅胶导管内后植入大鼠坐骨神经缺损实施修复。术后3周对导管内dECM凝胶的组成和结构进行分析，dECM凝胶能有效促使宿主巨噬细胞和施万细胞向凝胶迁移，而且内迁的巨噬细胞中M2型巨噬细胞数量显著高于M1型巨噬细胞数量。巨噬细胞和施万细胞在外周神经损伤早期修复过程中的协同作用对新生外周神经纤维的重建以及神经重建后的功能恢复具有极为重要的影响。另外，该项实验在异种动物之间完成，所获得的研究结果提示这种可注射的外周神经组织 dECM 水凝胶可作为生物活性导管内衬物用于长段神经缺损的修复和重建。这种dECM 水凝胶的内源性修复功能来源于：①dECM水凝胶中由神经束膜和基质纤维形成的具有取向性的排列结构；②dECM水凝胶中对于施万细胞具有诱导作用的基质分子；③可部分激活巨噬细胞的活性因子。这些都部分模拟了外周神经损伤后神经组织应急反应和自修复过程所需的微环境。

脂肪组织dECM水凝胶也被用于内源性修复。将人源脂肪组织dECM与甲基纤维素联用可制备一种温敏复合水凝胶。该复合物溶液在37℃条件下可迅速形成强度约为3.8kPa的凝胶。将该型凝胶注射到裸鼠皮下，对不同时间段凝胶样品进行检测和分析得出复合水凝胶能有效促进不同宿主细胞向凝胶内迁移，对脂肪干细胞和脂肪组织特异性巨噬细胞的诱导迁移作用尤其显著。除诱导迁移的功能外，该复合水凝胶还能诱导内迁移的宿主脂肪干细胞原位分化为脂肪细胞并形成脂肪样组织。另外，在动物脂肪样组织中也观察到有大量微血管形成。这些结果间接证明该型复合水凝胶可用于无种子细胞条件下的脂肪组织修复与重建。该型复合水凝胶中甲基纤维素主要起到调节温敏和力学性质的作用，而其内源性修复潜力主要依赖于脂肪组织dECM的结构仿生性和部分尚存的活性分子。

小肠黏膜下层（SIS）组织基质内主要含有Ⅰ型和Ⅲ型胶原，同时含有其他微量成分如纤连蛋白、弹性蛋白、层粘连蛋白、透明质酸和细胞因子等。通过不同载体将不同外源性细胞因子递送至缺损部位用于辅助修复时，这些因子的释放经常表现出初始期爆发释放和后期释放量不足的情形。此外，这些因子在加载到载体及后续处理过程中也容易失活。猪源SIS组织dECM已经被大量研究并用于多种组织损伤修复。猪源SIS组织中除了含有常见的结构蛋白、功能蛋白、蛋白聚糖和糖胺聚糖外，还含有FGF-2、TGF-β_1和VEGF。通过优化加工方法制备获得的猪源SIS组织dECM，其中FGF-2、TGF-β_1和VEGF的含量和活性可以得到较好的保留。一些研究显示在优化获得的SIS组织dECM中可以检测到这几种因子的持续释放，而且它们的释放没有明显的突释特征。猪源SIS组织dECM水凝胶被用于非肥胖糖尿病严重合并免疫缺陷小鼠急性心肌梗死模型心肌内注射治疗研究。该研究先通过冠状动脉结扎诱导小鼠心肌梗死，然后注射SIS组织dECM水凝胶实施治疗。注射后第2周和第6周的超声影像学结果显示，SIS组织dECM凝胶治疗组小鼠心脏收缩末期左室构型保持不变，而收缩力得到明显改善。组织化学分析结果指出，SIS组织dECM凝胶治疗组小鼠的心肌梗死面积显著减小并在原心肌梗死区域诱导了新生血管形成。该项研究仅使用SIS组织dECM水凝胶实施内源性修复，不涉及种子细胞和其他生物活性分子或药物。SIS组织dECM水凝胶的这种内源性修复功能可归因于其中的活性组分（VEGF、FGF-2）对宿主细胞的诱导迁移作用，以及其中的结构蛋白、功能蛋白和聚糖等组分对心肌细胞ECM所处微环境的模拟功能。

第三节　多肽水凝胶

多肽是由两个以上氨基酸分子以肽键连接形

成的化合物。根据是否具有一定的生物活性功能可将多肽分为生物活性多肽和人工合成多肽两大类。常见的活性多肽包括细胞因子模拟肽、抗菌活性肽和用于某些疾病诊断与治疗的多肽等。生物活性多肽主要来源于生物提取物，而很多人工合成多肽不具有生物活性。因此，如需要获得具有特定活性的人工合成多肽则需要对其组成进行专门设计，而且合成得到的产物需要对其活性和安全性进行筛选从而获得可用于体内的活性人工合成多肽。

除了直接使用这些具有活性的多肽分子之外，许多种类的多肽分子都可以通过其链组成和结构的改变以及分子链之间的相互作用方式的变化来构建水凝胶。多肽分子链在不同溶剂环境中的主要链结构有α螺旋、β折叠和β发夹等基本构象模式。多肽水凝胶主要是利用多肽分子在溶液状态下分子链之间的某种相互作用来驱动分子自组装而形成。由于多肽水凝胶内部网络是在分子链水平上组装而成，其网络形貌通常具有纳米纤维网络的特征。与普通大分子水凝胶相比，通过筛选获得的具有某种活性并可体内应用的合成多肽水凝胶具有一些优点：①可将小分子药物合成中常用的固相化学合成法用于多肽合成，这种合成方法不但使得多肽产品易于分离和纯化，并且可在多肽合成过程中同时完成部分特定功能的修饰；②其内部纳米纤维样网络可较好地模拟ECM中一些生物大分子的超微纳米结构；③由于多肽分子链由氨基酸连接而成，其中某些氨基酸所含自由极性基团使得凝胶内部网络含有大量功能性表面位点；④具有好的生物相容性；⑤无免疫原性并可体内降解。鉴于多肽水凝胶的这些优点，它们目前已经成为一类常用生物材料并应用于特定的细胞培养、组织修复与重建、药物缓释以及活性生物分子输送等领域。

一、多肽设计

通常多肽分子链中与特定功能相关的一段氨基酸序列称为一个基序（motif）。蛋白质分子链也是由氨基酸连接而成，因此蛋白质分子通常包含多个基序。当使用多肽分子来模拟蛋白质的某些功能时，多肽分子的某一基序可用于模拟多种不同蛋白质中对应的基序而显示出相似的功能。目前关于多肽基序结构和功能的大量研究表明基序是构建以多肽为主要成分的功能材料的关键控制要素。用于构建具有活性多肽纳米纤维和三维纳米纤维水凝胶的多肽分子需要满足一些特定的结构基序和生物活性基序的要求。多肽分子的结构基序对驱动多肽纳米纤维的发生和形成起决定性作用，而它们的生物活性基序则是控制所形成多肽纳米纤维和多肽水凝胶功能的关键要素。针对特定多肽分子的化学合成，需要对其基序进行预设计并在合成过程中进行修改和优化直至实现所需基序的构建。

（一）多肽结构设计

鉴于多肽分子的自组装形成纳米纤维直至水凝胶的过程中分子间相互作用主要通过静电力、疏水相互作用、范德瓦尔斯力、氢键和芳香族分子之间的 π-π 堆积作用等非共价键力所驱动，在多肽分子的组成设计中应包含合适的基序使之可以利用一种或一种以上非共价键驱动力。目前多肽水凝胶中多肽分子组装形成的结构主要有α螺旋卷曲结构、β折叠结构和β发夹结构等。

α螺旋是蛋白质分子常见的一种链构象。蛋白质链上由于存在链内氢键，多个肽键平面可通过α-碳旋转而形成螺旋构象。当相邻两圈螺旋之间每一个氨基酸中的N-H与前面相隔3个氨基酸上的C=O之间可形成氢键时肽链可维持较为稳定的螺旋构象。α螺旋中氨基酸的侧链分布在螺旋外侧，侧链的形状、大小及电荷性质等都不同程度地影响α螺旋的形成和稳定性。为维持其结构稳定性或形成特定的功能结构域，一些蛋白质分子或其中的部分链段还可以通过2个及以上α螺旋相互作用的方式进行组装形成α螺旋交织的更稳定的卷曲结构。多肽分子中如果其肽链上的氨基酸也满足α螺旋构象形成的条件，单个多肽分子也可能以α螺旋构象形式存在。与蛋白质分子链通过α螺旋组装形成稳定多分子链α螺旋卷曲结构的原理相似，多个具有α螺旋构象的多肽分子也可以通过各自的α螺旋进行组装从而形成结构稳定的纳米纤维直至形成水凝胶。

多肽分子组成的一种典型的α螺旋卷曲结构是多肽螺旋线圈。这种螺旋线圈利用2个或2个以上的多肽α螺旋相互交织在一起并通过将α螺旋的疏水部分控制在螺旋线圈的内侧构建而成。构成这类α螺旋线圈的多肽分子链可设计为由7个氨基酸组成的可重复序列：(ABCDEFG)$_n$。该序列中处于A位和D位的氨基酸一般选择疏水性氨基酸；处于E位和G位的氨基酸通常具有荷电性；处于B、C和F位的氨基酸则选用亲水性氨基酸。这样设计的氨基酸序列，可通过E位和G位的氨基酸调节多肽分子的疏水作用从而诱发多肽分子间的自组装；通过B、C和F位的氨基酸增加多肽分子的水溶性从而降低多肽分子由α螺旋向β折叠转化的趋势。按这种设计方法优化获得的多肽分子可使之在组装成α螺旋线圈的基础上自组装形成稳定结构尺度更大的纳米纤维或纳米粒等超分子组件。

β折叠是蛋白质分子链中常见的另一种链构象。β折叠是蛋白质分子在相对伸展状态下不同肽链之间或同一肽链的不同链段之间通过C═O与N—H形成氢键折叠而成稳定构象。β折叠的肽链间或链段间可以平行或反平行排列，对应于两种不同的氢键形成模式。与α螺旋构象不同，β折叠中C═O与N—H之间的氢键更稳定而且链间或链段间排列规整。因此，蛋白链中的β折叠结构显著增加了分子链的刚性。选择合适的氨基酸构建多肽分子使得其中部分氨基酸也可以按平行或反平行排列方式通过C═O与N—H形成氢键而构成β折叠，则这些多肽分子可利用β折叠进行有效的自组装而成为纳米纤维或纳米粒等超分子组件。这些多肽分子在溶液状态下的自组装形成并交织在一起的纳米纤维则可形成结构稳定的多肽水凝胶。用于β折叠自组装的多肽分子通常由16～20个氨基酸组成，其中氨基酸的亲水性、疏水性及排列顺序是控制β折叠自组装的主要因素。

早期一项对结合蛋白 Zuotin的研究发现该蛋白包含一段由16个亲水性和疏水性氨基酸按交替方式排列形成的基序：EAK16-Ⅱ（N-AEAEAKAKAEAEAKAK-C）。EAK16-Ⅱ肽可通过静电相互作用自组装形成β折叠从而构成有序的纳米纤维。更深入的研究得出该类由亲、疏水氨基酸交替排列的多肽组装形成的纳米纤维还可以构建三维网络凝胶支架并支持细胞生长。由于EAK16-Ⅱ肽可通过自组装形成水凝胶，其氨基酸的排列方式被用于设计和合成多种多肽。RAD16-Ⅰ是一个典型的按亲水性氨基酸、疏水性氨基酸交替排列形成的多肽，其序列为Ac-RADARADARADARADA-CONH$_2$。该肽链中A为疏水性丙氨酸，R和D则分别为亲水性的精氨酸和亲水性的天冬氨酸。通过改变溶液的离子强度或pH，该型多肽分子水溶液中肽链可自组装形成反向平行β折叠结构的纳米纤维并最终形成稳定的纤维网络水凝胶。RAD16-Ⅰ肽水凝胶中的纤维直径约为10nm，网络孔径大小在50～200nm，含水量高于95%。将RAD16-Ⅰ肽水凝胶植入小鼠体内的研究显示该型水凝胶未引起明显的炎症和免疫反应，15天可在体内完全降解。

另一个可通过自组装形成β折叠结构的典型多肽是RAD16-Ⅱ。其氨基酸序列为Ac-RARADADARARADADA-CONH$_2$，该型多肽由氨基酸片段周期性交替排列而成。其中，R为亲水性的精氨酸，A为疏水性的丙氨酸，而D为亲水性的天冬氨酸。RAD16-Ⅱ肽具有很好的水溶性并能自组装形成稳定的β折叠结构。此外，RAD16-Ⅱ肽可通过静电相互作用、多肽链间氢键以及丙氨酸甲基间的疏水相互作用，在经β折叠形成纳米纤维的基础上进一步自组装成为高含水量的水凝胶。由于RAD16-Ⅱ肽的基序与RGD短肽具有相似性，RAD16-Ⅱ肽水凝胶可用于模拟构建促血管生成的细胞基质微环境，从而在不增加功能基序的条件下具有支持血管内皮细胞生长和促血管生成的作用。

β发夹结构是蛋白质分子链的一种简单三维结构。这种结构是由肽链β转角的两端分别连接两段反向平行的β折叠而形成。β发夹肽链的氨基酸序列中一般含有-VDPPT-序列段，该特定序列段可在合适水环境中自发内折叠从而形成肽链中β发夹结构的弯折连接部。通过在-VDPPT-序列段两端连接适当排列的其他氨基酸序列所获得的肽链则可能自发组装形成β发夹结构。MAX1短肽是这种结构的典型代表。其氨基酸序列为VKVKVKVK-VDPPT-KVKVKVKV-CONH$_2$。其肽链中除-VDPPT-序列段外，-VDPPT-的两端分别连接有包含由缬氨酸和赖氨酸按不同顺序交替排列的两个链段。因缬氨酸具有疏水性而赖氨酸为亲水性，MAX1肽可在适当水环境中折叠成反向转弯的β发夹结构。

除上述多肽分子组装形成的典型结构之外，

一些芳香性超短肽水凝胶具有自组装形成水凝胶的功能。芳香性超短肽水凝胶研究起于对苯丙二肽（FF）在水溶液中组装行为的研究。研究发现FF肽可组装成为高度有序的纳米管结构，而且其自组装的关键驱动作用力来自于苯丙氨酸芳环堆积作用（也称 π-π 堆积）。

芴甲氧羰基（Fluorenyl-methoxycarbonyl，Fmoc）是多肽合成中的一个重要的氨基保护基。将Fmoc-苯丙二肽（Fmoc-FF）与Fmoc-RGD两种芳香性短肽合用，可通过Fmoc基团之间的 π-π 堆积作用自组装形成β折叠从而构建高含水量且储存模量较高的纳米纤维水凝胶。该型水凝胶中Fmoc-RGD组分的RGD序列既起到结构成分的作用又起到生物配体的作用。目前基于Fmoc基团对氨基酸的保护作用以及Fmoc在肽链中起到的 π-π 堆积作用已经发展出许多种多肽纳米纤维水凝胶。

含有疏水链段的两亲性多肽在合适的水环境中也可以通过自组装形成超分子纳米纤维。这类多肽链通常有四个部分：①疏水性烷基短链（尾部）；②可组装形成β折叠结构的氨基酸序列；③亲水性氨基酸序列，以提高多肽的水溶性；④具有某种生物活性功能的基序。这类两亲性肽在水相中通常是通过链段形成的β折叠和疏水相互作用协同诱导肽链组装成高长径比的圆柱形或带状纳米纤维。在优化组装条件下，肽链的烷基短链等疏水部分可聚集在纳米纤维内部形成疏水核心，而具有生物活性的基序则可相对集中地伸展在纳米纤维表面。

（二）多肽功能设计

多肽设计中选择特定的结构基序是为了使得肽链在一定条件下通过自组装形成纳米纤维并进一步组装形成三维网状结构。然而，一些按特定结构基序合成获得的多肽水凝胶缺乏生物活性，因而它们难以满足生物活性应用方面的要求。在设计某些肽链的结构基序时将具有特定生物活性的短肽序列插入到肽链中的某一部位，由此合成获得的肽链将可能通过其结构基序控制所形成水凝胶的性质并通过其生物活性基序完成水凝胶的生物功能。然而，目前基于内插活性序列多肽链通过自组装形成的多肽水凝胶的种类非常有限。一些研究表明，将具有生物活性的短肽序列连接到满足结构基序要求的肽链的链端是一种制备具有生物活性肽水凝胶的有效方法。在两亲性肽水凝胶中，将与层粘连蛋白活性对应的序列IKVAV连接到两亲性多肽的末端，通过两亲性肽自组装形成的纳米纤维由于IKVAV主要外露在纳米纤维表面，所获得的多肽水凝胶具有高密度的表面活性位点。这些多肽水凝胶支持神经祖细胞的生长，抑制星形胶质细胞的生长，并可诱导神经祖细胞向神经元分化。另一项关于两亲性肽水凝胶生物活性功能化的研究是将与TGF-β_1有高度亲和力的HSNGLPL短肽连接到两亲性多肽的末端构建纳米纤维水凝胶体系。体外实验结果显示该型水凝胶可有效支持间充质干细胞生长和向软骨细胞分化。基于兔关节软骨缺损标准模型，体内实验结果指出植入HSNGLPL短肽修饰的两亲性肽水凝胶实验组，12周后缺损部位可被有效修复。

二、多肽合成

固相合成法是多肽合成的常用方法。现在已经可以在多肽自动合成仪上利用该合成法制备满足设计要求的多肽。最常用的固相合成法为Fmoc法。一种力学增强多肽水凝胶所使用的多肽Fmoc固相合成法其主要步骤如下：先将固相合成载体树脂表面基团制备成酰胺末端，再将Fmoc保护的不同氨基酸以及其他试剂溶解在50%二甲基甲酰胺（dimethylformamide，DMF）与50%二甲基亚砜（dimethyl sulfoxide，DMSO）混合溶剂中制备成混合物。所使用的氨基酸、2-(7-氮杂苯并三氮唑)-*N*，*N*，*N*′，*N*′-四甲基脲六氟磷酸酯（常用多肽缩合剂）和二异丙基乙胺（diisopropylethylamine，DiEA）的比例为4∶4∶6。氨基酸耦合反应时间为60分钟。其后用DMF和DMSO混合溶剂制备含20%哌啶和2%的1, 8-二氮杂二环的溶液对合成粗产物进行处理以去除Fmoc保护。产物继续使用乙酸酐和DiEA对其N端进行酰化。将所得产物在三氟乙酸/三异丙基硅烷/苯甲醚/乙烷二硫醇/水混合体系中（溶剂体积比为18∶0.5∶0.5∶0.5∶0.5）室温下反应3小时以剪切连接在固相合成载体树脂上的多肽产物。过滤收集溶液并利用旋转蒸发获得浓溶液。所获得含合成多肽的浓溶液用乙醚洗涤并由此收集沉淀，经干燥后用液相色谱对所得合成多肽产物进行纯化。

三、多肽水凝胶的制备与表征

（一）多肽水凝胶的制备

多肽水凝胶主要是多肽水溶液在多肽链自组装形成纳米纤维的基础上通过这些纳米纤维的进一步交织与缠绕等方式所形成的包含纳米网络的水凝胶。触发多肽链自组装的一些常见因素主要包括多肽水溶液的pH、温度和离子强度的改变等。前述MAX1肽水凝胶通过不含血清的DMEM培养基触发MAX1肽自组装形成纳米纤维网络。研究结果显示当MAX1肽溶液的pH为7.4时，MAX1肽链呈现随机的螺旋构象；当MAX1肽溶液的盐离子浓度调至150mmol/L时，MAX1肽通过折叠成β发夹结构自组装形成凝胶。

除通过改变多肽水溶液的物理化学参数触发肽链自组装形成多肽水凝胶的常用方法之外，利用酶对多肽链内或多肽链间进行交联也是制备多肽水凝胶的重要方法。该方法有制备过程简单和反应条件温和的特点，对多肽水凝胶的生物学性质影响较小并可一定程度地增强多肽水凝胶的力学性质。对I_3QGK短肽水溶液的研究表明在溶液中加入谷氨酰胺转氨酶后该多肽水溶液发生明显的相转变而形成刚性水凝胶。流变学检测结果显示该I_3QGK肽水凝胶具有剪切变稀特征；所获得的I_3QGK肽水凝胶的储存模量可达到约6kPa。影像分析得出I_3QGK肽水凝胶中除肽链自组装形成的纳米带之外还伴有大量纳米纤维。色谱分析指出在谷氨酰胺转氨酶催化作用下氨基酸形成肽二聚体，而这些二聚体可快速自组装形成纳米带和纳米纤维。纳米带和纳米纤维通过氢键缠结使得I_3QGK肽凝胶化。

直接使用化学交联剂对多肽链进行交联也是制备多肽水凝胶的常见方法。与利用酶对多肽链进行交联相比，利用某些化学试剂交联获得的多肽水凝胶可能具有更高的力学强度和更好的稳定性。一项研究指出Fmoc-FFGGGY肽可通过光触发交联制备成增强型多肽水凝胶。在Fmoc-FFGGGY肽水溶液中加入钌络合物[Ru（bpy）$_3$Cl$_2$]和硫酸铵后，用光触发交联过程可制备肽二聚体纳米纤维形成的水凝胶。与未经交联的水凝胶相比，交联获得的Fmoc-FFGGGY肽水凝胶的凝胶时间仅为约2分钟，水凝胶的力学强度可提高约100倍。值得指出的是，化学交联剂方法不适合某些多肽水凝胶的制备。在利用化学交联剂制备一些大分子水凝胶时，由于每个大分子链上有大量可供交联的基团，这些大分子可被有效交联而形成致密的三维网络。对多肽水凝胶而言，单个肽分子上可能仅有一个或几个可供交联的位点，化学交联通常只能产生低聚物。另外，肽链之间的交联可能导致程度不同的空间位阻从而阻碍肽链的自组装。因此，利用化学交联剂来改进多肽水凝胶力学性质的方法有时会遇到困难。

将多肽分子与其他大分子联用并通过各组分之间的非共价作用也可以制备多肽水凝胶。这种制备方法不涉及共价化学反应并可较好地保持多肽分子生物活性基序的功能。将多肽水溶液与海藻酸钠水溶液混合可方便制备杂合水凝胶。分析指出海藻酸钠可与多肽链发生氢键和静电等相互作用，这些相互作用可起到与交联类似的作用从而增加杂合凝胶的力学稳定性。

在多肽分子链端修饰荷电性基团，一方面可增加多肽分子的水溶解度，另一方面还可通过离子相互交联协助多肽分子的自组装。对于带正电基团修饰的多肽，通常使用磷酸盐缓冲液中的磷酸根离子进行交联；而镁离子和钙离子则适合带负电基团修饰的多肽组装。另外，进行多肽分子链端修饰后还可以利用带电荷的药物作为交联剂，在制备多肽水凝胶的同时载入药物分子。一种多肽被设计为KSLSLRGSLSLLKGRGDS，肽链一端为带正电的赖氨酸，而另一个赖氨酸靠近肽链的另一端。利用带负电的药物苏拉明引发多肽链的非共价交联可形成高交联度的多肽水凝胶。结果显示当苏拉明的浓度从指定的浓度范围逐步提高时，多肽水凝胶的储存模量可从约500Pa升至10kPa。

（二）多肽水凝胶的表征

透射电子显微镜（transmission electron microscope，TEM）是观察多肽链自组装形成纳米纤维以及形成纤维网络的常用工具。基于将七肽GNNQQNY序列设计而成三种肽：C_{16}-N（C_{16}-GNNQQNYKD-

OH)、Fmoc-N(Fmoc-GNNQQNYKD-OH)和Fmoc-F(Fmoc-GFFQQNY KD-OH)的研究表明，在一定条件下三种肽在水环境中可通过自组装形成长纳米纤维并最终形成水凝胶。利用透射电镜观察三种肽在不同温度下自组装形成纳米纤维以及纤维网络的结果显示，温度对C_{16}-N肽和Fmoc-N肽形成纳米纤维的自组装行为影响不显著，在室温和加热温度范围内C_{16}-N肽和Fmoc-N肽纳米纤维均可形成纤维网络；而Fmoc-F形成的纳米纤维的长度和宽度在加热后都显著增加，而且仅在加热到达某一温度值时Fmoc-F纳米纤维才能达到足够长度并经交织缠绕形成网络状结构。这与室温下Fmoc-F水溶液不形成凝胶仅在加热后才凝胶化的直视观察结果一致。

圆二色谱也常被用于检测多肽水凝胶中的β折叠结构和π-π堆积相互作用。利用圆二色谱技术对上述C_{16}-N、Fmoc-N和Fmoc-F三种多肽水溶液在不同温度下凝胶行为的分析指出，C_{16}-N肽链主要组装成为β折叠（216nm特征峰），温度升高可促进β折叠的形成；Fmoc-N和Fmoc-F肽链则通过π-π堆积进行组装（270nm特征峰）。热处理对Fmoc-N的肽链堆积的影响较小，升温将引起Fmoc-F肽链的特征峰蓝移。

流变学测量常用于确定水凝胶的黏度、剪切变稀、凝胶时间和模量等参数。这种检测技术在多肽水溶液表征中被广泛应用。此外，许多用于表征高分子材料结构和性质的技术和方法也适用于水凝胶。

四、多肽水凝胶的组织内源性修复与再生应用

多肽水凝胶内的纳米纤维网络结构与某些人体组织细胞外基质的微结构具有相似性，现在已经被广泛用于组织损伤修复与重建。通过控制多肽链中的结构基序和生物活性功能基序制备得到的多肽水凝胶可用于模拟某些人体组织细胞基质的微环境，从而可通过多肽水凝胶本身或与细胞形成的复合物完成某些组织损伤的修复与重建。从前述多肽水凝胶设计中可以看到包含β折叠结构的自组装多肽水凝胶通常具有较好的力学性质及三维稳定性，因此这类多肽水凝胶在组织损伤内源性修复与再生领域有较多应用。

一项关于RAD16-I肽的改性研究指出，RAD16-I肽可用于周围神经损伤的内源性修复。将模拟脑源性神经营养因子部分功能的肽（RGIDKRHWNSQ，RGI）连接到RAD16-I肽的C端得到功能化的RAD-RGI肽。按1：1比例将功能化的RAD-RGI肽与未经修饰的RAD16-I肽联用可通过自组装制备成复合水凝胶。将该水凝胶用作壳聚糖神经导管的内衬物桥接10mm长大鼠坐骨神经缺损进行神经组织重建。修复早期结果显示RAD-RGI肽水凝胶可取向性诱导施万细胞向缺损部位迁移；体内修复12周后的检测结果表明缺损部位重建神经组织中新生轴突密度和神经纤维的髓鞘厚度显著高于对照组；大鼠运动功能恢复率也显著高于对照组。该项研究中仅使用RAD-RGI肽水凝胶内衬的壳聚糖神经导管而未使用种子细胞或其他外源性活性分子，该导管的增强修复功能主要来源于RAD-RGI肽中RGI基序模拟脑源性神经营养因子的部分功能以及RAD-RGI肽水凝胶中纤维网络对周围神经纤维基质的微结构的模拟效应。

将模拟骨桥蛋白部分功能的肽SVVYGLR连接到RAD16-I肽上所获得的RAD16-SVVYGLR肽的水溶液也可以通过其物理化学性质的改变而自组装形成多肽水凝胶。该型多肽水凝胶中SVVYGLR序列能通过与整合素受体相互作用调节血管内皮细胞的黏附和迁移并促进血管形成。该多肽水凝胶还可支持神经干细胞的生长。基于斑马鱼视顶盖脑损伤模型，在受损部位植入该多肽水凝胶实施修复后结果显示RAD16-SVVYGLR肽水凝胶显著促进新生血管的形成和神经纤维的发展。修复28天后斑马鱼视顶盖的功能已经明显恢复。该多肽水凝胶的内源性修复功能来自于SVVYGLR肽模拟骨桥蛋白部分功能而产生的效应。

将细胞黏合素C衍生肽序列（ADEGVF DNFVLK，TN-C）连接到两亲性肽（PA）分子上获得两种肽：TN-C PA和scrTN-C PA。PA肽、TN-C PA肽和scrTN-C PA肽均可单独通过自组装方式形成水凝胶，也可以按优化比例进行混合制备复合水凝胶。涉及TN-C PA肽和scrTN-C PA肽的水凝胶网络中纳米纤维表面具有TN-C高密度位点。体外实验指出这种基于两亲性肽组装的水凝胶可促进神经轴

突生长和神经元前体细胞（neural progenitor cell，NPC）的取向性迁移，提示该水凝胶具有内源性诱导神经干细胞修复脑功能失调区的潜能。动物体内的实验结果表明包含TN-C序列的水凝胶可诱导NPC从吻侧移行系统的腹角向皮质迁移；利用这类多肽水凝胶诱导NPC迁至皮质的细胞数量是对照组的24倍，而且使用TN-C PA肽和scrTN-C PA肽没有引起明显的神经炎症反应。因此，利用这种功能化水凝胶可重新定向NPC并通过水凝胶的诱导作用使损伤部位的细胞数量增加，为利用脑内源性的细胞促进受损脑组织修复或替换因脑组织损伤失去的神经元提供了可能。

将功能肽连接到可自组装的其他肽链上制备具有生物活性多肽水凝胶的方法现在已经被广泛用于功能模拟内源性修复。在一项关于血管内皮生长因子模拟肽（KLTWQELYQLKYKGI-NH_2）的研究中，将该模拟肽连接到具有自组装功能的两亲性肽（C_{16}-$V_2A_2K_3$GKLTAQELVFLKVKGI-NH_2）上，由此获得的功能化两亲性肽通过自组装成纳米纤维后其纤维表面显现高密度血管内皮生长因子模拟肽功能位点。细胞实验揭示这种功能化肽制备的水凝胶可诱导血管内皮生长因子受体磷酸化，支持血管内皮细胞生长，增强其迁移能力。基于鸡胚实验模型，水凝胶中的纳米纤维促进了血管生成。在小鼠后肢缺血模型评估实验中，该功能化肽水凝胶实验组小鼠组织灌注血量显著增多，跑步耐力也明显提升。

第四节　蛋白质水凝胶

蛋白质是由氨基酸经肽键连接而成的一类大分子。蛋白质分子含有一条或一条以上的多肽链而且这些肽链可以按多种方式结合而形成各自特有的三维结构。蛋白质分子因其氨基酸组成的多样性以及其分子结构的专属性而具有复杂的生物学功能。在众多已知的蛋白质中，一些具有良好生物相容性、体内可降解性、来源丰富以及低或无免疫原性的蛋白质已被用作组织损伤修复与重建的生物材料。来源于动物结缔组织或ECM的常用作生物材料的蛋白质主要包括胶原蛋白、明胶、丝素蛋白、纤维蛋白和弹性蛋白等，植物来源的常用作生物材料的蛋白质主要有大豆蛋白。与其他一些合成或天然高分子生物材料相比，这些蛋白质在支持细胞生长、维持细胞表型、调节细胞行为和促进新细胞基质的合成积等方面有各自不同的优势。这些蛋白质除用作块体、薄膜、纤维、微球和微囊等固体形态材料之外，如同其他许多水溶性非蛋白质高分子材料一样，这些蛋白质也经常被加工制备成为水凝胶。

一、用于组织修复的天然蛋白质

胶原蛋白（collagen，简称胶原）是动物体内极为重要的蛋白质。对于哺乳动物而言，胶原占体内总蛋白量30%以上。胶原是组成肌腱、韧带和角膜等组织基质的主要结构蛋白，也存在于骨骼和牙齿等硬组织基质中。哺乳动物来源并经制备处理的胶原一般具有良好的生物相容性、低免疫原性和生物可降解性。目前已经发现的胶原蛋白有28种。按其结构上的差异，胶原可分为纤维胶原、微纤维胶原、非纤维胶原、基膜胶原、锚定胶原、六边网状胶原和跨膜胶原等。其中，成纤维性胶原（主要包括Ⅰ、Ⅱ和Ⅲ型胶原）在动物组织中大量存在，而Ⅰ型胶原含量最高。

胶原蛋白主要含甘氨酸、丙氨酸、脯氨酸、谷氨酸和精氨酸等，而半胱氨酸、色氨酸、酪氨酸和甲硫氨酸等必需氨基酸含量低，因此，胶原属于不完全蛋白质。胶原的结构可分为四级：氨基酸寡聚体（一级）、α螺旋（二级）、三重螺旋（三级）和原胶原（四级）。与许多双螺旋结构的蛋白质不同，胶原分子由三条多肽链通过氢键作用以三股螺旋取向式排列构成。在其螺旋区段的氨基酸为周期性排列。一些具有三重螺旋结构的胶原分子可按一定的规则进一步排列成胶原纤维束。在动物体内的组织基质中，一些成纤维性胶原形成的纤维束间通过相互交织缠绕而形成三维网络结构。成纤维性胶原分子在体内多以这种三维网络结构形式完成其生物学功能。

经分离和后续加工处理获得的胶原一般仅显示很低的免疫原性。另外，胶原具有高亲水性并可体内降解。因此，胶原经常以支架、纤维、薄膜、水凝胶和微球等形态用于组织修复与重建。

然而，未经改性的胶原基材料的湿态力学性质差和体内降解快等缺点限制了胶原的应用范围。胶原分子链上含有大量可供反应的基团（—NH_2、—OH和—COOH），这些基团为扩展胶原的应用提供了便利。提高胶原强度和减缓其体内降解方式之一是对胶原分子链上的可反应基团进行交联；在胶原分子链上嫁接某些合成或天然高分子来调节其湿态力学性质和降解率也是可行的方法。此外，将胶原与其他亲水性合成或天然高分子进行复合也是改进胶原性能的常用方法。

对胶原分子实施交联可使用物理或化学方法。胶原分子的物理交联法主要是通过紫外线辐射、γ辐射和循环冻融等方法完成。物理交联法可避免化学交联法中所使用的一些小分子交联剂可能导致的毒性。但物理交联法通常只能获得较低的交联度，而且所形成的胶原分子链网络中的交联点也缺乏均匀性。用于胶原分子交联的小分子化学交联剂有戊二醛、环氧化合物、多异氰酸酯、酰基叠氮化物、二苯基磷酸盐、碳化二亚胺、羟基琥珀酰亚胺、含二硫化物官能团的二羧酸化合物、1, 4-二（3, 4-羟苯）-2, 3二甲基丁烷和京尼平（genipin）等。其中，京尼平来源于植物，是一种安全性较高的交联剂。其次，碳化二亚胺也是较为安全的交联剂。碳化二亚胺可单独使用，也可与羟基琥珀酰亚胺联用。除了使用小分子交联剂之外，将一些天然聚糖进行一定程度的氧化，打开其中部分糖单元的环状链，然后利用这些氧化聚糖与胶原反应进行交联。这种胶原交联方法一方面可有效地将胶原肽链交联在一起，另一方面这些聚糖还可以与胶原形成复合物从而获得增强的力学性质和降低的降解率。除了使用小分子交联剂和氧化聚糖外，转谷氨酰胺酶（transglutaminase）和赖氨酰氧化酶（lysyl oxidase）也常被用于交联胶原分子。酶交联法有以下优点：①胶原分子的交联反应在生理条件下进行，这对于原位注射胶原基水凝胶的成型非常有利；②交联反应无毒副作用；③水凝胶的成型不需要通过调节pH、温度和离子强度等参数来实现。

明胶（gelatin）是胶原蛋白经酸或碱处理变性后获得的蛋白质单体分子。明胶现已被美国食品药品监督管理局认定为GRAS（generally regarded as safe）类材料。动物来源的明胶常用猪皮、牛皮、牛骨、猪骨、鱼皮等生产。动物种属和动物年龄的差异会导致胶原在结构、组成和性质上存在差异。因此，水解得到的明胶产物没有固定的结构和相对分子量。根据胶原水解方式的不同，明胶产物主要分为A和B两种类型。例如，对猪皮胶原进行酸解获得的明胶为A型，其等电点（isoelectric point，pI）为7～9；而对牛皮或牛骨中的胶原进行碱解后获得的明胶为B型，其pI为4.8～5。

明胶易于获取、价格较为低廉，因而是一种较为理想的组织修复材料。与胶原相比，明胶的免疫原性可基本忽略。另外，明胶分子中含有RGD序列，该序列能起到与整合素介导细胞黏附相似的作用。因此，可使用明胶或明胶与其他材料的复合物来调节细胞的黏附、增殖和迁移等行为。一项关于明胶/海藻酸钠复合孔状支架的研究显示该型支架比单独使用海藻酸钠制备的支架表现出多项优点。将明胶溶液与海藻酸钠溶液按不同比例混合，加入1-乙基-3-（3-二甲基氨丙基）碳二亚胺盐酸盐和氯化钙两种交联剂后，将混合物凝胶冷冻干燥后可制备成三维复合支架。与纯海藻酸钠制备的支架相比，复合支架中明胶含量逐渐增加时，支架的膨胀率逐渐减小、湿态稳定性增加、降解速率加快、韧性增强、拉伸强度增大、促细胞增殖能力提高。

丝素蛋白（silk fibroin，简称丝素）是从蚕丝提取的一种纤维蛋白。丝素含有18种氨基酸，主要包括甘氨酸（约37.2%）、丙氨酸（约28.7%）、丝氨酸（约8.2%）和酪氨酸（约7.4%）。类似于其他一些蛋白质分子，丝素分子链也可形成无规卷曲、α螺旋、β折叠及β转角等构象。在一定条件下丝素分子链可通过不同构象间相互作用而形成更加规整的结构。丝素链固态时的结构形态主要有Silk Ⅰ和Silk Ⅱ构型。Silk Ⅰ型丝素链结构形态主要由无规卷曲和α螺旋或β转角构成；Silk Ⅱ型丝素链结构形态由β折叠构成，这种构型中β折叠按照反向平行的方式组成片层样结构。在丝素链所处环境条件（溶剂、pH、浓度、金属离子和冷冻等）改变的情况下其链构象也会发生相互转化。不同构型丝素的性质差异较大。其中，反平行的β折叠链段排列规整，处于不同丝素链构象中能量最低的一种状态，因而也最稳定。丝素现已被加工成支架、薄膜、纤维、水凝胶和微球等并广泛用于不同组织修复与重建。丝素在湿态下具有较好的综合力学性能，其体内降解率也较为适中。但干态条件下高孔度丝素支架材料常显现脆性。因此，丝素经常与其他合成或天然高分子复合用于骨、软骨、肌腱、皮肤和其他组织的修复。

弹性蛋白（elastin）是组织中弹性纤维的主要成分。弹性蛋白主要由成纤维细胞、平滑肌细胞、内皮细胞等合成，存在于脉管壁、皮肤、韧带和肺等组织。弹性蛋白包含疏水区域和亲水区域。细胞合成的原弹性蛋白在胞外被高度交织在一起形成水不溶性的弹性蛋白纤维，产生这种水不溶纤维结构的相互作用主要来自于原弹性蛋白的凝聚和酪氨酸侧链的氧化。弹性蛋白材料的制备包括从动物组织中的直接提取和纯化、原弹性蛋白的重组产物和类弹性蛋白多肽（elastin-like peptide，ELP）的合成等。ELP是通过基因重组合成得到的五肽序列：Val-Pro-Gly-Xaa-Gly。其中，Xaa可以是除脯氨酸之外的其他氨基酸。

弹性蛋白作为天然生物材料，具有良好的生物相容性和高弹性。然而，弹性蛋白在水中不溶，难于利用酸、碱处理进行水解，直接用于细胞培养容易矿化，分离和纯化过程复杂。因此，弹性蛋白本身很少用作生物材料。而具有一定链长和特定序列结构并可较好地模拟弹性蛋白活性功能的ELP已经被用于组织修复和药物缓释等领域。将ELP编码基因与具有止血作用的RADA-16肽编码基因重组并经大肠杆菌表达，所获得的弹性多肽膜片无细胞毒性且具有很好的止血功能。

大豆蛋白（soy protein）是一种植物来源蛋白。主要产品有脱脂大豆粉、大豆浓缩蛋白和大豆分离蛋白（soy protein isolates，SPI）。其中，SPI是利用脱脂大豆粉进一步加工去除非蛋白组分和糖类组分后纯化得到的蛋白质，是目前应用最广泛的大豆蛋白。SPI的水溶性受多种参数的影响。pH为2.0～4.2，SPI的溶解度随着pH的增加而减小；pH为4.5～10.0，SPI的溶解度随pH的增加而逐渐增大。SPI的变性温度约始于70℃。当温度达到70℃以上时，SPI水溶液中肽链构象发生变化使得疏水性基团暴露在蛋白质表面并相互缠绕，从而导致SPI的溶解度下降。利用SPI溶解度对pH改变或温度改变的响应，可以将SPI水溶液制备成为物理交联的水凝胶。

大豆蛋白除用作营养性蛋白外，还兼具一些疾病预防和保健功能。大豆蛋白作为一种天然材料具有使用成本低、可再生、良好的生物相容性和可降解等优点。但利用未改性大豆蛋白制备的材料存在耐水性差、力学性能差和硬脆性大等缺点。由于大豆蛋白分子链含有大量氨基、羧基和羟基官能团，可通过不同方法对其改性以获得所需材料。

二、蛋白质水凝胶的制备与表征

与多肽通过自组装形成水凝胶不同，蛋白质可通过其长分子链经物理或化学交联形成三维网络水凝胶。另外，蛋白质水凝胶中长分子链的交联可获得较高的交联密度的水凝胶从而具有较好的力学性质和更强的耐降解性能。动物来源的胶原和明胶等是细胞外基质的主要成分。因此，使用天然蛋白质制备的水凝胶作为修复材料可较好地模拟细胞微环境，诱导和调节细胞行为，从而取得较好的修复效果。

蛋白质溶液可在一些物理作用下形成水凝胶。相应的物理作用主要包括改变蛋白质溶液的温度、pH、施加高压和超声波处理等。这些物理作用可促使蛋白质分子链通过链间范德瓦耳斯力、静电力和亲/疏水作用等缠结而形成物理交联从而凝胶化。然而，物理交联常常是不稳定的，当蛋白质水凝胶所处环境条件发生显著改变时，凝胶的性质也将发生改变。一般情形下，蛋白质溶液的温度或浓度的升高对蛋白质分子链的交联有利。当蛋白质溶液浓度低于某一阈值，仅改变温度参数也难以凝胶化；当蛋白质溶液浓度达到其凝胶阈值后，所形成水凝胶的强度与蛋白质浓度存在明显的依赖关系。当蛋白质溶液处在其等电点时，蛋白质分子的净电荷为零。当蛋白质溶液的pH与其等电点差别较大时，除存在部分链段的吸引力之外，蛋白质分子之间还可能产生较大的静电斥力。因此，在利用物理方法制备蛋白质水凝胶时，pH也是凝胶成型的参数之一。

一项对丝素水凝胶的研究表明随丝素溶液的浓度和温度的逐步升高，丝素溶液的凝胶化加快，丝素分子链间交联密度增加。所获得的水凝胶强度和模量分别随丝素溶液浓度和温度的升高而增强；而调低pH和加入钙离子将降低丝素分子之间排斥作用，从而缩短凝胶化时间。另外，随丝素浓度或凝胶温度的升高，对应冻干丝素水凝胶的孔径减小，而增加钙离子浓度则会使得对应冻干丝素水凝胶的孔径增加。

超声方法已经成功用于制备丝素水凝胶。丝素水溶液中丝素分子通常以无规则卷曲的形式存在。对丝素水溶液进行适当的超声处理后，分子链间疏水作用状态改变致使无规则卷曲链构象发生变化并通过分子链自组装形成的β折叠完成交联。该方法还可通过改变超声输出能量和超声处理时间等参数以及调节丝素溶液浓度等使得水凝胶的凝胶时间可在几分钟至几小时之间改变。

加热蛋白质水溶液一方面将使其中分子链构象发生变化而导致链间物理交联，另一方面如加热温度过高则可能导致分子链的二硫键或肽键断裂而不能形成凝胶。因此，利用改变温度的方法制备蛋白质水凝胶时需要控制温度及其持续时间。加热方法已经被用于制备一种pH敏感的大豆蛋白水凝胶。将大豆蛋白溶解在pH为5.9的去离子水中制备成浓度为1%（*w/v*）的溶液。将该溶液逐渐加热至70℃以上可获得稳定的大豆蛋白纳米水凝胶，其网络结构主要是借助二硫键和疏水作用保持稳定。所获得的纳米凝胶具有随pH的变化而膨胀的特性。

蛋白质分子链含有许多反应性基团，这些基团可通过与不同的化学交联剂反应而实现链间交联。化学交联网络中不同分子链之间通过共价键连接。因此，与物理交联蛋白质分子水凝胶相比，化学交联蛋白质分子水凝胶通常具有较高的力学强度和更强的降解耐受性。用于蛋白质分子水凝胶的化学交联剂通常选择交联蛋白质分子链上的氨基或羧基，前面提及用于交联胶原的化学交联剂也部分适用于明胶、丝素、ELP和大豆蛋白等。戊二醛是常用于蛋白质水凝胶制备的一种交联剂。

戊二醛的醛基可与蛋白质多肽链上羟赖氨酸或赖氨酸上的氨基进行缩合反应。然而，这种类型的交联反应中交联剂分子有时未全部与蛋白质链发生反应以至于在所形成的水凝胶中存在部分未反应的戊二醛分子或一个端基自由的戊二醛分子。这种水凝胶用于体内修复时其中未完全反应的戊二醛残留物可导致程度不同的毒副作用。在制备获得蛋白质基水凝胶后再利用甘氨酸水溶液封闭其中未参与的醛基是提高这类水凝胶体内安全性的一种有效方法。

对氨基进行交联的另一种常用交联剂是京尼平。京尼平是一种天然生物交联剂，具有良好的生物相容性。京尼平的交联反应需要较长时间完成，pH对其交联反应影响显著。另外，京尼平的使用成本较高。

碳化二亚胺[1-ethyl-3-（3-dimethylaminopropyl）carbodiimide hydrochloride，EDC]是用于氨基与羧基之间交联的一种交联剂。EDC在交联蛋白质分子时先与肽链形成中间产物，该产物完成后续反应后在肽链之间形成酰胺键。EDC仅起到促进肽链之间的交联作用而不插入在连接点之间。

转谷氨酰胺酶是一类催化酰基转移反应的蛋白酶。这种酶可催化蛋白质肽链中赖氨酸上的ε-氨基与谷氨酸上的γ-酰胺基结合，从而对蛋白质实施交联。适宜的反应温度和pH分别为40～70℃和5.0～8.0。辣根过氧化酶（horseradish peroxidase，HRP）是一种常用的过氧化物酶。HRP与过氧化氢结合可催化丝素水溶液中肽链上含酚羟基的氨基酸之间的交联从而形成水凝胶。

三、蛋白质水凝胶的组织内源性修复与再生应用

蛋白质水凝胶经常显示差的力学性质和较快的体内降解率。因此，一些蛋白质经常与其他材料复合制备水凝胶。这些复合凝胶中，蛋白质组分可能起到类似于细胞基质组分的仿生性、模拟细胞基质微环境中分子链构象、诱导宿主细胞迁移与部分调节细胞分化功能等作用，从而实现程度不同的内源性修复功能。

用鱿鱼来源Ⅱ型胶原制备的明胶（SGⅡ）和丙烯酸改性的透明质酸（HAMM）制备得到的双网络水凝胶显示高强度和一些新增的功能。首先制备含有巴斯夫光引发剂Irgacure 2959、SGⅡ和HAMM混合物溶液，加入4臂聚乙二醇-琥珀酰亚胺琥珀酸酯作为SGⅡ的交联对SGⅡ/HAMA/I2959进行交联形成第一网络；再将预成型凝胶暴

露于365nm的紫外光使得HAMA交联形成第二网络。该双网络SG Ⅱ /HAMA水凝胶显示出优良的压力力学性质，其中根据优化配方获得的SG Ⅱ /HAMA水凝胶的耐压强度可达约11MPa。该水凝胶的重要功能是可调节涉及中性粒细胞和巨噬细胞的炎症和抗炎症的免疫学响应过程，从而调控软骨前体细胞向软骨细胞的分化。将SG Ⅱ /HAMA水凝胶用于体内组织修复时其分步凝胶化方法也具有一些优点。可将第一步形成的可形变预凝胶填入组织缺损部位并进行塑形，完成塑形后再将预凝胶暴露于紫外光完成后续交联。基于兔肋软骨缺损模型，该型凝胶可在不使用细胞或活性因子的情况下有效修复肋软骨缺损。该型凝胶的内源性修复功能是依赖其免疫调节和诱导宿主软骨前体细胞的分化来实现的。

将硅酸盐纳米片（laponite nanosilicate，nSi）、明胶和海藻酸钠制备成复合物溶胶，以氯化钙溶液作为交联，将复合物溶胶用3D打印方法制备成的三维支架显示优异的内源性骨修复性能。nSi含量为2%的凝胶支架其弹性模量可达约100kPa。将骨髓间充质干细胞（BMSC）加入到nSi/明胶/海藻酸钠复合物溶胶，按相同方式制备含BMSC的凝胶支架支持BMSC的生长，可诱导BMSC向成骨方向分化。基于大鼠颅骨缺损模型，将不含BMSC的nSi/明胶/海藻酸钠复合物凝胶植入缺损部位实施修复12周后的结构显示该型凝胶具有较强的内源性骨缺损修复能力。该型凝胶的可能内源性机制源于其中明胶和海藻酸钠对骨基质中蛋白质和聚糖组分的模拟功能、明胶和海藻酸钠在凝胶中形成的纳米纤维结构和nSi释放Si离子的协同作用。

第五节　多糖水凝胶

ECM中除含有不同种类的蛋白质外还存在诸如蛋白聚糖、糖胺聚糖、糖蛋白和脂多糖等成分。这些聚糖对细胞黏附、增殖、表型维持、迁移和分化等起到不同作用。利用不同形态的可降解生物材料对人体组织损伤实施修复过程中，这些生物材料实际上起到类似于ECM的作用。一些生物相容性好和可体内降解的天然蛋白质和天然聚糖可用来模拟ECM的组成；通过选用合适的加工技术还可能将这些天然高分子加工成为具有类似于ECM结构的修复材料；对这些天然高分子进行功能化改性还可模拟ECM的部分功能。因此，这类天然聚糖已经被大量用于不同组织修复与重建。常用作生物材料的天然多糖主要有壳聚糖、透明质酸、海藻酸钠和葡聚糖等。

一、用于组织修复的天然多糖

甲壳素源于节肢动物外骨骼、虾和蟹等甲壳动物外壳以及细菌细胞壁等。对甲壳素进行脱乙酰处理获得的衍生物为壳聚糖。壳聚糖是一种阳离子型聚合物，不溶于中性水，但可溶于某些酸或稀酸水溶液。壳聚糖分子链上存在大量氨基和羟基，因而可用不同方法对其进行改性。一些化学改性的壳聚糖衍生物可不同程度地溶解于水。主要的水溶性壳聚糖衍生物有羧甲基壳聚糖、季胺化壳聚糖、马来酰化壳聚糖和巯基化壳聚糖等。这些衍生物的溶解度与壳聚糖分子量以及改性功能基团的取代度有关。

壳聚糖湿态力学性质差，体内降解速率较快。对壳聚糖进行交联是提高其湿态力学性能和延长其体内降解的重要方法。用于交联壳聚糖的共价交联剂主要有京尼平、戊二醛、碳化二亚胺（EDC/NHS）和亚己基二异氰酸酯等。此外，将壳聚糖与其他天然高分子、合成高分子或无机材料复合也是提高其力学性能和增强其降解耐受性的有效方法。

海藻酸盐是来源于褐海藻类的线性聚阴离子型多糖。海藻酸钠的分子链由（1，4）-β-D-甘露糖醛酸盐（M）和α-L-古洛糖醛酸盐（G）构成。不同来源的海藻酸钠具有不同的M或G链段长度以及不同的G/M值。海藻酸钠为水溶性多糖，具有良好的生物相容性和快速成凝胶能力。目前海藻酸钠的商业品种多达约200种。常见的海藻酸钠分子链中G链段所占比例在14.0%～31.0%。

海藻酸钠分子链上糖单元含有—OH和—COO^-，易于对其进行化学修饰。海藻酸钠已经被改性获得抗凝血性、温敏性和促进细胞黏附性等功能。硫酸化改性的海藻酸钠能模拟硫酸乙酰肝素的部分功能，用多巴胺改性的海藻酸钠具有显著提高的细胞黏附性。海藻酸钠分子链可被一些二价离子（如Ca^{2+}、Cu^{2+}、Sr^{2+}、Ba^{2+}、Zn^{2+}）交联。当海藻酸钠用作体内修复材料时，Ca^{2+}是较为安全的一种交联剂。对于Ca^{2+}交联制备的海藻酸钠固体材料而言，Ca^{2+}可较好地保留在固体材料中。而对于Ca^{2+}交联的海藻酸钠水凝胶，当它们用于体内时，其中的Ca^{2+}可逐步与体内一价离子（Na^+和K^+）发生交换而导致海藻酸钠水凝胶失去其稳定性和强度。此外，人体内没有海藻酸钠对应的降解酶，海藻酸钠分子仅通过水解酶降解，因此其体内降解较慢。

透明质酸（HA）是由D-葡萄糖醛酸和*N*-乙酰葡糖胺经糖苷键连接而成的直链阴离子水溶性多糖。HA是动物和人体结缔组织ECM中的一种成分，在眼玻璃体、脐带、皮肤、软骨和滑液中含量较高。动物来源的HA主要产自鸡冠、脐带、牛眼玻璃体和猪皮等。然而，动物来源的HA分离过程复杂，目前的分离方法效率低下，以致价格昂贵。另一种生产HA的方法是微生物发酵法。发酵法常以葡萄糖作为碳源发酵液，选用链球菌或乳酸球菌作为菌种。现在已经可以通过酶聚合反应进行人工合成。研究表明，生物体内HA的合成是通过HA合成酶催化UDP-GlcA和UDP-GlNAc完成的。体外利用单体酶催化合成HA的主要步骤包括：①使用多糖类聚合物合成透明质酸氧氮杂环戊烯衍生物；②添加HA分解酶制备衍生物和酶复合体；③90℃反应液中清除其中的酶从而得到HA初产物。将初产物进行沉淀、分离、纯化、脱水和干燥而得到最终产品。人工合成法可显著降低HA成本，但该方法获得的HA产品的分子量分布较宽。

由于HA链上糖单元之间的氢键作用，HA分子在空间上呈螺旋柱形，柱半径约为200nm。HA柱形分子链内侧因聚集大量羟基而产生强亲水性。因此，HA水溶液中HA分子结合的水可达其本身质量的几百倍，而且这些水被束缚在螺旋形柱内而不易流失使得HA具有特殊的保水性。另外，HA还具有很好的生物黏附性，可作为组织保水和组织润滑的辅助治疗材料。通过关节内注射HA溶液的方式可缓解关节炎症和减轻疼痛。但在这种HA的应用中，HA的分子量对其生物学效应有重要影响。作为ECM的一种组分，HA具有其特殊的生物活性结构域或基序，它可参与机体的一些生物物理和生物化学作用过程，在促进细胞黏附、增殖、迁移、分化、组织修复等方面发挥不同的作用。

HA分子链上含有大量的—COOH和—OH，使得HA分子的交联或化学修饰易于进行。通过控制HA分子链基团之间的反应以及形成交联的共价键类型，已有多种方法对HA实施交联。在HA二甲基亚砜溶液中加入三乙胺可将HA转化成$[R_4N]^+$HA，再利用2-氯-1-甲基碘代吡啶作为交联剂可使得HA分子链的羧基和羟基通过分子内和分子间内酯形成交联。还可使用双环氧化物、双碳二亚胺、酰肼和二乙烯基砜等对HA进行交联。前三种试剂倾向于与羧基反应，二乙烯基砜则倾向于与羟基反应。另外，对HA进行巯基化修饰后可利用二硫键对其进行交联；对HA进行酪胺修饰后可利用辣根过氧化物酶催化HA的交联；对HA进行甲基丙烯酸修饰后，可对HA进行光交联。

葡聚糖主链由α-（1-6）糖苷键连接D-葡萄糖单元组成，支链则主要由α-（1-3）糖苷键连接。葡聚糖支化程度及分子量分布与葡聚糖来源有关。支化度增加将降低葡聚糖水溶性。当其支化度大于约43时，葡聚糖显示水不溶性。现在市售葡聚糖产品的分子量在1kDa到200kDa之间，支化度低，水溶性好。葡聚糖具有好的生物相容性和分子量依赖的体内降解性。低分子量葡聚糖在体内可经肾脏直接排出；而分子量较高的葡聚糖则主要由网状内皮系统降解。

除上述几种多糖之外，纤维素、琼脂糖、淀粉、肝素、硫酸软骨素、结冷胶、黄原胶等天然多糖也常与其他一些天然或合成材料一起用于组织损伤修复与重建。

二、多糖水凝胶的制备与表征

使用物理交联方法交联水凝胶的主要优点是赋予水凝胶较高的安全性。这种安全性既包括水凝胶用于体内时无毒副作用，又包括水凝胶对所加载细胞或生物分子等活性的保持。水凝胶的物理交联一般是通过离子作用、氢键或疏水相互作用来实现。

β-甘油磷酸钠（sodium β-glycerophosphate，β-GP）是一种制备壳聚糖水凝胶的常用离子交联剂。壳聚糖仅溶于酸性溶液。在壳聚糖溶液中加入一定量的β-GP溶液，壳聚糖溶液可在生理温度附近快速胶状化。在壳聚糖凝胶化过程中，带负电荷的β-GP可以减少壳聚糖分子链之间的排斥，其一端的两个羟基与壳聚糖链上的部分羟基或氨基形成氢键；同时，β-GP分子另一端的磷酸基团与壳聚糖氨基之间因静电相互作用而将不同的壳聚糖分子链束缚在一起形成物理交联。β-GP/壳聚糖体系中的β-GP所起的作用包括：①将体系的pH调节至生理pH范围（6.8～7.4）；②赋予凝胶热响应特性；③抑制水凝胶的沉淀。

氯化钙是用来制备海藻酸钠水凝胶的常用离子交联剂。在海藻酸钠水溶液中加入氯化钙，海藻酸钠分子可通过链间G链段协同作用形成一定数量的多边形亲水空间，而且每个该型空间被Ca^{2+}占据。Ca^{2+}与G链段上的多个氧原子通过螯合作用将海藻酸钠分子链束缚在一起形成物理交联的三维网络。在这种三维网络中，多边形亲水空间形同“蛋壳”，Ca^{2+}则位于蛋壳中。

物理交联的多糖水凝胶中交联的形成受水凝胶所处环境的影响。由于这种水凝胶中多糖分子链间没有形成共价键连接，水凝胶的一些性质难以有效控制。因此，多糖水凝胶也经常采用化学交联或物理/化学共交联方法制备。

由于多糖分子链上含有可反应性基团，多糖常被化学修饰以取得高效的化学交联。常见化学修饰和所涉及的交联方法包括迈克尔加成反应、二硫键交联、酶交联和光交联等。

为将聚乙二醇与肝素复合制备增强型水凝胶，可将它们先行修饰后再进行交联。用碳二亚胺对肝素的羧基进行半胱氨酸修饰从而在肝素分子链上连接巯基，将丙烯酸修饰的聚乙二醇与巯基化肝素共混，在37℃条件下通过肝素上修饰的巯基与聚乙二醇链上的丙烯酸基进行迈克尔加成反应形成水凝胶。优化前驱体浓度和前驱体各自的基团取代度，可获得综合性能显著改进的肝素/聚乙二醇水凝胶。

二硫键交联是制备多糖水凝胶的常用方法。一种双网络水凝胶是利用巯基化壳聚糖和丝素通过二硫键交联的壳聚糖网络和酶催化交联的丝素网络形成的。先利用*N*-乙酰-L-半胱氨酸修饰壳聚糖的氨基得到水溶性巯基化壳聚糖；将巯基化壳聚糖与丝素水溶液共混，在混合液中加入过氧化氧（H_2O_2）和辣根过氧化物酶；在近似中性pH条件下该混合物可在小于10分钟内凝胶化。由此获得的壳聚糖/丝素水凝胶比单独组分的水凝胶显示出显著增强的强度和弹性。该凝胶内部为高孔，可有效支持兔关节软骨细胞的生长和软骨基质合成。

三、多糖水凝胶的组织内源性修复与再生应用

一种复合含铜离子生物玻璃的壳聚糖水凝胶显示出很好的内源性修复功能。首先制备含铜量为2.5mol%的生物活性纳米粒（Cu-BG），将Cu-BG复合到β-GP/壳聚糖/丝素水凝胶制备获得Cu-BG/CH/SF/GP复合水凝胶。优化获得的Cu-BG/CH/SF/GP水凝胶具有热敏性和可注射性。将人脐静脉内皮细胞（human umbilical vein endothelial，HUVE）加入到该型水凝胶中体外培养得出其血管化相关基因*HIF-1α*、*VEGF*、*bFGF*和*bFGFR*均显著上调。该型水凝胶也支持MC3T3-E1生长和基质合成。基于大鼠颅骨缺损模型，利用不含细胞或活性因子的Cu-BG/CH/SF/GP水凝胶实施修复8周，颅骨缺损完全修复而且新生骨组织被证实成骨和血管化。Cu-BG/CH/SF/GP水凝胶的内源性修复功能来自于其中生物玻璃释放的离子诱导宿主细胞向缺损部位的趋化迁移以及对血管化基因的协同上调从而促进后续新生组织的血管化。

较大面积的全层皮肤损伤需要尽快完全修复。过长的修复期通常导致不同大小和厚度的瘢痕形成。皮肤损伤修复中尽早形成新生血管对氧气和营养物质输运以及代谢产物的排出至关重要。因此，用于全层皮肤损伤的修复材料是否具有促血管生成的性能是需要着重考虑的一个因素。葡聚糖水凝胶被证明具有内源性皮肤损伤修复功能。将优化制备的葡聚糖水凝胶用于小鼠皮肤深度烧伤创面修复，结果证明水凝胶可促进早期炎症细胞浸润，导致水凝胶降解加快，诱导血管内皮前体细胞向伤口创面区域迁移。修复7天后，伤口创面区域水凝胶内已见新生血管生成，随后检测到血流量增加。修复21天后，水凝胶治疗组烧伤创面处出现成熟上皮和胶原层，而且毛囊数量也明

显增多。经5周治疗，葡聚糖水凝胶治疗组小鼠烧伤创面被完全修复并覆盖新生毛发。组织学分析得出新生皮肤与小鼠正常皮肤结构相似。该修复过程中，未使用任何种子细胞或活性因子。葡聚糖基水凝胶的内源性皮肤损伤修复功能是通过控制葡聚糖分子量、葡聚糖基水凝胶内部孔结构、诱导早期炎症细胞浸润和促血管内皮前体细胞迁移的协同效应来实现的。

硅基材料释放的离子可调节血管内皮生长因子的信号通路和影响新生组织的血管化从而加速骨缺损修复。将海藻酸钠水凝胶先用注射方法加工成为形状可调的纤维层状支架，然后再用溶胶-凝胶方法将硅材料复合到凝胶纤维表面形成硅/海藻酸钠复合凝胶材料。该型复合凝胶可释放钙离子和硅离子。这种复合凝胶可显著刺激血管内皮细胞血管化基因（*VEGF*、*KDR*、*eNOS*、*bFGF*、*HIF1-α*）的高表达；同时，复合凝胶也可增强间充质干细胞成骨化基因（*Col-1α1*、*ALP*、*OCN*）的表达。基于大鼠颅骨缺损模型，不含细胞或活性分子的硅/海藻酸钠复合凝胶用于缺损处实施修复6周，大量新骨组织形成并伴随有效的血管化。硅/海藻酸钠复合凝胶的内源性修复功能来自于缺损处宿主细胞向复合凝胶的迁移以及钙、硅离子对不同细胞向成骨和血管化的基因表达的调节。

第六节　复合水凝胶

组织损伤的修复与重建是一个动态过程。用于组织修复的水凝胶通常起到临时ECM的作用，这就要求水凝胶在组成、结构、性质和某些特殊功能方面尽可能有效地模拟真实的细胞基质从而引导凝胶内的种子细胞或从宿主组织迁入细胞完成正确的修复并使得新生组织获得与宿主相似的功能。因此，用于组织损伤修复与重建的水凝胶需要具有以下关键结构特征和可调控的性质。①水凝胶在满足力学性质前提下应具有高孔隙率。高孔隙率一方面利于细胞在水凝胶孔隙中的黏附、生长、迁移和合成基质；另一方面对于修复和重建含有血管的组织，凝胶中相互联通的孔有利于新生血管的建立和连接以及代谢产物的排出。②水凝胶应具有优良的力学性质。水凝胶的强度、硬度、模量、弹性、韧性、拉伸断裂率和压缩形变率等多种力学性质都直接或间接产生程度不同的生物学效应从而导致不同的修复效果。③水凝胶应具有合适的降解速率。由于水凝胶起到临时ECM的作用，降解过快可导致局部新生组织塌陷而不能实现完整的结构和功能的修复。降解过慢将可导致新生组织再生抑制，延长修复和重建时间并造成不良组织结构形态和差的修复效果。④水凝胶应具有高的安全性。水凝胶在支持种子细胞或从宿主组织迁入细胞生长和基质合成的前提下不会诱发组织或机体产生不良反应，减轻或消除炎症，降解产物无毒副作用并可经一定途径排出体外。

由于这些要素互相影响，单一组分水凝胶或单一均相结构水凝胶通常难以同时满足这些要求。另外，对于化学交联水凝胶，交联剂的交联机制、交联效率和可能导致的副作用等也是需要充分考虑的影响因素。将不同高分子材料进行混合或复合、选用合适的交联方法以及适当的加工技术是获得综合性能优良高分子水凝胶的一种有效途径。现有的高分子复合水凝胶的主要制备方式包括：①天然高分子之间的复合；②天然高分子与合成高分子之间的复合；③改性高分子之间的复合；④高分子与无机物的复合等。

一、结构和功能性复合水凝胶制备

除了通过选择不同的可凝胶生物材料并利用合适的复合制备技术制备满足上述关键结构特征和性质的复合水凝胶之外，赋予这些水凝胶在组成、结构、性质和特殊功能方面的一些仿生性、诱导活性、直接或间接调控功能是复合水凝胶发展的重要方向。

β-GP/壳聚糖水凝胶是一种常见的温敏性凝胶。然而，这种水凝胶力学性质较差而且功能也较为单一。对β-GP/壳聚糖水凝胶的一项改性研究是将碳酸氢钠和硫酸软骨素与其复合以获得增强的力学性质和增加的生物学功能。硫酸软骨素是一种天然ECM成分，具有抗氧化和抗凋亡活性，还可以起到调节某些分子活性和募集白细胞的作用。在β-GP/壳聚糖体系加入碳酸氢钠和硫酸软骨素两种组分获得的水凝胶可保持体系原有的热敏性和可注射性，并显示出明显改进的力学性质。研究指出该型水凝胶支持L929细胞的生长。在无血清培养条件下，与β-GP/壳聚糖水凝胶相比，碳酸氢钠/硫酸软骨素/β-GP/壳聚糖水凝胶可更好地维持L929细胞的生长。

当高分子水凝胶用于骨缺损修复和重建时它们通常缺乏促使新生组织矿化的能力。为将高分子水凝胶用于骨或骨-软骨等修复，一般需要将一些可诱导骨矿化的材料复合到水凝胶中或进行其他改性。这类复合水凝胶的制备通常涉及以下几种方法：①将钙/磷类纳米材料或生物活性玻璃纳米材料复合到高分子水凝胶中作为增强组分并同时作为诱导矿化的模板；②将高分子水凝胶浸入磷酸盐饱和溶液中并加入适当的酶催化骨矿物质创建诱导矿化的成核位点；③将用于制备水凝胶的高分子在制备水凝胶前进行改性或对已经制备成功的高分子水凝胶中网络进行改性使之持有一定量负电荷从而起到诱导矿化的作用。

海洋生物中贻贝、藤壶和管虫等生物在水中对一些固体表面具有很强的附着力。其中，贻贝所具有的足丝蛋白在水中具备防水黏附能力并能快速黏附到多种类型固体的表面。模拟贻贝足丝蛋白黏附功能的水凝胶已经在基础与临床医学研究中受到广泛关注。目前常用的一些止血剂、组织黏合剂和密封剂等由于在材料组成、黏合机制和现场使用方法等方面各不相同，临床使用效果存在很大差异。研究发现与传统的医用黏合剂相比，一些改性贻贝足丝蛋白水凝胶或贻贝足丝蛋白仿生水凝胶可同时拥有止血、黏合和密封等多种功能并显现出止血快、伤口闭合方便、组织黏接强度高、无需缝线、感染率低和术后瘢痕小等优点。

将无定形碳酸钙纳米粒（粒径＜3nm）与聚丙烯酸复合可制备强黏附型水凝胶。聚丙烯酸是一种聚电解质，将其与碳酸钙纳米粒复合并通过物理交联和化学交联模仿礁牡蛎的生物矿化过程可获得有机-无机复合强黏附水凝胶。在该型水凝胶中，聚丙烯酸链用于模拟礁牡蛎酸性蛋白质的黏附作用。研究结果得出该型水凝胶经碳酸钙纳米粒强化后可用作注射制剂，在不同干湿条件下黏合性能类似于多巴胺为主要成分制备的黏附型水凝胶。在引入少量第二交联剂条件下该型水凝胶的黏合性能还可进一步提升。

关于对外界刺激产生响应的水凝胶目前已经有大量研究。外界刺激因素可以是温度、pH、离子强度、光、电场、磁场和化学物质等。这类水凝胶的常见响应类型有温敏型、pH敏感型、光敏型、压力敏感型、电场敏感型和磁场敏感型。其中，相变温度在生理温附近并可降解温敏型水凝胶以及辐照时间短、凝胶响应快和交联反应安全的光敏型水凝胶在组织损伤修复与重建中得到了较多的应用。

温敏型水凝胶在远低于凝胶相变温度时为可流动的流体。在其流体状溶胶阶段，易于混合加入细胞、活性分子、药物或其他组分，然后可通过注射方式将混合溶胶送至待修复的缺损部位原位凝胶成型。除这些优点外，温敏型水凝胶还特别适用于按设计参数通过微量注射或3D打印等精细加工方式构建成为特定组成、结构和性质的三维凝胶支架，从而实现较高程度的仿生凝胶制备。

聚*N*-异丙基丙烯酰胺[poly（*N*-isopropylacrylamide），PNIPAAM]是一种用于制备温敏水凝胶的典型高分子。PNIPAAM水凝胶的温敏相转变温度约为32℃。溶胶态下的PNIPAAM分子当其温度升高至相转变温度以上时会从伸展的线性状态通过疏水相互作用转变为缠结态而导致凝胶化。目前已经有大量关于PNIPAAM及其衍生物水凝胶的应用研究。然而，PNIPAAM为非生物降解型高分子，纯PNIPAAM水凝胶的制备涉及一些化学试剂以致于这种水凝胶的体内安全性较差。

环氧乙烷与环氧丙烷的嵌段共聚物（PEO-PPO-PEO，poloxamer，泊洛沙姆）是常用于制备温敏水凝胶的一类高分子。根据泊洛沙姆分子链中PEO链段的含量不同，泊洛沙姆系列高分子在一些关键参数上存在程度不同的差异。泊洛沙姆具有较好的生物相容性和可降解性。纯泊洛沙姆水凝胶的相转变温度与其分子链的嵌段组成比有关。泊洛沙姆水凝胶现在已经常被用于眼部给药、皮肤给药、尿道给药以及组织工程中蛋白质、多肽、生物活性分子和生长因子等的控制释放。然而，纯泊洛沙姆水凝胶的力学性质差、在生理环境中易塌陷。因此，纯泊洛沙姆水凝胶不宜作为结构性水凝胶用于组织修复和重建，通常需要与其他种类可凝胶材料以共混或嫁接共聚的方式联用制备复合水凝胶。

将泊洛沙姆（POL）与海藻酸钠（ALG）嫁接可获得热敏性ALG-POL水凝胶。但是，即使采用高浓度的ALG-POL溶液，所获得的ALG-POL水凝胶仍表现为力学强度低和弹性差等特征。将ALG-POL与丝素（SF）复合制备成半互穿网络水凝胶后，所获得的ALG-POL/SF水凝胶具有可注射性而且温敏相转换温度可控制在35～37℃。与单组分的ALG-POL水凝胶或SF水凝胶相比，ALG-POL/SF水凝胶具有显著增加的强度和优良弹性。优化制备获得的ALG-POL/SF水凝胶其弹性模量达到约10kPa，弹性形变率达到约50%。该型水凝胶具有高孔状结构，支持透明软骨细胞生长和促进软骨细胞的基质合成，并能较好地维持透明软骨细胞表型。

羟丁基壳聚糖（hydroxybutyl chitosan，HBC）可用于制备热敏水凝胶。但是，HBC水凝胶的温敏相转变温度接近室温因而需要在4℃左右维持HBC溶液的流体状态。HBC水凝胶的相转变温度不利于它在实际应用中的操作。另外，HBC水凝胶的强度低、弹性也较差。为改进HBC水凝胶的力学性质，将甲壳素晶须（chitin whisker，CW）加入到HBC水凝胶中制备得到复合水凝胶（HBCW）显示在37℃和pH 12的条件下达到最大硬度（约1126Pa），而低pH和高盐离子浓度将降低水凝胶的稳定性。优化CW在水凝胶中的含量可显著增加HBCW水凝胶的强度并提高其弹性。

光敏型水凝胶是在紫外光、可见光和红外光等刺激下可从溶胶转变成凝胶的一类激响应性材料。以光作为触发水凝胶相转变的刺激源具有几个明显的优点：①交联方式以非物理接触方式实施，可实现水凝胶原位光交联；②光束直径、光刺激作用时间等参数能被精确调控，这使得水凝胶可按点或线的方式逐步、逐层交联从而在水凝胶内取得可控的交联结构；③光交联水凝胶的相转变反应快，因此，也可以通过微量注射或3D打印等精细加工方式实时伴随光交联构建特定组成、结构和性质的三维凝胶支架，从而实现高度仿生凝胶制备。

光交联方法制备水凝胶通常包括三个要素：可光聚合或可光交联材料、光引发剂和特定波长的光源。常用光源为紫外光（200～400nm）和可见光（400～800nm）。紫外光能量高，激发光交联的效率也较高。但是，紫外光可能损伤DNA从而导致细胞损伤。可见光交联方法较为安全，现在已经得到了更多应用。由于一些光引发剂具有潜在的细胞毒性，对于制备体内修复应用的光敏型水凝胶而言，谨慎选用光引发剂非常重要。目前一些常用的光引发剂有2-羟基-2-甲基-1-[4-（2-羟基乙氧基）苯基]-1-丙酮（Irgacure 2959，紫外光）、苯基-2, 4, 6-三甲基苯甲酰基次膦酸锂（LAP，紫外光、可见光）、2′, 4′, 5′, 7′-四溴荧光素二钠盐（曙红Y，可见光）、2-羟基-2-甲基苯丙酮（Irgacure 1173，紫外光）、核黄素（维生素B_2，可见光）等。

带有光活性反应基团的预聚物是制备光敏型水凝胶的关键要素。预聚物的活性基团是在光引发剂作用下进行化学反应并实现链间交联所需的基团。这些基团可以是预聚物分子链上本身具有的或通过对聚合物进行化学修饰而添加的。预聚物链结构、溶解性和所携带的活性基团对光敏水凝胶的制备、所获得的水凝胶的结构和性能起决定性作用。对于本身不携带光活性基团的高分子，常用的修饰方法是对高分子进行丙烯酸酯或甲基丙烯酸酯改性，然后利用丙烯酸酯或甲基丙烯酸酯上的双键对光刺激的响应实现链间交联而制备水凝胶。一些常见的可降解天然高分子，包括壳聚糖、明胶、透明质酸、海藻盐及其衍生物等，已经利用丙烯酸酯或甲基丙烯酸酯修饰方法分别被制备成光敏型复合水凝胶。利用这种方法制备光敏性水凝胶的合成高分子则主要有聚乙二醇、聚乙烯醇及其衍生物。

SF是一种生物相容性好和力学性质优良的天然高分子。由于SF分子链含有交替排列的重复序列并具有一定的疏水性，在外部因素刺激下，SF水溶液中SF分子链的疏水链段易发生自组装而形成由β折叠结构交联的水凝胶。除了常用化学交联方法之外，光交联法也已经被用于制备SF水凝胶。一种光交联的PVA/SF半互穿网络复合水凝胶显示高的强度和好的弹性。将SF与甲基丙烯酸异氰基乙酯用于修饰PVA，共混后经紫外光引起PVA组分交联形成PVA网络，使得未经交联的SF穿插在PVA网络中。PVA/SF水凝胶中化学交联的PVA网络增强了复合水凝胶，SF分量则起到形变能量耗散作用，使得PVA/SF水凝胶的弹性和韧性得到提高。

二、复合水凝胶的组织内源性修复与再生应用

利用丹宁酸与羟基磷灰石上钙离子之间形成的配位键以及丹宁酸与SF之间形成的氢键可制备一种有机-无机复合水凝胶并被证实具有内源性骨缺损修复功能。该型水凝胶具有高黏附性并可在纳米尺度水平增加能量耗散从而显示高的韧性。基于大鼠股骨缺损模型，这种水凝胶可在生理条件下稳定填充骨折造成的骨缺损、引导早期骨修复和加速缺损部位的骨重建。其内源性修复功能来源于这种水凝胶的有机-无机分级杂合组成和结构、水阻黏附性和抗菌性能。

以Irgacure 2959为光引发剂，含铜生物活性玻璃纳米粒（BGNC）、海藻酸钠（ALG）和聚乙二醇二丙烯酸酯（PEGDA）用光交联法制备成复合水凝胶。BGNC的含量可显著影响BGNC/ALG/PEGDA水凝胶的内部孔结构、拉伸和压缩性质。优化获得的BGNC/ALG/PEGDA水凝胶显示高的强度和好的弹性及韧性。该凝胶体系具有抗菌性并可有效控制铜离子的释放。基于糖尿病ICR小鼠皮肤损伤模型，不含细胞或活性因子的复合水凝胶显示优良的皮肤损伤修复能力。其内源性修复功能来源于这种水凝胶的抗菌性和诱导血管生成能力。

一项关于Ⅰ型胶原（COL）与透明质酸（HA）制备的复合水凝胶显示该型水凝胶具有较强的内源性皮肤损伤修复功能。利用对羟基苯甲酸修饰COL获得主链上带有酚羟基的胶原；用酪胺修饰HA使得HA链上也含有酚羟基。将苯甲酸修饰COL与酪胺修饰HA混合并利用HRP/H_2O_2对两种成分所含酚羟基进行交联获得COL-HA复合水凝胶。基于ICR小鼠皮肤损伤模型，不含细胞或活性因子的复合水凝胶显示良好的皮肤损伤修复能力。该型复合水凝胶所使用的COL和HA均为天然ECM成分，具有一定的诱导血管生成活性。这种水凝胶的内源性修复功能源于其仿生组成成分、高孔结构、抗炎能力和诱导血管生成能力。

第七节　内源性修复水凝胶材料的设计

水凝胶作为一类使用方便、功能多样和有利于仿生加工制备的生物材料具有多种生物医学用途。在组织损伤修复与重建领域，目前已经有多种生物相容性好而且可体内降解的水凝胶被研制出来。水凝胶作为修复材料使用时，通过加载细胞、活性分子、药物或利用水凝胶本身的特性进行组织修复和重建的过程中，水凝胶一般起到临时ECM的作用。由于人体组织在组成、结构和功能方面都是极为复杂的，目前研制的水凝胶仅少部分可用于特定组织损伤的修复与重建。

在制备体内可应用水凝胶时，初始制备材料的结构、物理化学性质和安全性等首先限制了材料选择范围；在选定初始制备材料后，水凝胶的交联方式及其安全性和交联剂的安全性等进一步限制了材料选择范围。一些具有较好体内生物相容性和合适降解性的水凝胶通常都显示较差的综合力学性质。关于水凝胶的大量研究结果表明，当水凝胶作为临时ECM用于一些组织缺损修复或重建时，水凝胶需要在结构和性质上有效模拟细胞所处的生物学力学微环境。然而，许多满足生物相容性、降解性和体内安全性要求的水凝胶却难以充分和持久地模拟天然组织中ECM所需的张力、压力、剪切性、弹性、蠕变性、韧性以及能量耗散等力学性质。主要原因有：①所选用初始材料为水溶性或亲水性高分子，这些材料本身的力学性质差；②水凝胶在交联过程中存在异质性，水凝胶在受力状态下应力集中在水凝胶网络中一些交联点距离较短的高分子链段上，从而当水凝胶产生较大形变时，这些链段发生断裂或交联点开脱造成凝胶中网络结构的不可逆损伤，使得水凝胶的综合力学性能逐步变差；③所选用的初始材料本身耐降解性差，交联并未显著改变高分子的耐降解性，结果水凝胶随降解时间延长而失去其稳定性。

对用于组织修复和重建的水凝胶而言，除充分满足综合力学性质和耐降解性的基本要求之外，还需要满足诸如有利于细胞黏附、支持细胞生长和迁移、协助细胞分化、维持特定细胞表型、促

进细胞基质合成等方面的一些需求。而对用于内源性修复的水凝胶而言，由于通常不使用种子细胞、活性生物分子或药物等，这些水凝胶除了需要满足上述这些要求之外，还需要通过对水凝胶的组成、结构和性质进行特定的设计并利用合适的材料使之具有内源性修复功能。

一、内源性修复水凝胶材料的组成与结构设计

内源性修复水凝胶材料制备所使用的初始材料较多选用生物相容性好、可降解并可用于制备水凝胶的天然高分子材料。这些天然高分子材料本身就可以通过其结构、活性基团和特定性质提供一些生物学的功能。可凝胶化的天然高分子材料主要包括一些蛋白质或多肽类材料（如胶原、明胶、丝素、纤维蛋白、粘连蛋白、弹性蛋白、大豆蛋白和具有部分相似功能的合成多肽等）以及一些聚糖类材料（如壳聚糖、葡聚糖、琼脂糖、硫酸软骨素、透明质酸和海藻酸等）。上述这些天然高分子中，一部分直接属于生物体ECM组分；另有部分天然高分子在结构和性质上与某些ECM组分在化学组成或结构上具有某种类似性。另外，所提及的这些天然高分子在其分子链上含有可反应的极性基团，这些基团既可用于对高分子进行所需的化学改性，也可用于连接新的功能性基团和适配不同的交联剂。

由于生物体ECM大多具有复杂的组成和结构。使用不同材料精细模拟这些组成和结构是十分困难的。在选用合适材料部分模拟ECM组成的基础上，尽可能模拟ECM结构进而取得类似的性质是修复用水凝胶的重要研究内容。ECM一般具有孔状结构，这些孔结构可能具有层状、特定取向、孔径和孔度各向异性等特征。因此，在组织缺损修复或重建中作为临时ECM的水凝胶需要在其组成和结构上同时模拟对应组织基质的组成和结构。已经存在大量直接利用可降解天然高分子或与其他材料复合来制备具内源性修复潜力水凝胶的研究。一种双网络水凝胶中含有由多巴胺和硫酸软骨素通过自组装形成的刚性网络和由聚丙烯酰胺形成的柔性网络。该型水凝胶通过共价与非共价交联形成双网络取得较高的压力强度、较好的弹性和韧性，从而能促进细胞黏附和组织整合以利于周围组织中的干细胞归巢，并在不含生长因子条件下促软骨组织再生。这种双网络水凝胶的内源性修复功能是通过利用软骨ECM组分之一的硫酸软骨素并对水凝胶的力学和黏附性质进行仿生设计和制备来实现的。

一种通过模拟脊髓组织ECM性质的复合水凝胶被证明具有内源性修复功能。对电纺方法获得的聚己内酯纳米纤维进行表面功能化后用冷冻研磨方法加工制备成为长度介于44～67nm的纤维。将这些纤维与巯基化透明质酸混合制备成纳米纤维/水凝胶复合物（NHC）并可通过注射方式用于脊髓损伤修复。基于大鼠脊髓损伤模型，在不使用种子细胞和活性因子的条件下这种凝胶可显著提高M2/M1巨噬细胞比例，增加新生组织血管密度，增加神经元数量，增加轴突密度而仅显示与对照组相似的胶质瘢痕形成率。这种凝胶的内源性修复功能来源于NHC提供的力学支撑、对巨噬细胞极化的支持、对轴突生长的支持以及协助新生组织后续神经网络的形成。

二、内源性修复水凝胶材料的功能设计

对于内源性修复水凝胶的设计与制备，除了通过选用合适的材料、仿生结构的构建以及利用材料本身的物理、化学和生物学性质来实现内源性功能之外，赋予水凝胶某些其他的功能来加强内源性修复效果也是这类水凝胶的重要发展方向之一。

用于关节软骨缺损修复的材料主要包括预成型孔状固体支架和水凝胶。利用固体支架需要手术方法将支架植入缺损部位，但由此会造成如下问题：①支架在形貌上难与缺损准确匹配；②支架与缺损之间难以紧密配合而产生乏细胞界面；③宿主缺损存在个体和部位等差异，缺损形状也变化多样，预成型固体支架难以满足修复要求。将可注射水凝胶用作原位成型材料可避免这些问题。KLD-12是一种可通过自组装形成水凝胶的多肽。KLD-12水凝胶支持软骨细胞在凝胶内生长并维持其表型，凝胶内的软骨细胞能够合成和分泌Ⅱ型胶原和GAG等基质成分，而且凝胶的生物力学性质随基质成分的聚集而增强。然而，KLD-

12水凝胶缺乏内源性修复功能。一项研究是对其进行功能化修饰来增强其性能。他们将具有化学趋化功能的连接蛋白N端肽（LPP）连接到KLD-12上形成一种新的功能性肽（KLD-12-LPP），再将KLD-12-LPP与KLD-12按一定比例复合仍可通过自组装制备KLD-12/KLD-12（KLPP）复合水凝胶。研究得出这种水凝胶除具有原KLD-12水凝胶的性能之外，还可显著诱导透明软骨细胞和骨髓间充质干细胞趋化迁移。体内关节软骨缺损修复的实验结果证实KLPP复合水凝胶通过诱导透明软骨细胞和骨髓间充质干细胞进入凝胶所在缺损部位并促使它们合成Ⅱ型胶原、GAG和硫酸软骨素等基质成分从而可实现原位内源性修复。

一种利用纤维素与二维金属碳化物或氮化物（MXene）制备的纳米复合水凝胶被证明可在电刺激条件下加速皮肤伤口修复。将纤维素溶于NaOH-Urea-H_2O体系形成溶液，在该溶液中加入MXene制备纤维素/MXene复合物（rBC/MXene-2%）并利用环氧氯丙烷和75%乙醇溶液进行化学和物理交联可获得复合水凝胶。基于大鼠全厚皮肤损伤模型，将这种水凝胶与商用凝胶膜（Tegaderm）进行比较，得出的结果显示rBC/MXene-2%具有更好的修复效果。在电刺激条件下实施修复可显著加速伤口愈合。这种凝胶的内源性修复功能主要来源于其适当的导电性。

（万　影）

第八章 适用于内源性修复材料的制造技术

第一节 自下而上发育生物学对内源性修复材料制造的启示

一、天然脱细胞支架

目前组织工程支架材料包括天然材料、生物可降解材料及人工复合材料三大类。与其他支架材料相比，人们普遍认为自下而上发育生物学形成的天然材料脱细胞支架是构建支架的理想材料。天然材料脱细胞支架是指通过化学、物理、生物方法对组织器官进行脱细胞后，最终获得的细胞外基质结构和功能蛋白复合体，具备以下优点：①良好的生物相容性、免疫原性和细胞黏附性。②为细胞提供合适的生存环境，在细胞发育过程中指导细胞增殖、分化、成熟和迁移。③三维立体空间结构为细胞生长和代谢交换提供了空间。目前脱细胞的方法主要有化学法、物理法和生物法。

（一）化学方法制备天然脱细胞支架

1. 表面活性剂 表面活性剂是最常见的脱细胞剂，通过破坏细胞膜磷脂裂解细胞，促使细胞膜溶解，破坏遗传物质，从而有效地从组织中去除细胞物质。表面活性剂包括离子型、非离子型和两性离子型3种。表面活性剂对ECM蛋白和DNA的清除率随使用时间的延长而增加，并且多种活性剂联合使用会增加ECM蛋白的损失。与酶和渗透溶液相比，非离子型表面活性剂如Triton X-100常用于去除较厚组织的细胞成分，减轻细胞免疫反应；但在较为致密的组织中，如肾、颞下颌关节，离子型表面活性剂十二烷基硫酸钠（SDS）的脱细胞效果优于非离子型表面活性剂，且保留了组织力学性能。脱氧胆酸钠（SD）是另一种常用的离子型表面活性剂。与SDS不同，SD脱细胞基质具有高度生物相容性，表现出更高的代谢活性，虽然SD对组织的破坏力较小，但能引起组织表面DNA凝集，因此SD溶液常与DNA酶Ⅰ（DNase Ⅰ）合用，分解组织的天然DNA。

2. 渗透溶液 渗透溶液通过改变细胞内的渗透压发挥作用。低渗溶液通过渗透效应松解组织，导致细胞膜破裂，从而达到脱细胞的目的，常与表面活性剂联合使用，提高溶细胞效果。在脱细胞后期，常使用高渗盐溶液增加核酸的溶解度以清除洗脱支架中残存的遗传物质。上述方法操作简便，但脱细胞效果不佳，且需时间较长，易造成组织水肿，故很少单独应用。

3. 酸/碱溶液 酸/碱溶液是通过催化水解细胞膜和细胞核获得脱细胞组织。过氧乙酸是最常用的酸溶液，具有很强的腐蚀性和强氧化性，常用作杀菌剂，或用于较薄组织的脱细胞，如小肠黏膜下层。与化学和酶消化法相比，碱性溶液在脱细胞过程中能完全消除基质中的生长因子，破坏胶原纤维，从而降低脱细胞基质片的机械性能。碱性溶液常用于脱细胞早期去除真皮样品中的毛发。

4. 醇类（甘油） 通过脱水和裂解细胞发挥脱细胞作用，该方法主要适用于皮肤等含脂类较多的组织脱细胞。

（二）物理方法制备天然脱细胞支架

物理方法是通过分解细胞和细胞基质黏附蛋白的共同作用去除细胞。常用的物理方法包括冻融、高静水压力学加压、超临界二氧化碳及电穿孔。

1. 冻融　冻融过程通常涉及约–80℃的冷冻温度及约37℃的生物温度，两种温度交替进行。具体方法可以通过增加温差或改变冻融循环次数，重复的冻融循环可用于整个脱细胞过程，并不会增加基质蛋白的丧失。研究表明冻融循环能最大程度地降低化学溶剂使用的数量，对组织超微结构同样产生轻微破坏，在保证细胞裂解的情况下应尽量减少对组织结构的不良影响，建议使用5%海藻糖等冷冻保护剂，以防冻融组织或器官内细胞形成冰晶，从而破坏细胞膜，然而还没有报道这种方法可以完全去除核物质。尽管冻融过程有利于生物化学成分和力学性能的保留，但由于遗传物质去除不充分，可导致潜在的免疫排斥反应。

2. 高静水力学加压　通过施加大于600MPa的压力来破坏细胞膜。一项研究分别在10℃和30℃条件下用980MPa压力行猪角膜脱细胞10分钟，对猪血管也进行了同样的实验，结果显示组织中细胞均被破坏，却残留了细胞成分。温度的差异能改变基质蛋白含量及结构，猪角膜经10℃脱细胞后基质胶原蛋白和糖胺聚糖含量比30℃时更高，然而基质结冰导致了组织结构破坏。此外，高压本身将导致蛋白变形，如脱细胞血管中观察到胶原蛋白和弹性纤维变形，纤维极限拉伸强度比原组织降低约50%。超高压作为在组织工程领域内的一项较新的技术，已被少数学者用于制备脱细胞血管支架。糜蛋白酶与其他酶类相比，脱细胞效果强，对组织结构影响较小。通过"升压—降压"循环，短时间、多次数的超高压生物处理方法，利用超高压在脱细胞血管支架上释放和消失时的"膨胀—收缩"原理，使细胞在此过程中得到更充分的裂解，通过瞬间将一定数值的超高压施放在支架上，作用1分钟后，瞬间降压，直至为零，如此反复。同时联合使用了超高压+1%糜蛋白酶+核酸酶的方法制备脱细胞血管支架，对血管支架的纤维的量与质的影响较小，且用时较短，是一种更简洁、实用的制备脱细胞血管支架的方法。

3. 超临界二氧化碳　具有低黏度和高运输性能，当以类似于临界点的受控速度通过组织时，细胞从组织中去除，同时组织的机械性能破坏最小。超临界二氧化碳的临界温度为31.1℃，临界压力为7.40MPa，这在生物学上是许可的。实验证明，超临界二氧化碳以15MPa和37℃行主动脉脱细胞实验时，组织中胶原蛋白、弹性蛋白及纤维机械强度在脱细胞后不变，证明超临界二氧化碳具有使组织中纤维不变形的能力。此外，由于二氧化碳具有扩散性，溶剂可以快速释放且在组织内无残留，从而不需涉及表面活性剂等溶液的大量洗涤过程。因为二氧化碳是非极性的，所以加入乙醇作为夹带剂以去除极性磷脂细胞膜，脱细胞后组织中细胞核膜均未残留，说明添加是有效的。缺点是超临界二氧化碳对高分子和极性物质的溶解力较差，虽通过加入夹带剂来提高溶解能力，但又会引进新的杂质。

4. 电穿孔　也称非热不可逆电穿孔，通常使用微秒电脉冲来破坏跨膜电势，诱导质膜上微孔的形成，并最终通过改变其稳态电平衡导致细胞死亡。该方法在很大程度上保留了组织与器官的三维结构。Golberg等使用电穿孔法对正常肝脏进行消融处理，结果显示细胞外基质及肝脏结构得以保留，并且祖细胞通过YAP和Notch途径分化及肝细胞扩张使消融后的肝脏几乎完全再生，在消融区形成肝细胞样细胞，术后6个月未见再生区明显瘢痕或肿瘤形成。

（三）生物方法制备天然脱细胞支架

1. 消化酶　目前用于脱细胞的酶包括核酸酶、胰蛋白酶、中性蛋白酶、磷脂酶A2、嗜热菌蛋白酶、α-半乳糖苷酶、脂肪酶等，酶消化法具有高度特异性，但仅靠酶消化法很难彻底去除细胞，且残留在脱细胞支架上的酶可能会引起不良反应。核酸酶虽然是一种特异性的DNA或RNA降解酶，但由于分子量较大，使用后不易清除，残留的核酸酶可引起免疫排斥反应。胰蛋白酶是脱细胞常用的蛋白水解酶之一，常作为脱细胞的第一步，可破坏组织亚显微结构，增加脱细胞剂的渗透力。胰蛋白酶可使脱细胞组织失去机械稳定性，对ECM的破坏程度与作用时间成正比。磷脂酶A2能够水解细胞膜的磷脂成分，且分子量较小，易清洗，可用于猪角膜的脱细胞处理。蛋白酶对ECM的去除远大于对细胞膜的消化，它破坏了胞外基质间的连接，造成层粘连蛋白、纤连蛋白、蛋白多糖的大量丢失。

2. 非酶类螯合剂　如乙二胺四乙酸、乙二醇四乙酸等，它们能够与中心金属离子牢固地结合形成环状分子复合物，有助于细胞从ECM蛋白上解离，达到脱细胞的目的。由于蛋白质之间的相互作用，螯合剂可能破坏蛋白质的超微结构。

综上所述，脱细胞支架制备方法各有优缺点，一般采用两种或两种以上的方法联合脱细胞，在最大化脱细胞的前提下，更多地保存ECM的生理结构和生物活性，减少不良反应。联合多种脱细胞方法逐渐成为脱细胞支架的主流，脱细胞试剂的选择取决于组织细胞的数量、密度、脂质含量和厚度。最有力且有效的脱细胞方法是联合物理、化学和酶学的方法。代表性的改良方法是先用低渗或高渗溶液处理，然后用温和的非离子或两性离子除垢剂漂洗。如果这些处理仍不能充分移除细胞成分，也可以使用阴离子除垢剂如脱氧胆酸钠和Triton X-200。在脱细胞后，所有残留的化学物质必须被去除以避免化学物质对移植受体产生不良的影响。在这些步骤中可增加物理方法，比如搅拌、振荡等，以提高脱细胞效率。

脱细胞支架制作过程中应保持无菌。有研究因制备过程耗时过长，在制备过程中便在所用溶液中加入抗生素以防止细菌污染。也有研究在脱细胞处理之后对支架材料进行无菌处理。常用的方法主要有过氧乙酸法、辐照法、乙醇浸泡法、环氧乙烷法等。但无论所采用的是酸溶液、射线照射还是环氧乙烷，都会改变ECM的微结构，并会使机械强度发生改变。辐照法中所使用的γ射线会引起胶原的断裂、损伤和变性，低剂量γ射线（＜15kGy）可使ECM支架机械强度增加，剂量增大后机械强度反而下降，可能是由于低剂量射线照射时胶原发生内在的交联作用，剂量增大后引起胶原的变性，从而使其机械强度开始增加而后急剧下降。有报道称环氧乙烷对ECM支架的结构、其内在生物活性因子和基质成分有破坏作用，可能在移植后引起宿主的免疫反应。

组织器官脱细胞的目的是尽可能完全去除细胞并充分保留细胞外基质成分。残留的细胞成分会影响生物相容性且会引起宿主的排斥反应。由于DNA与宿主的排斥反应密切相关，所以通常将脱细胞组织DNA的含量作为重要的评价指标。然而，目前对于脱细胞组织的脱细胞效果尚无公认的评价标准，Badylak等认为应从以下三方面进行评价：①每毫克ECM干重中的dsDNA含量＜50ng。②残留DNA片段＜200bp。③DAPI和苏木精-伊红染色无法观察到核组织。尽管细胞外基质成分，比如胶原、蛋白聚糖、弹性蛋白和糖蛋白类的免疫原性很低，并且在脱细胞处理过程中不可能做到100%去除异种细胞成分，所以支架材料在移植后不可避免地会引起宿主的免疫反应。细胞外基质在作为细胞的支撑结构的同时，也可以为免疫细胞提供共刺激信号，进而由释放的细胞因子和趋化因子决定免疫反应的类型和强度。

与此同时，研究者越来越重视ECM中天然成分对支架移植后的影响。由于天然来源的VEGF、bFGF、TGF-β_1等因子对支架植入后的血管化和纤维细胞的生长、迁移有着重要的作用，多数学者在制备脱细胞支架过程中将VEGF、bFGF、TGF-β_1的保留作为重要评价指标。也有研究者将人源性生长因子，如VEGF、bFGF、表皮生长因子等与天然来源的支架材料复合用于组织修复，取得了较好的效果。

在细胞化方面，今后的研究重点将集中在选择合适的灌注细胞、诱导灌注细胞的定向分化及移植时限选择和支撑架的安全性、细胞分化程序的标准化、ECM分泌的控制等方面，以保证再生组织在体内的存活等。另外，向支架内传递营养物质及去除有害物质仍然是一个挑战性的工作。再次，体外的血管重建和生存是该领域发展的主要瓶颈。

二、内源性修复材料表面改性与修饰

将一种材料植入人体后，首先接触生物活体的便是材料表面，因此人体对生物材料的最初反应取决于材料的表面性质。通过各种改性与修饰技术，改变材料的表面性能，可能达到从整体上提高植入物的生物相容性，减少并发症，延长其使用寿命。目前，科学界对材料与生物体相互作用界面行为的认识多还停留在组织和细胞水平，深入到分子水平的认识和积累还较少。

技术方法领域，生物材料表面工程可分为表面形态改性、物理化学表面改性及生物化学表面改性。材料的表面形态改性包括表面粗糙度控制、表面微米-纳米图形构造；物理化学表面改性包括表面覆膜、注入、等离子体表面接枝、表面自组装等所有改变材料表面的物理与化学性质的技术；生物化学表面改性则是通过在材料表面固定生物大分子、构造细胞外基质层及种植细胞等系列技术方法达到修饰目的，目前研究的趋向是综合利用这些技术，构造可以被生物体特异性识别的表面。其中，生物材料表面自组装改性技术、磷脂化仿生改性技术、表面织构化改性技术及外泌体改性技术为当前研究热点。

自组装膜是有机分子反应活性头基与固体界面之间自发反应形成的稳定、有序、紧密堆积的超薄膜结构，在材料科学、分子化学、生物医学、工业耐磨防腐等诸多领域具有广泛的应用前景。自组装膜按膜的层次可分为自组装单层膜和自组装多层膜。自组装单层膜主要是分子通过化学键相互作用自发吸附在固/液或固/气界面上，从而形成热力学稳定和能量最低的有序膜，目前研究最多的类型有脂肪酸自组装单层膜、有机硅及其衍生物自组装单层膜和烷烃硫醇及衍生物金表面自组装单层膜。自组装多层膜是在单层膜的基础上利用共价键或非共价键将理想的生物分子和（或）纳米粒子逐层沉积于固相表面而形成的，较常见的是静电层自组装膜等。作为一种新兴的材料表面改性方法，与传统的生物医学方法相比，自组装膜技术具有自组装分子选择范围广、制备工艺简单经济、制备条件温和、可选择的基板材料种类多样等优点，因而有望在构建理想生物医用材料领域中获得广泛应用。但是，自组装过程易受pH、温度、离子强度、基材等诸多因素的影响，如何提高自组装膜的稳定性，调整膜的组成结构，使之与生物材料所期望的功能相匹配，以及利用自组装膜技术解决临床上的难题等，是今后自组装膜技术研究的热点和难点。

磷脂化仿生细胞膜表面改性技术，作为生物医学材料研究领域发展最快、应用前景广阔的新技术，已取得一定的研究成果，但总体上还处在应用基础研究阶段，目前正从最初的血液相容性应用基础研究向组织相容性、药物靶向控释、组织工程、基因治疗、再生医学等领域扩展。发展磷脂化仿生细胞膜表面改性技术必须综合化学、材料学、生物学、分子生物学、生物化学、生理学、病理学、药学、临床医学等相关学科。

表面织构化改性是指根据材料属性选择合适的加工手段，在相对运动的摩擦副表面引入具备特定形状、尺寸、分布和排列的微观结构阵列，从而实现摩擦副摩擦学性能的调控。随着生物材料的迅速发展，生物界面的摩擦学问题成为制约其服役安全与寿命的关键因素。表面改性（如合理的表面织构化设计）具有强大的润滑优化功能，由此受到科研工作者的广泛关注。目前的研究热点包括：分析表面织构化参数，如形状、尺寸及排布等对摩擦学性能的影响，考察不同织构对摩擦副摩擦在不同运动工况下承载力及耐磨性的影响，阐述表面织构的减摩耐磨机理等。讨论表面织构对细胞接触引导生长的调控，如对细胞的黏附状态、形态、增殖和分化能力的影响，通过多层次或复合设计实现生物相容性与摩擦学性能改善相兼具的目的。

外泌体是由细胞主动向外分泌的膜性囊泡，可从多种细胞的培养基及动物体液中分离得到。外泌体主要由脂质、蛋白质和遗传物质组成，密度为1.13～1.21g/ml，直径40～100nm，经由内体途径生成，生物相容性高，可运输脂质、蛋白质、DNA及RNA等物质，参与细胞间的信息交流，是肿瘤微环境的重要组成部分，在肿瘤起始、发展和治疗中发挥重要作用。外泌体内的蛋白质主要包含其来源细胞的特异性蛋白，如APC分泌的外泌体可表达MHC-Ⅰ和MHC-Ⅱ类分子、共刺激蛋白（CD80等）、四次跨膜蛋白（如CD9、CD63、CD81和CD82等）和内体运输分拣复合物。另外，外泌体中还包含参与细胞间物质交换的蛋白，如Rab蛋白家族和热休克蛋白，细胞特异性蛋白能够识别不同细胞来源的外泌体。除蛋白质和核酸外，外泌体中也包含其来源细胞或者组织的脂质成分，现已证实其主要成分为胆固醇、甘油二酯、磷脂和甘油酰磷脂等，对于提高胞膜稳定性具有重要作用。目前外泌体的改造策略主要有“细胞工程”和“外泌体工程”两种。外泌体由供体细胞分泌，因此可通过“细胞工程”改变供体细胞遗传特性，传递到细胞膜的分子自然地整合在出芽的囊泡中，而内化到细胞内部的物质可以被包装到分泌的外泌体。此外，传统纳米药物载体提高载体性能的方式是直接引入功能配体。同样，可以直接操纵外泌体来实现表面功能化，即“外泌体工程”。外泌体技术应用于临床之前还存在诸多挑战，对外泌体的富集、纯化和标记存在一定的限制性，如何实现外泌体在临床应用上的最大潜能仍需大量临床试验和动物实验进一步的研究。

第二节　自上而下生物制造学对内源性修复材料制造方法的影响

生物制造是一门以生物细胞、活性分子和（或）生物材料（biomaterials）为基本单元的工程及材料科学和生命科学交叉诞生的新兴学科。《中国机械工程科技2035发展战略》中将生物制造视为国家重要战略发展方向。国家自然科学基金委员会工程与材料科学部学科发展战略研究报告中进一步明确指出：生物制造科学与仿生制造科学正使得制造技术的内涵发生深刻的变化，并将成为21世纪科学研究的前沿目标之一。战略报告还进一步指出：生物制造技术为医学工程和装备制造服务拓展了制造科学理论，突破了传统的学科界限，也为机械制造科学和制造技术的发展提供了新的创新源泉。

生物制造技术的研究初始多侧重于组织工程的应用。随着对组织工程科学和技术内涵的不断了解，以及目前功能组织器官再生尚未克服的具体科学困难，美国国家科学基金会（NSF）、国立卫生研究院（NIH）、国防部（DOD）及国家航空航天局（NASA）等12家国家研究部门，在其《美国先进组织科学与工程：多部门国家战略计划（US Advancing Tissue Science and Engineering：A Multi-Agency Strategic Plan）》中，将组织工程从传统的组织器官制造升华到更严谨的组织科学与工程，并提出全新的学科定义，即“用物理、生物、化学和工程的方法来研究和控制细胞或细胞簇的功能，并应用于制造具有功能的生物结构体、组织结构或生物装置，以助于再生医学、病理学、药理学和药物检测，以及基于细胞和生物传感器微流体装置的细胞/组织芯片和芯片实验室的产品研究和发展”。国家自然科学基金委员会发布的《机械工程学科发展战略研究报告（2021-2035）》也明确指出：细胞三维受控组装被认为是有可能解决传统组织工程的局限性而实现复杂器官人工制造的技术发展方向。对于生物制造技术认识的提高，赋予了生物制造学科以细胞为主体、先进制造技术为手段的新的科学内涵，并使之广泛地在仿生制造、生物体制造、生物和医学模型制造，以及以细胞和活性分子为基础的先进医疗器械及诊断设备的制造中得到应用。随此新的科学内涵，生物制造领域的基础理论和核心技术，如模拟人体组织生理功能的体外仿生结构设计、精确而高效的细胞三维受控组装、多细胞复杂三维仿生结构的构建、仿生结构体的外仿生培养及功能再现等，均成为生物制造领域和生物制造产品的重要研发方向。

一、体外仿生结构体的生物制造方法

基于离散-堆积成形原理的快速原型（rapid prototyping，RP）制造方法是生物制造工程由下而上成形的核心技术之一。在RP个性化成形的基础上，2000年在德国弗莱堡（Freiburg）大学召开的“RP在生物医学中的应用研讨会”首次探讨了以RP为基础的组织工程支架和器官打印技术的发展。随后以组织器官修复与重建为目的，研究人员开发了各种基于微滴喷射的细胞三维直接受控组装和器官打印的新工艺，包括：用于组织构建的基于微喷嘴的连续细胞挤压；低温沉积组织工程支架制造（low-temperature deposition manufacturing，LDM）工艺；基于喷墨技术的细胞打印；细胞和细菌的激光直接写入；细胞和细菌的微接触印刷；通过机械的、光学的、电学的、磁的、超声的及离子的方法进行的细胞操纵及通过照相或电蚀刻以及软光刻技术进行的细胞仿制。对于体外仿生结构体的生物制造方法，目前主要有两类技术能实现细胞与材料的三维直接受控组装（图8-1）：一种是基于挤压/喷射的方法；另外一种是基于激光的方法。

（一）基于挤压/喷射的方法

1. 细胞打印（ink jet-based cell/organprinting）2003年由来自克莱姆森大学（Clemson University）的Boland T.和来自南卡罗来纳州医科大学（Medical University of South Carolina）的Mironov V.提出，

如图8-1A所示。该技术通过改进商用喷墨打印机，将细胞喷射在一层热可逆凝胶上，然后再覆盖一层新的凝胶并使之固化。重复以上操作，直至得到含有细胞的三维水凝胶结构。通过控制合理的最小凝胶层厚度，使层与层之间的细胞能够互相连接，形成融合的群体。近年来该方法又进一步发展，细胞聚集打印（cell aggregate printing），将尺寸相近的细胞微球成形在具有生物相容性的凝胶上。基于该装置，中国仓鼠卵巢细胞（CHO）及胚胎运动神经细胞顺序成形于琼脂和胶原凝胶上。该方法对细胞的影响较小，只有8%的细胞受到伤害。

2. 细胞直接三维受控组装（3D direct controlled cell assembling） 2003年由清华大学颜永年教授提出，如图8-1B所示。此技术的硬件系统由成形运动平台、温控成形室和注射器喷头构成。成形过程基于溶胶—凝胶转变的分布复合交联机理。首先细胞与热可逆凝胶混合，在无菌注射器中低温预凝胶化；然后以容积驱动的挤压单元挤出材料，通过三维定位系统使其在温控成形室中黏接于邻近成形的结构。一层一层重复操作，可以构建含有活细胞的三维结构体。成形后再以戊二醛等进行后续的化学交联，结构体能维持在长期培养和植入中的稳定性。基于此技术，一系列水凝胶材料与各种类型的细胞混合，被组装成各种形状的三维结构，并可以保证90%以上的细胞挤出存活率。

3. 三维生物组装（3D bioassembly/3D BAT） 2004年由亚利桑那大学（University of Arizona）的Smith C.M.开发，如图8-1C所示。该系统包括一个*XY*坐标定位系统及平台，多个*Z*方向的控制用摄像头（现有数目为4个，每一个配有专门控制摄像头），一个光源（照明成形部位，并促使光固化多聚物成形），每个喷头有独立的铁电加热温控，成形平台有水循环温度控制，另外还有一个压电雾化喷头。基于BAT，人成纤维细胞混合于聚环氧乙烷/聚环氧丙烷中，采用正压挤出喷头成形于聚苯乙烯台面上，约60%的细胞存活；胎牛大动脉内皮细胞（BAEC）悬浮于可溶性Ⅰ型胶原中，经过针头挤出，成形于亲水的对苯二酸聚乙烯平台上，约86%的细胞仍然存活，体外培养35天后，结构体仍然具有活性，并保持原有形态。

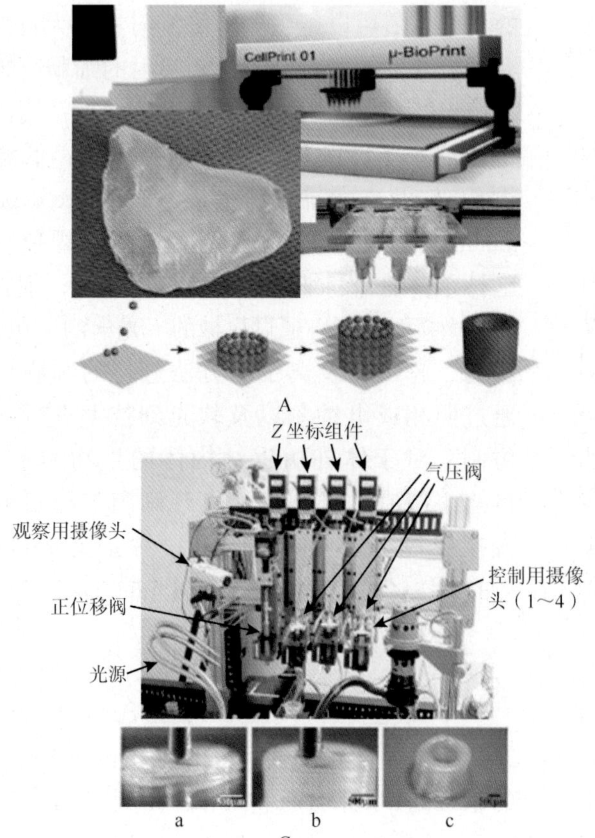

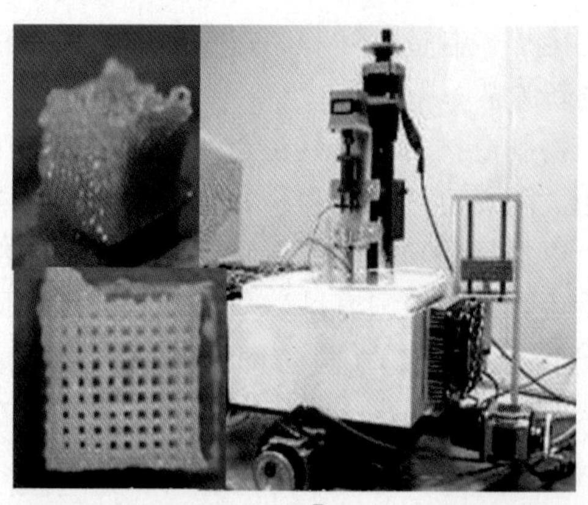

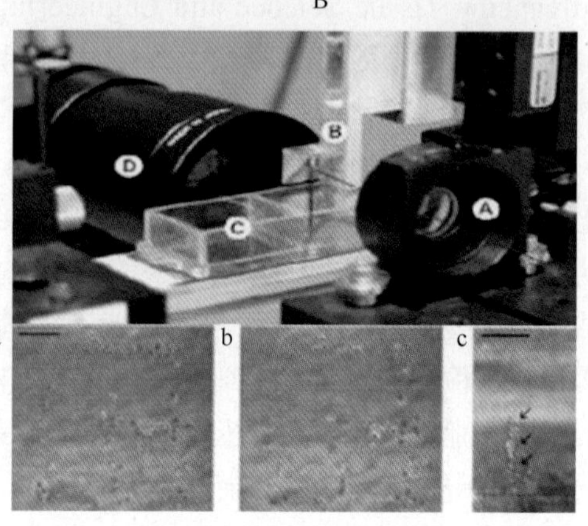

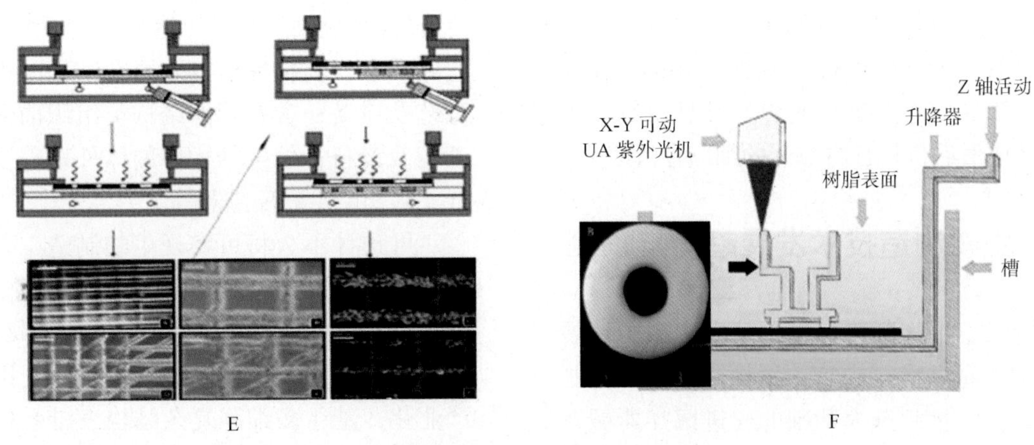

图8-1　现阶段的典型细胞组装工艺示意图

A. 细胞打印；B. 细胞直接三维受控组装；C. 三维生物组装；D. 激光引导直写；E. 三维光绘图；F. 立体光刻

4. 其他基于挤压/喷射的工艺/系统　在2005年美国明尼苏达大学的Odde D.J.提出基于细胞喷射的细胞绘图（cell patterning via cell spraying），利用市售喷雾器将人脐静脉内皮细胞HUVEC和成纤维细胞NIH3T3的单细胞悬液喷出，经过掩模在胶原上成形100μm线宽图案；通过在已成形细胞图案上再覆盖一层胶原并再喷射的方法，制作三维结构。同年，孙伟教授开发了一套多喷头沉积系统（multi-nozzle deposition），包含气动、压电、螺杆和精确挤出4种喷头，在此设备上内皮细胞和成纤维细胞，以及海藻酸盐水凝胶成形为三维支架，沉积过程保持在室温及低压以降低对细胞的损伤。利用该系统制成了微肝组织器官（micro-liver-organ），应用于美国国家宇航局（NASA）对宇航员微重状态下药物载体模型的研究。

（二）基于激光的方法

1. 激光引导直写（laser-guided direct writing，LGDW）　1999年由美国明尼苏达大学的Odde D.J.提出，采用光压力推动并沉积细胞，以实现细胞的高精度空间定位，如图8-1D所示。有两种不同的实现方法：①激光聚焦于悬浮细胞上，细胞在光压作用下在液体中流动并沉积到目标面，移动激光光束，沉积出一条细胞组成的线段；②激光被耦合入空心光纤中，细胞经过几个毫米长度的空心光纤，传输到目标表面。经过以上沉积的细胞仍有活性，保持正常形态黏附并分泌代谢产物。基于该技术，胚鸡脊细胞在培养液中被引导并沉积于玻璃表面，形成设计的团簇。人脐静脉内皮细胞HUVEC在matrigel基质上成形为血管状结构，与肝细胞的共培养之后，形成集聚的类似于肝血窦样的管道结构。该技术能以微米级别的精度沉积细胞，是目前唯一报道的可以操作单个细胞的方法，但其沉积效率较低，细胞外基质材料不能同时由激光引导，制作大块细胞结构体一定难度。

2. 三维光绘图（3D photo patterning）　传统上采用光绘图来实现细胞的间接组装，在2000年加利福尼亚大学圣迭戈分校（University of Californiaat SanDiego）的Bhatia SN（nowatMIT）首次尝试将活细胞结合入成形过程，并开发了一套针对PEGDA材料的光固化绘图装置，如图8-1E所示。首先，设计并由喷墨打印制作用于紫外光选择性透过的感光胶片掩膜，并将含有细胞的聚合物溶液注入高度约为100μm的腔室中，表面是预处理的2-硼硅酸盐玻璃晶片，掩膜放置在玻璃晶片上。然后，采用10mW/cm^{2}的365nm紫外光照射，使通过掩模部分的材料光固化，未交联的材料用HEPES缓冲盐溶液清洗掉。多次重复以上过程，最终构造出三维的水凝胶结构，尺寸特征约100μm。紫外光照射的剂量和时间必须严格控制，否则会造成细胞死亡，而光固化诱导剂二羟甲基丙酸（DMPA）则具有与剂量相关的细胞毒性。基于此工艺，构建了含有肝细胞的多层PEG结构。

3. 立体光刻（stereo litho graphy，SLA）　由于光固化分子的毒性及有害的紫外照射，传统上立体光刻只作为制备纯材料支架的技术应用。在2004年克莱姆森大学（Clemson University）的Boland T.尝试了把活细胞加入立体光刻的成形过程，如图8-1F

所示。将中国仓鼠卵巢细胞（CHO）悬浮于可光固化水凝胶中（PEO/PEG），应用商用的立体光刻设备，成形了三维支架，其弹性与软组织较为匹配，但在成形后，只有约25%的细胞存活率。

二、生物制造技术发展趋势与预测

现阶段，生物制造和生物技术产品的发展趋势为：①可靠可重复成熟的生物制造手段和制造装备；②以生物制造为基础的先进医疗器械及诊断设备；③组织结构学的仿生构建及与制造工艺、材料、形态的集成模型在生物制造产品中的应用；④以生物制造为基础的类人体的三维复杂组织结构，以及产业化的再生医学产品和组织及器官再造；⑤微/纳米技术和纳米材料与生物制造及生物技术的结合等。未来20年，生物制造的发展面临着前所未有的机遇和挑战，其所研究的问题将突破传统制造工程的范畴，通过新的先进制造技术的研发以及与新材料、生物技术、纳米技术的集成，为极具市场潜力的生物制造和生物技术产业化服务。

（一）具有高生物相容性、可靠性并可复制生产的先进生物制造装备

生物制造的对象已经从非生命物质向具有生物活性的生物材料、生长因子及活细胞转换，为达到人工仿生构建活组织结构的目的，高精度的生物材料和（或）细胞结构体的成形制造工艺成为基本的技术手段，迫切需要研发具有高生物相容性、可靠性并可复制生产的先进制造工艺和设备。这些制造工艺和设备需要满足如下特征：模拟天然组织的分级结构、梯度/非匀质结构、管网结构和复合型多功能结构，能实现生物材料、生长因子和（或）活细胞的三维精确组装成形；制造过程中保持材料、生长因子及细胞的活性；制造工艺具有高的可靠性和稳定性；制造设备易于操作，具有良好的用户功能界面等。

可预计近期内生物制造基本工艺和设备的研制及开发，特别是基于自下而上成形的快速成形技术应用于三维组织工程支架和细胞/材料结构体的工艺和设备开发，可导致如下产业化产品：具有分级/梯度结构组织工程支架的低温沉积制造工艺及设备；高精度多细胞复杂结构三维受控组装工艺及设备；含有管网结构类组织前体构建的新工艺及设备；仿生结构体的体外培养及训练用复合式多功能生物反应器等。

可预计不久将可实现生物制造工艺、物理过程和信息过程的高度集成及形成大规模的生物制造先进制造设备产业。例如：基于分级/梯度结构的三维组织工程支架的成形设备实现批量生产及产业化；基于多细胞复杂结构三维受控组装的成形设备全面产业化并进入常规生物实验室以促进三维生物学研究；适用于各类组织器官体外培养的生物反应器可全面产业化并在再生医学领域广泛使用。

（二）用于组织修复和再生的组织工程产品

针对组织结构与功能相对简单的结构性组织和功能性组织，开发用于组织修复和再生、具有临床治疗效果的组织工程产品。组织工程产品植入体内后，由于具有较高的生物相容性，能够诱导干细胞或者自身的组织细胞长入到支架内部、使支架和材料降解并形成新的组织，同时可实现针对不同患者和病例的个性化制造。可预计不久即可实现微/纳米技术和纳米材料的结合，在组织工程支架的设计、成形制造工艺和构建利于细胞生长和组织生成的微环境方面取得突破，使基于生物材料和生长因子的组织工程产品广泛应用于临床。

（三）用于组织修复和病理研究的大尺寸三维多细胞类组织

针对大块软组织及复杂的组织器官，开发在复杂工艺成形范围内的多种生物材料和细胞的复合成形，有效地构建大尺寸三维多细胞复杂结构的类组织结构体，保持制造后的生物体功能，并应用于软组织的缺损修复治疗、癌症机制研究、预血管化基础研究等领域。

可预计近期内将完成建立多种细胞、高度仿生的三维组织或器官的组织结构学模型，并将制造工艺、材料和制造的生物体复杂性状相结合，

得到具有初步组织功能或类组织功能的三维大尺寸多细胞类组织；开发新的预血管化技术及复合式体外培养技术，保持制造后的生物体的功能，并初步应用于如下几个领域：针对软组织（如肝脏、心肌、肌肉、肾脏等）的治疗和修复，动物实验取得初步进展；建立生物学结构和功能方面都能模拟肿瘤在人体内发生与发展规律的体外实验模型，并用于细胞的癌前生物和病理行为的研究；进行组织器官血管化的研究，初步探明血管生成的条件、微环境和机制等。可预计不久可在组织器官的血管化研究方面取得突破，所构建的大尺寸三维多细胞活组织结构体可应用于病损软组织的临床治疗（如人工肝脏、人工心脏、人工膀胱等）；实现软组织器官的体外打印。

在肿瘤的体外研究方面取得实质性进展，开发出基于细胞组装的肿瘤学研究新模式。在肿瘤研究领域，至今缺乏一种可以在生物学结构和功能方面都能模拟肿瘤在人体内发生与发展规律的体外实验模型。在肿瘤细胞增殖研究方面，现广泛采用的仍然是在培养皿中进行的单层细胞培养模型，软琼脂克隆成形则在一定程度上优于单层细胞培养；在肿瘤迁移和侵袭能力研究方面，虽然也有细胞的三维迁移模型（3D migration model），但实质上只是在二维空间观察细胞的移动行为。在肿瘤血管形成研究方面，已经开始尝试从传统的2D向3D的转变，但仍然处于探索研究阶段。而细胞受控组装制作的体外仿生三维模型，可以在细胞的尺度上模拟细胞在体内的三维空间结构，而且可以模拟体内多种细胞的三维空间形态学关系，并可用构建的体外仿生三维细胞模型进一步研究细胞的癌前生物和病理行为。这对于肿瘤学研究领域，特别是癌前期的研究，具有不可替代的优势，有可能开创肿瘤学研究和药物研究的新模式。

（四）基于细胞/组织芯片的制造技术及设备

开发应用于药物研究，特别是高通量药物筛选领域的细胞/组织芯片制造及检测技术，并开发相应的产业化设备。同时，将细胞、组织及基于生物传感器的微流体装置结合起来，建立细胞/组织芯片实验室，建立药物学研究的检测模型，为新药的研制提供新的研究方案。可预计近期内完成建立特定细胞/组织芯片系统模型，开发相应的制造工艺及设备，用于药物学基础研究。实现细胞/组织芯片实验室的集成制造，应用于药物筛选、靶基因鉴别和新药测试的研究。可预计不久可实现细胞/组织芯片及芯片实验室的大规模和个性化设计制造，广泛应用于药物学研究领域及先进医疗诊断设备。

第三节　生物3D打印技术为仿生材料制造带来新的契机

生物制造是一门以细胞、活性分子和生物材料为基本单元的制造科学，是工程、材料、信息和生命科学等诸学科大交叉诞生的新兴学科。其科学、技术和应用广涵于仿生制造，功能结构生物体制造，再生医学模型制造，体外生物、病理和药理模型制造，体外植入物及细胞/组织芯片，先进医疗器件和医疗诊断设备的制造。生物3D打印是生物制造的核心技术体现：将生物单元（细胞/蛋白质/DNA等）和生物材料按仿生形态学、生物结构或生物体功能、细胞特定微环境等要求用“三维打印”的技术手段制造出具有个性化的体外三维结构模型或体外三维生物功能结构体。

生物3D打印和生物制造促成了工程学的自上而下设计制造与生物学的自下而上发育成长的完美结合。一方面，在细胞/组织层次上按仿生形态学或细胞三维微环境特定要求，三维打印构建体外生物体模型；另一方面，利用发育生物学原理，通过细胞/细胞、细胞/基质结合生长体外组织结构。因此，生物3D打印技术为仿生材料制造带来了新的契机。

生物3D打印和生物制造促成了工程学的自上而下设计制造与生物学的自下而上发育成长的完美结合，能够帮助生物活性单元更好地实现其功能，具有广阔的应用前景，但是，生物制造也面临诸多挑战。首先，它确实面临生物学挑战：能不能活？是不是像？有没有用？具体包括：如何构建癌肿瘤（比如在我国具有代表性的结直肠癌或食管癌、胃癌）多阶段发展体外三维模型？制造的体外生物结构体如何能代表体内组织结构的生理和生物学特征，如何检测这些特征？如何检测生物行为学及临床表型？如何将制造的体外生物结构体用于癌肿瘤和癌前期病变研究？其次，生物制造也面临材料学挑战：生物3D打印技术的使用将导致多功能生物材料的研发和应用。具体包括：超越相容性、降解性、吸收性，需要适合用于打印生物学模型的多功能生物材料（与细胞共生同长：结构、活性和诱导的组合）。最后，生物制造更是一个工程制造科学的问题：如何选择和优化材料及工艺参数来保持细胞和生物结构体在制造中及制造后的最大活性？如何通过对体内组织生理结构的高仿生设计（在细胞尺寸）来构建体外生物结构体模型，并将构建模型数值化并同基质材料和细胞集成应用于增材制造中？如何能将单细胞、多种细胞或细胞团簇在三维空间受控输送、精确定位或组装从而用制造的手段来实现高仿生的设计？如何研究制造工艺对细胞损伤的影响、机制及损伤后细胞力学和生物学性能并将研究结果用于材料及工艺参数的优化？如何研发出具有高生物活性、可靠性并可重复生产的细胞精确受控组装工艺和装备？如何偕同病理和生物学科学家，应用制造的体外生物结构体模型帮助解决生物学的难题？

虽然面临上述诸多挑战，但生物制造作为一种新型的交叉学科，拓宽了传统制造学的内涵，为生物技术产业化和生物材料的广泛应用提供了必要的工程和技术基础。未来，细胞3D打印技术联合微流控及微机电系统，多种技术深度交叉融合，将为复杂组织器官芯片和芯片人的制造提供重要的技术手段。

（弥胜利　孔　彬）

下篇

各论

第九章 骨组织内源性修复

第一节 骨组织内源性修复失效的机制

骨缺损是由创伤、感染、肿瘤、先天性疾病等原因引起的骨科常见病，大段骨缺损的治疗是骨科医生面临的临床难题。临床常用的治疗方法包括自体骨移植、异体骨移植、带皮瓣腓骨移植、Ilizarov骨搬移技术、Masquelet技术等。然而，这些方法都存在各自的局限性。近年来，随着临床需求的增加和对疾病研究的深入，生物工程和再生医学越来越受到重视，其中骨髓内源性干细胞在骨组织修复再生中的作用得到广泛关注，为骨组织内源性修复带来了新的思路和策略。

骨组织内源性修复是一个动态过程，开始是组织修复炎症阶段骨髓干/祖细胞的募集，然后是细胞分化，细胞外基质沉积和重塑。干细胞具有向组织损伤部位迁移的本能，宿主干细胞归巢定植至损伤部位被认为是组织修复的重要前提条件。目前的研究认为，生理状态下，内源性修复过程如图9-1所示，干细胞主要存在于骨髓池中，只有极少部分活化进入外周循环，干细胞的活化和归巢保持动态平衡。当发生组织损伤时，创伤引起的早期炎症反应启动组织修复，在此过程中，多种炎症介质和趋化因子被释放入外周循环，由损伤处向外周形成趋化因子浓度梯度，导致干细胞迁移的动态平衡被打破，更多的内源性干细胞被动员进入外周循环，在趋化因子浓度梯度的作用下迁移和定植至损伤部位，通过补充局部缺失的细胞成分参与血管再生和组织修复。

骨组织内存在潜在的干细胞群体，将这些细胞募集到特定部位为原位再生提供了新的治疗选择。一旦募集到足够数量的干细胞，损伤部位的组织有能力完全再生，进而恢复组织的功能和活性。然而，由于很难确保足够数量的干细胞能到达受损区域，所以内源性修复疗法的重要一点是明确将干细胞引导至靶组织的机制。此外，随着骨组织退变和疾病的发生，可形成不利的微环境，骨组织内间充质干细胞数量会逐渐减少，且其自我更新能力及分化潜能均下降，进而影响骨组织内源性修复再生。因此，维持骨组织内干细胞数量及质量是骨组织内源性修复的关键。

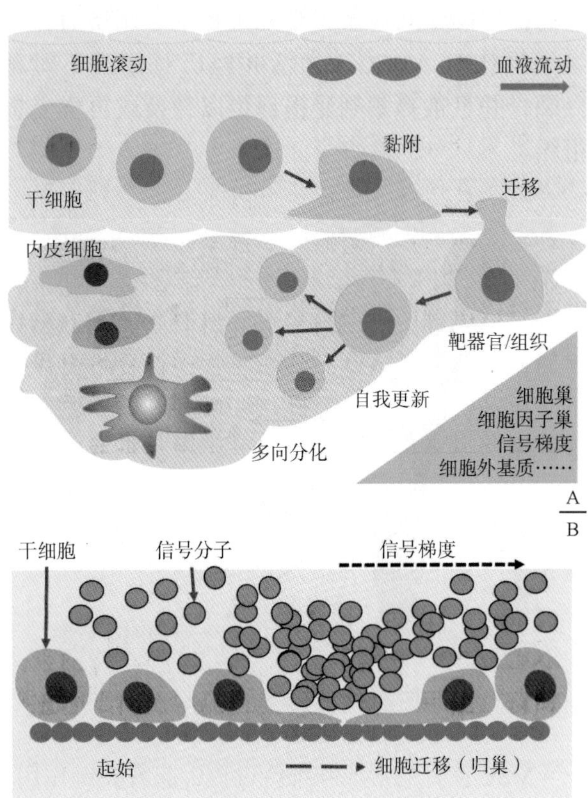

图9-1 组织内源性修复过程中相关干细胞及分子模式图

一、间充质干细胞用于骨组织修复的潜力

干细胞是一种未充分分化、尚不成熟的细胞，是具有自我复制、再生、更新、多向分化等能力的细胞。正是因为它的多向分化能力和再生潜力，才使其广泛应用于干细胞研究和再生医学中。干细胞可分为胚胎干细胞和成体干细胞两大类，成体干细胞又可根据其特定组织来源分为造血干细胞、骨髓及脂肪间充质干细胞、脐血干细胞等，其中以骨髓及脂肪间充质干细胞在骨科中应用较为广泛。

间充质干细胞（MSC）具有向多种中胚层及神经外胚层来源的组织细胞分化的能力，包括向成骨细胞、软骨细胞、脂肪细胞、肌肉、韧带、肌腱、骨髓基质，甚至肝脏细胞和神经细胞等多种细胞与组织分化。如图9-2所示，MSC向不同细胞类型分化依赖于几种不同生长因子的作用，同时不同组织特异性前体细胞/成体细胞也能通过分泌细胞因子等方式反馈调节MSC等干细胞的功能状态。MSC终身存在于骨髓和其他组织器官中，负责组织的修复和更新。在正常情况下，它们保持静止状态。当受到生物信号刺激时，如组织损伤时，MSC被激活并经历对称或不对称分裂，并且被募集到受损部位以替换或再生受损组织。

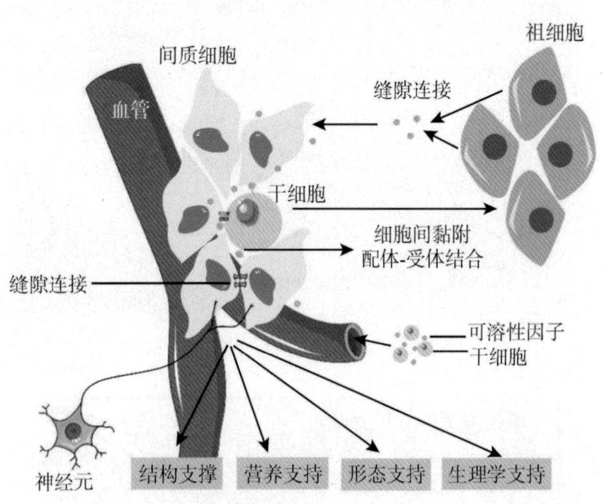

图9-2 干细胞与周围细胞之间的交互对话机制

MSC在骨的形成和维持过程中起着关键作用。软骨内成骨是一种骨愈合机制，包括MSC分化成软骨细胞，软骨钙化，然后重塑成骨。膜内骨化是另一种骨愈合机制，包括MSC或未分化的成骨前体细胞直接分化为成骨细胞。成骨细胞对于骨骼的初始形成、维持骨化和骨折修复特别重要。成骨细胞参与日常发生的轻微骨折的修复，并有助于维持骨骼内部的动态平衡。MSC分泌的各种生物活性分子也有助于创造最佳的再生微环境。MSC分化为成骨细胞涉及许多旁分泌信号和自分泌信号之间的复杂相互作用，从而启动分子机制，实现完全的成骨分化。

骨折的直接反应是血肿形成和炎症。骨折后，血肿的形成阻止了更多的出血和因子的丧失；炎症反应则启动了有助于愈合的信号级联反应。血肿形成后，前体细胞聚集形成新的血管、成纤维细胞和其他支持细胞；骨折端之间形成肉芽组织以保持稳定。祖细胞在骨折愈合的最初阶段（第1天）被募集到骨折部位，并在第3天左右增殖。此时，骨折环境复杂：骨折初期血管破裂形成局部缺氧环境，对包括BMSC和骨细胞在内的许多细胞起到有效的调节刺激作用，有利于新骨的形成。缺氧组织表达的基因可以提高细胞在低氧条件下的存活率，并重建供氧的血管系统。此外，低氧还会诱导产生与细胞迁移、分化和新骨形成有关的趋化因子，募集血小板、炎症细胞和巨噬细胞分泌细胞因子和生长因子，包括IL-1～IL-6、PDGF、VEGF和BMP到达损伤部位。这种细胞反应能促进MSC的迁移，使MSC分化为成骨细胞和软骨细胞以完成组织修复。

二、间充质干细胞迁移、增殖和分化的影响因素

（一）化学因子对MSC迁移的影响

BMSC迁移、归巢和功能的影响因素已被广泛研究。最新研究表明，BMSC向损伤组织部位迁移受到血液中多种可溶性化学因子的影响，如趋化因子、细胞因子和生长因子。这些化学因素对MSC的迁移均有着重要的调节作用，共同影响MSC的迁移行为。

1. SDF-1/CXCR4轴 基质细胞衍生因子-1（stromal cell-derived factor-1，SDF-1）是CXC家族成员，表达于多种不同的细胞类型。趋化细胞因

子受体4（chemotaxis cytokine receptor-4，CXCR4）是SDF-1的一种细胞表面受体，在诱导干细胞的归巢、迁移和存活方面发挥重要作用。SDF-1可以与其特异性趋化因子受体CXCR4结合，形成SDF-1／CXCR4信号轴，在调控干细胞定向迁移至靶器官、促进正常组织发育及损伤组织修复的病理生理过程中发挥着重要作用。一项体外研究表明，当SDF-1浓度低于100ng/ml时，随着SDF-1浓度的增加，迁移的BMSC数量也会增加。但是，当浓度超过100ng/ml时，随着SDF-1浓度的增加，迁移的细胞数量会减少。MSC中CXCR4过表达可以增强对SDF-1的趋化性，并且通过向骨髓和尾静脉注射过表达CXCR4的MSC，也可以促进干细胞归巢。这些结果表明，SDF-1/CXCR4轴在BMSC迁移的调节中起着重要作用。

2. 骨桥蛋白（OPN）　OPN属于小整合素结合配体N-连接糖蛋白家族，是在多种细胞中广泛表达的一种分泌型磷酸糖蛋白，它也是一种细胞因子，在心脏、肾脏、肺、骨和其他组织损伤和炎症反应时上调。OPN表达上调与细胞的迁移能力和生存能力增加有关，尤其能增加MSC的迁移能力。研究发现，在缺氧条件下，骨细胞OPN表达增加，在条件培养基中MSC的迁移能力也显著增强，这些结果表明骨损伤后可能通过分泌OPN募集MSC从而参与损伤骨的修复。BMSC向OPN迁移是浓度依赖性的，进一步的研究发现，OPN通过与整合素β_1结合，激活FAK、ERK信号分子，诱导细胞骨架肌动蛋白（actin）的重建和伪足的形成，降低细胞硬度，提高大鼠MSC的迁移能力。

3. VEGF　生长因子是一类调节细胞迁移、增殖、分化和细胞外基质合成的多肽。研究发现，生长因子在MSC迁移中起重要作用。VEGF及其受体VEGFR是几种类型的细胞生长、发育和迁移的关键调节剂。内皮生长因子家族中含量最丰富、最活跃的成员是VEGF-A。研究表明，VEGF-A可以刺激血小板衍生的生长因子受体（PDGFR），从而调节人BMSC的迁移和增殖。体外迁移实验证明，VEGF可明显增强MSC的迁移，呈现VEGF浓度依赖性特征，且在20ng/ml时MSC迁移的效果最好，尤其是利用VEGF抗体干预后发现，MSC的迁移能力显著降低。

4. IGF-1　IGF-1可以诱导多种细胞类型的迁移和增殖。研究表明，IGF-1可以调节BMSC的迁移，并且对开发新型干细胞治疗策略具有意义。通过对其潜在机制的探索发现，IGF-1提高了大鼠BMSC中SDF-1受体CXCR4的表达水平。PI3激酶抑制剂可减弱IGF-1诱导的MSC迁移，表明IGF-1可通过PI3/Akt依赖的CXCR4趋化因子受体信号增强MSC迁移反应。这些结果表明，通过IGF-1促进BMSC的迁移可以提高其治疗潜力，并为组织修复提供了新的治疗范例。

5. PDGF　PDGF是血小板在脱颗粒过程中释放的一种多肽二聚体，但也表达于损伤部位内皮细胞、血管平滑肌细胞和浸润性炎症细胞中。多肽通过二硫键连接，并以异构体A、B、C和D的形式存在。人血小板含有PDGF-AB、PDGF-BB和PDGF-CC，它们与PDGF受体（PDGFR-α和PDGFR-β）结合。一项研究表明，人BMSC对多种因子表现出显著的趋化反应，包括胎牛血清、PDGF、VEGF和IGF-1，而PDGF是增加BMSC迁移的最有效因子，这表明PDGF可能是BMSC募集和组织修复中的最有效的生长因子。局部静息状态下成纤维细胞在损伤后被激活，并在募集BMSC中发挥关键作用。在体外伤口愈合试验中，PDGF-BB激活的成纤维细胞导致小鼠BMSC迁移显著增加。PDGFR在诱导BMSC迁移中也起着重要作用，表达PDGFR-β的MSC向损伤部位的迁移能力增强。

6. TGF-β_1　TGF-β_1作为一种分泌性多肽信号分子，具有广泛的生物学活性。研究表明，损伤部位的TGF-β_1分泌水平升高，并且参与了损伤部位的修复。体内实验显示，TGF-β_1在小鼠心肌缺血/再灌注损伤中表达增加，通过调节CXCR4的表达诱导BMSC归巢修复心肌损伤。用损伤部位高表达的TGF-β_1预处理小鼠BMSC，可以改善同系小鼠伤口模型的愈合。研究表明，N-cadherin、PI3K/Akt、ERK1/2、FAK和p38信号通路参与了人BMSC对TGF-β_1的迁移。这些结果表明，对于损伤部位，分泌TGF-β_1是募集BMSC的重要途径，而用TGF-β_1进行预处理可能是增加BMSC归巢和迁移的有效方法。

7. bFGF　bFGF是一种有效的有丝分裂原，可以刺激各种细胞类型的迁移，特别是可以增加BMSC的迁移，并在BMSC归巢到损伤部位中发挥重要作用。bFGF梯度实验表明，低浓度的bFGF促进BMSC迁移，而高浓度的bFGF抑制BMSC迁移。此外，bFGF也可以促进损伤部位修复。例如，血小板衍生的bFGF将人类BMSC募集到内皮细胞，并诱导BMSC在内皮损伤后参与血管完整性的恢复。进一步的研究发现，bFGF可通过上调$\alpha_v\beta_3$整合素的表达、激活MEK/ERK途径和磷脂酰肌醇3-激酶（PI3K）依赖的Akt（PI3K/Akt）途径来增加BMSC的迁移。

（二）MSC成骨分化相关信号通路

骨组织主要包括BMSC、成骨前体细胞、成骨细胞、破骨细胞和骨细胞等多种与骨骼发育及骨骼形成相关的细胞类型。骨骼形成主要由成骨细胞介导，而成骨细胞则由其谱系上游BMSC一步步分化而来。该过程由转录因子Runx2、β-联蛋白（β-catenin）和Osterix等共同决定。MSC分化为成骨前体细胞后，会进一步表达高水平的骨桥蛋白，使其分化为成熟的成骨细胞，成骨细胞又进一步表达高水平的骨钙素，使其嵌入骨基质中，最后分化为骨细胞进而形成骨骼。

1. BMP/Smads信号通路　骨形成蛋白（BMP）是TGF-β超家族中的多功能生长因子，具有诱导新骨形成的能力，为新生动物形成骨骼所必需。目前，已发现20多种BMP家族成员。其中，BMP-2、BMP-4、BMP-5、BMP-6、BMP-7、BMP-9在MSC成骨中具有重要作用。在BMP/Smads信号通路中，配体BMP因子首先与细胞膜上的丝氨酸/苏氨酸激酶受体结合使其磷酸化，将细胞外的信号传入细胞内，然后启动并激活成骨细胞特异性转录因子（如Cbfα1/Runx2、Osterix/Sp7等），从而诱导MSC向成骨细胞分化及骨形成。但在此过程中，BMP/Smads信号通路也受到Smurf1的负性调节，该蛋白是E3连接酶中的重要组成部分，可介导BMPR-Ⅰ的调节，还能特异性识别和结合Runx2、Smad1，促使它们泛素化并被26S蛋白酶体识别和降解，进而负向调节BMP/Smads信号通路，从而抑制成骨细胞分化及骨形成。BMP/Smads信号通路是参与调控MSC向成骨细胞分化及骨形成的关键信号通路之一，同时其自身也受到多种细胞因子的调节，从而在生物体内形成了复杂的调控网络。

2. Wnt/β-catenin信号通路　Wnt信号通路被证实在成骨细胞的形成、分化和成熟过程中扮演着重要角色。Wnt蛋白家族广泛存在于多细胞真核生物中，是调节细胞增殖分化的重要分子，它通过连接不同的受体而激活下游的不同通路。在促进成骨分化方面根据有无β-catenin参与，Wnt信号通路分为经典信号通路与非经典信号通路2种，其中经典的Wnt信号通路是依赖于β-catenin的通路。β-catenin的过表达是开启Wnt信号通路的重要因素，通过促进BMSC胞核内下游相关因子的启动和基因转录，进而促进BMSC成骨分化。经典Wnt信号通路在调节BMSC成骨分化方面与BMP/Smads信号通路相似，最终都是通过作用于成骨相关因子Runx2而起作用。另外，Wnt抑制因子1、骨硬化蛋白等作为Wnt/β-catenin信号通路的相关拮抗剂，也可通过作用于Wnt、Fzd及LRP5/6等受体或配体，间接调节骨量及成骨分化。Wnt信号通路作为整合与协同其他信号通路的枢纽，是成骨分化与骨形成的经典通路，通过调节成骨相关基因的表达或其他成骨信号通路等，促进BMSC向成骨细胞分化。

3. Hedgehog信号通路　刺猬（hedgehog，Hh）信号通路通过对自身或对其他信号及关键分子的调节，对骨形成及MSC成骨分化进行调控。Hedgehog最早从果蝇胚胎内分离获得。Hedgehog蛋白家族高度保守，主要包括3种同源蛋白质，分别是音猬因子（sonic hedgehog，SHh）、印度刺猬因子（Indian hedgehog，IHh）和沙漠刺猬因子（desert hedgehog，DHh）。Hedgehog分子可与细胞表面受体Patched-1（Ptch1）结合，后者使靶基因平滑受体（smooth receptor，Smo）得以活化，活化的Smo与类运动蛋白（Costal-2，Cos2）、丝氨酸/苏氨酸蛋白激酶（Fused，Fu）结合形成复合物，该复合物可激活锌指蛋白家族Ci/Gli，促使它们进入核内聚集并激活转录，从而启动下游靶基因的表达。

4. Notch信号通路　Notch信号是成骨细胞的另一种直接骨诱导因子，在成骨细胞的分化以及维持骨骼稳态方面发挥至关重要的作用。在细胞表面，Notch受体与细胞上的Notch配体相互作用，二者结合后，受体被γ-分泌酶复合物水解，Notch的细胞内结构域（Notch intracellular domain，NICD）被释放，然后转移到细胞核中，激活由NICD、主脑类转录辅激活因子和免疫球蛋白kappa J区重组结合蛋白组成的转录复合物（recombination signal-binding protein Jκ，RBPJκ）。Notch信号通路是进化高度保守的配体-受体信号通路，在骨骼发育及重塑中发挥重要作用，可促进MSC向成骨分化，并抑制脂肪前体细胞向脂肪细胞分化，抑制γ-分泌酶可以破坏Notch信号，导致BMSC增殖和分化受损。研究发现，在小鼠骨骼祖细胞中条件性删除转录Notch效应子RBPjκ的等位基因，发现小鼠的骨折不愈合，说明整个骨折愈合过程可能需要Notch信号来维持BMSC的功能和数量。此外，成骨细胞分化过程中，Notch失调可导致磷酸钙自发地沉积在胶原纤维上，扰乱细胞内矿物质囊泡的运输，改变矿物质晶体结构，降低矿物质与有机基质之间的结合力，表明Notch在骨细胞分化和生物矿化过程中也发挥至关重要的作用。综上所述，Notch信号通路可通过多种途径直接或间接参与调控成骨细胞分化及骨形成。

5. 丝裂原活化蛋白激酶信号通路　丝裂原活化蛋白激酶（mitogen-activated protein kinase，MAPK）通路被认为是成骨细胞分化和骨形成的正调节因子。MAPK链由3类蛋白激酶MAP3K-MAP2K-MAPK组成，被细胞外刺激因素（如激素、生长因子、细胞外基质等）激活，通过蛋白激酶级联系统，MAPK链依次磷酸化，将上游信号传递至下游分子，进入细胞核并激活相应的基因，从而调节细胞增殖。MAPK通路使成骨细胞增殖和迁移增加，可促进骨愈合，抑制MAPK信号通路，降低成熟成骨细胞中特异性基因的表达。对于哺乳动物而言，最常见的MAPK信号传导通路包括3条：细胞外信号调节蛋白激酶（extracellular regulated protein kinase，ERK）通路、c-Jun氨基末端激酶（c-Jun N-terminal kinase，JNK）通路和p38丝裂原活化蛋白激酶（p38 mitogen-activated protein kinase，p38MAPK）通路。其中，ERK/MAPK通路是MAPK通路中的主体部分。在骨中，ERK/MAPK通路是细胞外环境信息传递给细胞核的主要通道，参与骨的多种信号反应，可促进碱性磷酸酶的表达，使MSC基质矿化增强，向成骨方向分化。

三、衰老微环境对骨组织内源性修复的影响

骨组织具有很好的自我愈合能力，通常足以修复骨折和其他常见的损伤。然而，骨质的变化贯穿一生，随着年龄的增长，骨骼疾病的发病率增加，骨折愈合能力下降。MSC在骨修复中的治疗潜力早已被提出和研究。MSC的作用包括直接分化成骨细胞，吸引和招募其他细胞，或通过产生营养生长因子创造再生环境。但随着全身衰老及退变程度的增加，MSC的数量也会明显下降，并且会发生功能衰退，严重影响骨组织内源性修复的能力。

（一）间充质干细胞衰老的鉴别与特征

衰老的特征是全身整体性、渐进性和功能性衰退。迄今为止，还没有确定的方法来指示或监测体内细胞的衰老。与之不同的是，体外复制性衰老的特征已经建立在染色体端粒长度、细胞增殖行为和分化潜能的基础上，而关于体内自然衰老是否影响MSC功能的争论尚未解决。到目前为止，衰老相关的β-半乳糖苷酶（SA-β-gal）活性是衰老细胞最广泛使用的生物标志物，特别是与其他标志物组合使用时，尽管其在衰老过程中的作用尚不清楚。此外，p16 INK4A是一种常见的细胞周期停滞标志物，在体内外均与衰老相关。基于这两种标志物，Zhao等描述了一种定量分析细胞衰老的方法。近年来，细胞外微囊泡（MV）被认为是鉴别MSC衰老的潜在生物标志物。Lei等报道miR-146a-5p定位于MSC-MV，表征了晚期传代MSC的衰老状态。也有报道称，miR-335的表达与hMSC供体年龄相关，miR-335的过表达加速衰老表型，并且破坏分化潜能。

MSC的衰老，对自身特性的影响包括端粒长度、细胞增殖能力、分化潜能、表观遗传学和分泌组等。细胞衰老过程中的主要变化，表现为自噬减少、蛋白酶稳态和线粒体功能改变。随着年龄增长，P16和P21水平升高，增殖能力也随之而下降。此外，衰老细胞产生SASP因子，从而对其他细胞产生不利影响。根据定义年轻和衰老细胞

的标准，细胞分离、细胞培养、细胞传代的方法在实际中并不一致。然而，基于体外成骨实验标准和体内骨修复实验，人们普遍认为，机体衰老会降低BMSC的密度，并损害其成骨潜能。此外，越来越多的证据表明，MSC的老化以牺牲成骨能力为代价促进脂肪生成，从而导致成骨能力受损。这与体内衰老过程中骨髓脂肪组织增加的事实是一致的。这种转变可能是由于具有PDZ结合基序的转录共激活因子（TAZ）的表达减少，从而增强了过氧化物酶体增殖物激活受体γ（PPAR-γ）的表达。PPAR-γ与脂肪形成相关，并抑制与成骨相关的Runt相关转录因子2（RUNX2）的表达。

为了使BMSC能够促进组织修复，将其引导至损伤部位（称为“归巢”）是至关重要的。当组织受损时，信号因子被释放到体液中，并激活体内和全身的MSC，导致MSC表面CD44水平升高。在这一过程中，损伤部位高表达的SDF-1募集MSC，并通过与MSC表面的细胞因子受体CXCR4结合而将MSC引导至合适位置。随后，整合素α_4和β_1结合在一起并在MSC中形成晚期抗原-4（VLA-4），通过与VCAM-1相互作用进一步将MSC引导至内皮细胞。最后，MSC产生溶解酶如MMP，产生空间以允许自己迁移。在一项小鼠研究中，与年轻小鼠相比，老龄小鼠的MSC表面CXCR4的表达明显降低。与年轻的BMSC相比，静脉注射年老的BMSC不易愈合，促进新生血管形成的能力也较弱。而且从小鼠骨髓中分离出的MSC在体外扩增后迅速失去归巢能力，这可能与VCAM-1表达降低有关，VCAM-1是一种MSC表面标志物，可以调节MSC与内皮细胞的相互作用。此外，Geibler等研究表明，通过测量迁移速率，每个传代的年轻MSC始终比衰老的MSC显示出更高的迁移潜能，这表明衰老MSC对损伤信号的反应受损。来自脂肪组织的MSC也存在类似现象，提示这一特征可能与衰老相关的微环境有关。与体内自然衰老研究的结果类似，体外衰老也被发现会严重损害人类MSC对促炎信号的迁移能力。

如上所述，MSC可能通过旁分泌因子的产生和分泌发挥作用。在一项关于脂肪来源的MSC的研究中，成年MSC（来源于40岁以上的个体）产生的IL-6和IL-8明显高于从16岁以下的供体中分离出来的IL水平。促炎分泌物增强可能会显著降低MSC的免疫调节能力。相比之下，已有大量研究分析了体外传代早期和晚期MSC的分泌组，还已经鉴定了衰老的MSC中分泌与衰老相关分泌表型（SASP）产物。Sepúlveda等通过γ射线产生衰老的人源BMSC，鉴定出超过27种SASP成分，如IL-17F、瘦素、IL-8、嗜酸细胞活化趋化因子、VCAM1、干扰素β、IL-4和MCP1。尤其值得注意的是，这些衰老细胞产生了大量IL-6，而IL-6代表最突出的SASP因子。Severino等的研究表明，第10代（P10）衰老MSC的条件培养基（CM）可以与胰岛素样生长因子结合蛋白（IGFBP）4和IGFBP 7一起直接诱导P1细胞的衰老表型。迄今为止，MSC的SASP如何影响骨愈合还未见报道。然而，IL-6是最公认的SASP因子之一，已被证明可以驱动破骨细胞形成，并负向调控成骨细胞分化。抑制IL-6可显著增强成骨细胞中Runx2和Ⅰ型胶原基因的表达，同时降低破骨细胞相关基因如酒石酸耐碱性磷酸酶（TRAP）、MMP9和CTSK的表达。因此，可以推断SASP的产生不利于骨再生。

（二）微环境老化对干细胞的影响

1. 支持细胞老化的影响 MSC与许多其他类型的细胞共同存在于骨髓腔内，包括成骨细胞、破骨细胞、成纤维细胞、内皮细胞、脂肪细胞。MSC和微环境支持细胞之间的相互作用可能会通过直接的物理接触、分泌的可溶性因子或ECM蛋白。由于衰老代表系统功能的下降，因此骨髓中的所有细胞都会经历类似的“衰老应激”，从而影响邻近的细胞。例如，来自第10代衰老MSC的条件培养基可以通过分泌IGFBP 4和IGFBP 7直接诱导P1细胞衰老表型。此外，衰老降低了大多数细胞中成纤维细胞生长因子-2（FGF-2）的表达水平，这可能会导致MSC增殖能力的降低。目前，MSC对造血干细胞的支持功能已经得到了很好的证明。鉴于它们在骨髓中的位置非常近，造血干细胞如何影响BMSC，特别是在衰老过程中，需要进一步的研究。June等的一项研究表明，造血干细胞在骨髓中通过分泌BMP-2和BMP-6直接诱导MSC成骨分化。此外，衰老引起造血干细胞BMP表达失调，这可能是骨质疏松症发病机制之一。

虽然炎症的产生机制尚不清楚，但随着年龄的增长，脂肪组织被认为是全身性促炎性细胞因子的主要产生者。从1994年发现瘦素后，脂肪内分泌功能及其参与许多生理和病理过程已得到公认。衰老会显著改变瘦者和肥胖者的脂肪组织，包括祖细胞功能下降、细胞衰老、脂肪来源的激素变化和miRNA加工减少，特别是通过与衰老相关的分泌表型，衰老细胞本身会产生许多促炎性细胞因子和趋化因子。在老年人和小鼠的骨髓中观察到脂肪组织和脂肪细胞的积累。这些细胞通过生成过量的二肽基肽酶-4而损害骨愈合过程。值得注意的是，脂肪细胞数量的增加可能是由于衰老的MSC倾向于成脂分化，这增加了理解衰老过程中脂肪细胞与MSC相互作用的复杂性。

MSC也与成骨细胞直接物理接触。在单层共培养中，可观察到MSC和成骨细胞积极建立细胞-细胞接触，这足以驱动MSC的成骨分化。基于下一代测序和生物信息学分析，在正常和衰老成骨细胞中鉴定出了差异表达的微小RNA和基因，特别是miR-204-5p被确定为上游调控因子，可抑制Runx2的表达。衰老的成骨细胞在受到刺激后细胞连接的能力减弱，连接蛋白43被证明是MSC存活和迁移的关键。如上所述，MSC存在于血管周围环境中，通过将MSC与人脐静脉内皮细胞（HUVEC）共培养，不仅导致了MSC的增殖显著增加，而且促进了MSC的成骨分化。事实上，HUVEC产生的ECM可指导MSC分化为血管谱系。

2. ECM老化的影响　ECM的组成、力学性能和形貌都在不同程度上影响MSC的表型。最近，研究人员得出的结果表明，来源于MSC的ECM可促进MSC增殖并维持其潜能。与在组培塑料上维持的BMSC相比，在该ECM上扩增的BMSC明显能够在体内再生产生更多的骨组织。此外，由衰老的MSC产生的ECM在维持正常MSC功能方面的能力显著下降，这表明ECM在MSC衰老过程中发挥了关键作用。除了干细胞来源的细胞外，组织基质的老化也会影响干细胞的功能。最近有研究表明，随着年龄的增长，衰老的肌肉外基质中胶原弯曲度和硬度降低，从而增加了肌肉干细胞中成纤维标志物的表达，损害了肌肉的生成。2006年，Engler等的一项里程碑意义的研究表明，MSC能够感知培养基质的硬度，并根据基质的硬度分化为不同的谱系，包括在软表面上的神经发生和在硬表面上的成骨。随后，Winer等在硬度为250Pa的软凝胶上培养MSC，发现细胞保持静止状态而不分裂。然而，当它们被切换到一种坚硬的底物后则被激活。上述结果表明了来自ECM的机械性能对MSC衰老的影响。

3. 全身性因素衰老的影响　如上所述，衰老代表着全身功能障碍。此外，由于间充质干细胞位于血管周围，因此，MSC的衰老必然与循环系统因素有关。Zhang等研究表明，与年轻大鼠血清相比，老龄大鼠血清中MSC衰老细胞比例显著升高，这可能与β-catenin水平升高相关。通过抑制经典的Wnt/β-catenin通路，减轻了老年大鼠血清的负面效应。老年大鼠血清对MSC增殖也有类似的抑制作用。然而，用NT-020处理老龄大鼠的血清并没有显示出这种抑制作用。利用生物配对方法转移造血细胞，年老动物的骨髓干细胞在刺激下成骨分化能力得到显著增强，也导致骨折修复能力增强。一些研究结果也表明，这种作用部分是通过β-catenin介导的。最近，Rebo等报道了一种新方法，该方法允许年轻小鼠和年老小鼠之间进行血液交换，而无须共享其他器官。他们还发现老龄小鼠的血液明显抑制了年轻小鼠干细胞的增殖。综上所述，这些结果表明衰老血清/血浆中含有阻碍MSC功能的抑制因子。Murphy等综述了其中可能的机制，提出CCL11、GDF11、mTOR和胰岛素/IGF1信号通路可能作为系统性因素参与了干细胞功能调控。

四、低氧对间充质干细胞迁移及成骨分化的影响

在骨修复过程中，除了种植的MSC外，机体损伤周围MSC迁移至骨缺损处是至关重要的一步，是MSC成骨分化及修复骨组织的前提。机体生理环境及骨折后局部是一个低氧状态，其中机体组织氧张力范围大致在1%～12%，骨髓中氧张力为4%～7%，甚至低至1%～2%。在软骨内骨化过程中，低氧可诱导血管侵入无血管软骨区，在骨骼发育中发挥重要作用。

（一）低氧影响MSC迁移的相关因子

整合素家族及MMP调控MSC迁移。研究表明：低氧及低氧诱导因子-1α（HIF-1α）通过调节

MMP的活性调控MSC的迁移；而整合素超家族是由α和β两个亚单位组成的异二聚体，在细胞黏附、细胞外基质形成、细胞分化及细胞迁移等过程中发挥关键作用。研究发现，在低氧状态下，整合素α4（ITGA4）调控局部黏附激酶（p-FAK）及Rho-GTPase家族分子RhoA、ROCK1等，可激活MMP-2，调控ITGA4表达，进而使MSC迁移。仍有其他研究表明，干扰ROCK1时，MSC迁移可被抑制，该研究表明低氧会下调ITGA4表达，从而使Rho-GTPase的表达出现变化。

研究显示，低氧环境下骨细胞OPN表达上调，诱导MSC细胞CD44受体表达，并促进MSC迁移，当分别使用OPN及CD44的中和抗体时，可抑制MSC迁移活动，表明低氧环境下骨细胞表达OPN分子可作用于MSC的CD44受体，并促进其迁移。研究发现，1%低氧环境下培养MSC细胞，细胞迁移能力受到抑制，激活RhoA活性便可以恢复细胞迁移能力。该项研究使用的是无血清培养基，而在无血清培养中细胞活性本就会受影响，1%低氧浓度会显著抑制细胞活性，进而MSC迁移受抑制。

低氧及其HIF-1α是MSC迁移活动的关键因素，低氧及其HIF-1α通过调控相关趋化因子、细胞因子等表达促进MSC迁移，这其中包括MMP、Rho-GTPase家族信号等。利用不同的低氧浓度及处理时间组合研究，可以更全面系统地理解低氧环境下MSC的迁移活动及其相关机制，未来结合损伤组织生理环境情况可筛选出最具促迁移的活性因子，以修饰骨修复材料，提高骨修复效率。

（二）低氧对MSC成骨分化、骨形成的影响

研究发现，利用2%氧浓度培养BMSC细胞8天，结果显示成骨标志基因表达上调，另用2%氧浓度培养rBMSC细胞7天，发现低氧通过ERK通路抑制其成骨分化；在1%氧浓度下，BMSC在28天后成骨标志基因较常氧表达上调。另外，有研究通过hMSC在1%氧浓度下分别培养1周、2周及3周，结果相比正常情况下抑制了MSC成骨分化能力；其他研究也都认为低氧抑制MSC成骨分化，并认为这与维持MSC干性特征相符。目前对于低氧对间充质干细胞的影响仍存在争议。

研究表明，HIF-1α及VEGF是机体血管-成骨相偶联的主要调控者。通过特异性敲除Von Hippel-Lindau（VHL）基因，使小鼠成骨细胞HIF-1α表达上调，结果小鼠显示出更强的成骨能力，在敲除HIF-1α的小鼠当中表现相反，这表明HIF-1α对骨发育具有重要作用。其他研究则显示，在骨折模型中，HIF-1α表达上调，并可促进骨折的修复。当在骨折处使用HIF-1α信号激活剂时，同样可加快骨折的修复。低氧对MSC成骨分化的影响存在较大争议，然而，可以明确的是低氧环境下的HIF-1α可促进骨发育及骨修复。

低氧对骨形成相关通路的影响：低氧对BMP信号通路、Wnt信号通路、Notch信号通路、Hedgehog信号通路均有不同程度的影响。低氧环境下成骨相关通路的变化参与了低氧环境下MSC的成骨分化，低氧通过上调Notch1表达抑制MSC成骨分化，而BMP信号通路则差异较大，与其不同低氧浓度、低氧时间及细胞来源等因素相关，Wnt及Hedgehog信号通路的研究虽然也涉及其促成骨下游信号分子的改变，但并未研究其成骨现象，尚不能得出结论。

第二节　骨组织内源性修复调控

内源性修复是指当组织受损或发生退变时，通过释放细胞因子来募集组织特异性干细胞或祖细胞，在一定微环境下完成增殖和分化，从而进行组织自我修复与更新，是机体内许多组织或器官再生过程中的重要一环。内源性修复过程中，干细胞主要通过脉管系统及骨髓输送到有自我更新能力的组织器官中，参与其修复再生过程。骨组织是一个复杂的组织，各种细胞均会对修复过程产生影响，其中主要是骨髓间充质干细胞的募集。骨髓间充质干细胞有两个分化方向，即脂肪化和成骨化。骨组织内源性修复主要通过释放的细胞因子对微环境下的骨髓间充质干细胞进行调控，以达到调控骨组织修复的目的，目前主要通过以下几种因素进行调控。

一、物理因素

当组织损伤发生后，骨髓中的MSC感知到损伤信号而迁移出骨髓，然后进入外周血循环向损伤组织迁移，进而与靶组织血管内皮细胞黏附，并穿过胞外基质的屏障，最后到达损伤组织进行修复。骨髓间充质干细胞所生活的微环境在其迁移中起着重要作用，而且随着跨学科研究的不断深入，物理因素对骨髓间充质干细胞成骨分化的作用越来越受到重视，主要包括力学因素、基质刚度、电磁场、超声、热处理、体外振波等。

力学因素

在细胞微环境中，力学因素是对骨髓间充质干细胞影响最广泛的因素之一，包括压应力、剪切应力、微重力、离心力、牵张应力。

1. 压应力　压应力是机械力的一种，是指抵抗物体有压缩趋势的应力。在通过外周血液循环迁移到损伤组织部位的过程中，骨髓间充质干细胞黏附在血管壁上，并受到施加于血管壁的血液动力，其形式为循环机械应力和血液剪切应力。研究表明，压应力存在于骨髓间充质干细胞的微环境中，骨髓间充质干细胞的迁移受到机械应力的影响，并对其增殖及分化有重要作用。循环静水压可增加骨钙素、骨桥蛋白、骨连接蛋白和Ⅰ型胶原水平，而且在施加压力后，细胞活性也得到显著提高。随着压应力的提高，骨髓间充质干细胞的成骨反应是明显增强的。促进成骨作用呈幅度和频率依赖性，最高幅度为300kPa，频率为2Hz。应力作用于细胞需要力学信号转化为分子生物学信号，并逐渐向下传导，如FAK、整合素β_1和整合素连接激酶（integrin linked kinase，ILK）、骨保护素（osteoprotegerin，OPG）及其配体（receptor activator of NF-κB ligand，RANKL）等。压应力通过极其复杂的信号转导机制调节骨髓间充质干细胞的成骨化。

2. 剪切应力　物体由于外因（载荷、温度变化等）而变形时，在它内部任一截面（剪切面）的两方出现的相互作用力，称为“内力”。内力的集度，即单位面积上受到的内力称为“应力”。应力可分解为垂直于截面（剪切面）的分量，称为“正应力”或“法向应力”；相切于截面（剪切面）的分量称为“剪切应力”。骨髓间充质干细胞存在于不断流动的组织液中，这样不断流动的液体对细胞表面便存在一种剪切力。流体剪切力对骨髓间充质干细胞的作用是增强细胞活性。连续的流体剪切力对骨髓间充质干细胞的成骨化作用更为明显。流速在0.061m/s时，高剪切力（0.55～24MPa）的成骨化作用显著增强。如图9-3所示，剪切力能产生作用也依赖于力学转化为生物化学信号的通道作用。例如，TRPV 4通道使Ca^{2+}内流促进核心结合因子Cbfα1的表达及ERK1/2信号通路的激活等。流体剪切力也是细胞将力学信号转化为生物化学信号后，通过信号转导逐级放大，最终影响骨髓间充质干细胞的成骨转化。

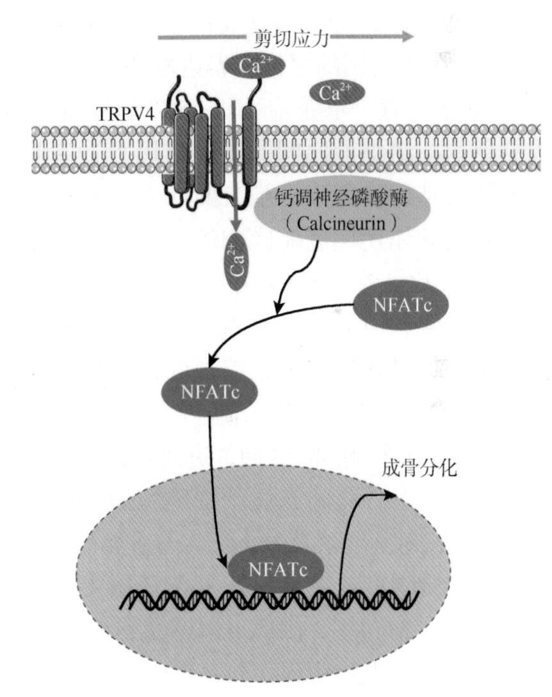

图9-3　剪切应力通过促进钙离子内流激活TRPV4信号通路发挥生物学调控作用

3. 微重力　微重力是指在重力的作用下，系统的表观重量远小于其实际重量的环境。由于其自身重力消失，骨细胞缺乏必要的力学刺激因素，使细胞增殖及分化受到抑制。微重力对骨髓间充质干细胞细胞骨架的影响十分明显。在微重力作用下，对小鼠骨髓间充质干细胞进行成骨诱导，结果表明ALP及与成骨相关的基因蛋白Col-Ⅰ、Runx-2等表达明显下降，对干细胞增殖及成骨化有非常明显的抑制作用。微重力对骨的作用也需要通过复杂的信号转导进而对骨髓间充质干细胞产生作用。Mao等研究表明，在模拟微重力条件下进行间充质干细胞培养，结果其迁移和增殖受到明显抑制，可能机制是F-肌动蛋白的重塑和细胞硬度的增加，进一步研究发现Wnt/β-catenin信号通路可能介导了微重力效应诱导的骨髓间充质干细胞增殖抑制。

4. 离心力 离心力是在一个非惯性参考系下观测到的一种惯性力，向心力的平衡。在拉格朗日力学下，离心力有时被用来描述在某个广义坐标下的广义力。离心力对骨髓间充质干细胞的促进作用异常显著，而且在500r/min干预5天（相对离心力大小约为30.9*g*）时的促进增殖作用最明显。离心力作用于骨髓间充质干细胞，能刺激BMP信号通路家族分子的高表达。与作用时间也有相关性，随着时间的延长，表达量升高。

5. 牵张应力 牵张应力是指骨髓间充质干细胞受到的与组织液之间的相互作用力。主要通过细胞外的基质作用于细胞表面或者细胞骨架产生相应的化学作用，进而影响细胞的增殖、分化等状态的转化。在牵张应力中，1Hz、每6小时10min、10%的牵张应力对骨髓间充质干细胞的增殖有明显的促进作用，牵张应力的传导也需要信号的转导，如BMP-9，诱导细胞骨架重组并通过阻滞细胞进入细胞周期的S期，进而起到促进细胞增殖的作用。对骨髓间充质干细胞施加生理大小的牵张应力，对其增殖及分化都有着重要的作用。

（1）基质刚度：在组织修复微环境中，间充质干细胞被ECM包围，因此可以感受到ECM传输的复杂的生化和生物物理信号。ECM的弹性模量是生物物理线索的一个示例。MSC通过其产生的力（通常称为“刚度”）使周围环境发生变形来感知这种弹性模量，测量单位为帕斯卡10Hz/1.1mT、15Hz/1mT、50Hz/1.8mT（Pa）。MSC感受的物理信号在调节MSC行为中起着重要的作用。许多研究都关注基质刚度对间充质干细胞迁移的影响。人骨髓间充质干细胞通过极化细胞骨架功能和磷酸化的肌球蛋白-Ⅱ重链，从软基质（1kPa）向刚性基质（34kPa）迁移，这表明极化对骨髓间充质干细胞的机械敏感性迁移具有高度调控的指导作用。在细胞迁移过程中，微管组织中心（MTOC）经常极化到细胞核前面的位置，而细胞迁移过程中当基质足够硬（≥5～6kPa）时，ECM刚度通过在细胞核前面极化来影响MTOC在人MSC中的位置。该实验的结果表明，人间充质干细胞通过功能性肌动蛋白细胞骨架迁移至基质较硬部分，而组装的微管网络对于MSC的定向迁移是必需的。

（2）电磁场：电磁场对BMSC的增殖分化是非常重要的。体内细胞膜内外存在100μV的跨膜电压，并且随着细胞离子的变化也会出现相应的电流变化，随即也会出现电场。当施加外界磁场后体内的磁场会出现相应的变化，结构也就随之变化，最终影响BMSC的结构。总体来说，电磁场对BMSC的成骨化是有促进作用的，不同的频率及强度促进程度也不同。10Hz/1.1mT、15Hz/1mT、50Hz/1.8mT的脉冲电磁场对骨髓间充质干细胞的促进作用是比较明显的。作用的时间也是不同的，3天、5天、9天、14天目前是比较主流的观点，也有最长28天后观察到促进成骨作用。电磁场作用于细胞后，细胞内Runx2/Cbfal、BMP-2、TGF-β、OPG、MMP-1和MMP-3、骨钙素、骨唾液蛋白、环磷酸腺苷（cAMP）水平上调和蛋白激酶A（PKA）、c-Fos、c-Myc等借助细胞自分泌和旁分泌持续释放，进而促进骨髓间充质干细胞的增殖或成骨转化。细胞内的离子浓度也会影响骨髓间充质干细胞的增殖及分化，如Na^+、K^+、H^+、Ca^{2+}、HPO_3^{2-}等。Yong等研究发现通过使用电磁场可以使cAMP水平升高，从而激活PKA以及细胞外信号调节激酶（ERK1/2），此实验说明骨髓间充质干细胞的成骨分化是受电磁场刺激并依赖PKA及ERK信号通路促进的。

（3）超声波：近年来，超声波已广泛应用于临床，低强度脉冲超声（LIPUS）刺激是一种基于体内研究，获得FDA批准且广泛应用的干预手段，在骨折、骨不连及其他骨缺损的愈合过程中可促进骨骼生长。大量研究表明LIPUS对体外培养系统的骨细胞也有直接作用。LIPUS已被证明在愈合过程的所有阶段都能增加骨折的修复率，虽然LIPUS诱导这些反应的机制尚不清楚，但已知骨折愈合率的增加是由细胞接受的机械应力诱导的，继而这些刺激被转化成生化事件。Angle等研究发现各种强度的LIPUS都能启动成骨细胞分化，调节ERK1/2和p38细胞内信号通路，而且LIPUS处理后均显示出更高的矿化度，如碱性磷酸酶活性明显增高。李亚明研究发现体外联合LIPUS辐照可在一定程度上增强rBMSC骨髓间充质干细胞成骨分化能力，并且将构建的rBMSC-支架材料的细胞三维培养复合体植入裸鼠皮下，LIPUS辐照后能有效提高rBMSC骨组织再生能力。实验证实LIPUS辐照可在一定程度上促进骨髓间充质干细胞成骨分化，故低强度脉冲超声物理刺激应用于骨组织工程是一种很有前景的方法。

（4）低频振动：低频振动是指系统相对平衡位置幅度很小的周期性偏离。BMSC作为力学敏感细胞，在体外受到一定的机械刺激后，其增殖和分化等生物学特性会发生功能性变化，并且对力学刺激做出适应性应答。此外，低频振动是轻而短周期的力，与肌肉运动时对骨骼产生的力学刺激具有相似性。实验研究发现BMSC表面存在与力学转导相关的蛋白质，能够将外界的力学信号转导至细胞内，从而发挥相应的调节作用。细胞膜上的离子通道和整合素等感受到外界施加的应力后，然后通过细胞骨架及相关信号通路将外界信号转导至细胞内，进而作用于细胞核。YAP/TAZ、Wnt、MAPK等信号通路均为介导微振动刺激BMSC分化调控的信号通路。研究认为MAPK信号通路是通过调节ERK1/2途径上调 Runx2的表达，参与低频振动诱导的间充质干细胞成骨分化过程，从而促进其成骨分化。Kim等研究发现在低频振动作用下成骨分化相关的标志物表达上升，同时Wnt家族成员10B（Wnt10B）、β-catenin表达也显著上升，并且使用Wnt信号通路抑制因子即Dkk-1（Dickkopf-1）特异性阻断Wnt通路后，Wnt10B、β-catenin、Runx2和OSX表达均明显下降，结果表明Wnt/β-catenin途径直接参与了低频振动刺激BMSC成骨分化的过程。此外，有研究发现施加低频振动作用于骨髓间充质干细胞后，在诱导其向成骨分化过程中，碱性磷酸酶活性增高，钙结节数目增加，OCN、OPG表达增加，RANKL表达下降。上述结果表明，低频振动刺激对骨的代谢起到正性调节作用，不但可以促进骨的生成，而且可以通过成骨细胞分泌的相关蛋白来抑制破骨细胞的生成。但是，低频振动影响BMSC成骨作用的确切机制尚不完全清楚，可能涉及多种信号通路的相互作用，这些仍需要进一步的研究。

（5）运动：运动在骨骼的生长与发育中起到重要作用。主要是调控骨髓间充质干细胞的成脂成骨转化。运动可以促进骨质生成是显而易见的，而且会直接或者间接参与骨组织的适应性改变来影响骨骼的架构变化。运动对于骨髓脂肪组织的调节，也是一个重要的方向。可以试想，我们通过抑制BMSC的成脂化，便可以间接地促进BMSC成骨转化。由于对骨髓成脂化的量化技术很少，所以目前对骨髓脂肪组织的研究也相应非常少。部分研究发现高脂饮食下的小鼠，骨髓脂肪组合含量也明显升高，但是，在运动一段时间后，骨髓脂肪组织就会明显降低。运动对骨髓脂肪的调节间接地促进骨髓间充质干细胞成骨转化，与热量的传递有关。还有研究称，在抑制小鼠γ型受体[过氧化物酶体增殖物激活受体γ（PPARγ）]后，小鼠的脂肪含量上调为原来的5倍，运动处理后，小鼠的骨髓脂肪含量出现明显下降，分布也比较均匀。骨髓脂肪的增加主要是与造血系统的异常关联密切。众所周知，骨髓中的脂肪由白色脂肪和棕色脂肪组成，白色脂肪中含有脂肪因子和炎性因子，对于人体来说是一把双刃剑，两者的区别在于棕色脂肪能够高效产生热能，并且含有很多与产热有关的蛋白促进产热，包括脂联素等。运动产生的机械信号主要是通过各种骨细胞的传导感应，转化为电化学信号，最终促进骨髓间充质干细胞向成骨方向的转化，这其中的信号通路主要有RANKL、Wnt/β-catenin等。感受刺激的细胞主要有骨细胞、成骨细胞、前成骨细胞（如MC3T3）等，骨髓间充质干细胞的分化增殖也会受到环境的影响，如局部底物水平等。当然，运动也会促进脂滴和脂肪的减少。

二、细胞因子

鉴于细胞因子在BMSC中的重要调控作用，下面，我们单独将其归纳列出。调控骨髓间充质干细胞的细胞因子主要有BMP、生长激素（growth hormone，GH）、TGF-β、MAPK、IGF-1、Hedgehog、PTH、FGF。调控BMSC的细胞因子在以下信号通路中发挥作用。

（一）MAPK信号通路

MAPK信号通路是存在于真核细胞中的具有酪氨酸与丝氨酸双重磷酸化功能的蛋白激酶。此信号通路主要的刺激包括机械刺激、神经递质及其他细胞因子如生长因子、炎症因子、激素等。该信号通路存在逐级放大效应，即MAPK—MAPKKK—MAPKKMAPK。MAPK家族成员主要包括p38MAPK、ERK1/2、JNK、SAPK等分子。通过逐级放大作用，最终影响细胞的增殖及分化等特性。p38MAPK是MAPK家族的重要一员，能被MKK3及MKK6等激活，可调节多个转录因子与DNA启动子位点的结合，如Runx2、ATF2、CHOP10、MEF2C、MAPKAPK2/MAPKAPK3、MNK1/MNK2、PRAK，最终影响基因的表达，从而促进骨髓间充质干细胞的增殖及成骨化。

（二）ERK信号通路

ERK信号通路即细胞外信号调节激酶，能使丝氨酸酪氨酸磷酸化，激活下游分子，进而发挥作用。ERK通常存在于细胞质中，激活后转入细胞核内发挥作用。目前已经明确的ERK家族成员有ERK1～5，也具有逐级放大作用，Erk被上游的RAS蛋白激活，主要调节细胞的增殖、分化、迁移等，是调控细胞生命活动的重要分子通路之一。

（三）BMP

BMP是骨髓间充质干细胞的经典调节蛋白，该蛋白的成骨分化及诱导的作用非常显著，也参与很多成骨化的生理过程。目前，已知有40多种的BMP分子，分别在组织的生长发育或者凋亡中起到重要作用，其中BMP-2和BMP-7的促进成骨作用非常显著。BMP-2主要通过增加细胞中的血管内皮生长因子诱导成骨作用，当BMP-2表达量升高时，碱性磷酸酶、骨钙素、Smad及Col-Ⅰ等蛋白的表达也相应增高，矿化结节形成增多，细胞出现显著向成骨方向分化的趋势。而BMP-7可以通过膜内成骨和软骨内化骨两种方式诱导骨髓间充质干细胞成骨分化，进而形成新生骨。

（四）Smad

Smad蛋白家族是BMP信号转导中重要的一环，主要有三类分子，分别为受体激活型Smad（R-Smad）、共同调节型Smad（Co-Smad）和抑制型Smad（I-Smad）。R-Smad分子伴随着受体结合在配体上，在被激活磷酸化后，与Co-Smad分子形成异二聚体复合物，然后转入细胞核，直接结合到目标基因的启动子序列上，从而调控相应转录因子，如诱导成骨特异性转录因子Runx2等，进而调节基因的表达。BMPs/Smad通路主要受到Smurf蛋白的调控，Smurf蛋白包括两种Smurf1和Smurf2。该蛋白是含有HECT（homologous to E6-AP carboxyl terminus）结构域的E3连接酶的重要组成成员，其中Smurf1对BMPs/Smad通路具有负调控作用，可以介导BMP Ⅰ型受体，还能通过其WW结构域特异性识别和结合Smad1和Runx2，使其泛素化修饰并被26S蛋白酶体识别和降解，进而抑制成骨细胞分化和新骨生成。

（五）Wnt通路

Wnt通路是经典的骨髓间充质干细胞成骨化调控通路之一。在胚胎干细胞及多能干细胞的增殖及分化中起到重要的调控作用。Wnt蛋白是由19种高度保守的富含半胱氨酸的分泌型糖蛋白构成的。经典的Wnt通路为Wnt/β-catenin。非经典的Wnt通路为Wnt/Ca^{2+}通路、Wnt/PCP通路，即平面细胞极性通路。在经典通路中，β-catenin是骨髓间充质干细胞成骨分化的重要成分，也是调节下游的重要枢纽。正常情况下，Wnt未被激活情况下，β-catenin可被由酪蛋白激酶1、糖原合酶激酶3和支架蛋白等组成的蛋白复合体磷酸化，而后出现泛素化，最后被26S蛋白酶体识别和降解。Wnt激活后，可使低密度脂蛋白受体相关蛋白（low density lipoprotein receptor-related protein，LRP）5/6和卷曲蛋白Fzd复合物结合，促进β-catenin聚合，激活T细胞因子/淋巴增强因子介导的一系列基因表达，发挥调控细胞功能的作用。Wnt蛋白有很多种，Wnt3a及Wnt5a对骨间充质干细胞的成骨作用尤其显著。Wnt调控的分子主要有Runx2、Dlx5和Osterix、sFrp5、sFrp4、Fzd1等，通过这些分子的作用，促使骨间充质干细胞的成骨转化。

（六）钙离子通路

钙离子通路属于第二信使分子，是细胞接受

外界刺激后传导进入细胞后，转化为钙离子浓度的变化，进而调节细胞的增殖及转化。骨组织是人体最大的钙库，有着丰富的钙。细胞内外钙离子浓度的变化会被细胞膜上的钙敏感受体感知到，进而调节细胞内外钙离子的平衡。骨髓间充质干细胞表面表达钙黏附蛋白，该黏附蛋白是钙离子介导并依赖于钙离子才能发挥作用的单链跨膜糖蛋白，能诱导成骨细胞的分化、胞外基质的沉积、抑制脂肪转化等。骨细胞膜上有L型及T型两种电压门控钙通道，其中L型钙通道是钙离子进入细胞的主要通道之一。而人BMSC成骨分化并不依赖于L型钙通道，钙离子通过质膜进入是通过其他通道调节的，阻断L型钙通道不影响其早期成骨分化。而在瞬时性受体电位通道（transient receptor potential，TRP）超家族中，TRP超家族Ⅴ亚家族5（TRPⅤ5）和TRPⅤ6是已知的钙离子高度特异性通道，也可能是成骨细胞信号传递的门控通道。尽管成骨细胞中TRPⅤ5通道的表达情况还不确定，但是存在TRPⅤ6的表达，提示TRPⅤ6对成骨细胞的功能活性有影响，可能影响BMSC成骨分化。钙调蛋白是钙离子通路重要的下游信号分子，参与了调控BMSC向成骨细胞方向分化。

（七）Notch信号通路

Notch信号通路是由Notch受体分子、配体分子、CSL（在人为c-promoter binding factor 1，在果蝇为Suppressor of hairless，在线虫为Lag1）蛋白以及下游的效应分子等组成，对骨髓间充质干细胞的分化潜能有着非常重要的作用。Notch信号通路主要表现为对骨髓间充质干细胞的成脂成骨双向调节的作用。Notch信号通路有4个主要受体Notch1、Notch2、Notch3、Notch4，以及5种配体Jagged1、Jagged2，Delta1、Delta3、Delta4，属于单次跨膜蛋白。其产生作用的过程为：配体与受体结合后，TNF-α转化酶会将受体存在于细胞膜外的部分酶解，使胞内部分形成多肽，γ-分泌酶复合体识别相应结构域，酶切后形成Notch胞内结构域（Notch intra-cellular domain，NICD），进入细胞核后，竞争性抑制组蛋白去乙酰复合物（histone deacetylase complexes），与CSL蛋白、MAML蛋白形成复合体，激活CSL蛋白，与基因启动子区域结合，进而促进该基因的转录。Notch通路对骨髓间充质干细胞的调节主要表现在三方面。第一，Notch通路可以双向调节（诱导和抑制）成骨细胞。有报道称，CSL蛋白可以激活Notch蛋白超家族成员，在哺乳动物中主要是HES和HERP。第二，NICD的增加也会使骨髓间充质干细胞的成骨化表达增加，Notch信号通路主要促进骨髓间充质干细胞成骨分化，而对成骨细胞的成骨化影响甚微。第三，Notch信号通路还可以与其他信号通路进行相互调控，比如BMP及Wnt信号通路，共同促进BMSC分化。

（八）JNK信号

JNK信号蛋白是丝氨酸/苏氨酸蛋白激酶，通过磷酸化激活，然后转入细胞核内，调节转录激活因子与基因启动子的结合，最终发挥调节作用。该受体主要有3个亚型，分别为JNK1、JNK2、JNK3。在骨髓间充质干细胞的增殖分化中起到重要作用。

（九）Hedgehog信号通路

Hedgehog信号通路可以促进骨髓间充质干细胞的增殖及分化，进而促进成骨。Hedgehog信号通路的成员主要包括Hedgehog信号蛋白、Ptched（Ptc）、Smoothened（Smo）特异性受体、Gli蛋白及其调控的下游靶基因。Hedgehog蛋白是一个高度保守的蛋白，主要包括SHH、IHH和DHH。该通路主要通过以下过程激活：Hedgehog蛋白和Ptc蛋白结合，减少Ptc蛋白对Smo蛋白的抑制，进而使得Gli、蛋白激酶A及微管蛋白形成复合体，然后Gli蛋白进入核内，调节转录因子或者靶基因的结合，进而促进成骨化。目前的研究中调控靶基因或者转录因子包括Gli1、Ptc1、Ptc2、RunX2。

三、中　药

中药作为中华民族传统的瑰宝，在许多疾病的治疗中起重要作用。中药对骨的研究也有许多资料，主要集中在益气药、活血药、补肾药三类中药，尤其是黄芪、丹参、淫羊藿等常用药提取物。

（一）酮类

麝香酮，学名为3-甲基环十五烷酮，是中药麝香中的主要香味成分，具有消肿止痛、通经活络等作用。近些年来，随着干细胞技术的发展，骨髓间充质干细胞逐渐受到研究人员的关注，基于其在体外培养、自体移植等多方面的优势，在多种疾病的治疗方面均有着重要的应用前景。因此，在麝香酮对骨髓间充质干细胞的影响方面，国内外也有了一定的初步研究。麝香酮对BMSC向骨缺损部位的迁移、增殖、分化等都有着重要的促进作用。刘敏婕等研究表明，麝香酮不仅对人源BMSC的成骨分化过程具有一定的促进作用，它还可以在一定程度上上调干细胞中CXCR4和CXCR7的表达水平，进而提升BMSC的迁移能力。同时，麝香酮对细胞的增殖和多种因子的分泌能力也有一定的促进，如提升组织修复区域VEGF的表达，促进血管再生。此外，侯费祎等研究发现，用麝香酮含药血清对鼠源骨髓间充质干细胞进行处理后，细胞的增殖率、骨钙素分泌量、钙化结节量和钙盐沉积量均明显高于空白对照组。

（二）多糖

黄芪最早记载于《神农本草经》，其根可提取3种具有药效的活性成分：大分子多糖、小分子皂苷和异黄酮。现代药理研究表明，黄芪的活性成分具有抗氧化、抗衰老、增强免疫力、抗肿瘤、调血糖等作用，极具临床使用价值。黄芪及其活性成分对体外培养的BMSC增殖具有促进作用，并呈现浓度和时间依赖关系。许春姣等研究表明，黄芪多糖对骨髓间充质干细胞的作用随着浓度变化而变化，低浓度（0.005g/L）会使细胞内质网及线粒体的数量增加，细胞的突起也会增加，高浓度（50g/L）的黄芪多糖对细胞的内质网及线粒体有抑制作用，并且使其出现囊泡化。黄芪多糖作用于骨髓间充质干细胞后，细胞出现增殖及ALP、BMP-2、富含半胱氨酸分泌蛋白（SPARC）表达上调，表明其成骨转化。

（三）苷类

淫羊藿苷对骨髓间充质干细胞的作用主要是促进成骨转化。其调控途径主要有以下几个方面：激活ERK 和p38 信号通路上调免疫调控相关基因[如血红素加氧酶1（HMOX-1）、IL-10和诱导型一氧化氮合酶（iNOS）]，还可以通过下调Notch信号核心结合蛋白1（CBF1）的表达来抑制Notch信号通路并且抑制脂向分化转录因子PPARγ、人脂肪酸结合蛋白4（FABP4）的表达，从而促进BMSC骨向分化。柚皮苷主要是激活MAPK 信号通路中的ERK 通路、JNK 通路和p38 MAPK通路，通过上调BMP-2分子的表达来促进BMSC骨向分化，其中BMP-2的表达主要受p38通路的调节。在心肌梗死模型中，三七皂苷具有多重作用，一方面是促进骨髓间充质干细胞向心肌梗死边缘区迁移，另一方面是诱导骨髓间充质干细胞向心肌细胞转化。

（四）其他

丹参素和丹酚酸B通过抑制BMSC的成脂分化，从而发挥抗类固醇激素性骨质疏松作用。此外，丹酚酸B 还可促进BMSC分泌SCF，上调SCF mRNA 的表达。SCF是一种潜在的趋化因子，对原始骨髓细胞向缺损区域的迁移、积聚和扩增活动发挥重要作用。槲皮素在一定浓度范围内能促进BMSC增殖和成骨分化，并且这些效应能被ERK和p38通路的阻断剂所抑制。在脑缺血模型中，川芎嗪可通过血脑屏障，诱导BMSC分化为神经元样细胞，促进神经元的修复。

（五）单味中药研究

目前对单味中药的研究比较少，主要集中于中药的提取物。丹参水提物作用于骨髓间充质干细胞后，会使其细胞内高表达Ⅰ型胶原（Col-Ⅰ），进而促进骨髓间充质干细胞的成骨化。黄芪含药血清能使骨髓间充质干细胞向心肌转化并且高表达细胞表达结蛋白（Desmin）、心肌特异性肌钙蛋白（CTnI）、α-心肌肌球蛋白重链（α-MHC）和β-心肌肌球蛋白重链（β-MHC）分子，土鳖虫含药血清通过PPARγ来抑制其成骨转化，促进成脂化。

（六）中药复方的研究

目前中药复方的研究主要分布在以下几个方面：益气活血类、补肾活血类和续筋接骨类方剂。由于中药复方成分复杂，研究较为困难。

1. 骨康方 由补骨脂、制淫羊藿、熟地、黄芪、丹参、大枣等组成，以“肾主骨生髓”为理论依据，是通过中医药调控干细胞治疗骨质疏松的代表方剂。骨康方含药血清能促进骨髓间充质干细胞的增殖及成骨转化，调节机制主要包括激活p38MAPK信号转导通路，上调Cbfa1表达，进而结合OSE2，促进ALP、COL-Ⅰ、骨桥蛋白及骨钙素等的表达，进而诱导成骨转化。此外，还可以通过下调PPARγ来抑制骨髓间充质干细胞的成脂转化。骨康方还有抑制TNF-α表达进而抑制新生骨细胞的凋亡作用。

2. 养心通脉方　通过动员BMSC向心肌梗死边缘区迁移，促进BMSC向心肌细胞分化和微血管形成，改善心肌细胞缺血缺氧状态。研究其对BMSC动员及定向归巢的影响，发现丹参酮ⅡA能够改善冠心病患者血液流变学指标，促进BMSC增殖及定向诱导分化，同时能刺激血管内皮细胞增殖、迁移和管腔样结构形成。

3. 补肾活血复方　含药血清通过上调慢性再生障碍性贫血患者BMSC黏附分子（CD31、CD44、CD106、CD49d）的表达来改善骨髓微环境。经血府逐瘀汤含药血清诱导后的BMSC出现了α-MHC 和β-MHC mRNA的表达，与心肌组织中的两者表达相似。芪丹通脉片通过抑制BMSC的Notch信号通路以上调CXCR4 的表达，从而发挥其促迁移的作用。脑脉通联合BMSC移植能显著上调小鼠神经生长因子（NGF）和胶质细胞源性神经营养因子（GDNF）表达，延长高表达时程，促进移植后的BMSC的存活、迁移和向神经元细胞和星形胶质细胞分化。生肌液含药血清对BMSC增殖活性具有双向调节作用：高浓度生肌液（0.15mg/L）抑制BMSC增殖，呈现一定的细胞毒作用；低浓度生肌液（0.03mg/L）明显促进BMSC增殖。同时考察不同浓度生肌液对BMSC成骨活性的影响，各浓度均有成骨表现，其中高浓度组诱导成骨活性最高。

四、其　他

（一）表观遗传

表观遗传是指DNA不改变，而基因表达出现可遗传的变化。主要包括DNA甲基化、组蛋白修饰等。

1. DNA甲基化　DNA甲基化是最重要的表观遗传修饰方式，在DNA甲基化酶的作用下，将*S*-腺苷甲硫酰胺的甲基转导到CPG二核苷酸5′胞嘧啶的第5位碳原子上，进而使其沉默，达到控制基因表达的目的。对于骨髓间充质干细胞来说，DNA的甲基化修饰具有调控增殖、衰老、凋亡、细胞周期等重要作用。如果DNA甲基化水平降低，则会出现该基因上调表达的情况。此种情况不再赘述。

2. 组蛋白乙酰化　组蛋白乙酰化是通过组蛋白乙酰基转移酶与组蛋白去乙酰化酶共同完成的生理过程，可使组蛋白与核酸组成的核小体结构变得不紧密，进而使转录因子与基因的启动子结合，进而实现对该过程的促进作用。这种乙酰化主要出现于组蛋白H3的Lys9/14/28/23及H4的Lys5/8/12/16等。组蛋白的去乙酰化可以使转录激活因子不易与DNA启动子相结合，进而达到抑制的目的。丙戊酸可以使骨髓间充质干细胞某些基因的乙酰化水平升高，进而增加乙酰化，最终达到促进骨髓间充质干细胞转化的目的。某些基因的乙酰化程度也可以反映骨髓间充质干细胞的干性及分化状态，H3K9和H3K14的乙酰化（H3K9ac、H3K14ac）是基因活化的标志。分化（成骨化）的RUNX2和ALP的上调表达，与H3K9ac 和H3K14ac 密切相关。

我们将组蛋白脱乙酰酶（HDAC）分为4类，其中HDAC1、HDAC8 及SIRT1在骨间充质干细胞中有着重要的调控作用。HDAC1可以抑制骨髓间充质干细胞向心肌方向转化，HDAC8也是通过抑制H3K9及基因*RUNX2*的激活，进而使得骨髓间充质干细胞分化能力逐渐减弱。SIRT1可以直接调控Sox2进而维持骨髓间充质干细胞的多能型，而且该基因是以剂量依赖的方式促进骨髓间充质干细胞的成脂或成骨的能力。SIRT1还可以通过β-catenin、Sox9 和NF-κB的乙酰化进而调节成骨化或者软骨化过程。

3. 组蛋白甲基化　组蛋白甲基化修饰与DNA甲基化修饰相似，是常见的组蛋白翻译后修饰方式，组蛋白可以发生单甲基化、双甲基化等，甲基化一般可以使组蛋白与DNA的结合更加紧密，进而抑制相关的基因转录。如H3K9me、H3K27me等。组蛋白的甲基化也参与骨髓间充质干细胞的成骨化过程的调控，甲基化转移酶EZH2

可以使染色体H3k27出现三甲基化，达到抑制成骨、促进成脂作用。

（二）非编码RNA

非编码RNA（non-coding RNA）是指不具有编码蛋白质能力的RNA，包括rRNA、tRNA、snRNA、snoRNA和microRNA等，还包括未知功能的RNA。这些RNA的共同特点是都能从基因组上转录而来，但是不翻译成蛋白质。非编码RNA从长度上来划分可以分为两类：小于200bp的非编码RNA，包括microRNA、siRNA、piRNA；大于200bp的非编码RNA，包括lncRNA、circRNA等。

1. LncRNA LncRNA是一类长度大于200bp的非编码RNA，能够在转录及转录后水平调控基因的表达，lncRNA ZBED3-AS1和CTA-941F9.9已被证实参与了骨髓间充质干细胞成骨化过程。lncRNA-ANCR（anti-differentiation ncRNA）可以与EZH2结合，进而抑制Runx2的表达，使得骨髓间充质干细胞的分化得到抑制。lncRNA-H19和uc022axw.1也是调节骨髓间充质干细胞成骨分化的重要分子。

2. MicroRNA MicroRNA是内源性非编码RNA，长度为25nt左右，通过碱基互补配对与相应的基因结合进而表现出抑制作用。miRNA-133a参与促进骨髓间充质干细胞向心肌的分化。而miRNA-124通过与STAT3的3′-UTR的直接结合，抑制STAT3的转录及翻译，从而使得骨髓间充质干细胞向心肌细胞分化的能力明显减弱。另外，miRNA-9与β-巯基乙醇协同作用对BMMSC神经方向诱导分化有促进作用。miRNA-29a/b及miRNA-449a可抑制BMMSC软骨化，miRNA-221、miRNA-222则在骨髓间充质干细胞诱导成脂转化中起到抑制作用。

第三节　骨组织内源性修复材料

随着对于骨组织修复材料研究的不断深入，各种骨修复材料被相继提出，目前临床常用的骨修复材料可分为天然骨（自体骨、异体骨）和人工骨修复材料（生物陶瓷、金属材料、高分子材料、复合材料）两大类。这些材料在不同的情况下有不同的优势，但也避免不了存在一定的缺点。骨组织的内源性修复是当骨组织受损或发生退变时，通过释放细胞因子来募集组织特异性干细胞或祖细胞，在一定微环境下完成增殖和分化，从而进行组织自我修复与更新，是机体内许多组织或器官再生过程中的重要一环。内源性修复过程中，干细胞主要通过脉管系统及骨髓输送到有自我更新能力的组织器官中，参与其修复再生过程。而骨修复材料参与其中，植入骨退变或缺损组织区域，通过自身的物理结构或者释放生物活性组分如BMP和PDGF，募集干细胞进入退变或缺损区域，诱导干细胞增殖及成骨分化，促进新骨生成，从而使受损或退变区域骨组织得以修复和更新。内源性修复本质上是细胞数量的增加和支持这些细胞的细胞外基质框架的重建，故可使用生物活性分子和生物材料复合来模仿天然骨结构并创建支持骨生成、骨传导和（或）骨诱导的微环境，以实现骨组织内源性再生。

一、天然骨材料

天然骨材料，即来源于机体，非后天人工合成的骨修复材料。天然骨中的成分均为机体的组成成分，所以临床使用安全性较高。天然骨主要分为自体骨、异体骨两类，在骨修复中应用较为广泛，这类材料在骨修复领域中应用起步较早，研究也较为深入。

（一）自体骨

自体骨是较为理想的骨缺损植入材料，是骨移植手术中骨修复材料的首选。自体骨移植一直被视为治疗骨缺损的“金标准”，其原因是多方面的，主要有三：①自体骨具有良好的骨诱导、骨形成及骨传导作用；②移植后骨组织材料与患者自身来源一致，临床上易于被患者接受且免疫排斥反应较低，这也是自体骨移植最突出的优势；③在同一手术中进行取骨和植骨，无须提前进行取骨和骨储存处理，所以其愈合率也值得肯定。临床上，颅骨、髂骨、肋骨及腓骨等是自体骨的主要来源，而根据骨块是否带有血管蒂，自体骨又可分为单纯游离骨和血管化游离骨。骨块移植后，单纯游离骨块移植后的愈合方式一般认为是作为成骨支架，发挥骨传导作用——移植骨逐渐被骨缺损周围聚集的破骨细胞所吸收，与此同时，成骨细胞聚集，再生新骨组织逐渐替代被吸收的移植骨区域，即所谓的“爬行替代”学说。虽然自体骨为最优良的骨修复材料并有着较好的临床治疗效果，但是供区第二术区的开辟，以及取骨的过程均可能给患者带来新的痛苦和创伤，而且术后易发生供区不良反应，如出血、慢性疼痛、感染等。另外，对于大面积骨缺损患者，供区骨来源有限，塑形烦琐，术后可能出现的骨吸收现象等问题都限制了自体骨移植技术的应用范围。

（二）异体骨

由于自体骨的骨源不充足，无法满足临床需要，所以自19世纪末异体骨移植逐渐进入临床。同种异体骨是自体骨的有效替代品，具有良好的骨传导性和骨诱导性，来源比自体骨较广，被广泛应用于填充骨空隙、诱导局部组织的修复。随着制备技术的不断进步，目前同种异体骨主要以冻干异体骨的形式被广泛应用，近年来许多学者也通过不同实验证实了脱钙冻干异体骨拥有促进骨诱导的生长因子，能够聚集间充质干细胞并支持成骨细胞分化，因此成为目前唯一经美国食品药品监督管理局（Food and Drug Administration，FDA）批准在北美可用于临床骨修复的生物材料。然而，同种异体骨具有免疫原性，可能会阻碍细胞黏附和分化。此外，延迟愈合和感染等并发症也相对限制了其临床使用。同时，相对于自体骨，而且异体骨材料较难获得、价格不菲及刚性较低等也是其不足之处。

异种骨来源广泛，且可以避免自体骨移植二次损伤的问题，但由于种属间抗原的差异性，必须接受人工处理而避免移植后可能发生的免疫排斥反应。目前，临床常用的异种骨主要是牛骨、猪骨等的提取物。因经过化学提纯法处理，异体骨被彻底去除原有有机物质，免疫原性较低。异种骨由于天然网状孔隙系统未受明显破坏，仍保留自然骨的骨小梁、小梁间隙及骨内管腔系统，其三维结构形态依然存在，这就解决了化学合成生物材料的孔隙率、孔隙连通、孔径大小等方面的制作难题。这种天然结构有利于组织细胞黏附、生长并为细胞外基质分泌提供了宽大的内部空间及表面积，加上其无机成分主要为羟基磷灰石，是人骨的天然成分，因此异种骨呈现出良好的生物相容性。由于骨组织结构在不同种属动物间存在高度同源性，异种骨植入体内后宿主组织细胞能更好地黏附于表面，最后替代原有组织，显示良好的生物降解性。经过处理后的骨基质保留了生物活性物质，在植入缺损部位后，能释放骨形成蛋白及其他生长因子，募集间充质干细胞，诱导其分化成骨，显示出骨诱导的潜能。异种骨在孔隙结构、组成成分、生物降解、释放生物活性因子等方面具有明显优势，但由于仍不能满意地解决异种骨的免疫原性、生物力学性能等问题，有待于进一步研究改进。

作为替代，同种异体骨和异种骨的修复性能同自体骨较为接近，虽然在技术方面不断完善，但同种异体骨和异种骨仍存在免疫原性等问题。同种异体骨由于来源有限，且有着疾病传播或者细菌感染的隐患，限制了它的应用。异种骨来源相对丰富，可通过冻干、高温煅烧、γ射线照射和脱钙等方法降低其抗原性，因此，异种骨开发应用的前景更为广阔。

二、人工骨修复材料

由于天然骨骨源不足，取骨创伤大，费用较高，存在免疫排异反应问题、手术并发症以及伦理学等方面的原因，学者逐渐设计并开发出各类人工骨修复材料以满足临床需求。理想的人工骨材料应具有良好的机体适应性即生物相容性，具有良好的机械性能即具有合适的力学性能、合适的机械强度，具有良好的骨诱导、传导性能，能促进新生骨组织的生长，诱导成骨细胞的形成，还要具有良好的铸造成型性能，便于加工成病患所需的尺寸、形状。实现人工骨材料在机体内能完全自然生物降解并能安全排出体外，是人工骨材料研究的目标和方向。根据人工骨修复材料的材质类别，目前可以将其大致分为无机非金属材料、金属材料、有机高分子材料，以及相关衍生的复合材料、新型智能材料等。

（一）无机非金属材料

目前，用于大段骨缺损修复的无机非金属材

料主要包括生物陶瓷（如磷酸钙陶瓷）和生物活性玻璃以及碳素材料等，这类材料都与骨组织有良好的亲和性及促成骨活性。陶瓷类材料是人工骨材料中重要的一类，已经在生物医学工程领域和临床应用中广泛使用了很多年，该类材料是要经过高温处理定型而成的无机非金属材料，它们与天然骨的主要成分和化学结构都大体一致，生物相容性良好、骨传导性能和与骨结合能力强。作为可生物降解的聚合物，它们可以来自天然或合成来源，并且可以合成为不同的形式、孔隙率、孔径或形貌。天然陶瓷有珊瑚羟基磷灰石等，而合成陶瓷如合成的羟基磷灰石（HA）或β-磷酸三钙（β-TCP）应用更加广泛。羟基磷灰石、磷酸钙及磷酸三钙等材料植入机体后，在作为骨再生支架的同时，还可以刺激骨髓基质细胞分泌产生多种骨生长因子，引导间充质细胞的分化，成骨细胞的聚集、黏附及表达，纤维蛋白与钙盐的局部沉积，以达到骨再生的效果。碳素材料因优良的导电性和热学性能、优异的机械性能与生物相容性在生物医学领域备受关注。近年来新兴的碳素材料主要包括碳纳米管、石墨烯、富勒烯和纳米金刚石等，不但拥有良好的机械强度，而且可以为骨细胞提供与人体天然骨相似的微环境，促进干细胞的黏附、增殖、分化，同时还可以促进组织矿化而修复大段骨缺损。

1. 磷酸钙陶瓷　磷酸钙（Ca_3PO_4）陶瓷类似于人体中天然存在的生物矿物，它是骨骼或牙齿的一部分。磷酸钙陶瓷材料具有出色的生物相容性、生物降解性和骨传导性。磷酸钙陶瓷材料能够在其表面形成生物活性磷灰石层，从而增强骨整合性。这类材料在体内显示出良好的骨整合的另一个原因是天然细胞因子和黏附蛋白（如纤连蛋白）能够与磷酸钙陶瓷材料结合，蛋白质和细胞因子吸附到支架表面，从而为细胞附着提供基质。张兴栋院士课题组在20世纪90年代初期发现植入非骨部位的具有特定组成和结构的多孔磷酸钙陶瓷中有新骨形成的现象，率先提出一定组成和结构的磷酸钙生物陶瓷具有骨诱导性的观点。在此之前，磷酸钙陶瓷材料由于不能形成新的骨骼而被认为不是骨诱导性的。更多研究表明，磷酸钙陶瓷材料在表现出特定的化学和结构特征时，还可引导机体纤维结缔组织细胞和骨髓基质干细胞长入或进入孔隙，提供成骨必需的间充质细胞，并刺激细胞分泌和选择性吸附BMP、TGF-β、IGF-1、PDGF等内源性骨诱导信号分子，激活和调控细胞成骨相关基因级联表达，调控干细胞沿成骨细胞系分化，进而诱导骨组织的形成，证明了磷酸钙陶瓷材料骨诱导过程中的细胞增殖、细胞分化和成骨过程与自然骨的再生或重建过程一致，是正常的骨发生和形成过程。研究表明，三维多孔结构是出现骨诱导性的先决条件，只有具有可以让组织长入的贯通性大孔（＞100μm），而且孔壁具有丰富的微米和纳米级小孔，并且在表面形成类骨磷灰石层的多孔材料，才具有诱导成骨度的作用，而致密的，或有大孔但孔壁不含微孔，以及表面难形成类骨磷灰石层的材料，都不会表现出骨诱导作用。化学成分也会影响磷酸钙陶瓷的骨诱导性。有研究表明，硅酸盐掺入可能会增加磷酸钙陶瓷骨诱导作用；有实验表明，将锶掺入磷酸钙陶瓷中，这些材料在骨质部位的骨形成比未掺入锶的磷酸钙陶瓷对照高。因此，可以得出结论，当磷酸钙陶瓷材料具有某些化学成分、特定的表面结构、几何形状或孔径时，它们具有骨诱导性。临床上应用最广泛的就是羟基磷灰石和β-磷酸三钙。羟基磷灰石在体内外都有良好的骨诱导和骨结合能力，同时能够较好地支持成骨细胞的黏附、增殖及分化。但羟基磷灰石在人体中的降解速度十分缓慢，而且脆性较大，断裂韧性远小于正常密质骨，抗张抗压强度也不能完全模仿生理骨组织。相比之下，β-磷酸三钙在具有良好骨诱导性能的同时还有良好的可吸收性。β-磷酸三钙在降解时可释放钙离子及磷酸盐离子，有助于新骨形成。

2. 生物活性玻璃　生物活性玻璃是一种由硅、钙、磷和钠的氧化物组成的Na_2O-CaO-SiO_2-P_2O_5系统，临床上最常用的生物活性玻璃为45S5 Bioglass®，而新一代的生物活性玻璃通过添加MgO、B_2O_3、K_2O、TiO_2等成分改善其性能。该类型材料植入人体后可与宿主组织间发生复杂的化学反应，直接与宿主形成稳固的化学结合，其本身及其降解产物可参与机体的新陈代谢及骨修复再生过程。例如，生物活性玻璃在体内降解释放的硅离子具有促进生长因子生成、细胞增殖和活化细胞基因的作用，进而促进成骨细胞的增殖和成骨分化。此外，当它们降解时，生物活性玻璃释放的Si、Na、Ca、磷酸根离子还可以同时促进成骨和血管生成。在损伤部位转化为具有活性的碳酸羟基磷灰石材料，可以牢固地结合到硬组织和软组织上。Sun等通过将猪小肠黏膜下层（SIS）的脱细胞基质与中孔生物活性玻璃（MBG）结合形成具有良好机械性能和生物学性能的SIS/MBG支架，用于治疗临界大小的大鼠颅骨缺损，发现这种人工支架具有优异的骨再生能力，对骨的形成和分化，以及新血管形成有明显的促进作用。但是生物活性玻璃释放离子促进骨生长的具体生物化学机制尚未明确，是否存在远期风险也需要进一步阐明，同时生物活性玻璃抗疲劳性能较差，只能用于修复承受力要求较小部位的骨缺损如牙、软骨，无法应用于负重区域的问题也需要改善。

3. 碳素材料 石墨烯材料主要包括石墨烯及其衍生物，具有高机械强度、高比表面积、高导电、高导热、低密度等独特的物理化学特性，因此近年来在生物医学领域，特别是在骨修复材料领域受到了广泛关注。石墨烯材料具有良好生物学性能，对成骨细胞无毒性，能提高成骨细胞附着和增殖，并且能促进BMSC向成骨细胞分化。除此之外，石墨烯材料还具有抗菌性和载药缓释性，Tang等将GO与银纳米粒组成GO-Ag复合材料，抗菌性研究发现，GO-Ag复合物能抑制金黄色葡萄球菌细胞分裂、破坏大肠杆菌细胞壁的完整性。由于石墨烯片层可形成一个大π键，其大比表面积和平面结构能够通过非共价键作用负载药物分子，提高载药量。La等将BMP-2负载在Ti基板的GO涂层上，GO涂层能持续大量地释放BMP-2，实验表明GO是BMP-2释放的有效载体，而且在Ti/GO-基板上体外培养结果显示，骨髓间充质干细胞成骨细胞分化程度较高，在植入颅骨缺损的小鼠体内8周后显示有更多新骨形成。

碳纳米管具有单层或多层石墨管状结构，良好的机械性能、导电性能和表面性能，使其成为生物医学领域的一大热点材料。多壁碳纳米管（multiwalled carbon nanotube，MWNT）具有更多的石墨管层，其直径一般为1～100nm，长度＞5mm，结构更加稳定，在骨修复领域的应用更为广泛。多壁碳纳米管适用于模拟细胞外基质中的纤维蛋白，尤其是胶原蛋白，而且与胶原蛋白相比，碳纳米管的机械性能更强，能够为骨组织提供更好的支撑。此外，与Ⅰ型胶原相比，在碳纳米管表面骨关联细胞能更好地黏附和增殖。Wang等将多壁碳纳米管粉末掺入甲基丙烯磷脂骨水泥制成骨组织工程支架，体外实验证明，多壁碳纳米管的添加改善了干细胞的黏附和增殖。将不同多壁碳纳米管含量的支架植入新西兰兔骨缺损模型后发现，大量成骨细胞聚集在支架内形成新骨，并且随着多壁碳纳米管含量增加，骨长入率也随之增加。

（二）金属材料

生物医用金属材料是在生物医用材料中使用的合金或金属，属于一类惰性材料，是研究最早的生物材料，其突出优点是机械性能较好，具有良好的抗拉强度和韧性，是承重骨科应用的理想选择。常用的金属材料主要是不锈钢、钴铬合金、钛及钛合金、钽金属、镁及镁合金等。不同金属材料的理化性质有所差异，应用不同加工及修饰方法，可以制备出不同性能的骨支架材料。例如，多孔金属材料在结构和机械性能上和骨小梁类似，有利于骨组织向其内部生长并获得早期固定效果。金属材料在应用中的主要问题是生理环境的腐蚀会造成材料性质的改变和体内金属离子水平的提高，从而导致材料的植入失败和潜在的毒副作用。因此，理想的金属材料应具备优秀的生物相容性、安全性和耐腐蚀性。

1. 钛及钛合金 目前临床应用较成熟的金属材料是钛及钛合金，钛的结构近似骨组织，具有无毒、质轻、强度高、生物相容性好等优点。钛材料的生物相容性基于在块状材料表面上形成的薄二氧化钛（TiO_2）。钛即使在室温下也是一种非常活泼的元素，即使是新抛光的钛表面也会快速形成一层TiO_2薄层。用TiO_2涂覆钛植入物可改善细胞黏附和骨整合。生物活性钛也具有一定的诱导骨形成能力。Fujibayashi等将四种类型的钛植入物植入成熟的比格犬的背肌中，并在3个月和12个月的后进行组织学检查。植入12个月后在通过不同方法处理（化学处理、40℃热水处理、600℃高温处理）过的多孔块上有新骨形成，并且新生成的骨出现在孔内并延伸到整个多孔网络。此项研究表明未负载成骨细胞及骨诱导物质的多孔生物活性钛经化学和热处理后，同样拥有骨诱导活性。此外，生物钛也存在弹性模量过高、耐腐蚀性和抗菌性较差等问题。有研究表明，通过3D打印技术制备结构仿生优化的钛网支架，可以克服传统钛支架弹性模量过高产生的应力屏蔽问题；同时，可以通过表面涂层增强生物钛的生物活性和抗腐蚀性，包括生物黏附性涂层和复合涂层。Shen等在钛表面制备了镁/锌的金属有机骨架涂层，修饰后的支架不仅对大肠杆菌和金黄色葡萄球菌表现出强大的抗菌能力，还可以促进新骨再生。

2. 钽金属　钽金属具有高强度、良好的延展性、高摩擦系数和较强的耐磨损和耐腐蚀性，被称为“骨小梁金属”。它具备良好的生物相容性、理想的弹性模量以及较高的孔隙率。多孔钽具有与骨相似的弹性模量并且具有骨整合能力，动物实验和临床应用试验表明，多孔钽（0.1～30GPa）的弹性模量介于皮质骨和松质骨的弹性模量之间，表明它可以减少骨骼的应力屏蔽。研究表明，多孔钽支架不仅与人体组织有优异的组织相容性和生物活性，还可显著促进干细胞和成骨细胞在支架表面的黏附、生长和分化，从而增强体内骨愈合的能力。耿丽鑫等使用国产多孔钽材料进行体外实验，发现钽具有良好的三维构型和生物相容性，可促进成骨细胞的黏附、增殖及成骨基因的表达。虽然这些金属在形态和机械性能上与小梁骨相似，但仍存在一些缺陷，如多孔金属材料缺乏组织黏附性，可能会导致移植手术失败；另外，由于孔隙度的增加，金属呈高表面积状态，金属腐蚀增加，积累产生的金属离子则会增加其毒性风险等。

3. 镁及镁合金　从21世纪初开始，以镁合金为主要代表的具有生物可降解特性的新一代医用金属材料的研究受到了人们的特别关注。镁及镁合金的生物材料在骨组织修复领域应用广泛，因为金属镁不仅具有良好的组织相容性和力学稳定性，同时降解过程释放的镁离子可以促进成骨细胞的体外生长，提高骨组织愈合能力。研究表明，镁离子可以通过TRPM7/PI3K信号通路上调Runx2和碱性磷酸酶活性，使成骨细胞活性显著增强。然而，纯镁的生物降解速度过快，难以满足受损骨组织的力学要求；而且过快降解也会造成局部过碱化，并释放大量氢气，不利于成骨细胞的黏附和生长。因此，通过添加钙、锌、锶、锰、锆、稀土元素等开发新的镁基合金，或对镁合金材料进行表面改性，不仅可使镁支架的降解速率与成骨速率相匹配，同时还使镁支架具有更好的力学性能。秦岭教授课题组制备了一种壳-核结构的不锈钢镁髓内钉，该髓内钉力学强度好，同时镁降解后释放到骨缺损局部，可以刺激骨膜感觉神经元末梢释放CGRP，极大地促进了新骨形成，显示出对大段骨缺损的治疗潜力。目前已有大量镁合金骨修复材料被批准商用，如德国MAGNEZIX系列产品、韩国K-MET螺钉等。上海交通大学丁文江院士、袁广银教授团队研发出了“均匀可控降解、强韧性匹配、生物相容性良好”的医用镁合金JDBM（交大生物镁），近期在*Journal of Orthopaedic Translation*在线发表了可降解镁合金螺钉1～2年的临床试验观察结果，研究证实了可降解镁合金螺钉治疗内踝骨折的临床疗效及其生物安全性（图9-4）。

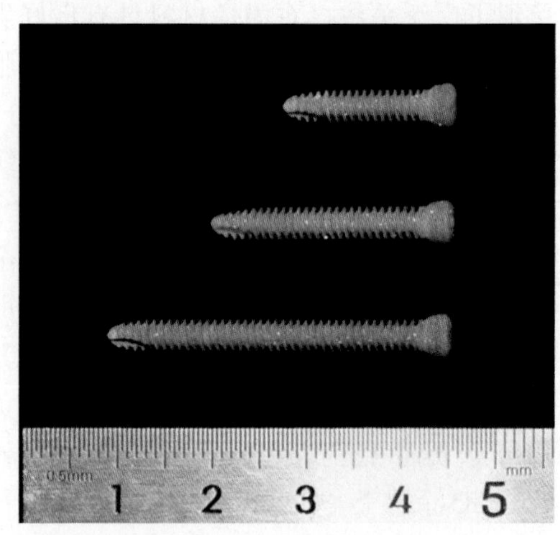

图9-4　不同规格镁合金螺钉

（三）有机高分子材料

骨组织修复的有机材料多为高分子材料，高分子材料具有良好的组织相容性和可降解性，还具有出色的可塑性，能根据骨缺损部位的形状、大小制备出符合患者特定需求的骨修复材料。但高分子材料也存在机械强度不足、降解速度与成骨速度不匹配、无骨诱导和骨传导性能等问题，因此在骨组织修复中常与其他材料复合使用。高分子材料按其来源可分为天然高分子材料和人工高分子材料：天然高分子材料包括胶原蛋白、纤维蛋白、丝素蛋白、透明质酸、壳聚糖、海藻酸盐等；人工合成高分子材料包括聚乳酸、聚羟基乙酸、聚乳酸羟基乙酸、聚己内酯等。

1. 天然高分子材料 天然高分子材料相对于其他材料来说具有更好的生物相容性和生物可降解性，具有更高的安全性，具有一定的成骨诱导能力。其缺点在于机械性不足，降解速率过快，所以一般不单独直接作为骨修复材料使用，往往通过化学改性或者与其他材料复合，提高机械强度以满足骨组织所需的力学性能，降低其降解速率，从而达到骨组织修复的应用要求。

胶原是一种天然聚合物，具有很好的生物相容性，广泛存在于皮肤、骨骼、肌腱和韧带中。骨的有机基质主要为Ⅰ型胶原，是构成细胞外基质的骨架，能促进钙盐沉积和骨基质矿化，并能促进细胞增殖、迁移和分化。但因其力学性能较差和降解速率太快，胶原不能直接用作骨替代材料，常与其他生物材料复合而作为骨修复支架材料。Xiong等将含有约90%胶原蛋白的SIS与聚乳酸（PLA）构成复合支架材料（SIS/PLA），再装载BMP-2相关肽用于骨缺损修复，体外实验显示可促进间充质干细胞黏附、增殖和分化，并在体内用于比格犬的双侧桡骨大节段缺损取得较好的愈合效果。

壳聚糖是一种多糖，是广泛存在于自然界的甲壳素经脱乙酰化后得到的产物，是一种可生物降解、生物相容性好、变应原性低、无毒、具有生物功能的材料，因此在骨组织工程中用于制作各种支架材料。此外，壳聚糖及其衍生物材料有很好的细胞贴附性且其本身就是细胞生长因子，可以控制细胞的增殖和生长。但壳聚糖本身具有较差的力学性能，体内降解速度快，抗菌性差，因此常与天然聚合物、生物活性陶瓷和微纳米材料等复合，实现壳聚糖结构的功能化。例如，将生物陶瓷材料加入聚合物中，可以提高材料的力学性能。Zhang等在壳聚糖中添加纳米羟基磷灰石（nHA）后其抗压强度增加了33.07%，而且小鼠成骨细胞的增殖能力也显著增强。

海藻酸盐是从天然海藻中分离获得的一种多糖，具有生物相容性好、毒性低、无免疫原性、可控凝胶化和可控降解时间等优点。海藻酸钠可在一定条件下形成具有网状结构的水凝胶，为细胞的增殖分化提供适宜环境。由于具有这种凝胶化能力，海藻酸钠被广泛用作微珠和水凝胶支架材料。海藻酸钠力学强度较低，可以与其他天然生物材料混合，以提高支架的完整性和机械强度。Gentile等利用海藻酸盐和明胶作为基础材料，制备载有TGF-β_1的复合支架材料，并证明了该材料在修复软骨缺损方面具有较好的效果。

丝素蛋白是一种从蚕丝中提取的天然高分子纤维蛋白，是骨修复材料中的新型材料，它具有良好的柔韧性、抗拉伸强度和生物活性，在骨组织工程方面展现出良好的前景。与其他有机高分子材料相比，丝素蛋白具备更优良的力学性能和生物活性，与此同时，它在体内的降解速度与骨缺损的修复周期相匹配，并且降解产生的氨基酸和多肽对周围组织还有营养和修复作用，因此在骨缺损修复材料领域展现出巨大优势。然而，尽管丝素蛋白支架具有良好的生物力学强度，但是仍难以达到天然骨强度。此外，其矿化能力有限，故与其他材料形成复合支架可弥补这一局限。Ran等利用丝素蛋白复合壳聚糖-蚕丝素蛋白/羟基磷灰石水凝胶，在体外细胞实验中发现，水凝胶可促进细胞的黏附、增殖和分化，因此该丝素蛋白复合水凝胶有望成为新一代骨缺损修复材料的理想支架。

2. 合成高分子材料 合成高分子材料具有良好的通用性，因为它们具有不同的孔隙率、降解速率、机械性能和形貌。与天然的细胞外基质相比，合成高分子材料拥有较好的机械强度，且能被改造成所需要的形态。目前，应用最广泛的人工合成高分子材料，主要有PLA、聚乙醇酸（PGA），以及聚乳酸-聚乙醇酸共聚物（PLGA）等。Lin等在壳聚糖（CS）涂层PLA纳米纤维上制备了矿化的羟基磷灰石（HA）用于骨组织修复。研究结果表明，该复合材料具有与天然骨相似的结构、组合和生物学功能，是骨修复材料的理性选择。PLGA是乙醇酸和乳酸两种不同单体通过开环共聚反应合成的，Qian等制备了聚乳酸-聚乙醇酸/羟基磷灰石（PLGA/nHA）支架，结果表明nHA与PLGA结合能显著提高支架的机械性能，适用于骨组织修复。并且体外细胞实验表明，由含聚乳酸的羟基磷灰石制成的复合支架可以刺激成骨细胞黏附、增殖及分化。这些聚合物的降解产物是乙醇酸和乳酸，它们天然存在于人体中，因此可以通过体内代谢途径去除。但是，该类材料的主要缺点是材料生物相容性较差，局部高浓度的酸性降解产物会影响细胞分化并可能在体内诱导炎症反应。

此外，其他有机高分子合成材料如聚甲基丙烯酸甲酯（PMMA）、聚己内酯（PCL）、聚氨酯（PU）等，也是当前骨组织修复材料研究的热点。这些材料的主要缺点是在生物可降解性和生物相容性上存在问题，因此研究主要在针对材料的改性方面进行，以满足骨组织修复材料的各种要求。高山等将聚甲基丙烯酸甲酯、纳米级的β-磷酸三钙和甲基丙烯酸羟乙酯（HEMA）按照不同的比例混合，成功制备出新型多孔聚甲基丙烯酸甲酯/磷酸三钙/甲基丙烯酸羟乙酯（PMMA/β-TCP/HEMA）骨水泥，以此提高了聚甲基丙烯酸甲酯骨水泥的生物可降解性、生物相容性，且保留了其原有的优良力学性能，证明了其作为一种新型骨水泥材料在临床上具有良好的应用前景。Uma Maheshwari等制备了一种聚合物-陶瓷双层纳米复合材料支架用于骨组织修复，该支架基于静电纺丝的PCL/聚乙烯醇（PVA）双层纳米纤维与羟基磷灰石纳米颗粒（HAp）混合而成。结果表明，PVA/HAp/PCL纳米纤维支架材料在体外实验中增强了MG-63成骨细胞的黏附和增殖，具有较好的生物相容性，可用于骨和软骨再生。

3. 复合材料　每种生物材料都有其优点与缺点。金属材料表现出优异的机械性能、生物相容性，并且具有较好的骨整合能力。相反，较高的植入物刚度会导致应力屏蔽，从而导致骨丢失，增加植入无松动的风险。此外，在人体系统中，金属材料的使用还存在腐蚀和释放有毒金属离子的风险。陶瓷材料也表现出良好的机械性能，并且与毒性风险无关，因为它们具有出色的耐腐蚀性能。但是，它们脆性高、可塑性低、可降解性不足。聚合物是制备患者定制支架材料的最佳选择，并且具有生物相容性，但机械性能取决于其成分。事实上，它们的杨氏模量低于陶瓷和金属。但是，由于这类材料包含了几种不同的生物材料，因此每种聚合物都可以具有各种特定的机械性能。由于可以在生产过程中控制其可吸收性，因此无论是天然聚合物还是合成化合物，聚合物均具有最佳的生物降解性。

复合材料定义为由两种或两种以上属于相同或不同类别材料的基材制成的支架材料。单一的有机或无机材料都无法完全满足骨组织修复对材料的要求，因而需要通过一定的技术手段按一定比例组合制备复合材料，实现优势互补以提高材料性能，使复合材料具有良好的生物相容性、可降解性、高机械强度、易加工等优点，从而得到一种理想的骨修复材料。有机无机材料的组合在复合材料中具有较大的优势，既能综合两类材料的优点，又可以弥补各自的不足，在骨修复材料领域应用广泛。例如，β-磷酸三钙与聚乳酸类材料复合制备骨修复材料，β-磷酸三钙除了在体内降解提供丰富的钙、磷离子促进骨组织的修复外，它还可以凭借自身表现的弱碱性中和聚乳酸类材料降解产生的酸性，因此可以弥补聚乳酸类材料用于骨修复材料的不足，减少移植处无菌性炎症的发生。由于Ⅰ型胶原蛋白和生物磷灰石是生理骨组织的主要成分，因此模拟骨天然功能的最佳选择是由聚合物和陶瓷形成的复合材料，如纳米羟基磷灰石/聚己内酯、壳聚糖/磷酸钙等。羟基磷灰石（HA）已被用于改善PLA等聚合物的机械性能，PLA/HA复合材料被证明具有较好的骨诱导性，可诱导成骨分化。一些研究者制备了磷酸钙和羟基磷灰石与胶原蛋白、藻酸盐和壳聚糖的组合支架，在体外和体内研究中均取得了不错的成骨效果。此外，金属和陶瓷的复合材料已经被制备出来，可以抵消金属的腐蚀，又保留其优异的机械性能。金属材料表面修饰陶瓷基涂层是一种流行的策略，因为这些涂层可提高金属的生物相容性和骨整合能力，并且提高材料的骨诱导性。

三、新型生物材料

人工合成材料具有良好的机械性能和生物相容性，以及其他优异的性能，所以陶瓷、金属、高分子和复合材料制成的骨修复材料被广泛用于骨修复，但与自体和（或）同种异体骨移植相比，合成材料仍然存在一些先天性缺陷，例如，陶瓷材料的脆性大、金属材料有离子释放、高分子材料强度差、复合材料降解性不可控等。因此，寻求新的骨修复材料、优化材料功能及结构是骨修复材料的发展方向，通过提升修复材料的生物相容性、生物活性、力学性能及降解性能，为骨组织修复提供合适的细胞外微环境，募集和指导内源性干细胞的归巢、分化和随后的组织再生。

（一）添加活性因子材料

通过单纯材料或者多种材料的复合所能展现出来的骨诱导潜力有限。因此，需要其他策略来增加骨移植材料的骨诱导性，如将生长因子加入骨修复材料中，构建新型的骨修复材料（图9-5）。生长因子是指诱导成骨的生长因子，可调节细胞的增殖分化和细胞外基质的合成，这种作用主要通过早期自分泌和旁分泌的方式，提高成骨细胞的增殖速度和活性，显著增强骨组织的再生能力。目前常见的生长因子包括IGF、PDGF和BMP等，其中以BMP的研究和应用最广泛。BMP是低分子量、不含胶原的糖蛋白，以一个大的前体蛋白的形式合成，包括信号肽部分、前结构域和羧基末端区，蛋白水解酶将羧基末端从前体蛋白切割下来后即形成二聚体。除BMP-1外，其余均属于TGF-β超家族，在间充质干细胞的趋化、增殖和成骨分化以及促血管生成的过程中起重要作用。BMP-2和BMP-7已在临床上获得美国FDA的批准。

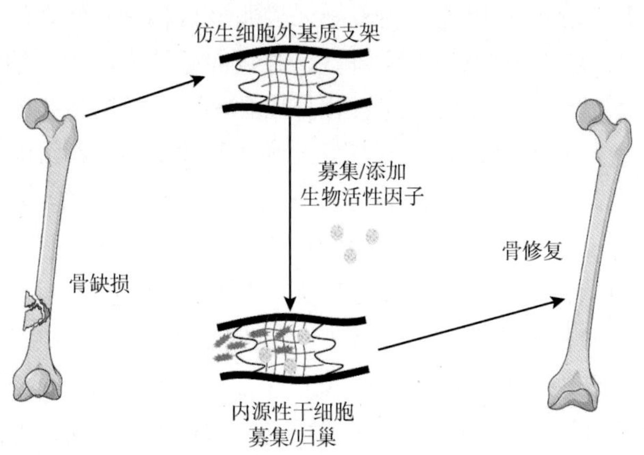

图9-5　通过向支架材料中添加活性因子促进骨再生的策略

目前，生物材料中通过支架和输送系统负载BMP受到广泛研究。几项研究表明，通过在骨修复材料上固定BMP，可以增加骨修复材料的骨诱导性。Lu和同事使用融合的BMP-4并将其固定在胶原蛋白/PLGA复合物中，该融合蛋白由衍生自纤连蛋白的其他胶原结合结构域组成。BMP-4/胶原/PLGA材料在体内显示出强大的骨诱导性。Stenfelt等制备的化学交联的透明质酸基水凝胶负载了HA和BMP-2，在异位部位植入5周后显示出松质骨形成。还有研究表明，重组BMP-2可以提高MgHA支架的成骨作用，以促进Mg的成骨和成血管作用。尽管在聚合物中添加BMP-2和HA不足以有效地促进骨修复，但当BMP-2与HA结合时，就会促进骨组织发生矿化。VEGF可以由多种细胞产生，其生物活性包括成血管和成骨。PDGF是一种能诱导血管生成的有丝分裂原，它也有能力促进骨再生，促进周围血管系统形成。研究人员提出了一种假说，在一个时空传递系统中结合成骨因子和血管生成信号可能是骨再生的最佳策略，即通过共同传递生长因子来达到最佳的愈合刺激效果。Kirby等以PCL支架为基材，设计了一种基于PLGA的输送系统，将VEGF、PDGF和BMP-2加载到PLGA微粒。虽然PDGF和VEGF没有影响骨矿化，但它们增加了血管密度，对于组织再生修复至关重要。

（二）脱细胞基质材料

脱细胞基质材料是采用一定的方法去除组织或器官中的细胞等成分，以及其他抗原成分，从而获得近似细胞外基质的天然结构与形状，并保留了活性成分和维持形状的胶原蛋白、纤连蛋白、多糖等成分的天然材料。因此，脱细胞基质材料具有良好的生物相容性和活性，将其植入人体内不会产生免疫排斥现象，而且在体内可以起到支持和连接细胞的作用，同时脱细胞基质材料拥有的独特三维空间结构以及本身包含的细胞因子有利于细胞黏附和增殖分化。实验表明这种膜促进了体外rBMSCs-OVX中细胞增殖和活力，并极大地刺激了体内骨质疏松性骨的再生。

类似地，脱细胞骨基质（decellularized bone matrix，DBM）是将骨组织中的活细胞杀死，再经脂肪皂化处理后得到的骨修复材料，它不但降低了抗原性，而且保留了骨组织原有结构和力学性能，同时由于具有良好的骨传导性、骨诱导性，能够加速骨组织再生。Chen等使用十二烷基硫酸钠（SDS）和NH_4OH成功制备了DBM，而后在体外实验中观察到DBM可促进MSC增殖和成骨分化，进而在体内实现有效的骨再生。Xing等通过使用逐层自组装技术，利用纳米多层重组纤维连接蛋白/钙黏蛋白嵌合体来修饰脱钙骨基质，实验发现该复合材料通过物理拦截及化学识别，极大地提高了细胞选择保留的效率，并提供有利的微环境以促进间充质干细胞的迁移、增殖和成骨分化。此外，该生物材料还具有较高的成本效益，储存和运输比较方便，以及在手术中可以快速构建等优势。故脱细胞骨基质是一种有应用前景的骨修复材料。

（三）掺金属离子材料

通过将选定的金属离子添加到骨修复材料中构成复合材料，以此可以获得更优良的理化和生物性能。当前的研究主要集中于添加锶离子、锌离子及镁离子。锶是人体骨骼系统正常生长和发育中一种重要的微量亲骨性元素，能够增加骨骼的强度，既能促进骨形成，也可以抑制骨吸收。故雷尼酸锶可用来治疗绝经后骨质疏松，降低锥骨骨折和髋部骨折的风险。研究者将锶添加至骨修复材料后植入骨缺损部位，结果发现锶离子可以直接于特定缺陷位置释放，从而促进缺损部位新骨形成，甚至血管化。同样，锌也是骨骼中不可缺少的微量元素，在体内外均能有效促进骨形成，同时能够抑制破骨细胞的成熟与增殖。有研究表明，锌可以通过TGF-β信号通路促进骨组织再生中各类因子的表达上调，如Ⅰ型胶原、碱性磷酸酶和骨钙素，抑制破骨细胞的骨保护素等。此外，锌还具有抑制炎症反应和抑菌的作用。镁是骨组织无机成分中的重要元素，也可以提高成骨细胞的活性，并且能够抑制破骨细胞的增殖。研究表明，镁离子可以激活TRPM7/PI3K信号通路促进成骨，缺乏镁会导致骨生长发育停止、骨脆性增加和骨质疏松等。另外，骨修复材料中添加镁后，也表现出抑菌和促血管化等作用。故将金属离子掺入骨修复材料中，为多功能生物材料系统提供了新的策略。

（四）纳米复合材料

纳米技术是近年来备受关注的高新技术之一，纳米材料能赋予材料以新的性能。纳米材料制备技术在当前受到广泛和深入的研究。例如，湿化学沉淀、溶胶-凝胶合成和水热合成技术，可以用来制备纳米颗粒；还包括构建孔隙可控型3D纳米纤维的分子自组装技术，以及冷冻干燥法和相分离等，均有效促进了纳米复合材料的发展。纳米材料主要作为支架材料应用于组织工程骨中，其衍生的复合材料具备良好的生物活性、可再吸收性，可以促进细胞的黏附和增殖。此外，与传统材料相比，纳米材料的复合形式可形成紧密联结，提供更优良的机械性能，同时还能保持优异的骨传导性和生物相容性，促进蛋白质吸附、细胞黏附和组织增殖分化。

纳米复合材料的主要形式包括多孔支架、水凝胶和纤维支架。通过不同的技术进行制备，可以获得拥有特定的孔隙率和结晶度等特性的纳米复合多孔支架。沈铁城等制备了纳米晶胶原骨材料，发现纳米晶胶原骨材料具有良好的生物相容性、骨传导性能，可用于修复临床上四肢粉碎性骨折造成的骨缺损。纳米复合水凝胶具有与细胞外基质相似的结构和组成、丰富的互连亲水网状多孔结构，可以为细胞黏附和细胞间的相互作用提供更大的空间。Nejadnik等开发了一种可注射纳米复合水凝胶，以磷酸钙纳米颗粒和羟基磷灰石为基础，用来修复骨缺损，实验结果表明该材料具有优秀的细胞黏附能力和可降解性，并且促进了骨再生。纳米复合纤维支架常通过相分离和静电纺丝制造技术进行制备，它完美模拟了天然细胞外基质的纤维结构，可以增强细胞黏附、迁移和增殖分化的能力。Chae等为模拟骨组织中的矿化胶原纤维，通过静电纺丝和原位合成技术成功制备了新型的羟基磷灰石/藻酸盐纳米复合纤维支架，克服了机械共混/电纺复合纳米纤维的缺点。因此，具有仿生结构、可控的孔隙率和网状多孔的纳米复合材料将会成为最有发展前景的骨组织修复材料之一。

（郭晓东　刘　雷　唐　硕）

第十章 椎间盘组织内源性修复

第一节 椎间盘组织内源性修复失效的机制

腰背部疼痛是一种慢性骨骼肌肉疾病，全球有超过80%的人受其影响。在世界伤残调整寿命年病因排行榜中，腰背部疼痛排名第一。腰背部疼痛严重威胁人类健康，给社会和个人造成巨大的经济负担。

椎间盘退行性变是腰背部疼痛的主要原因。当前临床治疗和管理椎间盘退变的策略包括卧床休息、物理治疗、药物治疗和手术治疗，这些措施主要针对的是疼痛的缓解，并不能从根本上实现椎间盘结构和功能的修复或再生。以干细胞为核心的生物组织工程技术是目前非常具有应用前景的修复椎间盘退变的手段，但瓶颈在于难以持续向椎间盘内募集数量充足且活性良好的干细胞，因而造成椎间盘组织内源性修复失效。因此，研究椎间盘组织内源性修复失效的机制显得尤为重要：一方面，阐明该机制可以为理解椎间盘组织的原位再生修复提供理论支撑；另一方面，阐明该机制可以为椎间盘退行性变的治疗提供新的思路。

一、椎间盘干细胞用于椎间盘修复的潜力

（一）椎间盘干细胞的分类

2007年，Risbud M.V.等从人退变的颈椎间盘术后标本中分离培养出一群表达间充质干细胞表面分子标志（CD105、CD166、CD63、CD49a、CD90、CD73、p75、低亲和力神经生长因子受体、CD133/1）且具有多向分化潜能（成脂分化、成骨分化、成软骨分化）的细胞。他们认为这群细胞可能在椎间盘内源性修复中占主导作用，并把这群细胞命名为内源性椎间盘干/祖细胞。在随后的十多年内，来自世界各地的不同研究小组从椎间盘的不同部位分离纯化、培养和鉴定得到符合国际细胞治疗协会（International Society for Cellular Therapy，ISCT）间充质干细胞标准的椎间盘干细胞。

椎间盘干细胞分离纯化的方法有很多，包括低密度培养法、间充质干细胞培养基培养法、流式分选法、琼脂糖悬浮培养法和克隆环-间充质干细胞培养基组合分选法。尽管目前椎间盘干细胞的分离纯化方法尚未达成一致，但根据来源部位不同，椎间盘干细胞可以分为四类：髓核来源的椎间盘干细胞、纤维环来源的椎间盘干细胞、软骨终板来源的椎间盘干细胞和干细胞巢来源的椎间盘干细胞。鉴于这些干细胞在表型方面具有高度同源性，这些细胞可以被视为同一种细胞在迁移入椎间盘过程中在不同环境或分化阶段的细胞。

除了内源性椎间盘干细胞外，外源性补充的间充质干细胞也常常用于椎间盘修复的研究。这些外源性的间充质干细胞根据来源部位不同，可分为脂肪来源的间充质干细胞、骨髓来源的间充质干细胞、脐带来源的间充质干细胞和羊膜来源的间充质干细胞等。

（二）椎间盘干细胞内源性修复线路

在椎间盘组织内源性修复中，椎间盘干细胞是椎间盘组织修复的主角，展现出较好的修复潜力。现有的椎间盘干细胞内源性修复理论认为，在不利微环境作用下，椎间盘组织受到损伤会释放一些炎症因子、趋化因子等，这些因子会动员处于静息期的椎间盘干细胞，使其向受损的椎间

盘组织迁移。募集到的椎间盘干细胞可以通过两种不同的途径再生修复受损的椎间盘组织：一方面，椎间盘干细胞分化为椎间盘细胞（髓核细胞、纤维环细胞和软骨终板细胞），补充死亡的椎间盘细胞；另一方面，椎间盘干细胞通过直接接触或旁分泌方式保护受损的椎间盘细胞。椎间盘干细胞内源性修复线路可以总结为内源性干细胞对周围环境的响应、内源性干细胞的迁移、内源性干细胞的分化以及内源性干细胞与椎间盘细胞相互作用四个环节，但其中每个环节的具体机制目前还未完全阐明，有待进一步研究。

二、椎间盘干细胞受损椎间盘组织内源性修复失效

椎间盘干细胞为椎间盘组织的内源性修复带来了希望，但是椎间盘中不利微环境（如压力、低氧）导致椎间盘干细胞活性下降、数量减少、向椎间盘内迁移减少，使得机体难以持续向椎间盘内募集数量充足且活性良好的干细胞，使得椎间盘组织内源性修复失效，导致椎间盘退行性变的发生（图10-1）。

三、椎间盘不利微环境对椎间盘干细胞活性和数量的影响

椎间盘是一个无血管的组织，并且组织内部呈现的是一个过度压力、低氧、低pH、高渗和营养缺乏的不利微环境。椎间盘内的髓核细胞在这种不利环境下出现细胞活性下降、自噬、凋亡和坏死性凋亡等生物学行为改变。考虑到椎间盘干细胞与椎间盘细胞处在相同的不利微环境中，这些不利微环境可能会对椎间盘干细胞的活性和数量产生影响，进而使得椎间盘组织内源性修复失效（图10-2）。

自噬是一种进化保守的溶酶体依赖性分解代谢途径，是维持细胞内环境稳定的重要方式。根据细胞及其所处环境的不同，自噬可以起到保护细胞或促进细胞死亡的作用。干细胞自噬有利于维持内环境稳定，还能促进干细胞自我更新、增殖、分化，抑制凋亡。研究显示，自噬在低氧诱导的间充质干细胞凋亡过程中起保护作用，当使用自噬抑制剂3-MA后这种作用将被抑制。

研究结果表明，髓核来源的椎间盘干细胞在氧化应激初期可通过上调血红素氧合酶1（HO-1）介导的自噬抵抗氧化应激导致的细胞活性下降、活性氧增多和凋亡等氧化应激损害；但在氧化应激后期，髓核来源的椎间盘干细胞自噬水平逐渐下降，无法抵抗氧化应激损害，细胞出现活性下降、凋亡增多。压力和低氧等其他微环境下自噬对椎间盘干细胞的影响及调控机制还未见报道，有待进一步阐释。

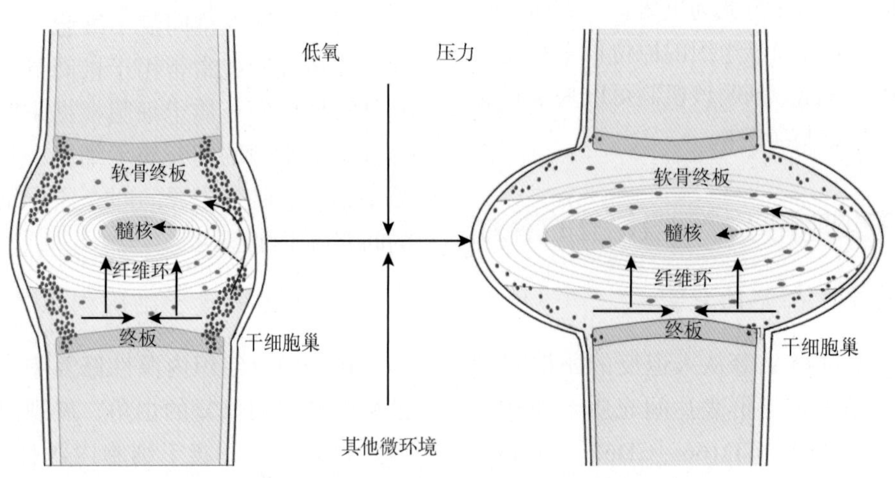

图10-1　椎间盘内源性修复失效的可能机制示意图

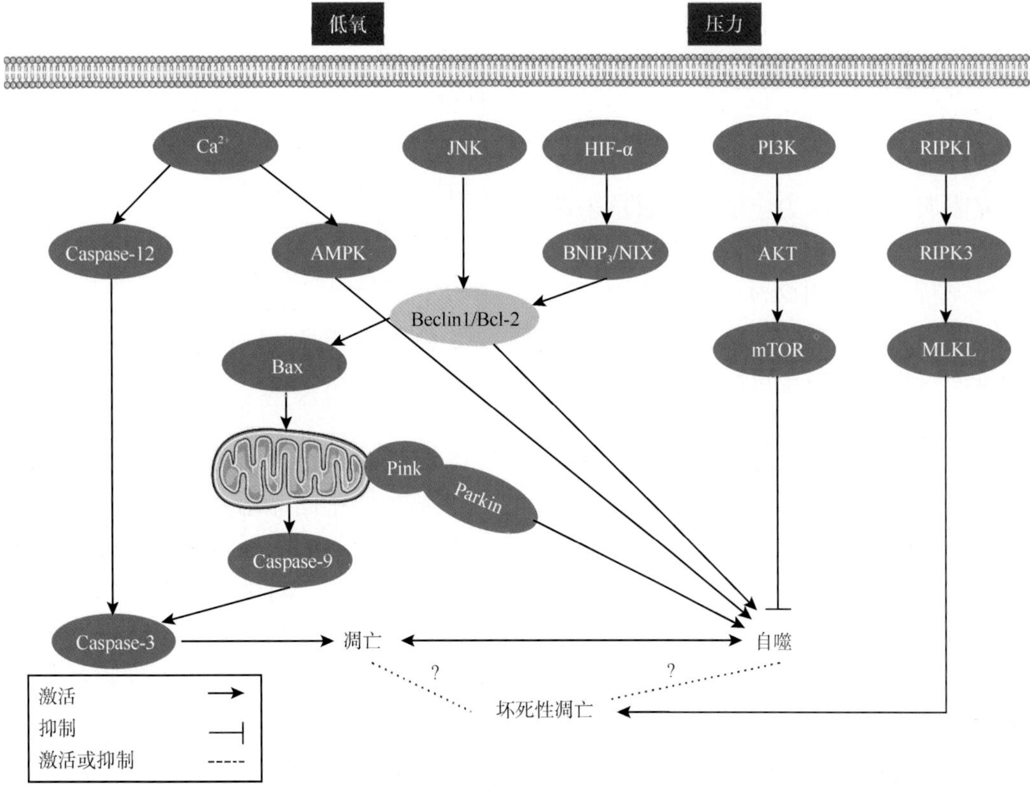

图10-2　椎间盘干/祖细胞在椎间盘不利微环境下数量减少的可能机制示意图

细胞凋亡是指为维持内环境稳定，由基因控制的细胞自主的有序的死亡。酸性环境可诱导髓核来源的椎间盘干细胞凋亡，但与外源性脂肪来源的间充质干细胞比较，内源性髓核来源的椎间盘干细胞耐酸的能力更强。研究表明，随着椎间盘干细胞在低氧环境培养，细胞凋亡率显著增高。该过程中Bcl-2可能起保护作用，而Bax、Fas-L、Fas、Caspase-3促进间充质干细胞凋亡的发生发展，即线粒体途径和受体途径均参与干细胞的凋亡，且呈Caspase-3依赖性。压力可以通过依赖Caspase及线粒体途径诱导髓核细胞凋亡，而且压力诱导的髓核细胞凋亡与自噬是相互关联的。过度压力亦可导致髓核来源的椎间盘干细胞发生凋亡。那么凋亡与自噬这种相互关联性是否同样存在于椎间盘干细胞内？这种关联性对椎间盘干细胞的影响及其具体机制需要进一步研究。

坏死性凋亡为一类具有坏死样形态学表现的程序性死亡，由哈佛大学的Degterev等在2005年首次提出。坏死性凋亡在微环境下干细胞减少中所起的作用尚未得到广泛研究。*N*-乙酰半胱氨酸和2-磷酸抗坏血酸酯可通过保护线粒体、减少坏死性凋亡，从而提高移植后间充质干细胞存活率。在研究压力诱导髓核细胞死亡时，研究者发现坏死性凋亡与髓核细胞线粒体功能紊乱、氧化应激、ATP耗竭等密切相关。而坏死性凋亡特异性抑制剂Nec-1能明显改善过度压力诱导的线粒体功能紊乱及由其导致一系列“并发症”，如氧化应激、ATP耗竭等，髓核细胞存活率也明显升高，提示坏死性凋亡在髓核细胞死亡过程中扮演着重要的角色。那么，椎间盘干细胞是否与此类似呢？有待进一步深入研究。

自噬、凋亡、坏死性凋亡均参与压力诱导的髓核细胞死亡，而且自噬、凋亡及坏死性凋亡之间存在串扰关联。这提示我们，在椎间盘内微环境下单一干预其中一种机制可能不足以持久、有效地提高椎间盘干细胞的存活率，有必要对三者进行综合研究，寻找恰当的调控靶点，甚至进行联合调控。

四、椎间盘不利微环境对椎间盘干细胞迁移的影响

在不利微环境中，椎间盘干细胞的干性会发生改变。研究表明，过度压力应激可使髓核来源的椎间盘干细胞多向分化能力降低，克隆形成能力下降，干性基因（*Sox2*和*Oct4*）表达减少，迁移能力减低。其中，椎间盘干细胞在椎间盘不利微环境下向椎间盘内迁移减少可能是椎间盘组织内源性修复失效的另一重要原因。

低氧（2.2%）通过HIF-1α/FASN/mTORC1通路促进间充质干细胞的增殖和迁移，而严重低氧（1%）则可以通过调节GTPase RhoA的活性显著抑制间充质干细胞的迁移。椎间盘无血管的结构使得氧浓度从椎间盘外层到髓核中心逐渐下降，因此不同部位的椎间盘干细胞暴露在不同氧浓度环境下，其迁移能力会受到不同程度的影响。低氧和椎间盘干细胞迁移的相关研究较少。与低氧对椎间盘干细胞迁移的影响相似，前期实验发现，在可控轴向加压诱导的兔椎间盘退变模型中，中等程度的压力（19.6N）可以显著促进椎间盘干细胞的迁移，而过度的压力（78.4N）则明显抑制椎间盘干细胞的迁移。

以上结果提示，适度的刺激有利于椎间盘组织的修复，而椎间盘内恶劣的微环境很可能导致椎间盘干细胞迁移减少，使得椎间盘组织内源性修复失效。如果能进一步阐明其中的具体机制，针对相应的靶点进行调控，促进椎间盘干细胞向受损椎间盘组织迁移，将会极大增加用于内源性修复的椎间盘干细胞的数量，提高内源性修复成功的可能性。

五、研究椎间盘组织内源性修复失效机制的意义

（一）为椎间盘组织的原位再生修复提供理论依据

椎间盘退行性变是一个复杂的过程，伴随着椎间盘组织的退变和内源性修复。在很长一段时间内，研究者主要将研究方向集中在椎间盘的退变，以椎间盘细胞死亡、细胞外基质失稳和椎间盘组织炎症为突破口，寻找相关分子机制及关键治疗靶点。以椎间盘干细胞为核心的椎间盘内源性修复理论的提出，丰富了人们对椎间盘退行性变这一复杂过程的理解，指明了椎间盘在退变的同时伴随了组织的原位再生修复。对椎间盘组织内源性修复失效机制的研究，可为进一步理解和运用椎间盘组织的原位再生修复提供理论依据。

（二）为椎间盘退行性变的治疗提供新的思路

椎间盘退行性变的治疗一直是临床难题，当前临床治疗椎间盘退变的手段主要针对的是疼痛的缓解，而不能从根本上实现椎间盘结构和功能的修复或再生。对椎间盘组织内源性修复失效机制的研究，可以从椎间盘干细胞需要面临的微环境着手进一步研究椎间盘干细胞对刺激应答及数量减少的机制，继而采取针对性的干预措施，设计负载调节刺激应答的药物及趋化因子的新生物材料，募集椎间盘内部干细胞并诱导其归巢，原位诱导椎间盘组织再生。这将为椎间盘退行性变的治疗提供新的思路。

第二节　椎间盘组织内源性修复调控

椎间盘退变引起的下腰痛已经成为影响人们生活质量的主要因素之一，伴随着人口老龄化的进程，也逐渐成为我国的首要致残因素，寻找一种临床上行之有效的治疗方法是为数众多的患者和社会的一致诉求。正常椎间盘（intervertebral disc，IVD）组织是由中央的髓核（nucleus pulposus，NP）、周围的纤维环（annulus fibrosus，AF）以及上下椎体的软骨终板（cartilaginous end plate，CEP）形成的类“三明治”结构。目前临床上常用的治疗方法，如药物治疗和外科手术，主要作用机制为去除NP组织，因此仅能缓解症状，无法逆转椎间盘退变（IDD）。尽管许多基于MSC移植的临床前和临床研究均在减轻甚至逆转IVD变性方面取得了一定的成果，但IDD所形成的恶劣内环境对内源性干/祖细胞的生存、增殖、分化及迁移造成的负面影响仍难以调控。此外，该类疗法还有包括致癌性、异位骨化和免疫排斥反应在内

的各种并发症，也表明我们应当探索更多的疗法。因此，寻找治疗IDD的新方法、新策略具有十分重大的临床意义。

组织内源性修复理论是以机体内源性干/祖细胞为基础的一种治疗策略，具有安全、原位修复、损伤小、成本低等优势。在生物体内，内源性干/祖细胞主要储存于干细胞巢中。干细胞巢的概念由Schofield于1978年首次提出，是一种主要由细胞、可溶性因子、细胞外基质和其他成分组成的特定解剖部位。据报道，IVD中的干细胞巢存在于邻近终板和外层AF的软骨膜区域，其内部存在着一定量的髓核干细胞、纤维环干细胞及终板干细胞。椎间盘组织内源性修复理论致力于改善IVD干细胞巢环境，促进干/细胞的增殖、诱导干细胞定向分化、推动干/祖细胞靶向迁移，缓解IDD造成的恶劣内环境引起的干细胞衰老和凋亡，从而达到内源性原位修复退变、损伤组织的目的。

本节将回顾椎间盘组织内源性修复的细胞来源，并从促增殖、分化、迁移及缓解衰老和凋亡四个方面阐述椎间盘组织内源性修复的调控机制。此外，还将对椎间盘组织内源性修复领域目前存在的难题进行分析，对未来提出展望。

一、椎间盘组织内源性修复的细胞来源

NP细胞由脊索细胞（notochordal cell，NTC）和软骨样髓核细胞（nucleopul pocytes，NPCy，也称软骨细胞样细胞）组成。NTC主要维持组织动态平衡和促进生长，而NPCy负责细胞外基质合成。这些细胞随着IVD衰老而逐渐减少，此时，内源性干/祖细胞则分化出多种IVD细胞，并分泌细胞间信号分子如外泌体等，启动内源性修复机制。

有研究表明，由NP、AF及CEP细胞衍生来的MSC对退变椎间盘所产生的恶劣内在理化环境具有一定的耐受能力。另外，在NP、AF和CEP组织中均可分离出干/祖细胞，说明干/祖细胞可能从干细胞巢内迁移而来。因此，驱动干/祖细胞的迁移能力和提高NP组织中的干/祖细胞生物活性是内源性修复的关键。NP-MSC、AF-MSC、CEP-MSC都具有很强的分化能力，其中CEP-MSC具有最佳迁移和侵袭效力，以及骨/软骨组织分化能力。而NP-MSC具有一定争议，有报道称NP-MSC具有与骨髓间充质干细胞（BMSC）和脂肪组织源的MSC类似的再生能力，甚至在软骨再生方面更优。另外，也有学者称NP-MSC的多系分化潜能较差，甚至不能分化为脂肪细胞。如果MSC从退变NP组织衍生，也会比脐带间充质干细胞（umbilical cord MSC，UC-MSC）分化能力差。

二、椎间盘组织内源性修复的调控策略

除椎间盘固有的恶劣环境因素如炎症、过度负荷、氧化应激、缺氧、低pH、高葡萄糖和高渗透压等，机体年龄增长和组织损伤积累使得IVD内干/祖细胞逐渐耗尽。因此，如何恢复椎间盘内干/祖细胞正常数量与功能是克服内源性修复障碍的关键。内源性修复调控策略主要可分为三大类：增加干/祖细胞的活力和分化，促进干/祖细胞归巢或迁移，减少由各种因素引起的干/祖细胞死亡和衰老。

（一）增加椎间盘干/祖细胞的活力与分化

1. 调控干细胞的增殖 椎间盘内源性修复是围绕干/祖细胞进行的，干/祖细胞的数量对于组织的内源性修复至关重要，故促进椎间盘内源性修复的一条可行策略就是直接促进干细胞的增殖，为后续的修复提供足够的细胞基础。在退变的椎间盘中，恶劣的内环境条件，诸如过度酸性环境、炎症、高渗、高糖、压力变化、氧化应激等都会抑制椎间盘干/祖细胞的增殖及分化，导致内源性修复受阻。在分子水平上，阿米洛利是一种对酸敏感的离子通道阻滞剂，可以拮抗过酸环境对NP-MSC的不利影响，改善髓核干细胞增殖、细胞外基质合成等生物学行为，缓解椎间盘退变。炎症是诱导椎间盘发生退变的另一重要因素，TNF-α是一种重要的炎症细胞因子，但据文献报道，低浓度（0.1～10ng/ml）的TNF-α可以促进NP-MSC的增殖和迁移，但会抑制向NP细胞分化，表明炎症细胞因子实际上可能成为一把调控内源性修复的双刃剑。有丝分裂生长因子（mitogenic growth factor）以其增殖和抗凋亡能力可能延缓退行性过程。IGF-1、PDGF、EGF和FGF-2能在体外刺激细胞增殖和抑制人、动物细胞凋亡。而在细胞层

面上，将NP-MSC与富含NTC的NP外植体共培养，也可以促进NP-MSC的增殖。此外，细胞外基质也参与到干细胞生物学行为的调控，如较低的细胞外基质刚度可以促进NP-MSC的增殖等。

2. 促进干细胞的分化 椎间盘内源性修复的理论核心是诱导组织内源性干/祖细胞迁移至特定部位并定向分化为特异性组织细胞，进而完成修复，故如何调控内源性干细胞定向分化也是促进内源性修复的关键。已有文献证实，干细胞巢内细胞外基质对干/祖细胞的分化具有重要影响，其中，高比例的Ⅱ型胶原含量可以促进人脂肪间充质干细胞向NP细胞分化；低细胞外基质刚度可以促进髓核干细胞成软骨分化，相反，高刚度可以促进髓核干细胞成骨分化。此外，一些生物来源的试剂或产品也可以调控内源性干细胞的分化，上述提到的富含NTC的NP外植体，也可以促进NP-MSC向NP细胞分化。外泌体是一种细胞外囊泡，其主要功能为在细胞间进行信号传递，研究表明髓核细胞来源的外泌体可以促进BMSC向NP样细胞分化，而BMSC来源的外泌体则可以逆转退变导致的NP细胞表型改变并促进其基质合成，提示外泌体可能在内源性修复领域具有一定潜力，尤其是利用特定细胞来源的外泌体搭载相应分子或药物靶向调控干细胞行为进而促进修复可能成为未来的研究热点。

（二）促进椎间盘内干/祖细胞归巢或迁移

MSC通过CEP的归巢可能是椎间盘内干/祖细胞迁移的一种来源，该概念基于MSC诱导再生的自然愈合过程，MSC向退化的椎间盘细胞释放的趋化因子迁移，可以诱导受损细胞外基质重塑。然而，器官培养模型显示只有少数MSC能够迁移到IVD中。基于向CCL5迁徙的筛选发现CD146能够区分MSC亚群，进一步研究发现$CD146^+$亚群显示更强的迁徙能力及分化潜能，$CD146^-$亚群可能因为分化程度更高而修复能力更强。研究发现，MSC归巢能够增加椎间盘$Tie2^+$祖细胞，减少细胞死亡并诱导增殖反应。另一项研究利用一种缓释CCL5、TGF-β_1和GDF5的支链淀粉微珠（PMB）递送系统，证实CCL5能够使人脂肪来源的MSC接种后从CEP向NP的迁移，相比对照组，这种缓释系统能够增加NP中的总NP细胞密度，Ⅱ型胶原蛋白、聚集蛋白聚糖染色强度及$Tie2^+$祖细胞密度。

理论上，椎间盘干/祖细胞可以从干细胞巢向椎间盘迁移。一方面，符合定义MSC最低标准的干细胞群能够从椎间盘干细胞巢内分离；另一方面，通过在兔椎间盘中用BrdU标记缓慢增殖细胞，发现不同年龄组$BrdU^+$细胞呈现类似的迁徙模式，并在迁徙区域检测到软骨前体标志物（GDF5、SMAD1/5、SOX9）和迁移标志物（SNAI1、SLUG、β1-integrin）。进一步研究发现，在椎间盘中≤10μm/$GDF5^+$细胞表现出最佳的迁移能力，其迁徙模式与关节软骨类似，并在组织深度为1300μm（外植体培养16天）时检测到$GDF5^+$细胞，对干细胞巢区进行细胞原位标记后体内示踪显示迁徙细胞可分布至AF、NP。在退变椎间盘组织中蛋白酶如MMP13的上调可能通过降解胶原纤维导致异常细胞运动并影响细胞迁移的方向，椎间盘内可以检测到未成熟细胞群（$CD90^+$，$OCT3/4^+$和$GDF5^+$）与MMP、β1-integrin和DDR2在相同的区域内表达，提示细胞迁徙过程涉及与细胞外基质结构之间的相互作用，而胶原纤维体外对齐模型显示胶原纤维的引导似乎促进了干细胞迁移。

随着椎间盘退变的发展，NP细胞可以分泌产生趋化因子N-Ac-PGP（*N*-乙酰化脯氨酸-甘氨酸-脯氨酸）的蛋白酶，从胶原蛋白生成N-Ac-PGP，N-Ac-PGP上调CEP-MSC中的相应受体（CXCR1/CXCR2）而诱导CEP-MSC（$CD105^+$/$Stro1^+$）从CEP迁移到NP中，同时拮抗CXCR1/CXCR2（Repertaxin/SB225002）完全抑制CEP-MSC的迁徙。然而N-Ac-PGP会诱导CEP-MSC向促炎表型分化而非向NP表型分化，抑制这种促炎性分化或者调节CEP-MSC免疫可塑性可能减轻退变椎间盘的炎性反应。进一步，促炎细胞因子TNF-α诱导NP细胞分泌的MIF能够通过与CD74受体反应来抑制CEP-MSC的迁移，利用MIF/CD74通路的特异抑制剂如ISO1能够恢复CEP-MSC的迁徙而促进椎间盘修复再生。

通过比较椎间盘内各种来源的干/祖细胞发现，干/祖细胞迁移能力与CXCR4的表达水平一致，其中CEP-MSC具有最强的迁徙能力，而CXCR4配体SDF1在AF-MSC中表达水平最高则表明其具有向

IVD内部迁移的巨大潜力。另一项研究表明，与正常椎间盘相比，退变组织中SDF1的表达水平明显更高，迁移细胞的分布存在显著差异，阻断CXCR4可以有效消除SDF1诱导的增殖和迁移，提示通过激活SDF1/CXCR4通路可以增强干/祖细胞的募集与迁徙。相比正常组织，退变IVD来源的NP-MSC迁徙能力下降，体外细胞培养模型显示TNF-α在较低浓度时可促进NP-MSC迁移，过度压力负荷、高葡萄糖浓度能够抑制NP-MSC迁移能力，然而详细机制尚不清楚。

（三）减轻椎间盘干/祖细胞凋亡和衰老

抑制椎间盘内干/祖细胞凋亡是恢复椎间盘结构和功能完整性、加速内源性修复的重要调控策略。椎间盘内固有的恶劣条件如营养缺乏、异常负荷会促进CEP-MSC凋亡以致功能细胞耗尽。研究发现，CEP结构改变引起营养不足进而可以诱导CEP-MSC凋亡，通过抑制BNIP3的表达并改善营养供应将有助于提高椎间盘内源性修复水平。也有研究表明阻断BNIP3可以抑制周期性拉伸诱导的CEP-MSC凋亡，提高其对异常拉伸负荷的耐受性而减缓椎间盘退变的进展。此外，促炎性细胞因子TNF-α、酸性环境、高糖环境被报道可以诱导NP-MSC凋亡。NF-κB信号抑制剂（Bay11-7082）也可以部分消除TNF-α诱导的NP-MSC凋亡。酸感应离子通道阻断剂Amiloride可以改善酸性条件下NP-MSC生物学活性，降低其凋亡水平。给予人脐血MSC条件培养基处理可增加Bcl-2表达、降低Bax表达并抑制p38磷酸化进而抑制高糖诱导的NP-MSC凋亡。

HIF-1α通路、PI3K/Akt通路是多种因素致NP-MSC凋亡的重要靶点。相比正常组织，退变IVD来源的NP-MSC表现出细胞凋亡率提高和Caspase-3表达上调，而HIF-1α及其下游基因*GLUT1*、*VEGF*的表达显著降低，提示HIF-1α通路可能参与了调控。另一项研究也显示适当浓度的辛伐他汀（simvastatin）可通过HIF-1α通路抑制NP-MSC凋亡。营养缺乏和低氧通过增加PI3K/Akt来抑制NP-MSC凋亡，当抑制PI3K/Akt通路（LY294002）时细胞凋亡和Caspase-3活性显著增加。研究发现葛根素通过PI3K/Akt通路来稳定NP-MSC线粒体膜电位并可降低ROS水平，进而降低过度压力诱导的NP-MSC凋亡水平，而柚苷（naringin）可通过ROS介导的PI3K/Akt通路而有效减轻H_2O_2诱导的NP-MSC凋亡。同时，氧化应激水平是NP-MSC凋亡的重要一环。环孢素（cyclosporine A）可以通过减轻氧化应激和线粒体功能障碍来有效抑制过度压力负荷诱导的NP-MSC凋亡，比格列酮（pioglitazone）则能够降低氧化应激水平、线粒体凋亡进而减轻NP-MSC凋亡，进一步研究发现HO-1介导的自噬可对氧化损伤条件下NP-MSC凋亡起保护作用。

细胞衰老已经成为衰老/年龄相关疾病的新型治疗方向，最近发现多种因素可以引起椎间盘干/祖细胞衰老，如何消除诱导因素的影响进而缓解椎间盘干/祖细胞衰老是内源性修复调控研究的热点。相比于年轻供体，老年供体来源的NP-MSC具有更差的增殖、集落形成和多系分化能力，呈现细胞衰老的典型特征，如G_0/G_1期阻滞明显增加、S期进入减少、SA-β-gal表达增加及p53/p21/pRB途径明显活化等。另一项研究也发现体外培养时随着传代的增加，NP-MSC逐渐失去其“干性”走向衰老。此外，高葡萄糖浓度可能通过下调SIRT1和SIRT6的表达来诱导NP-MSC的衰老。一项研究通过脂多糖（LPS）诱导AF-MSC衰老的模型发现，二甲双胍（metformin）可通过阻断HMGB1易位来抑制AF-MSC衰老。基于DNA破坏剂博来霉素（bleomycin）诱导AF-MSC细胞衰老的模型，研究发现抗衰老药物雷帕霉素（rapamycin）能够降低其衰老相关分泌表型基因表达以及衰老蛋白水平，提示mTOR通路可能是AF-MSC细胞衰老的潜在靶点。进一步研究发现，在TNF-α诱导的CEP-MSC衰老中，Rapamycin诱导的自噬通过增强Nrf2/Keap1信号转导、促进抗氧化蛋白的表达、消除ROS来减轻细胞衰老及成骨分化。

三、内源性修复调控面临的挑战

尽管已有不少研究报道退变椎间盘组织中恶劣环境对其内干/祖细胞存活、表型和功能的影响，如何解除影响干/祖细胞增殖、迁徙、分化等行为的不利因素进而促进内源性修复的问题仍待解决。无论是募集椎间盘内外细胞迁移到损伤部位，还是直接刺激驻留细胞发挥作用，都面临诸多挑战：①如何靶向干/祖细胞给予修复信息？损伤组织趋化因子释放与细胞迁移模式的关系以及趋化因子时空调控作用仍有待表征；②如何确保干/祖细胞作出有效反应？尽管内源性干/祖细胞已经显示出对椎间盘内严酷微环境的特殊适应性，维持细胞良好活力或激活状态、指导其分化成指定谱系、发挥其有益的旁分泌作用是内源性修复策略的关键环节；③如何以受控方式局部时序给予调控措施？需要设计智能化递送系统，不仅具备良好的生物相容性、可注射性等基本特征，还能够适应不同类型生物学因子固有特性，引导其发挥时空调控作用。

值得注意的是，目前多数研究集中在椎间盘干/祖细胞特征的分离后体外评估，仍存在着很大局限性，例如，其细胞迁移能力可能受提取技术的影响而不能反映体内真实情况。未来研究应集中在体内研究：椎间盘退变体内模型仍需进一步优化，体内表征干/祖细胞及其分化谱系的标志物尚未形成共识，体外调控研究的结论仍需体内实验的进一步验证。

四、总　　结

椎间盘内源性修复具有广阔的应用前景。恢复椎间盘内干/祖细胞正常数量与功能是克服内源性修复障碍的关键。内源性修复调控策略主要可分为三大类：增加干/祖细胞的活力和分化；促进干/祖细胞归巢或迁移；减少由各种因素引起的干/祖细胞死亡和衰老。椎间盘组织内源性修复调控在未来研究中仍面临诸多挑战。

第三节　椎间盘组织内源性修复材料

内源性干细胞的发现证明椎间盘具有自我修复的潜能。然而，如何通过促进椎间盘的内源性修复从而实现椎间盘的再生仍是目前亟待解决的一大难题。成功的内源性修复需要解决两大问题：①募集足够的干细胞；②使干细胞在局部发挥功能。然而，椎间盘的无血管结构限制了干细胞的有效迁移，同时，椎间盘独特的微环境，如低氧、机械压力、高渗透压、酸性环境等进一步干扰了干细胞在局部发挥作用。因此，生理条件下椎间盘的内源性修复能力十分有限，随着退变及衰老的进展，椎间盘内源性干细胞进一步耗竭，内源性修复可能更难以实现。虽然许多细胞因子已在体外被证实可以增强椎间盘内源性干细胞的迁移或促进其定向分化，然而，细胞因子存在着半衰期短、需反复给药、穿刺可能造成椎间盘退变等缺陷，限制了它的进一步应用。因而，目前急需寻找一种可靠方法来增强椎间盘的内源性修复能力。

原位组织工程技术的蓬勃发展为椎间盘内源性修复的成功实施带来了新的曙光。原位组织工程技术又称为原位诱导再生技术，是指不使用传统组织工程技术所需要的外来种子细胞，通过性能良好的支架材料与体内微环境的相互作用，促进并诱导自体干细胞增殖、迁移并黏附在支架材料上，进而实现损伤组织的原位再生。原位组织工程技术具有以下特点：利用自体细胞特别是干细胞进行组织修复，避免了体外分离培养种子细胞的烦琐过程和种子细胞易污染的缺点；由于该过程没有添加外源性种子细胞，因此极大程度地避免了免疫排斥反应；通过一定的手段使组织细胞迁徙到病变部位，从而达到修复效果，该过程更加接近于人体损伤组织的自我修复，将生物体视为完整的生物反应器，这样的修复效果或许是更佳的。由于原位组织工程技术不涉及对体外细胞和材料进行广泛操作来产生功能化的组织，而是借助外在支架材料来诱导受损部位的自行修复，因此最终修复的组织与机体具有很好的相容性和适配性，并且远期功能也有一定的保障。原位组织再生的成功依赖于：将宿主干细胞或祖细胞有效募集到植入生物材料支架中，并将浸润细胞诱导成组织特异性细胞谱系，以用于功能性组织再生。利用原位组织工程技术已成功实现了骨与软骨等组织的再生修复。在椎间盘退变修复领域，Frapin等基于支链淀粉微珠设计了一个序贯释放细胞因子的递送系统。此系统首先释放趋化因子（C-C基序）配体5[（C-C motif）ligand 5，CCL-5]从而促进椎间盘干/祖细胞的募集，进而通过释放TGF-β_1和生长分化因子5（GDF-5）诱导募集的椎间盘干/祖细胞合成Ⅱ型胶原和富含聚集蛋白聚糖的髓核样细胞外基质，体现出原位组织工程技术用于椎间盘内源性修复的潜力。图10-3描绘了原

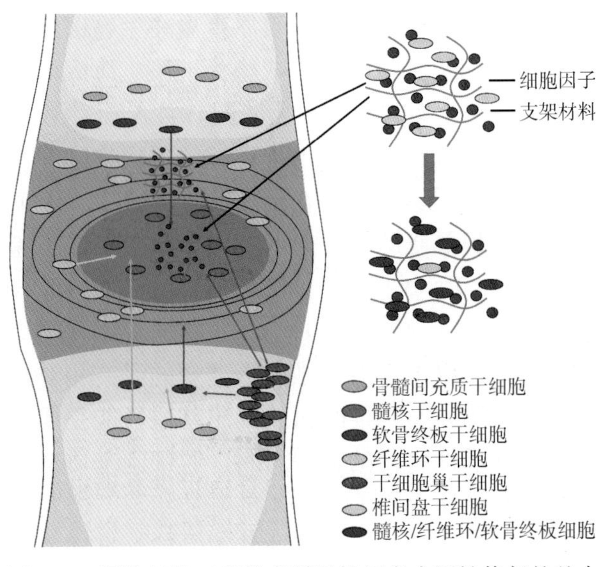

图10-3　原位组织工程技术诱导椎间盘内源性修复的基本过程

左侧部分显示为支架材料（和细胞因子）诱导椎间盘内及邻近组织中各种内源性干细胞，如骨髓间充质干细胞、髓核干细胞、纤维环干细胞、软骨终板干细胞、干细胞巢干细胞等定向迁移至损伤部位。右侧部分显示为支架材料（和细胞因子）在原位诱导迁移的干细胞定向分化为组织特异性细胞的过程

位组织工程技术诱导椎间盘内源性修复的过程。然而，目前针对组织工程技术在诱导椎间盘内源性修复方面应用的相关研究仍较少，处于起步阶段。下文，我们将就椎间盘内源性修复过程中可能使用的支架材料展开论述。

支架材料是原位组织工程的关键部分，可用于模拟体内环境，作为细胞及细胞因子的载体引导细胞生长和浸润，并将细胞募集到损伤部位，让细胞在受损部位发挥作用；此外，支架材料还能将细胞和细胞因子局限在受损部位，防止其随着液体的外流而失去相应效果。因而，选择合适的支架材料是内源性修复成功的关键。

在组织工程技术的应用过程中，有许多相当重要的材料设计特征。这些关键的材料特征包括：材料的可加工性、可获得性、成本、机械特性，降解产物，以及生物相容性。材料的可加工性可能包括多种加工能力，如物理可加工性、对灭菌技术的抵抗力、行业的可扩展性，以及药物/生长因子的释放选择。可获得性是不可避免的障碍。无法获得的组织工程材料对于医生或患者来说毫无用处。无论材料性能如何，构建新型聚合物的成本都是影响可获得性的重要方面。组织工程聚合物的机械特性应较好地模拟再生组织，从而为生长的细胞尽可能提供与天然ECM最接近的环境。在材料构建中，也应注意毒性降解产物的有害作用。例如，从聚乳酸中崩解和释放出来的酸性聚合物单元或从合成聚合物中浸出的内分泌调节因子。降解性与生物相容性密切相关。生物相容性涉及材料通过细胞黏附、增殖、分化等与各种器官组织细胞系统协同工作的能力。其他特征，诸如可注射性等在椎间盘组织工程中也应考虑到。成功的组织工程支架在上述所有的材料标准之间实现了微妙的平衡。当一个标准被优化时，另一个标准可能会受到有害的影响。例如，如果将支架的孔隙率增加至最佳水平，则该支架的机械强度会因此降低，反之亦然。材料表面和侧链基团的化学修饰也会导致材料性能改变。诸如PCL、PLA、PGA和PLGA之类的聚酯经常被改造以引入所需的侧链基团从而进行生物活性的化学修饰。这些化学基团通常是用酸或碱水解酯的方法制成的，但是在处理后，支架的先天材料性质，如机械强度，会被大幅度地改变。

合成和天然来源的聚合物在组织工程领域均获得了广泛认可。除了先前提到的广泛使用的聚酯外，据报道使用过的合成聚合物还包括聚磷腈、聚富马酸丙二醇酯和聚酸酐。基于天然材料的聚合物包括淀粉、纤维素、胶原蛋白、壳聚糖、明胶、藻酸盐、透明质酸、脱细胞组织基质、羟基磷灰石甚至丝绸。通常，合成的聚合物更适用于化学和机械改性以提供良好的生物相容性和生物力学性能。天然聚合物包含固有的侧基和具有内在生物相容性的生物活性位点，但通常缺乏机械完整性和可加工性，难以转化到临床。

多种研究表明，不同形式的聚合物可用于体内外治疗椎间盘退变，天然聚合物包括Ⅰ型胶原、海藻酸钙、透明质酸、纤维蛋白、壳聚糖、羧甲基纤维素、Ⅱ型胶原等，合成聚合物包括PLA及其衍生物、聚乙二醇、聚碳酸酯聚氨酯和PCL等。与髓核机械性能相似的合成聚合物在组织替代中引起了人们极大的兴趣。某些合成生物材料既可以用作固体支架，也可以用作水凝胶。当接种细胞时，它们可发生酶促降解，从而提供一个可以生物吸收的临时三维基质环境。三维亲水性聚合物网络通过共价键之类的化学键，以及氢键、离子键与分子间疏水作用之类的较弱结合力维持在一起。这种网络能够在其结构内保持大量水而不会溶解，同时它也是髓核再生领域研究最多及最佳的材料载体。下文，我们将具体介绍可能用于椎间盘内源性修复的支架材料。

一、天然聚合物和合成聚合物

递送系统设计中的一个关键参数是聚合物的组成。因为聚合物的化学功能会影响其各方面的性能，包括封装效率以及聚合物的降解速率和释放。因此，递送系统的最新进展是为特定组织量身定制聚合物，并经过工程设计使其发挥独特的生物学功能。

在天然聚合物中，对胶原蛋白、透明质酸、藻酸盐和壳聚糖进行了广泛的研究。这些大分子可从自然资源中提取或通过细菌发酵获得，具有大规模生产、低毒等各种优势（图10-4）。

胶原蛋白是健康椎间盘ECM的主要成分，与其他天然蛋白质相比，具有生物降解性、弱抗原性和优异的生物相容性。胶原蛋白在生物医学中的广泛应用是基于其能够成型为薄膜、海绵以及微米级或纳米级颗粒的能力（图10-4 A）。由胶原蛋白水解产生的明胶在生理环境中可生物降解并形成无害的代谢产物。在退变的椎间盘中，浸渍过富血小板血浆的可注射明胶微球减少了成年兔子的髓核细胞凋亡及椎间盘的退变。HA是髓核ECM的另一个主要组成部分，也被研究用作组织工程支架，但用于治疗椎间盘退变的研究相对较少。近来研究发现椎间盘脱细胞基质可能是用于椎间盘内源性修复的良好材料。脱细胞基质材料可最大程度地保持天然组织的基质组成、微观纳米结构和生物学特性，因此其本身就含有诱导细胞迁移和分化的生物活性分子。研究发现，髓核及纤维环脱细胞基质水凝胶可诱导间充质干细胞向髓核和纤维环细胞分化，显示出了脱细胞基质材料用于椎间盘内源性修复的巨大潜能。

尽管无法在人体中找到，壳聚糖（由甲壳动物合成的多糖）（图10-4B）和藻朊酸盐（褐藻的细胞壁多糖成分）（图10-4C）被用于多种生物医

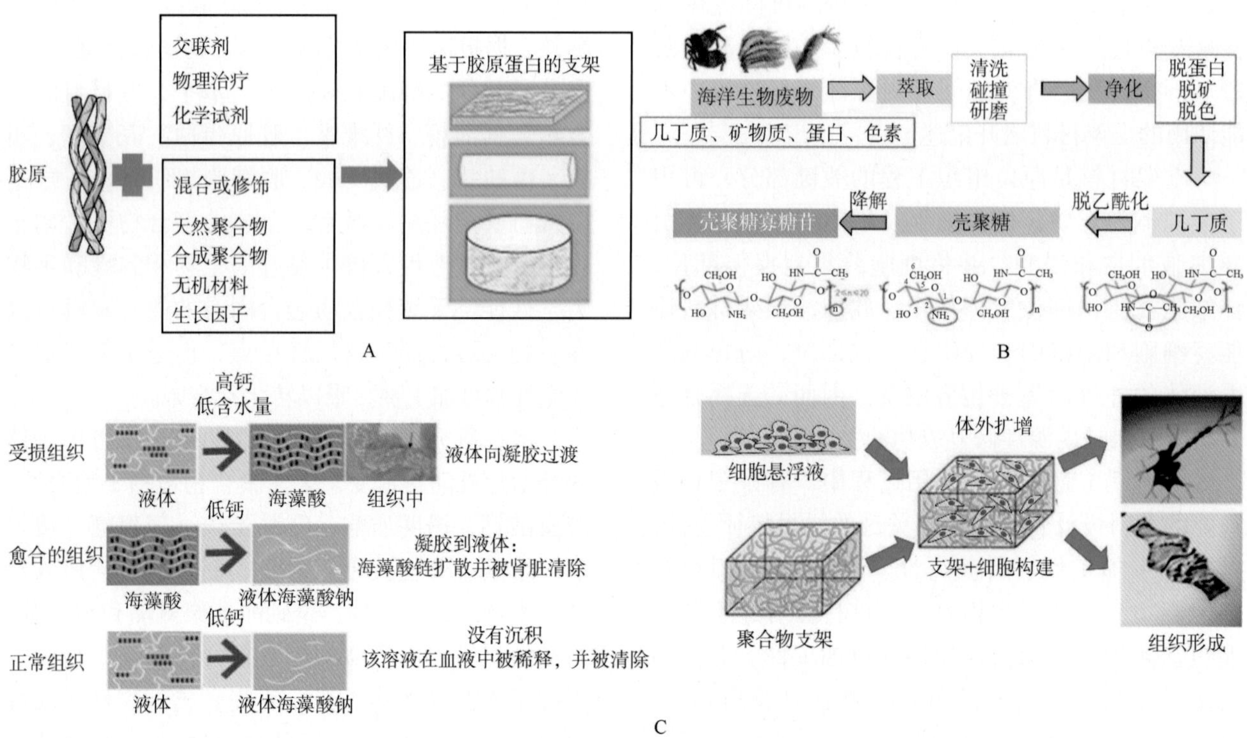

图10-4　几种天然聚合物支架材料在组织修复中的应用

A. 胶原蛋白支架材料在组织修复中的应用；B. 壳聚糖支架材料在组织修复中的应用；C. 藻朊酸盐支架材料在组织修复中的应用；D. 合成聚合物支架材料在组织修复中的应用

学应用。在治疗椎间盘退变时，藻朊酸盐微粒被设计用于体外递送富血小板血浆。然而，它们在体内离子凝胶依赖的低稳定性是其缺陷。同样的，阳离子型壳聚糖也被认为是一种细胞或分子载体应用于椎间盘再生。

合成聚合物具有可调节的物理化学和机械性能（图10-4D）。药物递送系统最常用的聚合物是PLGA和PCL。PLGA微球被广泛用于释放TGF-β_3或抗炎分子。它们被用于在大鼠体内模型中递送重组人GDF-5，并增加了蛋白聚糖和Ⅱ型胶原的合成。PLGA微球还被用于在三维培养模型中缓释IL-1β受体拮抗剂，这种处理有效地减弱了3D培养髓核细胞中IL-1β介导的炎症反应。PCL通常与天然或合成的亲水性聚合物耦联，从而形成二嵌段或三嵌段两亲共聚物。此外，PCL被广泛用于椎间盘组织工程，尤其是用于纤维环修复。基于PCL或PCL涂层的微粒已被成功设计用于生物活性分子的缓释。在椎间盘再生医学的背景下，可构建具有多种形状和尺寸的系统以控释药物、细胞因子、生长因子或干细胞，进一步扩大这些天然和合成聚合物的用途。

二、原位形成水凝胶作为大规模释放系统

水凝胶是能够吸收大量水的亲水性聚合物网络，对于高度水化的髓核和纤维环组织再生尤为重要。此外，它们还能提供机械支持以及适合细胞存活和增殖的三维微环境。目前的研究集中在刺激反应性聚合物溶液的开发上，该溶液可以在原位固化之前以微创方式注入，以确保与所需组织的完美契合。水凝胶的原位形成是通过化学共价键或物理键（静电或疏水作用）发生的。在化学交联中，光诱导交联需要产生自由基引发物质和光反应性聚合物的前体溶液（通常是聚乙二醇丙烯酸酯或甲基丙烯酸酯衍生物）。尽管使用光交联聚合物可实现条件控制的凝胶化，但光对靶组织的穿透力弱，限制了此种策略在椎间盘再生中的应用。链接化学、席夫碱化学、迈克尔型反应及基于酶、蛋白质或pH修饰的交联方法可能更适用于椎间盘原位凝胶的形成。这些过程通常与细胞或生物活性分子的负载过程兼容，因为它们通常在温和的条件下发生（37℃，生理pH，短时）。在21世纪初，一种由pH引发交联的硅烷化的纤维素基水凝胶被开发出来，这种水凝胶对于关节软骨和心肌再生的重要性已得到证实，目前已在椎间盘再生领域开展研究。

物理交联的水凝胶通过响应外部刺激（pH、温度、分子水平、光、压力、电流）的非共价相互作用形成。当在体内注射后暴露于生理温度时，温度响应性聚合物自发地进行溶胶-凝胶转换。重组多肽（如弹性蛋白样多肽等），天然衍生的多糖（如壳聚糖）和合成聚合物[如PEG和PLGA的嵌段共聚物，聚（*N*-异丙基丙烯酰胺）]是最常报道的用于椎间盘再生的温度响应性聚合物。

原位形成的水凝胶在治疗椎间盘退变方面具有许多优势。它们提供了可以使退变的微环境重新水化的水性环境，可以保护生物制剂，并且可以部分恢复椎间盘的机械性能。水凝胶的渗透性使营养物质更好地向封装细胞运输。然而，水凝胶仍可能存在一些限制，如其较弱的机械性能。原位形成水凝胶的主要缺点之一是难以调节其释放特性。虽然可以通过调节聚合物网络的网格来改变负载分子的扩散，但与微环境的交换仅限于水凝胶/组织界面，通常约为每克几平方厘米。相比之下，通过N_2吸附-解离实验测得的微米和纳米级输送系统可形成的面积大于1000m^2/g。

三、微型释放系统

与原位凝胶化后完美匹配椎间盘缺损的刺激响应聚合物溶液一样，直径20～200μm的可注射微颗粒的释放动力学取决于其大小和形状。它们的释放特性可以通过调整参数（如聚合物的大小、化学组成、交联度或分子量）来修改。此外，微粒表面的化学修饰可以允许诸如抗体和受体之类的因子共价偶联。微粒能够长时间释放生物因子并保护它们免于失活。许多基于无机和聚合物的微粒可以通过单一或双重乳液法制备。其他制备方法包括喷雾干燥、胶凝、凝聚、电喷雾、超临界流体混合和微流技术。尽管它们相对于经典乳液法的主要优势点是粒度分布较窄，但得率通常令人失望。最近，可在体外缓释42天的负载GDF-5的PLGA微球被注入了退变的大鼠椎间盘中，结果显示椎间盘高度恢复到未穿刺椎间盘的

约90%。此外，注射显著增加了蛋白聚糖和Ⅱ型胶原的表达，而Ⅰ型胶原的表达则显著降低，表明超微载体可用于椎间盘再生。

四、纳米级释放系统

除微粒外，还有许多材料被设计成用于生物医学的纳米颗粒，因为纳米载体容易被细胞摄取。聚合物纳米颗粒、脂质体、树枝状大分子、聚合物、硅或碳材料以及磁性纳米颗粒等是一些常用的作为药物释放系统的纳米载体（图10-5）。在本部分内容，我们重点介绍在椎间盘内源性修复中可以使用的纳米粒子。

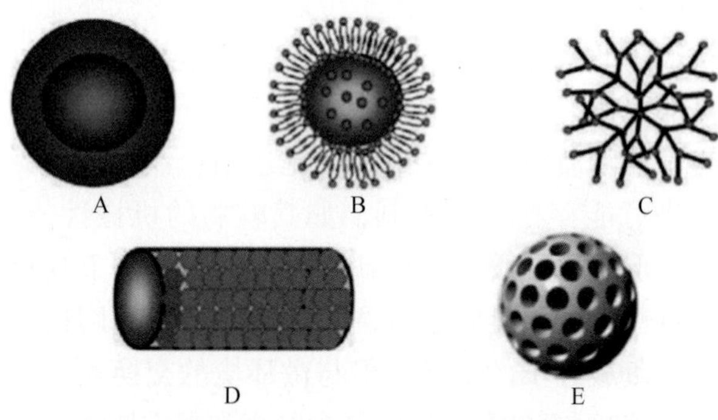

图10-5　常用的作为药物释放系统的纳米载体

A. 聚合物纳米颗粒；B. 自组织球形脂质体；C. 树枝状大分子；D. 碳纳米管；E. 介孔二氧化硅纳米粒子

（一）聚合物纳米颗粒

生物活性分子可以被封装或固定在纳米颗粒的表面上，然后通过解吸、扩散或纳米颗粒腐蚀释放。因此，由于可以原位降解，纳米载体被广泛用于生物医学实践。同时，它们不会诱导促炎或免疫反应，因此被认为与组织和细胞具有生物相容性。负载有抗炎药双氯芬酸的壳聚糖/聚-（c-谷氨酸）纳米粒子可以上调蛋白聚糖和Ⅱ型胶原蛋白的表达。进一步将这些纳米颗粒注入体外与IL-1β共同培养的牛针刺椎间盘退变模型中，观察到了IL-6、IL-8、MMP-1和MMP-3的下调。

（二）自组装球形脂质体

自组装球形脂质体，直径通常为80～300nm，至少含有一个围绕水核心的脂质双层。因此，它们能够将疏水性分子和亲水性分子分别封装在脂质双层或水性核心中。脂质体由于能够靶向释放和增强组织的渗透性首先被用于改善化学药剂的溶解度。由于脂质体通过吸附、融合、内吞或脂质转移与细胞相互作用，因此目前已将它们作为基因和siRNA的载体进行研究，尤其是阳离子脂质体。脂质体的释放动力学可通过改变脂质体组成、pH、渗透梯度，掺入对温度或pH敏感的脂质和改变周围环境来进行调节。因此，脂质体被广泛应用于药物释放，如应用于抗癌或抗炎治疗，或到达如肺、肝、脾、脑等特定器官。然而迄今为止，椎间盘退变治疗领域尚未见相关报道。不过有趣的是，脂质纳米胶囊已被成功设计用于核酸释放，因此，在椎间盘内源性修复过程中脂质体可能是用来释放siRNA的良好载体。

（三）树枝状大分子

树枝状大分子是支链聚合物，其毒性主要与表面层上存在的官能团有关并且可以通过官能团修饰（如PEG修饰）降低毒性。这种官能团修饰可改善树枝状大分子的表面活性以及它们的生物学和物理化学性质。根据其性质（对温度或pH的敏感性、毒性、溶解性），药物被负载在树枝状大分子的内部结构，或者被吸附或化学键合到树枝状大分子的表面。生物医学应用中最常用的一种树枝状大分子是聚氨基酰胺，因为它被证明是无毒且安全的，并且其释放基因或药物的能力也已经广泛研究。实际上，聚氨基酰胺树状大分子可以调节细胞因子和趋化因子的释放，并通过抑制促炎细胞因子的分泌表现出抗炎行为。在类风湿关节炎和肌肉骨骼疾病中树枝状大分子已经显示了它们的适用性，也可能用于椎间盘内源性修复。

（四）碳纳米管

碳纳米管是最常用的碳纳米颗粒，在生物医学中被广泛应用于药物释放。碳纳米管是单壁或多层石墨烯基管，具有高比表面积，良好的电子传递性、导热性。同时，碳纳米管出色的机械性能使其作为复合材料的填充物而受到关注。虽然由于尺寸及释放的杂质等原因，碳纳米管具有毒性，但它们的生物相容性可以通过PEG、PAMAM或白蛋白的化学接枝来增强。分子被封装在碳纳米管内部或化学吸附在其表面。碳纳米管可以改善水凝胶的机械性能，并可能应用于椎间盘内源性修复。

（五）介孔二氧化硅纳米粒子

介孔二氧化硅纳米粒子具有良好的药物释放能力，在癌症治疗或神经生长方面被广泛研究。介孔胶体二氧化硅具有多种优势，如细胞相容性、高比表面积和易于功能化。另外，二氧化硅纳米颗粒的大小、形状、表面化组分、孔隙率和孔径易于调节。在生物医学领域，最常用的介孔二氧化硅纳米粒子是MCM-41和SBA-15。药物可在化学或物理吸附作用下加载到介孔二氧化硅中，通过在整个介孔中条件扩散实现控释。这些纳米粒子在生物医学中的应用潜力已经得到证明，最近的研究证明纳米粒子也可以用于椎间盘的修复。

虽然上述讨论了多种可能用于椎间盘内源性修复的材料，但椎间盘内源性修复相关研究仍处于起步阶段，还需要大量的研究来证明上述材料是否确实可实现椎间盘的内源性修复。同时，椎间盘相关的内源性修复机制也还需要进一步的证实。我们坚信，经过不断的努力和发展，组织工程技术在椎间盘内源性修复方面的应用会得到更进一步的发展，最终将会造福更多的患者。

（邵增务　车　彪　彭一中　胡斌武　陈　胜　刘　胜　李金烨　陈　熹）

第十一章 软骨组织内源性修复

关节软骨（articular cartilage，AC）损伤非常常见，通常由创伤、运动损伤及关节病变（如骨性关节炎）引起。关节软骨损伤可引起关节肿胀、疼痛甚至关节僵硬，严重影响患者的生活质量。近年来，世界各地关节软骨损伤发生率日益增高，相关的医疗费用也随之增加，给社会带来沉重的经济负担。然而，由于缺乏脉管系统，关节一旦损伤，软骨本身极难自我修复。如果不及时治疗，即使非常小的损伤也会随着时间的流逝逐渐变大、变深，最终导致整个关节软骨的损伤，进而引起骨性关节炎。因此，早期干预对关节软骨损伤的治疗至关重要。

关节软骨的生物学修复可以恢复健康天然的本体组织，从而长期控制患者症状并降低相关的费用。在过去，基于外源性种子细胞的治疗策略，如自体软骨细胞移植、自体软骨片移植或单独应用各种干细胞/前体细胞或（与）生物支架组合，已被用于修复损伤关节软骨。然而，这些治疗策略仍然存在很多问题：①涉及外源性细胞的分离、体外扩增及回植，程序复杂，治疗费用高；②获取软骨细胞或干细胞的供体区存在损伤可能（如疼痛）；③细胞体外扩增所需时间较长，并且细胞体外扩增的过程中可能存在表型分化或干细胞干性丢失。通过诱导缺损周边的干细胞进入缺损区的内源性再生策略，充分利用机体自身的再生潜能，可实现损伤组织的再生修复，避免上述缺点。因此，理论上内源性再生策略较外源性再生策略更具优势。通过启动或触发内源性再生途径，如脂肪、肌肉、骨及肌腱已经被成功再生。

微骨折技术是一种常见的关节软骨修复手段，可触发软骨下方骨髓腔内的骨髓间充质干细胞从骨髓迁移进入受伤区域，从而再生出软骨组织。然而研究发现，通过微骨折技术再生的软骨组织多为纤维软骨，其生物力学性能与天然透明软骨相差太远。失败的原因可能与该技术募集的骨髓干细胞数量有限及缺损区局部不利微环境密切相关。通过募集更多的内源性细胞进入缺损区域并改善局部微环境的策略，可以增强内源性关节软骨再生成功的概率。

第一节 软骨组织内源性修复失效的机制

一、关节软骨的结构

根据细胞外基质的组分，软骨可以分为三种类型：透明软骨、纤维软骨及弹性软骨。关节软骨是典型的透明软骨，多覆盖于骨关节的末端。关节软骨厚度在各个关节中存在很大差异，在髋关节其厚度范围为1.35～2.55mm。关节软骨结构相对简单，它含有少量的软骨细胞（1%～5%）和大量致密的细胞外基质。细胞外基质含有大量的水（65%）、胶原纤维网络（10%～20%）、聚集蛋白聚糖（10%～20%）和少量的非胶原蛋白。基于软骨的超微结构和功能，关节软骨可以分为四层：浅表层、中间层、深层及钙化软骨层。四层结构在胶原含量及走行、细胞密度及形态和蛋白多糖密度之间不同。浅表层占软骨全厚的3%～12%，表层胶原纤维分布于软骨表面，交织成网状；中间层胶原纤维呈拱形排列，软骨细胞体积小，散在分布于胶原纤维间隙中；深层胶原纤维垂直于软骨表面，其厚度约占整个软骨厚度的50%，此层软骨细胞体积较中间层大；钙化软骨层位于最深层，通过潮线与其他三层分开，此层软骨细胞数量非常少。关节软骨中水的含量从表层到钙化层逐渐降低；胶原纤维含量从表层到深层逐渐降低，钙化层反而再次升高；蛋白多糖含量变化与胶原纤维含量变化相反，表层到深层逐渐增多，钙化层又有所减少。

此外，与体内大多数组织不同，关节软骨不含血管、神经及淋巴管。因此，关节软骨主要通过弥散获取营养和调节代谢相关分子（如生长因子等）及移除代谢产物。

二、软骨缺损的分型

关节软骨缺损的程度对于制定治疗方案和后续的康复策略至关重要。在过去，很多的分级系统，如Noyes and Stabler分级系统、Outerbridge分级系统、国际骨关节炎研究会（Osteoarthritis Research Society International，OARSI）软骨组织病理学评估系统和组织学分级系统，已经被用于界定这些软骨缺损。其中，由于参数简单且易用，Outerbridge 分级系统是最常用的分级系统。根据受累软骨的厚度和缺损的大小，关节软骨缺损可以分为五个等级：0级，正常的关节软骨；1级，关节软骨肿胀且伴有软化；2 级，缺损完全位于软骨组织内且缺损直径小于1.5cm（称为半厚软骨缺损）；3级，缺损到达软骨下骨，但没有突破软骨下骨（称为全厚软骨缺损），缺损直径大于1.5cm；4级，软骨下骨质充分暴露（称为骨软骨缺损）。

三、关节软骨内源性再生潜能

以前，软骨组织一直被认为是缺乏自我修复能力的组织。然而，软骨干细胞/前体细胞的发现使研究学者对软骨自身修复能力有了重新的认识。和其他组织内存在的干细胞巢一样，软骨干细胞/前体细胞也存在于软骨组织干细胞巢中。干细胞巢由干细胞周围的微环境构成，一般包括干细胞的相邻细胞、黏附分子及基质，干细胞巢维持干细胞/前体细胞的静止状态、自我更新及其活化分化等。在特定的刺激下，干细胞/前体细胞可以发生定向迁移并转化为替代细胞，这些行为对于维持组织稳态和损伤退变组织的修复是至关重要的。近年来，越来越多的研究发现：软骨组织，无论是退变软骨组织还是正常软骨组织，都存在一群具有干细胞属性的细胞群，称为软骨干细胞/前体细胞。此外，在关节软骨的周边组织，如滑液、滑膜、半月板、髌上下脂肪垫、软骨膜沟及骨髓腔内也存在干细胞/前体细胞。系列体外研究证实，很多损伤相关的产物（如细胞裂解物、细胞外基质片段、基质细胞衍生因子-1、SDF-1等）可刺激干细胞迁移。更为重要的是，与正常软骨组织相比，当软骨组织发生损伤时，损伤关节软骨内干细胞标志物阳性的细胞比例明显升高。此外，在伴有关节软骨损伤关节的关节液中，干细胞的数量明显增多。基于以上发现，可以推测：当关节软骨损伤时，来自损伤软骨周边干细胞巢中的干细胞/前体细胞在损伤信号的刺激下将被激活并迁移进入损伤区域产生替代细胞。

软骨细胞是关节软骨内数量最多的细胞。以往研究认为，软骨细胞不能发生迁移参与损伤软骨的修复。然而越来越多的体外证据表明，软骨细胞在特定外部刺激下可以发生迁移，但体内软骨细胞迁移的证据还需要进一步证实。基于上述软骨细胞和软骨干细胞/前体细胞迁移的证据，软骨损伤后，软骨试图自我再生的过程肯定是存在的。然而，在成熟关节软骨，损伤软骨结构和功能的完全恢复是罕见的甚至被认为是缺乏的。如果关节软骨不能自我修复，那么是什么因素限制了软骨的自我再生？我们需要采取何种策略来促进软骨再生？

四、关节软骨内源性再生的局限性

内源性组织再生是一个非常复杂的过程，涉及干细胞活化迁移、迁移细胞与局部组织微环境的相互作用。如前所述，关节软骨自身修复能力极弱。在关节软骨内源性再生过程中面临两个主要问题：①内源性干细胞/前体细胞能否顺利迁移进入缺损区域；②由于关节软骨缺损区域局部不利的微环境，迁移细胞的命运如何。

（一）关节软骨结构对内源性细胞迁移的影响

关节软骨含有大量的细胞外基质和少量的软

骨细胞。细胞位于致密的胶原纤维网络中。此外，关节软骨无脉管系统。这些结构特征很大程度上限制了关节软骨内源性再生潜能。第一，关节软骨内细胞密度低，干细胞/前体细胞的数量极为有限。因此，软骨损伤后可供募集的软骨干细胞/前体细胞数量少，这极大限制了关节软骨的自我再生潜能。第二，关节软骨细胞外基质内胶原纤维网络致密。无论是软骨细胞还是软骨干细胞/前体细胞，想要参与软骨缺损修复必须穿过致密的纤维网络。这种空间构象对于维持软骨的机械稳定性和结构功能至关重要，但同时限制了关节软骨的再生。第三，软骨细胞外基质某些成分（如硫酸皮肤素）可以限制干细胞的迁移和黏附。对于半厚软骨缺损，由于缺损底部残留透明软骨，这在某种程度上影响了软骨的内源性再生过程。第四，关节软骨不含血管系统。对于半厚和全厚的软骨缺损，软骨再生修复所需的营养物质和调节因子主要通过关节软骨和滑液弥散获取。营养因子的缺乏必然影响组织再生修复的进程。此外，由于血管缺乏，中性粒细胞和巨噬细胞介导的急性早期组织修复反应匮乏。这种无血管的属性也是软骨内源性再生能力差的原因之一。

（二）局部组织微环境对细胞迁移的影响

关节软骨损伤，无论是外伤相关的急性软骨损伤还是疾病相关的（如骨性关节炎）慢性软骨损伤，都会引起局部组织微环境的显著改变，这些变化可以明显影响细胞的存活、增殖及分化。在这种情况下，即使干细胞/前体细胞可以顺利迁移进入缺损区且迁移细胞的数量充足，也很难再生修复损伤的软骨组织。对局部组织微环境的了解有助于我们开发更为有效的关节软骨再生方法。

众所周知，无菌性炎症在组织愈合中扮演重要角色。当组织受损时，受损细胞和细胞外基质可以释放损伤相关分子模式（damage-associated molecular pattern，DAMP），其继而引发无菌性炎症。研究证实，软骨受损时，软骨组织内DAMP表达水平明显升高如高迁移率族蛋白B1（high-mobility group box 1，HMGB1）和S1008/9。这些DAMP随后诱导周围细胞（如软骨细胞、软骨前体细胞和滑膜细胞等）释放促炎趋化因子，吸引炎症细胞进入损伤部位，触发炎症反应。值得注意的是，与软骨细胞相比，软骨干细胞/前体细胞表达水平更高的促炎因子，如IL-6和IL-8。

软骨损伤可以分为急性软骨损伤和慢性软骨损伤。发生于软骨表面的直接软骨损伤不仅损害其抵抗压力的主要功能，还会导致局部微环境的急性炎症反应。关节软骨急性炎症主要表现为IL-1、IL-6、IL-17、IL-18和TNF-α的产生。这些细胞因子并不是单纯由软骨组织产生，相反，其大部分来源于其周边的滑膜细胞、关节内脂肪垫脂肪细胞，以及来源于滑膜和髓内血管的循环免疫细胞。研究发现，它们可以明显抑制软骨细胞和软骨前体细胞的增殖和分化。Han等报道，IL-1和TNF-α抑制滑膜来源间充质干细胞（SMSC）中软骨相关基因的表达。Wehling等在另一项研究中也观察到了类似的结果，并且IL-1和TNF-α抑制人骨髓间充质干细胞的软骨形成呈剂量依赖性。此外，Martensson等发现IL-1和TNF-α能抑制生长板软骨细胞的分化。

慢性软骨损伤可由急性软骨损伤演变而来，也可由疾病（如骨性关节炎、类风湿关节炎等）引起。与急性炎症反应不同，更多的炎症细胞因子参与慢性炎症反应。例如，IL-17仅由一组T辅助细胞产生，因此主要参与骨性关节炎相关的慢性软骨损伤。除了影响细胞的生物学行为外，这些炎性介质还通过刺激蛋白多糖酶、胶原酶、组织纤溶酶原激活剂、一氧化氮（NO）和活性氧（ROS）的过量产生，导致细胞外基质的慢性破坏。NO由IL-1和TNF诱导产生，可抑制软骨细胞增殖和细胞外基质合成。ROS的过量产生可导致软骨细胞衰老、死亡和细胞外基质降解。此外，慢性软骨损伤还表现为软骨细胞肥大、骨赘形成、软骨下骨及骨髓的改变。在骨性关节炎进展中，软骨下骨发生显著改变，软骨下骨渗透性增加，成骨细胞分泌的骨形成蛋白和转化生长因子超家族部分成员将渗漏到软骨组织中，促进软骨细胞的终末期分化和骨赘形成。总之，这些微环境的改变促进软骨细胞肥大和成骨。肥大软骨细胞RUNX2表达升高导致X型胶原产生，聚集于潮线及其上方并与软骨细胞外基质相融合。这种融合不仅改变了局部细胞群的周围微环境，而且改变了关节软骨组织本身的机械性能。

（三）募集信号对细胞迁移的影响

募集信号的强弱在细胞迁移过程中具有决定性作用。如前所述，软骨损伤后会产生大量损伤相关产物（如细胞裂解物、细胞外基质片段、HMGB-1、SDF-1等）。它们作为募集信号，可以刺激周围的软骨细胞和多种干细胞/前体细胞迁移到受伤部位，进而产生替代细胞。然而，大量直接和间接证据表明，这些募集信号通常较弱，无法募集足够数量的内源性细胞，从而导致软骨组织再生的失败。

第二节　软骨组织内源性修复调控

一、基于内源性再生机制的关节软骨再生策略

近年来，越来越多的证据表明，内源性再生方法是一种非常有前途且经济有效的软骨修复和再生方法。与基于外源性种子细胞的组织再生策略相比，内源性组织再生途径在操作、成本、时间和调节方面具有更大的优势。一种增强的内源性再生策略（募集更多数量的干细胞并能改善局部的微环境）可能增大关节软骨内源性再生成功的概率。

（一）内源性关节软骨再生的细胞来源

多个干/祖细胞群和丰富的软骨细胞存在于损伤关节软骨局部或周围。它们会在受伤信号的刺激下被激活并迁移到受伤部位参与修复活动。不同关节软骨损伤的类型，参与组织修复的细胞类型是不同的（图11-1）。

1. 关节软骨　如前所述，关节软骨也存在一个常驻的干细胞群体，即软骨干细胞/前体细胞。由于其有利的组织定位和先天性软骨形成能力，软骨干细胞/前体细胞受到越来越多的关注。2001年，Hayes等基于他们的观察首次提出软骨干细胞/前体细胞的概念，即软骨在发育过程中表现出同位生长，这些前体细胞具有自我更新、克隆性和多向性等干细胞的特性，并能表达干细胞相关的表面标志物。虽然它们分布于各个层面，但大多位于关节软骨的浅层。浅层软骨干细胞/前体细胞表达更高水平的lubricin基因和蛋白多糖4（proteoglycan 4，Prg4），而深层软骨干细胞/前体细胞表达更多的软骨化和骨化基因。与成熟的软骨细胞相比，软骨干细胞/前体细胞表达了更高的参与增殖和迁移的基因。在趋化因子和多种损伤相关产物的刺激下，软骨干细胞/前体细胞表现出更强的迁移能力。此外，与来自其他组织的间充质干细胞（如骨髓来源干细胞和脂肪来源干细胞）相比，软骨干细胞/前体细胞具有更高的软骨分化能力。

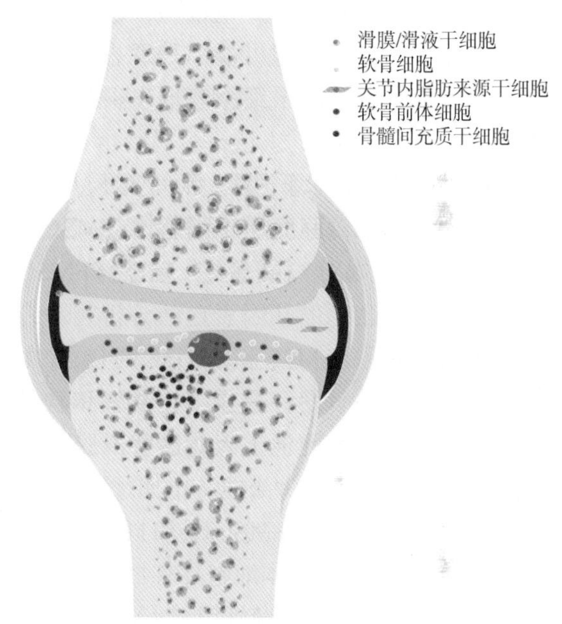

图11-1　参与关节软骨内源性再生的前体/干细胞种类

软骨细胞是关节软骨中数量最丰富的细胞。过去认为，因周围高强度的细胞外基质，成人软骨中的软骨细胞不会迁移。然而，越来越多的体外证据支持软骨细胞的迁移潜能，尽管体内证据还需要进一步确定。Levinson等将关节软骨颗粒嵌入纤维蛋白和胶原凝胶中，培养28天后软骨细胞明显向外生长。这些证据使得软骨细胞成为促进损伤软骨内源性愈合的全新的靶细胞。

2. 骨髓　骨髓基质干细胞通常作为一种外源性种子细胞用于软骨组织修复和再生。1990年，Beiser等首次应用微骨折技术治疗局灶性关节软骨损伤并且成功实现了软骨再生。目前，微骨折技术仍是临床治疗关节软骨损伤常用的治疗手段之一。微骨折技术利用内源性骨髓基质干细胞迁

移的概念来再生受损的软骨组织。其理论为：在受损关节软骨局部打洞使其与下方的骨髓腔相通，随后在来自微骨折部位的趋化信号的刺激下，骨髓基质干细胞通过这些孔洞迁移到损伤部位。自此以后，各种通过诱导骨髓基质干细胞迁移到损伤部位的内源性再生策略被广泛应用于局灶性软骨损伤的修复。此外，在骨关节炎中，软骨的局部微环境也明显支持骨髓基质干细胞向损伤软骨的潜在迁移。Leijs等通过培养骨关节炎患者的滑膜或软骨，产生并获取骨关节炎组织的条件培养基（CM），发现这些CM可显著刺激人骨髓基质干细胞的迁移。然而一些研究也报道，来自非关节环境下的骨髓基质干细胞可能不是理想的软骨修复细胞，因为骨髓基质干细胞表现出很强的软骨细胞肥大和成骨能力。

3. 滑膜和滑液 滑膜来源间充质干细胞（SMSC）和滑液来源间充质干细胞（SFMSC）已在多种物种中成功分离和鉴定。虽然SFMSC的确切来源尚不清楚，但基因表达谱分析显示，与其他干细胞相比，SMSC和SFMSC的同源性更高。在正常滑膜关节发育过程中，滑膜和软骨来源于一个共同的祖细胞池，因此这些滑膜祖细胞与CPC具有相似的成软骨潜能。正如预期的那样，与CPC一样，SMSC和SFMSC比来自脂肪组织、骨膜和骨髓的干细胞/前体细胞具有更高的成软骨潜能。更为重要的是，在急性/慢性关节软骨损伤时，这些滑膜前体细胞的数量增加且增殖能力增强。这表明它们可能有助于关节软骨的正常维持，并为损伤的关节软骨修复提供潜在的细胞来源。滑液中SFMSC以单细胞存在，因此可以直接黏附在关节软骨的表面进而产生替代细胞。此外，与正常关节的滑液相比，骨关节炎关节中的滑液能显著促进SMSC的体外迁移。

4. 关节内脂肪垫 与皮下脂肪一样，髌下脂肪垫和髌上脂肪垫也含有祖细胞，称为髌下脂肪垫来源干细胞（infrapatellar fat pad-derived stem cell，IPFSC）和髌上脂肪垫来源干细胞（suprapatellar fat pad-derived stem cell，SPFSC）。在适当的培养条件下，它们可以分化为软骨细胞、成骨细胞或脂肪细胞。尽管免疫表型相似，但IPFSC比皮下脂肪来源干细胞（SFSC）更能耐受不利条件（如极度饥饿）。与SFSC相比，IPFSC增殖速度更快和成软骨率更高。更为重要的是，由于髌上、髌下脂肪垫与滑膜及滑液体紧密接触，IPFSC和SPFSC可能比SFSC更加类似于SMSC。Mochizuki等报道，与SFSC相比，IPFSC和SMSC具有更高的软骨生成潜能；但是，IPFSC和SMSC之间没有显著差异。一项研究报道，IPFSC与关节软骨细胞具有相似的软骨生成能力。另外，最近的另一项研究表明，SPFSC比IPFSC具有更高的增殖、成骨和成软骨效率。

5. 其他邻近组织 经溴脱氧尿苷给药后，在兔Ranvier沟软骨膜沟中发现了干/祖细胞巢，并且随着时间推移它们可以从Ranvier沟的干细胞巢迁移进入成熟的软骨组织。这些前体细胞表达一些干细胞的标志物，如Stro-1、Jagged1和BMPr1a。此外，研究发现半月板中也存在少量的前体细胞。这些前体细胞可能是内源性软骨修复的潜在的细胞来源。

（二）内源性修复细胞潜在的迁移路径

CPC虽然分布于整个软骨层，但其主要位于浅层且特异性表达Prg4。对小鼠的谱系分析表明，Prg4表达细胞在软骨发育过程中迁移到更深层并作为所有成熟软骨细胞的祖细胞群体。除垂直方向迁移外，CPC还可发生水平迁移以补充干细胞池，并影响软骨层的横向扩展。因此，当软骨受伤时，CPC会从垂直和水平两个方向迁移到受伤部位，产生替代细胞。

尽管传统观点认为：软骨细胞位于致密的ECM中，不能发生迁移。然而，最新的研究发现，相当大比例的关节软骨细胞也表达平滑肌肌动蛋白-α（一种表明迁移能力的蛋白）。此外，软骨再生研究发现，在软骨再生过程中，相邻组织会向外突出形成新生软骨岛。这些结果表明，在损伤信号的刺激下，损伤部位周围的软骨细胞会发生水平迁移参与软骨缺损的修复。

由于在关节软骨和骨髓腔之间存在一层薄而致密的软骨下骨板，髓腔内的细胞（包括BMSC）不能进入软骨缺损区参与组织再生修复。微骨折技术的成功表明BMSC在趋化信号的刺激下可通过手术创造的孔洞垂直进入关节软骨损伤部位。

如上所述，其他常驻关节内的干细胞/前体细胞，如SMSC、SFMSC、SPFSC、IPFSC、MPC和

Ranvier groove中的干细胞/前体细胞，也可能参与了内源性软骨再生。由于特殊的关节内驻留位置，它们比脂肪组织、骨膜和骨髓来源的干细胞表现出更高的成软骨潜能。但到目前为止，仍没有关于这些关节内驻留干细胞/前体细胞迁移路线的直接证据。考虑到这些干细胞巢与损伤部位的距离，一个可能的迁移途径是：干细胞/前体细胞首先进入滑液，然后经过滑液迁移到损伤部位。一些研究结果也间接证明了这种潜在的迁移途径，即在急性/慢性软骨损伤期间，滑液中的干细胞数量显著增加。需要强调的是，由于大动物和小动物关节形态的不同，其迁移的路径也不尽相同。例如，兔膝关节的滑膜组织延伸至半月板表面，这种解剖特点有利于SMSC从滑膜直接迁移到软骨损伤部位。

二、用于内源性软骨再生的化学诱导剂

干细胞/前体细胞的募集是内源性组织再生的第一步，也是最重要的一步。干细胞的募集模式是趋化性，干细胞能够沿着趋化梯度定向迁移。鉴于这种事实，由于天然内源性趋化信号通常太弱，常常导致许多组织无法成功修复和再生。通过添加额外的化学诱导剂（如趋化因子和生长因子）来促进内源性干细胞的迁移的策略，可能会促进和改善内源性组织再生。过去，虽然有几篇文章系统地回顾了这些化学引诱剂，但这些文章聚焦于整个内源性组织再生。然而，不同组织类型的干细胞对化学诱导剂的趋化反应可能不同。

（一）趋化因子

趋化因子是一类高度保守的小分子蛋白质家族（8～12kDa），在造血、血管生成和趋化等许多生物学过程中起着重要的调节作用。根据其高度保守的半胱氨酸残基的序列，它们通常分为四个亚家族：CXC、CC、XC和CX3C。

基质细胞衍生因子-1（SDF-1，CXCL12；CXCR4）是趋化因子CXC亚家族之一，在调节干细胞归巢中扮演重要角色。SDF-1在损伤部位上调，并诱导干细胞迁移。许多研究已经证实了SDF-1/CXC4轴在招募干细胞中的作用。例如，Wang等发现SDF-1可以在体内将兔BMSC招募到软骨缺损区，并诱导其向软骨分化。然而，增加的SDF-1也可能通过“错误”地引起干细胞募集而导致软骨下骨退化，加速关节软骨的退变。IL-8（CXCL8；CXCR1，CXCR2）也属于CXC亚家族，具有招募自体BMSC迁移的能力。此外，另一项研究表明IL-8对干细胞的趋化作用具有剂量依赖性。

单核细胞趋化蛋白-1（monocyte chemoattractant protein-1，MCP-1，CCL2；CCR2）是调节单核/巨噬细胞迁移的关键趋化因子之一。研究表明，MCP-1还能诱导成体干细胞/前体细胞的定向迁移。然而，Harris等发现MCP-1在体外可以抑制干细胞的软骨分化。另外一个典型的CC亚家族趋化因子是单核细胞炎性蛋白-1α（monocyte inflammatory protein-1α，MIP-1α，CCL3；CCR1，CCR5），在体外可引起促炎细胞和干细胞的迁移。然而，有限的证据表明：MIP-1α参与了干细胞的归巢以实现内源性软骨再生。一项最近的研究表明，MIP-3α（CCL20；CCR6）具有诱导受损软骨内源性再生的潜力。

单C序列-1/淋巴细胞趋化因子（single C motif-1/lymphotactin，XCL1；XCR1）可以通过刺激人纤维环细胞的迁移诱导组织再生。干细胞表达XCL1受体XCR1。Endres等证实，来自人骨关节炎滑液中的XCL1可诱导干细胞从软骨下骨迁移进入受损的关节软骨。Fractalkine（CX3CL1；CX3CR1）是CX3C类趋化因子的唯一成员，在损伤部位表达上调。尽管在体外Fractalkine能刺激多种干细胞的迁移，但在体内其对干细胞募集的潜力有待进一步研究。

（二）生长因子

生长因子是另外一种非常重要的化学诱导剂，它不但能促进细胞的存活、增殖和分化，而且能调节干细胞募集。干细胞表达多种生长因子受体。对于内源性关节软骨再生，TGF超家族、PDGF、IGF-1和FGF-2是最常用的生长因子。

TGF超家族成员越来越多被用于关节软骨再生。TGF-β有3种同源的亚型即TGF-β_1、TGF-β_2和TGF-β_3。TGF-β除能促进细胞增殖和分化外，还能诱导干细胞的迁移。以往的研究表明，TGF-β_1和TGF-β_3诱导的内源性干细胞募集促进了关节透明软骨的原位再生。然而，如果TGF-β在

缺损部位存在时间过长，也可诱导炎症反应和骨赘形成。BMP是TGF超家族的另一个成员，可以促进软骨内骨形成。尽管BMP有能力招募内源性干细胞来实现受损软骨的再生，但也会引起明显的副作用，如成骨分化和成骨细胞生长。

PDGF是一种有效的间充质细胞有丝分裂原，在引导组织愈合过程中起着重要的调节作用。PDGF家族由PDGF-AA、PDGF-BB、PDGF-CC、PDGF-DD和一个异二聚体PDGF-AB组成，其中PDGF-AA、PDGF-BB和PDGF-AB在体外具有较强的干细胞趋化反应，并且以PDGF-BB的趋化反应最强。对于关节软骨来说，PDGF-BB显著促进内源性前体细胞的体内募集。此外，PDGF对关节软骨细胞也具有类似的生物学作用。Mishima等发现，在一系列对干细胞具有明显趋化作用的趋化因子和生长因子中，只有PDGF能诱导软骨细胞迁移。PDGF在体外甚至表现出比SDF-1或MCP-1更强的干细胞趋化作用。

IGF-1对绵羊、兔和人骨髓间充质干细胞具有很强的趋化作用。软骨损伤增加时，软骨细胞产生了更多的IGF-1，这提示IGF-1可能参与了内源性关节软骨再生。除促进干细胞迁移外，它还诱导软骨细胞归巢和募集。Boushell等报道IGF-1促进了软骨细胞在移植物-宿主界面的迁移。

FGF-2是FGF家族的一员，在肢体发育和创伤愈合中起着重要作用，并且参与细胞的生存、迁移、增殖和分化等功能的调节。在干细胞体外扩增过程中，FGF-2常被用来促进细胞增殖和维持干细胞的成软骨潜能。不同干细胞对FGF-2显示出不同的趋化反应。对于关节软骨组织工程来说，越来越多的证据表明，FGF-2能有效地刺激干细胞募集，成功诱导内源性软骨再生。

（三）其他活性因子

除了趋化因子和生长因子外，其他的生物活性因子可能有助于增加内源性干细胞的募集。富血小板血浆（platelet-rich plasma，PRP）是含有许多“生物活性因子”的血液成分。它能促进细胞迁移，刺激间充质干细胞向软骨细胞分化。一些研究表明，PRP对间充质干细胞的趋化作用甚至大于PDGF。外泌体是大多数细胞类型分泌的细胞外膜结合囊泡，它们含有很多生物活性的信号分子，其可以通过配体-受体相互作用与靶细胞结合。间充质干细胞来源的外泌体不仅增强内源性细胞的增殖和迁移能力，而且还能恢复线粒体功能及调节免疫反应性。一些功能性短肽对成体干细胞也具有趋化作用。连接蛋白末端肽（link protein N-terminal peptide，LPP）是ECM连接蛋白的降解产物之一，在体外可刺激CPC的定向迁移，并且似乎比TGF-β_3具有更强的趋化作用。此外，血小板裂解物和纤维连接蛋白也能促进内源性细胞的增殖和迁移。

第三节　软骨组织内源性修复材料

一、用于内源性软骨再生的生物支架材料

伴随细胞募集，另一个重要的问题是如何促进迁移细胞的驻留及分化。生物材料在这个过程中起着至关重要的作用。生物材料可以填充缺损，有利于活化的间充质干细胞迁移进入缺损区。一方面它们为这些迁移细胞提供临时的“家”，另一方面还可根据待修复组织特定的微环境来指导细胞分化。由于关节软骨缺损，尤其是疾病导致的关节软骨损伤，常常表现为多发不规则缺损。因此，除了上述特征外，用于内源性软骨再生的“完美”支架还应能够填充不规则缺损并与周围软骨能够良好结合。此外，其还应具有足够的力学强度，以便在软骨再生过程中承受关节内的正常机械负荷。

（一）生物活性因子/生物支架复合

尽管许多支架在基于外源细胞的关节软骨再生中得到良好的结果，但由于缺乏其诱导细胞归巢的能力，它们在内源性关节软骨再生中的效果不佳。然而，将这些支架与生物活性因子相结合，促进内源性细胞迁移到支架并且调节细胞增殖和软骨分化，将有助于改善和增强内源性关节软骨再生。Zhang等将趋化因子SDF-1和Ⅰ型胶原复合，创造了一个有利于CPC和SMSC迁移和黏附的原位基质微环境，其显著促进了兔膝关节部分厚度软骨缺损的自我修复。另外，将趋化因子和生长因子同时复合于生物支架系统可能会同时促进细胞归巢和软骨细胞分化，从而进一步提高新

软骨的质量。最近，Chen等制备了一种新型的双生物活性因子释放支架SDF-1α/TGF-β_1/负载丝素蛋白多孔明胶支架（GSTS）以促进软骨缺损的愈合。他们发现，在体外GSTS促进了间充质干细胞的归巢、迁移、软骨分化，并且SDF-1α和TGF-β_1在促进体内软骨形成方面具有协同作用。考虑到软骨和软骨下骨质在再生方面的巨大差异，有学者开发了双层甚至多层支架，并将其与生物活性因子结合用于促进内源性骨软骨缺损修复。当生物活性因子负载到支架中时，除考虑生物活性因子的生物功能外还需考虑其释放效率。

（二）生物活性支架

另一种策略是单独使用生物支架，而不需要添加额外的化学引诱剂（趋化因子或生长因子），这样可以避开复杂的过程，从而利于生物支架临床转化。脱细胞基质（dECM）是一种理想的选择。它们不仅能模拟细胞所处的自然基质微环境，而且搭载的各种内在生长因子具有促进细胞归巢的能力。Xue等发现，脱细胞软骨片本身可以诱导内源性宿主细胞迁移，并实现软骨缺损的满意修复。此外，一些单独的ECM蛋白也可发挥良好的生物学功能，而不需使用整个dECM。Vainieri等报道，透明质酸水凝胶本身就支持内源性细胞浸润并为软骨生成提供了一个适宜的微环境。此外，一些特殊设计的支架在内源性关节软骨再生中显示出巨大的潜力。Dai等报道具有定向孔的PLGA支架促进了内源性细胞的迁移，成功诱导了内源性骨软骨缺损的再生。其他类似设计的研究也取得了令人满意的结果。三维（3D）生物打印技术可以进行更加复杂的设计，能够更精确地控制支架的内部微观结构（如孔隙和微通道）。因此，在理论上，此类支架可能为内源性关节软骨再生提供更合适的微环境。最近，Guo等利用3D生物打印技术制作了一种功能化生物支架（PLC-Aggrecan），他们发现这种3D打印支架在提高软骨再生质量方面具有巨大潜力。

二、内源性关节软骨再生面临的问题

通过增加细胞募集的内源性再生策略已经在多种活体动物模型中成功再生受损软骨。尽管这些结果令人兴奋，但只有很少的方法能够从实验室转化到临床中。在这些治疗手段被广泛用于临床之前，仍然面临许多挑战。

大量研究表明，软骨细胞和来自损伤部位周围多个干细胞巢的多种间充质干细胞都有很大潜力成为软骨再生的理想候选细胞。然而，几乎所有研究都集中在一种甚至两种细胞类型上，这与实际情况相去甚远。事实上，内源性关节软骨再生是一个涉及多种细胞类型的复杂过程。这些迁移的细胞之间如何相互作用以及哪种细胞在内源性关节软骨再生中起决定性作用，目前仍然不清楚。对于工程内源性细胞募集，最具挑战性的是如何选择有效的趋化诱导因子。虽然不同的趋化诱导因子在体外对间充质干细胞具有较强的趋化性，但目前的研究似乎很难确定最合适的趋化诱导因子。第一，从不同组织类型分离出来的间充质干细胞对相同的趋化因子的趋化反应各不相同。第二，由于大多数生物活性因子具有多重效应，除了所需的趋化性外，将间充质干细胞暴露于一种化学引诱剂可能会刺激许多副作用。第三，在目前的研究中，间充质干细胞通常暴露于一种或两种生物活性因子条件下，这很难模拟体内复杂的多种信号。在生物材料工程中，一些支架本身在体外可显著支持细胞的募集并且能在体内成功再生软骨组织。然而，这些支架的组成和结构如何影响细胞募集和软骨再生尚不清楚。对这些潜在的机制了解将有助于下一代支架的设计和工程化。3D生物打印技术可以制造高精度、高效率、可定制的微结构支架。因此，3D打印支架可能在内源性关节软骨再生中具有巨大的应用前景。然而，还需要更多的研究进一步找到最合适的生物墨水。

由于软骨损伤后会不可避免地发生（无菌）炎症，因此炎症对内源性软骨再生的影响必须被充分考虑。然而，大多数研究似乎忽视了炎症和炎症因子在内源性软骨再生中的作用。另外，目前常用的软骨损伤模型与OA患者的模型在生理上并不一致，应该开发一些改进的体外和体内模型系统以更接近受损关节实际炎症微环境。

（王佰川　胡宏志　刘伟健）

第十二章 脊髓组织内源性修复

第一节 脊髓组织内源性修复失效的机制

脊髓损伤（spinal cord injury，SCI）的进程分为三个主要阶段（急性期、亚急性期和慢性期）。SCI急性期，由于直接的机械作用使轴突中断，神经元死亡，血管痉挛、收缩，损伤区域血供不足，血-脊髓屏障（blood-spinal cord barrier，BSCB）结构和功能受到破坏，通透性显著改变，组织水肿，进而促进炎症细胞浸润，引发一系列级联炎症反应。SCI亚急性期，脂质过氧化和自由基生成，以及巨噬细胞和淋巴细胞的募集等，进一步促发氧化应激，细胞分泌炎症因子，通过级联放大反应，促进炎症微环境的发展。SCI慢性期，持久的离子平衡失调，少突胶质细胞凋亡伴随脱髓鞘、组织空腔和星形胶质瘢痕形成。将SCI后脊髓组织内源性修复失效的机制归结为血-脊髓屏障的破坏、缺血性坏死，损伤微环境长期失衡和内源再生能力不足，下文将展开阐述。

一、血-脊髓屏障的破坏

（一）血-脊髓屏障的结构改变与相关调控因子

1. 血-脊髓屏障的结构改变 血-脊髓屏障的屏障作用主要依赖于内皮细胞、基膜、周细胞和星形胶质细胞足突（图12-1）。其中，内皮细胞间紧密连接、无细胞膜穿孔结构，胞内含大量的线粒体，胞腔面富含带负电荷的糖蛋白复合物，通过静电作用可有效限制血浆蛋白等血液中的大分子和血液中的细胞进入中枢神经系统。另外，基膜参与维持血管内皮细胞的骨架结构，从而调节细胞间的紧密连接，星形胶质细胞末端终足表达水通道蛋白-4（aquaporin-4，AQP-4）和钾通道Kir4.1，负责调控离子的进出和血容量。

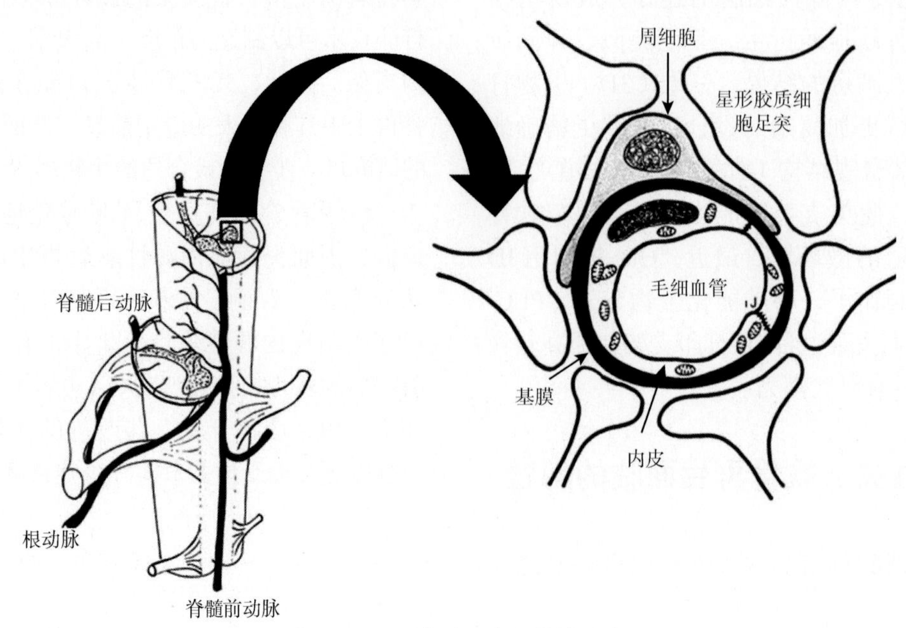

图12-1 血-脊髓屏障的结构组成

SCI可造成血管机械损伤，脊髓灰质迅速引发出血性病变，继而白质中血流量降低，脊髓血液供应不足，伴随血管痉挛、形成血栓，导致微循环障碍，脊髓处于缺血状态，脊髓低灌注区对BSCB损伤所致的缺血性损伤敏感，使血管通透性增加、组织水肿，进一步加重BSCB的破坏。从BSCB的结构变化看，SCI后血管受到机械损伤，基底膜结构发生变化，血管内皮细胞的间隙增大，血管壁连接由紧密变为松散，血液中各种细胞和分子进入脊髓实质，引发组织水肿、缺血缺氧、级联的炎症反应，进一步加重SCI。为了考察SCI后BSCB完整性的改变，观察在SCI不同时期脊髓组织中伊文思蓝（Evans blue，EB）的含量变化，证实了SCI后BSCB的开放是暂时性的，目前对于BSCB开放的时间窗尚无统一明确的定论。除了血管机械损伤外，血管活性肽和细胞因子（如ET-1、血小板活化因子和AQP-4）参与了SCI后BSCB功能的改变。

2. 相关调控因子　ET-1是一种具有强烈血管收缩作用的活性多肽，与ETA受体和ETB受体结合发挥作用。ETA受体主要分布在血管平滑肌，ETB受体分布在内皮细胞、胶质细胞和神经元。SCI后损伤处的内皮素-1通过旁分泌合成并释放，与血管内皮细胞结合引起血管持续性收缩，降低组织血流量，导致脊髓缺血。另外，ET-1与细胞膜表面内皮素受体结合，促进Na^+/H^+交换，细胞内Na^+的浓度提高，并通过Ca^{2+}依赖性K^+通道的开放，导致K^+外流，使细胞内K^+浓度下降，细胞内外离子平衡紊乱，细胞水肿，进而阻碍微循环，导致损伤区域缺血缺氧。对正常组织进行鞘内注射内皮素可显著破坏BSCB的功能，对于脊髓急性损伤，脊髓组织的内皮素含量已被证实与SCI的程度呈正相关。针对内皮素在SCI后对BSCB的损伤影响，应用内皮素受体拮抗剂Bosentan可改善损伤区血流供应，促进损伤后BSCB的修复。

血小板活化因子（platelet activating factor，PAF）是一种生物活性极强的脂质炎性介质，具有强烈的激活血小板聚集和促进血管收缩的作用。磷脂酰胆碱经磷脂酶A2（phospholipase A2，PLA2）水解生成溶血血小板活化因子（lyso platelet activating factor，Lyso-PAF），Lyso-PAF在乙酰基转移酶的作用下生成PAF。SCI后PLA2、乙酰基转移酶的含量和活性显著提高，刺激PAF的合成，PAF动员内皮性一氧化氮合酶转位至胞质，促进一氧化氮合酶的磷酸化和一氧化氮的合成释放，导致血管收缩和通透性增加。此外，PAF激活花生四烯酸代谢通路合成前列腺素和白三烯，后者作为炎性介质可进一步引发级联放大的炎症反应。应用PFA受体拮抗剂银杏苦内酯B（BN_{25021}）可改善受损脊髓的血流量，减轻脊髓组织水肿，保护BSCB，进而减轻SCI后脊髓组织的继发性损伤。

AQP-4在正常脊髓白质主要表达于血管内皮细胞和星形胶质细胞，控制水分子的跨膜转运，影响SCI后脊髓的含水量及水肿程度。向虹雨等研究了脊髓撞击损伤后不同时间点时AQP-4在脊髓白质中的分布和表达量的变化，结果显示损伤血管内皮细胞和星形胶质细胞中AQP-4的表达呈明显的时间差异，损伤6小时内AQP-4的表达水平总体较低，损伤12小时至3天，内皮细胞中AQP-4的表达上调，而星形胶质细胞中AQP-4的表达持续下降，然后从第7天开始内皮细胞中AQP-4的表达显著降低，主要表达于星形胶质细胞突起。血管内皮细胞和星形胶质细胞分别参与了SCI后血管性和细胞性水肿，促使过量的水分进入损伤脊髓，导致脊髓肿胀、压力升高。因此通过敲除AQP-4可显著改善小鼠脊髓压迫损伤后的运动和感觉指数，减少神经元的死亡和髓鞘空泡的形成，降低脊髓实质内压。然而，Atsushi Kimura等在研究敲除AQP-4对小鼠脊髓挫伤的影响时，发现AQP-4通过促进损伤部位水分的清除发挥保护神经的作用。因此，SCI动物模型的类型和研究SCI中AQP-4的作用有密切的关联，针对特定的损伤模式特异性调控AQP-4的表达是SCI修复治疗研究的新策略之一。

（二）缺血性坏死

由机械性外力造成的初发性SCI会导致局部毛细血管和BSCB的破坏。直接破裂的局部毛细血管可致脊髓出血，导致巨噬细胞、小胶质细胞和星形胶质细胞释放细胞因子和趋化因子，并进入损伤区域内部（图12-2）。而在脊髓软组织，富含铁离子的红细胞和血红素很可能会诱发自由基的产生并产生毒性。另外，神经组织水肿也会增加间隙压力，压缩周围组织间的间隙，导致血管缺血。而且BSCB的损坏会增加其渗透率，这将导致巨噬细胞从受损血管浸润到受损脊髓的内部积聚，并增加细胞因子和趋化因子的表达。这种情况将进一步增加BSCB的渗透性。由缺血导致的三磷酸腺苷（ATP）缺乏和离子通道的缺陷会导致离子转运的失衡。此外，细胞内水分的大量积累会加重神经组织的水肿状况。

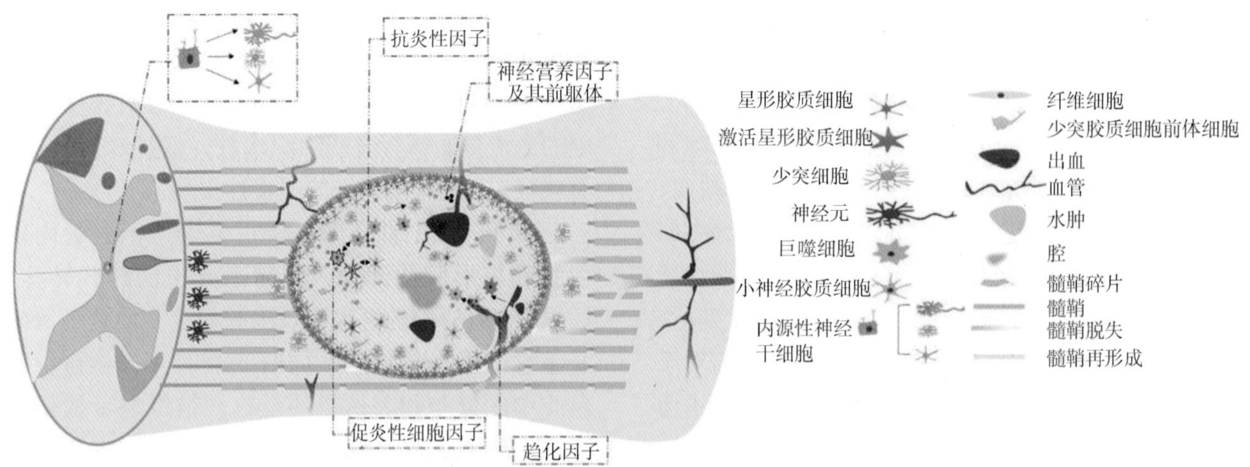

图12-2　损伤脊髓内部的反应

1. 微血管的结构和功能变化　脊髓的机械性损伤会导致浅表血管的痉挛和实质内出血，最初局限于受损的血管，然后蔓延至最脆弱的中央灰质。中央灰质病变可能是研究损伤脊髓遭受机械力破坏的最佳部位。例如，在物理挫伤脊髓模型中填充明胶软管并给予一定的撞击力，在损伤脊髓的深处会产生强烈的纵向压力。因此，在脊髓表面的血管受外界的影响相对较小，而灰质中的微血管受到拉伸和剪切应力的作用，导致灰质和白质受损的严重程度不一致。直接机械性损伤灰质内的微血管会损害微循环并阻碍灌注，导致脊髓内部的血流大量减少，并伴随自身的调节障碍。这种血流受损的脊髓会一步影响全身反应，包括创伤后低血压、心动过缓和心输出量减少，并加剧缺血损坏。

在大鼠脊髓损伤模型中，Noble和Wrathall研究了不同程度挫伤后中枢出血的解剖学特征。发现出血范围的大小与初始脊髓破损的严重程度成正比，即损伤部位的出血量最大，并延伸至背部头段和尾段的柱。在远端，出血主要发生于脊柱的最中央部分。一项来自Bullock和Fujisawa的研究表明将血液注入轴外间隙可以产生中枢神经系统的损害，这与早期肾实质内出血的分布非常相似。多种因素可能导致中枢出血后组织的坏死。出血组织周围血流的减少会导致不同程度的缺血，缺血性损伤诱发的因素包括：①血-脊髓屏障破坏后导致的血管源性水肿；②邻近组织的直接压迫；③血管痉挛，由于机械性外伤或在血红蛋白降解过程中接触红细胞成分，包括氧合血红蛋白和内皮素浓度升高，导致自由基的产生，对中枢神经系统造成巨大的损伤。细胞膜富含多饱和脂肪酸链，对自由基的攻击敏感，而且中枢神经系统的抗氧化防御机制有限，因为大脑和脊髓的过氧化氢酶活性很低，并且超氧化物歧化酶和谷胱甘肽过氧化物酶的含量较少。

2. 参与细胞及关键信号通路

（1）炎症：炎症是SCI继发性发病的中心环节。在临床上，有令人信服的证据表明创伤的脊髓存在炎症反应。10年来，1917名患者参与了临床回顾性分析，在损伤后7天的脊髓脑脊液内，白细胞的数量增加，预示着早期免疫反应的增加。炎症并不仅局限于急性损伤的脊髓，在白质区经历沃勒变性的几周内也会发生。最近的研究表明长期SCI的患者血浆中炎症因子的水平含量较高，包括细胞因子（即IL-2、IL-6）、可溶性IL-2受体与细胞间黏附分子-1（ICAM-1）。这些结果说明SCI患者体内会伴随持续的炎症反应。

SCI后，引起炎症反应的细胞包括小胶质细胞、白细胞（淋巴细胞、中性粒细胞、单核细胞）和星形胶质细胞。创伤后炎症反应的部分特征是活化的小胶质细胞和巨噬细胞在创伤部位的聚集。在SCI早期会出现中性粒细胞的浸润，其过程为在伤后的1小时内出现，损伤后的24小时达高峰，48小时后浸润减少，7天后基本恢复正常。中性粒细胞的早期出现很可能反映了早期的出血。激活的巨噬细胞在损伤后早期表现明显，但是损伤后的2～4周，其细胞的激活数目一直保持稳定。在巨噬细胞浸润之前，小胶质细胞可迅速地转化为巨噬细胞。B淋巴细胞和T淋巴细胞出现在SCI后数小时内并持续1周。B淋巴细胞浸润的最佳时间段为损伤后的3～6小时，在SCI后的第4天，B淋巴细胞和T淋巴细胞都可被鉴定出来，SCI 7天后细胞数目下调。

炎症反应在SCI中的作用存在争议。炎症细胞与延迟神经元的死亡和脱髓鞘有关，而且它们也可能是神经再生的一部分。浸润的白细胞和内源性胶质细胞可通过形成各种有毒分子（如活性氧和亚硝基自由基、细胞因子和趋化因子）导致组织损伤，包括髓鞘空泡化和脂质过氧化。这些分子也被认为会破坏周围健康的组织。这一假设最近得到了Carlson等的支持，他们的研究表明轴突损伤延长的程度与巨噬细胞和小胶质细胞的数量密切相关。另有很多策略是通过抑制脊髓损伤区中性粒细胞和巨噬细胞的活性及分泌的炎症因子来保护神经和改善运动功能。也有证据表明炎症可能对SCI起有益的作用。巨噬细胞和小胶质细胞可以通过清除髓鞘和神经碎片产生促再生细胞因子和TGF-β，进而促进轴突的再生和神经突起的生长。最近的一项研究证实了神经轴突的生长与吞噬细胞的数目存在很大的正相关性。在该研究中，将TGF-β或涂有小胶质细胞处理的硝化纤维膜与胚胎的脊髓组织共同移植入成年受伤脊髓的组织内部。4周后，怀疑再生轴突与巨噬细胞数目相关，相反，这种硝酸纤维素含有巨噬细胞抑制因子后，轴突的再生被显著抑制，提示吞噬细胞在再生中的重要作用。

（2）MMP：MMP是锌和钙依赖性内肽酶，它可以水解所有的细胞外基质成分。MMP的活性是SCI后炎症细胞浸润的必备条件并很可能导致早期屏障的破坏。早期的炎症反应首先是中性粒细胞的浸润，然后是单核细胞和巨噬细胞迁移至受伤的部分。这些炎症细胞表达MMP，包括MMP-2（明胶酶A）、MMP-8（中性粒细胞胶原酶）、MMP-9（明胶酶B）、MMP-11（溶球蛋白-3）和MMP-12（金属弹性蛋白酶）。这些MMP被认为参与了浸润和迁移、组织破坏、细胞外基质降解、血-脊髓屏障破坏和水肿。

MMP的激活被认为是炎症细胞浸润所必需的，因为它们必须降解包围血管的基底膜，而这种膜通常阻碍细胞的迁移。基底膜被降解后，导致下一轮MMP的活化，结果是在中枢神经系统中增加血-脊髓屏障的通透性。在中枢神经系统中，血管内皮细胞间形成紧密的结合，并与星形胶质细胞一起形成一个特殊的基底层。在炎症细胞的浸润及血管化过程中，这种特殊的基底膜被降解，导致出现屏障的渗透性。许多脑损伤实验模型显示出MMP活性与血-脑屏障通透性的关系。例如，注射促炎性细胞因子或TNF-α可诱导脑中MMP-9的表达。血脑屏障的破坏可直接归因于MMP活性。加入MMP的抑制剂可阻断这种异常屏障的渗透性。Romanic等证明MMP-9的中和抗体可降低梗死面积，说明了MMP在脑缺血活动中的作用。

为应对局部组织缺氧后的反应，血管生成在SCI后就会发生。MMP-1存在于内皮细胞上，在血管生成中促进内皮细胞的迁移。缺氧和缺血的发生是因为物理损伤导致脊髓灌注不足和血管扩张。聚集在损伤部位的促血管生成因子会导致血管通透性迅速增加。纤维蛋白原从微血管渗漏，聚合形成纤维蛋白基质。内皮细胞需要依靠MMP-1活性来降解基质并侵入周围的组织。许多研究者证实MMP-1、MMP-2和MMP-9活性可增加血管的生成。血管内皮生长因子的表达可促进血管生成和内皮细胞的通透性，这种效果与MMP-2和MMP-9的表达密切相关，尤其是MMP-9的上调。MMP的生理功效包括4个方面：①允许内皮细胞进入周围的基质；②产生的细胞外基质降解物对内皮细胞有趋化作用；③激活并释放生长因子并定位于细胞外基质；④增加血-脊髓屏障的通透性。血管生成对SCI的作用存在与前文所述相悖的结果。有些数据支持血管生成在促进神经再生中的作用，但其他数据表明抑制血管生成可起到保护神经的效果。

二、损伤微环境长期失衡

（一）免疫细胞活化

SCI后的炎症反应涉及多种不同来源的细胞，包括外周来源的中性粒细胞、单核细胞和巨噬细胞、神经系统常驻的神经元、小胶质细胞和星形胶质细胞，以及免疫系统的B淋巴细胞和T淋巴细胞等，这些细胞接收上级信号分子刺激后进入损伤组织，并在损伤的不同阶段通过改变细胞的组成和表型，发挥促炎或抗炎作用。

1. 中性粒细胞 SCI后，趋化信号因子（如IL-8、IFN-γ和C5a），以及其他信号（如CXCL12-CXCR4或CXCL1/2-CXCR2）通路动员并募集中性粒细胞，中性粒细胞活化后表达表面抗原CD66b和CD11b/c，与内皮细胞表面的细胞间黏附分子结合后发生形变并渗入损伤部位，释放碱性磷酸酶和弹性蛋白酶使血管内皮细胞之间变得更为疏松，到达损伤部位后释放MMP-8，通过促进IL-6、TNF-α和iNOS的表达来引发以IL-1β为标志表达的炎症反应高峰，导致神经元和少突胶质细胞的凋亡，阻碍神经功能的恢复。因此，通过保护血管的完整性，维持BSCB正常的通透性，或者应用特异性抗体竞争性地与中性粒细胞浸润过程涉及的受体结合，可以减轻中性粒细胞在炎症反应中的不利影响。Brennan等发现补体激活产物3a的受体C3aR1通过调节PI3K/Akt通路的负向调控因子磷酸酶和张力蛋白同源物（PTEN），可以抑制CXCR2介导的中性粒细胞活化，降低SCI后中性粒细胞的数量，确定了C3aR1及其下游中介PTEN作为抑制组织损伤后中性粒细胞活化和减少炎症反应的治疗靶点。

随着对中性粒细胞作用研究的深入，多项研究发现减少或抑制中性粒细胞的浸润会严重阻碍SCI后的功能恢复，表明中性粒细胞在损伤部位的浸润中发挥双重作用。在血管生成方面，中性粒细胞可以通过释放IL-8或血管内皮生长因子等促血管生成因子，促进伤口愈合，诱导新生血管形成，对炎症介导的组织重塑具有重要作用。在轴突再生方面，中性粒细胞可积聚在肌腱蛋白C缺失的SCI小鼠脊髓，使轴突纤维更容易穿透损伤区域，提示中性粒细胞对构建适合轴突再生的有利环境具有促进作用。基于此，Stirling等和Geremia等分别应用特异性的抗Ly6G/Gr-1和抗CD11d的抗体减少早期浸润的中性粒细胞，发现中性粒细胞消耗后对内皮细胞的黏附作用明显减少，星形胶质细胞的反应性降低，并通过补偿提高CXCL1、CCL2、G-CSF和CCL9的表达水平，最终阻碍SCI小鼠运动功能的恢复。抗CD11d和抗Ly6G/Gr-1抗体除了消耗中性粒细胞外，还会消耗单核细胞，应用特异性抗体使由外循环进入损伤部位的炎症细胞耗竭会进一步加重神经损伤，因此通过调控炎症细胞损伤部位浸润的数量来调控炎症反应的发生进而促进SCI的修复研究时，需要考虑炎症细胞的多面性。

2. 巨噬细胞 巨噬细胞作为一种重要的免疫细胞，除了具有强大的吞噬组织碎片、凋亡和受损的细胞、抗原-抗体复合物的功能外，还可通过释放多种细胞因子和炎症因子参与免疫和炎症反应，在炎症发展、组织修复等过程中发挥重要作用。按照巨噬细胞的来源可将巨噬细胞划分为髓系发育分化、卵黄囊衍生和局部自我增殖三类。

（1）髓系发育是指骨髓中的造血干细胞在IL-1、IL-3和IL-6的诱导下形成新的干细胞和多能髓系细胞，称为粒细胞-红细胞-巨核细胞-巨噬细胞集落形成单位，在IL-1和IL-3的刺激下，前体细胞进一步定向分化为粒细胞和巨噬细胞前体细胞［粒-巨噬细胞集落形成单位（CFU-GM）］，在粒细胞-巨噬细胞集落刺激因子（M-CSF）的作用下增殖并分化为单核细胞，单核细胞在M-CSF的刺激下分化为巨噬细胞，同时也会随血液运送至中枢神经系统发育为小胶质细胞。活化的小胶质细胞和巨噬细胞均呈阿米巴状，表达CD11b、CD45和GR1特征性标志物，因此通过细胞形态和标志物的表达难以将两者准确区分。

（2）卵黄囊衍生指的是位于脾脏、肝和腹腔的巨噬细胞是由卵黄囊直接分化而来的，具有自我增殖的能力，不依赖于造血干细胞的分化。

（3）局部自我增殖指的是在炎症条件下，局部的小胶质细胞自我增殖分化为成熟的巨噬细胞。不同来源的巨噬细胞在SCI中分布的位置及发挥的作用各不相同。Shechter等研究显示，骨髓来源的巨噬细胞在SCI后主要集中在病变部位边缘，而常驻的小胶质源性巨噬细胞则多分布在病变核心及其边缘。浸润性骨髓源性巨噬细胞（CX3CR1⁻/Mac-2⁺）在损伤中心迁移，小胶质源性巨噬细胞（CX3CR1⁺/Mac-2⁻）主要分布在损伤的边缘，即病变部位中心的巨噬细胞大部分为骨髓源性巨噬细胞。其作用是吞噬凋亡和坏死的细胞，以及清除组织碎片，而小胶质源性巨噬细胞主要位于损伤部位边缘，可发挥封闭病变区域、阻止损伤进一步扩散的作用。

按照巨噬细胞的功能可将其分为M1型巨噬细胞（促炎型巨噬细胞）和M2型巨噬细胞（抗炎型巨噬细胞）(表12-1)。在损伤的微环境中，巨噬细胞可通过表面的Toll样受体（TLR）、NOD受体（NLR）和各类清道夫受体等快速识别损伤相关分子模式（DAMP）和病原体相关分子模式（PAMP），激活下游信号通路NF-κB、JAK/STAT、MAPK、PI3K/Akt等，促进极化的巨噬细胞产生IL-1β、TNF-α、IL-6、IL-12、IFN-γ等炎症因子和CCL8、CCL15、CCL9等趋化因子，调动先天性免疫细胞清除受损或凋亡的细胞及细胞碎片。此外，M1型巨噬细胞还分泌大量ROS、PGE_2等，造成神经元损伤和凋亡。一方面，M1型巨噬细胞通过自分泌细胞因子、趋化因子的正反馈和负反馈作用调控自身的极化状态；另一方面，小胶质细胞、Th1细胞和星形胶质细胞通过分泌IFN-γ促使巨噬细胞向M1型转化。M1型巨噬细胞具有强大的吞噬清除坏死细胞能力和抗原呈递能力，但持续性的M1型巨噬细胞引起的炎症反应会加重SCI。

M2型巨噬细胞分为M2a、M2b和M2c三种亚型，三种不同亚型的巨噬细胞经由不同的细胞因子或免疫复合物刺激产生，不同亚型巨噬细胞的特征及其参与的生物学过程总结如表12-1所示。巨噬细胞在SCI后最先激活并极化为M1型和M2a型巨噬细胞，M2a型巨噬细胞表达高水平的Arg1、CD206、Ym1等，可减少ROS的生成，分泌少量的IL-10以发挥抗炎和修复功能，但不具备吞噬和抗原呈递功能。M2b型巨噬细胞是由Toll样受体接收免疫复合物的刺激极化而来，表达IL-10，主要发挥抗炎和调节淋巴细胞募集的作用。IL-10通过PI3K/Akt通路上调C/EBP-β的转录，激活M2c型巨噬细胞，表达IL-10并下调ROS的表达水平。极化后三种不同亚型的M2型巨噬细胞通过表达抗炎细胞因子，促进胶原的形成和细胞外基质蛋白的分泌，减少炎症因子、ROS的表达及相关受体的活化，发挥抗炎作用。另外，还可通过分泌细胞因子抑制神经元凋亡、促进新生血管的形成和轴突的再生，多方面促进SCI的修复。

表12-1　不同类型巨噬细胞的特征及参与的生物学过程

	M1 型巨噬细胞	M2a 型巨噬细胞	M2b 型巨噬细胞	M2c 型巨噬细胞
刺激因子	IFN-γ, LPS, TNF-α	IL-4, IL-13	免疫复合物 TLR	IL-10, TGF-β, 糖皮质激素
分子表达	ROS↑ IL-12↑ IL-10↓	ROS↓	IL-10↑ IL-12↓ ROS↓	ROS↓ IL-10↑
细胞标志	CD16, CD32, CCL2, CD86，MARCO，iNOS	Arg-1, Ym1, CD206，CD209, Fizz-1，TREM2, IGF-1, IL1RN	CD86, TNF-α, CD64，SOCS3	CD163, SLAM, Sphk-1，THBS1，HMOX-1
发挥功能	促炎、吞噬清除细胞碎片和凋亡细胞	抗炎、生长刺激、组织修复、胶原形成	抗炎抗氧化、调节 T 细胞的招募、ECM 合成	清除细胞碎片、促进组织愈合和铁螯合

3. 淋巴细胞　在SCI中，机体免疫炎症反应由先天免疫和获得性免疫组成。其中先天免疫由中性粒细胞、单核巨噬细胞和NK细胞等参与，获得性免疫表现为淋巴细胞对抗原的特异性免疫应答。

正常情况下，由于血-脊髓屏障的存在，外周的淋巴细胞无法进入脊髓。SCI后，血-脊髓屏障的通透性显著改变，抗原分子进入血液循环和淋巴循环，激活B细胞和T细胞并促进其迁移至损伤部位发挥抗炎和神经保护作用。损伤部位的淋巴细胞浸润发生在损伤后的第1周，并且长期维持。小鼠SCI后早期血清中可检测到IgM，并在损伤14～42天内检测到IgG1和IgG2a的表达上调。同样，SCI后人的血清中也可检测到IgM和IgG亚型，此外，外周血中还检测到B细胞成熟抗原、增殖诱导配体和B细胞活化因子的表达，这些分子在损伤区域的表达表明SCI后持续性获得性免疫被激活。持续的B细胞增殖、活化及分泌抗体，会激活补体级联反应，形成膜攻击复合物并活化小胶质细胞和巨噬细胞，进一步加重损伤的程度。敲除B细胞的小鼠与野生型小鼠相比，IgM和IgG的水平降低，损伤区域面积减少，SCI小鼠运动功能得到改善。

SCI后自身免疫反应的发展取决于调节型$CD4^+$ $CD25^+$ T细胞（$CD4^+$ regulatory T cell，也称为Treg细胞）和效应型$CD4^+$ T细胞（$CD4^+$ effector T cell）之间的活化平衡。正常情况下，两种类型的T细胞处于动态平衡，树突状细胞（DC）通过分泌IL-10和TGF-β抑制Treg细胞的活化。另外，$CD4^+$ T细胞同样发挥着抑制Treg细胞活化的作用，从而维持免疫平衡。在损伤状态下，$CD4^+$ T细胞和$CD4^+$ $CD25^+$ T细胞的平衡被打破，$CD4^+$ T细胞的抑制作用减弱，B细胞表达MHC Ⅱ分子和共刺激分子（如CD80、CD86），促进Treg细胞活化，促炎性细胞因子（包括IFN-γ、TNF-α、IL-1β、IL-12）及趋化因子（包括CXCL10、CCL2、CCL5）的表达水平上调，诱导巨噬细胞极化为M1型，生成ROS引发氧化应激反应，生成凋亡受体的配体Fas促进神经元和胶质细胞的凋亡。聚集在损伤脊髓中的T细胞除了加重组织损伤外，还发挥着神经保护作用。神经元发生脱髓鞘反应产生的髓磷脂碱性蛋白（MBP）可激活T细胞，分别在损伤前和损伤后注射由MBP活化的T细胞进行被动免疫和主动免疫均能促进SCI后的功能恢复（图12-3）。

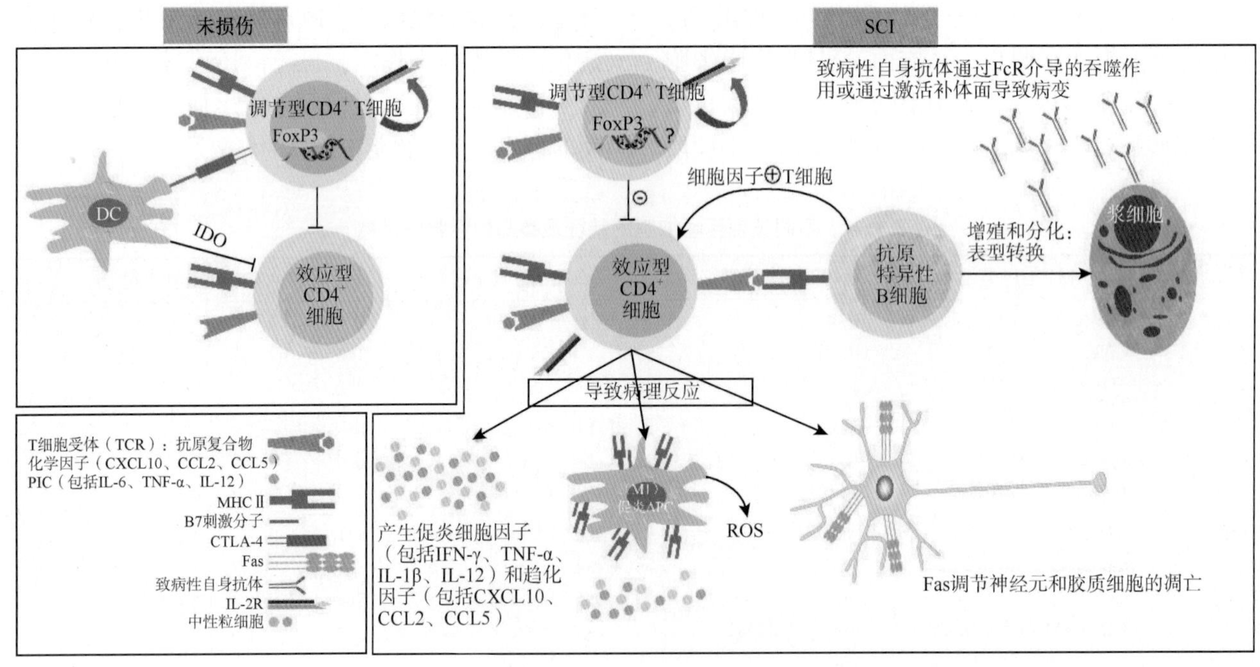

图12-3　SCI后的免疫过程

4. 星形胶质细胞　在正常的脊髓中，星形胶质细胞参与血-脊髓屏障的维持、突触的连接和可塑性、神经递质的接收、离子平衡的维持，以及神经元的营养和能量供应。在神经损伤后，星形胶质细胞的形态、数量及功能发生显著改变。由非贯通性创伤或细菌感染等引起的轻度脊髓损伤中，反应性星形胶质细胞表现为胶质纤维酸性蛋白（GFAP）表达上调，部分细胞胞体肥大，细胞结构无明显变化，当有害因素消除后可恢复为静息状态。在严重神经损伤情况下，反应性小胶质细胞释放IL-1α、TNF-α、C1q等细胞因子刺激星形胶质细胞活化，活化后的星形胶质细胞对少突胶质细胞和神经元具有神经毒性，因此通过C1qa/TNF/IL-1α抑制星形胶质细胞活化可有效阻止神经元的凋亡。星形胶质细胞活化表现为细胞胞体肥大，GFAP、Vimentin和Nestin表达上调，伴随CSPG（硫酸软骨素蛋白聚糖）、各种细胞因子和趋化因子分泌增加，如TGF-β、IL-1β、IL-6、睫状神经营养因子（CNTF）、细胞黏附/识别分子、环氧合酶2（COX-2）、iNOS、钙结合蛋白（S100β）等。

在SCI早期，反应性星形胶质细胞活化增殖，通过促进血-脊髓屏障的重建、在损伤中心周围形成屏障限制炎性细胞的浸润、激活小胶质细胞启动修复应答等对损伤的修复起保护作用。而在SCI晚期，反应性星形胶质细胞过度增殖的同时，分泌多种CSPG分子，包括NG2、Versican和CS6，其中NG2是最主要的抑制性成分，抑制轴突出芽，阻断神经环路的连接和修复。星形胶质细胞参与的反应性胶质增生是一种高度异质的状态，可通过不同细胞亚型的转变对特定的损伤做出反应。根据不同的功能，反应性星形胶质细胞分为A1型和A2型。在神经炎症中，小胶质细胞分泌炎性细胞因子诱导星形胶质细胞活化为A1型，以补体成分3（C3）的表达为鉴定标志物，A1型细胞通过分泌促炎性细胞因子和抑制性细胞外基质成分，导致神经元凋亡和突触变性，具有神经毒性；在神经缺血模型中，星形胶质细胞活化为A2型，以S100A10为表面标志物，通过分泌神经营养因子和抗炎细胞因子发挥神经保护作用。

反应性星形胶质细胞参与形成胶质瘢痕的过程长期被认为是单向和不可逆的。然而，Hara等发现将从损伤脊髓中分离的反应性星形胶质细胞移植至无损伤的脊髓时，反应性星形胶质细胞可逆行转化为静息型星形胶质细胞，而移植至损伤脊髓时则形成胶质瘢痕，表明反应性星形胶质细胞具有环境依赖的可塑性。星形胶质细胞在脊髓损伤中发挥的作用，已从原来绝对有害的过程向在功能、异质性和可塑性方面高度复杂的过程转变。

（二）关键信号通路的调控

1. NF-κB　NF-κB属于NF-κB/Rel转录因子蛋白家族，由Rel（cRel）、p50（NF-κB1）、p65（RelA）、RelB、p52（NF-κB2）等蛋白二聚化形成。在正常条件下，NF-κB复合物位于细胞质，在组织损伤和感染的情况下，NF-κB复合物转位至细胞核参与靶基因的表达调控，其中NF-κB信号通路包括经典通路和非经典通路。NF-κB经典通路中，NF-κB由许多细胞表面受体的激活介导，包括TLR、IL-1R和肿瘤坏死因子受体。IL-1β、TNF-α等炎症因子与细胞膜表面IL-1R、TNF-R1等受体结合后，促进NEMO/IKKα/IKKβ三聚体的形成，IKK磷酸化IκBα和IκBβ的两个N端序列，导致IκB的聚泛素化，然后IκB通过激活NF-κB的26S蛋白酶体降解，最终促使p50/p60入核调控炎症相关基因的表达。NF-κB非经典通路中，肿瘤坏死因子受体（如CD40配体）接收细胞外信号分子，促使MAP3K14磷酸化IKKα，进而磷酸化p100，使其部分降解形成p52，p52与RelB结合形成异源二聚体，进入细胞核调控黏附分子相关靶基因的转录，影响淋巴细胞增殖和黏附，该途径主要参与免疫反应（图12-4）。

NF-κB转录调控位点位于多种炎性细胞因子和免疫调节因子的启动区，NF-κB活化进入细胞核后结合到启动子区域，激活TNF-α、IL-1β、IL-6等促炎因子的表达，增加血管通透性，促进白细胞浸润，炎性介质释放，诱发级联放大的炎症反应，进一步加重脊髓损伤。除了提高炎性细胞因子的表达水平，NF-κB活化后可促进ICAM-1和VCAM-1的表达，激活并吸引中性粒细胞、巨噬细胞和淋巴细胞等炎性细胞聚集在损伤部位，释放炎症因子加重炎症反应，导致毛细血管阻塞、组织水肿、微循环障碍，进一步加重组织损伤。另外，NF-κB信号通路的激活会促进iNOS的合成，由iNOS合成的NO与过氧化硝酸盐结合产生自由基，引发脂质过氧化反应，脂质过氧化和核酸氧化在受损脊髓和运动神经元中的表达升高，损伤DNA导致脊髓运动神经元的死亡。

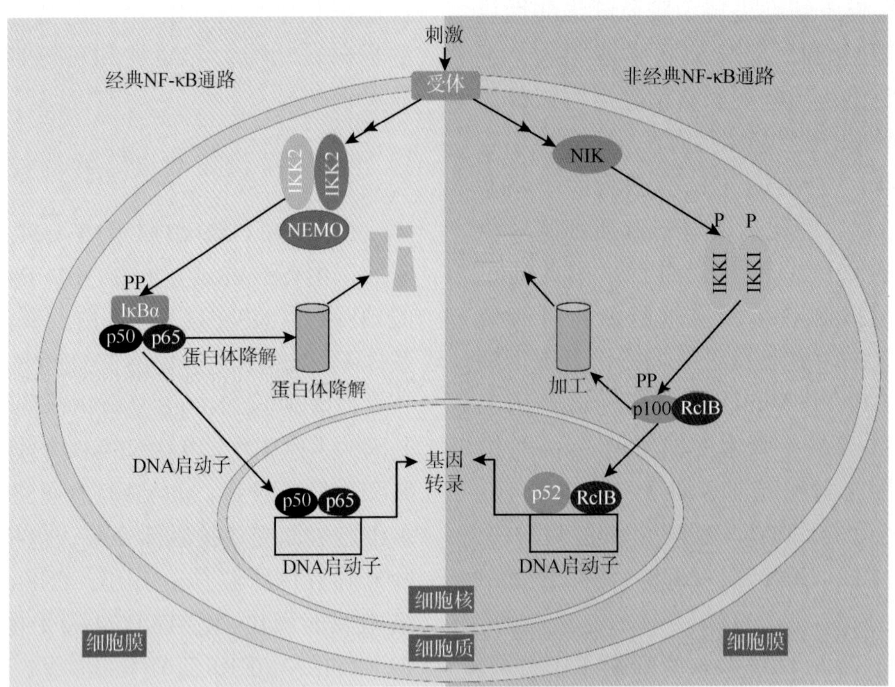

图12-4　经典和非经典NF-κB信号通路

2. MAPK信号通路　丝裂原活化蛋白激酶（mitogen-activated protein kinase，MAPK）是一组能被不同的细胞外刺激，如细胞因子、神经递质、激素、细胞应激及细胞黏附等激活的丝氨酸-苏氨酸蛋白激酶。MAPK级联信号由MAPK、MKK、MKKK进行传递，三种激酶依次激活将细胞外信号传递至细胞内，调节转录因子的表达和相关酶的活性，参与细胞增殖、分化、转化及凋亡的调节。MAPK信号通路包括经典MAPK通路、JNK通路、p38MAPK通路和ERK5通路，不同的通路发挥各自的调控作用（图12-5）。

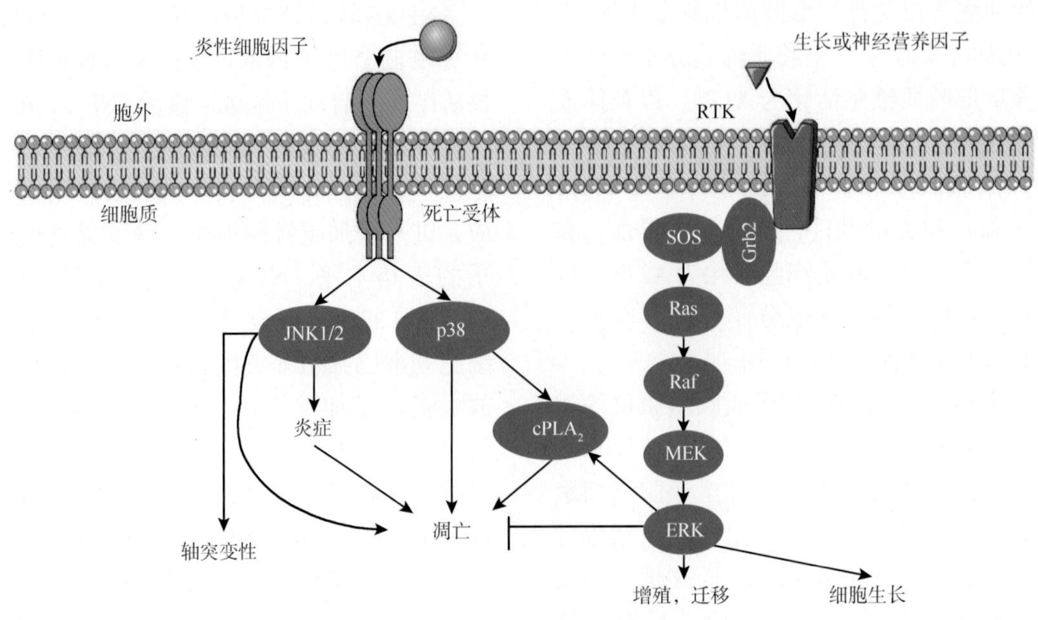

图12-5　MAPK信号通路

（1）经典MAPK通路：EGF与细胞膜上的EGFR结合，受体聚集为二聚体且被酪氨酸磷酸化，从而结合生长因子受体结合蛋白2（Grb2）SH2结构域，Grb2的SH3结构域则同时结合鸟苷酸交换因子SOS，SOS激活Ras，活化的Ras进一步与丝氨酸/苏氨酸蛋白激酶Raf-1的N端结合活化Raf-1，进而磷酸化 MEK的丝氨酸和苏氨酸残基，磷酸化后的MEK使ERK磷酸化转运至细胞核，调控转录因子如c-fos、c-Jun、Elk-1、c-myc和ATF2等的表达，参与细胞增殖与分化的调控。

（2）JNK信号通路：JNK家族由3个独立但密切相关的基因编码（*JNK1*、*JNK2*和*JNK3*）。*JNK1*和*JNK2*在成人组织中普遍表达，而*JNK3*的表达主要在神经系统。10种不同的JNK亚型由JNK转录物的选择性剪接产生，包括JNK1α1、JNK1β1、JNK2α1、JNK2β1、JNK3α1、JNK1α2、JNK1β2、JNK2α2、JNK2β2、JNK3α2。多种MAPKK激酶（MAP3K）、MEKK、MLK、凋亡信号调节激酶ASK1、TNF受体相关因子2、NCK相互作用蛋白激酶（TNIK）和双亮氨酸拉链激酶（DLK）激活MAPK上游激酶MKK4和MKK7，两种激酶通过磷酸化TPY基序的磷酸化活化JNK，磷酸化的JNK可通过进一步活化NFAT4、AP-1、p53、c-Jun、转录激活因子2、Ets样蛋白等，最终调控细胞凋亡和轴突退化。JNK通路通常被神经系统中的促炎信号和各种应激信号激活。在JNK诱导的细胞凋亡中，JNK通过磷酸化关键转录因子活化蛋白（AP）Ⅰ家族，如c-Jun，影响靶基因的表达。此外，JNK还可以通过促进应激后细胞色素c（CytC）的释放，直接调节线粒体凋亡通路。

作为丝裂原活化蛋白（MAP）激酶家族的成员，JNK3可以识别磷酸化SerPro与ThrPro基序的丝氨酸/苏氨酸（Ser/Thr），这些位点也是Pin1的潜在结合位点，Pin1调节多种重要的MAP激酶基质的稳定性，包括p53、β-联蛋白和p65，从而影响肿瘤细胞的增殖。在神经系统中，Pin1表现出神经保护作用，Pin1通过直接与tau蛋白结合阻断其纤维化。在脊髓损伤中，Pin1主要发挥抗凋亡作用，通过结合并稳定细胞质中的髓系细胞白血病序列1（Mcl-1）来维持线粒体中的CytC。JNK3在损伤后被激活，通过磷酸化Mcl-1扰乱了这一相互作用，从而促进了Mcl-1的快速衰变和随后的CytC释放，最终促进细胞凋亡。在脊髓半横断损伤后，JNK3的活化比值比JNK1/2高500倍，并且在神经元中检测出由c-Jun磷酸化调控的JNK活化。既然JNK3参与少突胶质细胞的凋亡，理论上敲除*JNK3*可减少细胞凋亡，发挥良好的神经保护和治疗效果，但体内研究表明凋亡神经元的数量在*JNK3*基因敲除和野生型小鼠之间没有显著性差异，对于这一现象的解释可能如下：①JNK1或JNK2的低活化参与SCI后神经元的凋亡过程；②JNK3可能通过诱导细胞自噬性死亡导致细胞凋亡；③JNK3可能不是直接调控神经元的凋亡，而是在神经变性或再生过程中损伤信号的传递方面发挥重要作用。JNK3与JNK1、JNK2相比表现出明显的特异性，因此对JNK3、JNK1和JNK2在脊髓损伤过程中发挥的不同作用有待探究。此外，JNK也参与逆行轴突变性过程，利用生物素葡聚糖胺（BDA）标记SCI后的皮质脊髓侧束纤维（CST）显示磷酸化JNK水平的表达上调，轴突降解标志物β-淀粉样前体蛋白的积聚，脊髓损伤诱导的轴突死亡可以通过持续鞘内给予JNK抑制剂SP600125得到显著抑制，SP600125治疗后的野生型、*JNK1*敲除和*JNK3*敲除小鼠的后肢运动功能得到改善。

（3）p38信号通路：细胞外信号与受体特异性结合后，通过磷酸化MKK3和MKK6进而磷酸化p38，磷酸化的p38调节TNF、c-myc、Fas/FasL等多种基因的转录和表达，进而调控细胞的增殖、分化、迁移及凋亡。最初，p38被认为是细胞因子抑制性抗炎药物（cytokine-suppressive anti-inflammatory drug，CSAID）和LPS/TLR活化激酶的靶蛋白，p38除了调节作为p38底物的转录因子[如转录激活因子2（ATF2）、肌细胞特异性增强因子2C/2A、环磷酸腺苷反应元件结合蛋白（CREB）和CEBP同源蛋白]，还参与炎症mRNA的翻译和稳定性调控。例如，TNF-α mRNA的3′端非翻译区富含AU的元件（ARE），是结合多种因子调控mRNA降解的区域，p38下游激酶MAPK活化蛋白激酶2（MK2）干扰ARE和因子的相互作用过程，从而稳定TNF-α mRNA；IL-6的表达同样受到p38/MK2介导的mRNA稳定性的调控。目前，p38在炎症反应多个过程中发挥的重要作用已被证实：①对于巨噬细胞而言，多种TLR配体刺激p38通过转录和转录后水平调控多种促炎因子的分泌，如iNOS、COX-2、IL-6和TNF-α；②p38对于LPS、TNF或者UV诱导的单核细胞来源的树突状细胞的成熟必不可少；③p38在抗原或细胞因子的刺激下参与IFN-γ的合成和Th1细胞的转化；④p38通过激活下游MAPK相互作用的丝氨酸/苏氨酸激酶（MNK）-真核翻译起始因子4E（p38α/MNK-elF4E）途径，促进NK细胞细胞因子的翻译。

多项动物模型验证实验表明p38在SCI的发病机制中发挥着关键作用，p38有望成为SCI的临床治疗靶点。然而p38除了参与中枢神经系统的炎症和应激反应外，还具有广泛的生物活性，研究表明应用p38抑制剂SB203580对SCI大鼠运动功能的恢复有明显改善效果，因此直接完全敲除p38可能对临床病症的治疗起反作用。另外，MSK1和MSK2通过调控IL-10、IL-1Ra和双特异性蛋白磷酸酶1（DUSP1）促使p38的去磷酸化和失活，p38/MSK信号轴对p38介导炎症反应发挥负反馈调节作用，因此需要根据p38在SCI后不同时空的激活情况，应用p38相关抑制剂进行治疗。

（4）ERK5通路：ERK5的C端含有400个氨基酸的扩增，使得ERK5在结构上有别于MAPK家族的其他成员。ERK5通路作为非经典的MAPK通路，可被多种细胞外刺激活化，EGF、活性氧、bFGF和一些细胞应激相关的因子激活MEK5，MEK5磷酸化ERK5，进一步磷酸化核受体亚家族NR4A1。目前有关ERK5的研究主要集中在疼痛信号的转导过程。

大鼠完全弗氏佐剂（CFA）引起的炎症可产生冷、痛觉过敏，并诱导DRG神经元和脊髓ERK5的激活，在CFA诱导的炎性疼痛模型中，ERK5的总表达水平保持不变，但磷酸化的ERK5水平显著上调。由持续性外周炎症引起的ERK5激活主要发生在同侧DRG和浅背角的laminae Ⅰ～Ⅱ层神经元中，ERK5的敲除可抑制外周炎症引起的痛觉过敏，显著降低外周血炎症引起的DRG和脊髓中c-fos的表达。在慢性收缩损伤（CCI）或保留性神经损伤（SNI）诱导的神经病理性疼痛模型中，神经损伤可在原发传入神经元和脊髓中诱导ERK5的激活。部分神经损伤后，ERK5的激活调节瞬时受体电位V1 (TRPV1)和瞬时受体电位A1 (TRPA1)的表达，ERK5的下调降低了TRPV1和TRPA1的表达，抑制了SNI诱导的超敏反应。简而言之，ERK5的激活有助于疼痛过敏，而ERK5的敲除(其作用在DRG和脊髓中均存在)可抑制神经损伤引起的机械性异位痛和热痛觉过敏。以上研究表明ERK5于初级感觉神经元和脊髓中的激活在炎症性疼痛和神经性疼痛的发病机制中起着至关重要的作用。

3. JAK/STAT通路　JAK/STAT是一条与细胞因子密切相关的细胞内信号转导通路，参与细胞的增殖、分化、凋亡及免疫调节等许多重要的生物学过程。JAK/STAT通路的基本组成如图12-6所示，JAK是一种非受体型酪氨酸蛋白激酶，哺乳动物中含有4种JAK酪氨酸激酶：JAK1、JAK2、JAK3和TYK2（非受体酪氨酸蛋白激酶）。其中，JAK3仅存在于骨髓和淋巴系统，其余3种广泛存在于各种组织和细胞。JAK家族成员具有7个同源结构域：JH1为激酶区，负责编码激酶蛋白；JH2为激酶样区，主要调节JH1的活性；JH3～JH7组成一个四合一结构域，负责JAK与受体的结合。STAT转录因子包含STAT1、STAT2、STAT3、STAT4、STAT5a、STAT5b和STAT6。

许多细胞因子如IFN家族、糖蛋白130（gp130）家族、γc家族及单链家族等受体的信号转导链带有JAK酪氨酸蛋白激酶，当这些细胞因子与细胞表面特异受体结合后，信号转导链上的JAK分子发生二聚化且相互磷酸化而激活，并通过释放磷酸根促使另一条受体链胞内段上的酪氨酸残基发生磷酸化，磷酸化的酪氨酸位点与周围的氨基酸序列形成“停泊位点”，招募含有SH2结构域的转录因子STAT，使STAT活化形成同源二聚体，活化后的STAT形成二聚体暴露出入核信号，进入细胞核内调节抗细胞凋亡、细胞周期、脂质代谢和细胞分化等相关基因的表达。

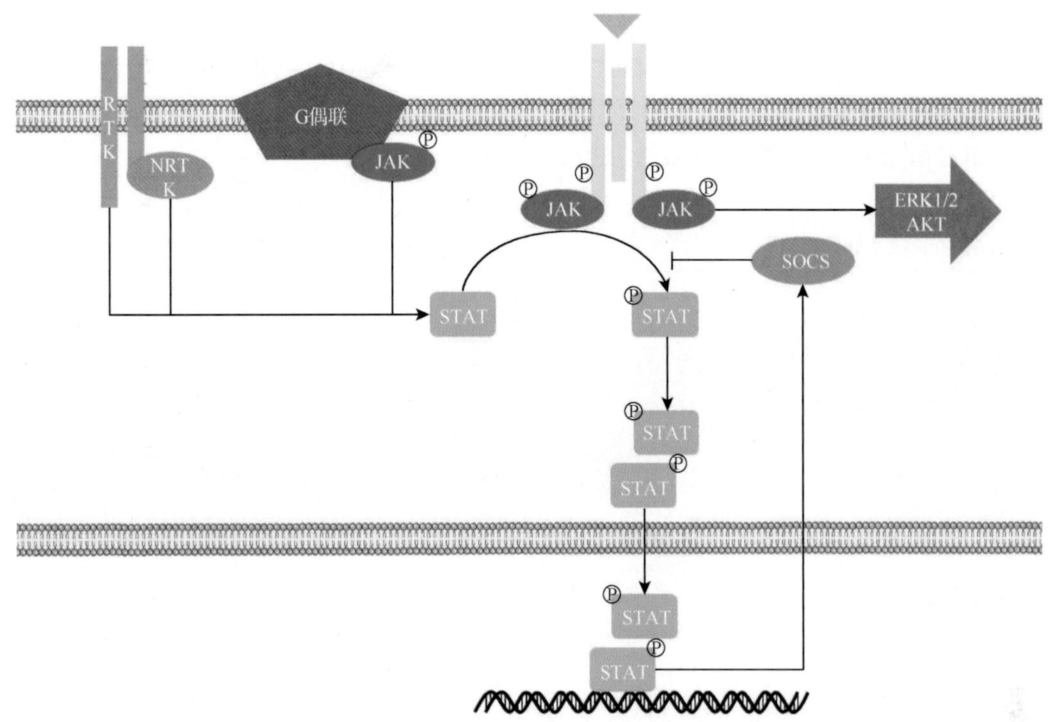

图12-6　JAK/STAT信号通路的基本组成及调控关系

在SCI中，IL-6、IL-10和造血因子相关家族分别通过结合相应的膜表面受体激活特定JAK/STAT成分，主要包括JAK1/STAT1-3、JAK2/STAT3、TYK2/STAT3，其中STAT1和STAT3的磷酸化状态在损伤不同时期的表达水平及胞内定位表现出差异。p-STAT1在损伤时表达水平急剧升高，损伤2天表达量恢复到基础水平，而p-STAT3在相对更长的时间内（损伤7天甚至2周）维持较高的表达水平。在细胞定位方面，p-STAT3在SCI后表达于神经元细胞核内，p-STAT1只在细胞质中被检测到。另外，SCI后在多种细胞中均能检测到p-STAT3，包括前角神经元、小胶质细胞/巨噬细胞和星形胶质细胞、少突胶质细胞前体细胞和少突胶质细胞，p-STAT3在损伤后参与诱发免疫反应，活化小胶质细胞和星形胶质细胞，引起ATP、iNOS、NO、PG、兴奋性氨基酸等的释放，促进神经病理性疼痛的发生，通过正反馈调节进一步激活胶质细胞和神经元释放更多的炎性物质。另外，STAT3的激活可诱导轴突膜蛋白的表达，促进神经元的轴突生长，主要在轴突再生的起始阶段发挥促进作用。

4. Wnt信号通路　Wnt 信号通路分为经典Wnt/β-联蛋白信号通路和非经典通路，其中非经典通路包括Wnt/PCP和Wnt/Ca^{2+}通路，3条通路如图12-7所示。Wnt配体属于富含半胱氨酸糖蛋白保守家族，对细胞增殖、极性、凋亡、炎症和分化等多种生物过程至关重要。

经典Wnt/β-联蛋白信号通路起始于Wnt蛋白与细胞膜上的两类受体——Frizzled蛋白和低密度脂蛋白受体相关蛋白（LRP）-5/6相结合。在经典Wnt/β-联蛋白信号通路中，Wnt蛋白与受体结合后，活化的Frizzled蛋白和LRP招募并使Disheveled蛋白（Dvl）磷酸化，磷酸化的Dvl将信号传至细胞内，抑制降解复合物APC蛋白（APC）/轴蛋白（Axin）/糖原合成激酶（GSK-3β）的活性，进而抑制β-联蛋白的磷酸化和泛素化，促使β-联蛋白在胞质内大量聚集并进入细胞核，与核内转录因子淋巴增强因子1（LEF-1）与T细胞因子1（TCF-1）结合激活转录因子，进一步激活靶基因的表达，从而对细胞的增殖分化及细胞周期进行调节。在无Wnt信号的状态下，β-联蛋白与降解复合物APC/Axin/GSK-3β结合，促进β-联蛋白的磷酸化，磷酸化β-联蛋白，再结合到E3泛素连接酶蛋白上而被泛素化，最后被蛋白酶体降解，阻断信号转导。在Wnt/PCP通路中，Wnt-Fz依赖性募集的Dvl活化小GTPase蛋白，如Rho和Rac，随后激活c-Jun的

N端激酶JNK，这些蛋白与肌动蛋白调节蛋白相互作用影响微管相关蛋白的磷酸化。在Wnt/Ca^{2+}通路中，Dvl下游信号刺激G蛋白三聚体和磷脂酶C（PLC），增加三磷酸肌醇（IP_3）的生成，进而促发细胞内Ca^{2+}浓度的上调，Ca^{2+}依赖性蛋白激活（如蛋白激酶C、钙调蛋白依赖性蛋白激酶Ⅱ），调控活化T细胞转录因子核因子（NFAT），促进靶基因的表达。

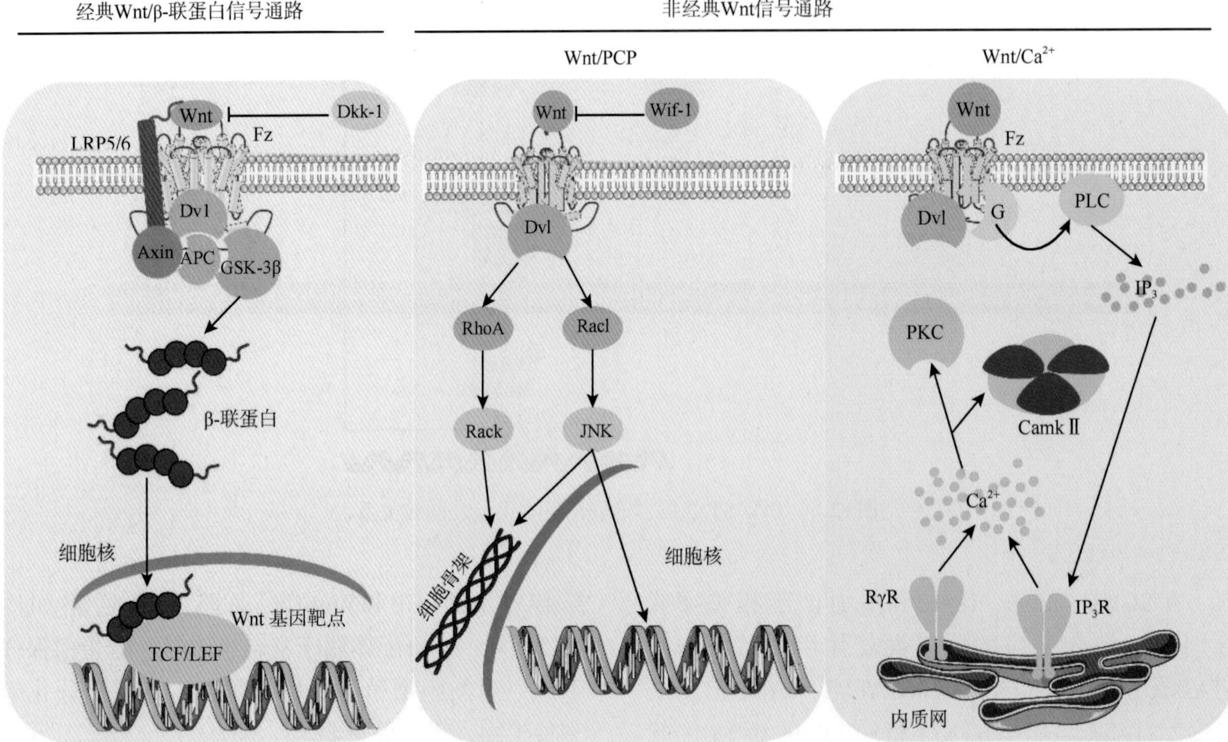

图12-7 Wnt信号通路的基本组成及调控关系

SCI后多种Wnt配体和受体的mRNA表达下调，而拮抗剂Dkk和Wif-1表达上调，提示损伤后Wnt信号广泛受到抑制，信号分子的表达调节呈现时间依赖性。损伤急性期，Fz4受体在星形胶质细胞中的表达上调，而Fz1受体在损伤晚期表达于神经元和少突胶质细胞。Wnt主要通过影响轴突再生和炎症反应的调控促进神经修复。在正常脊髓组织中没有显示19个Wnts家族成分的表达，而当小鼠脊髓单侧半横切后，由Wnt1和Wnt5a编码的对下行皮质脊髓束的强烈抑制成分在脊髓灰质中广泛表达，而轴突诱导成分Wnt4在损伤中心附近表达，但很快就被降解，Wnt4的降解速度远快于Wnt1和Wnt5a，通过向损伤中心注射阻断Ryk抗体（Ryk是保守的Wnt排斥受体）可阻止皮质脊髓束轴突的收缩，促进轴突再生，因此Wnt信号的排斥可能是皮质脊髓束轴突损伤后回缩并抑制轴突发芽的原因之一，通过拮抗损伤过程Wnt通路抑制信号或者激活Wnt信号分子可逆转损伤后轴突难以再生的情况，促进神经损伤的恢复。

5. 细胞凋亡通路

（1）凋亡受体途径：以Fas/FasL凋亡通路为例。FasL与细胞膜上的凋亡受体Fas结合后形成同源三聚体，随后募集Fas相关死亡结构域蛋白（Fas-associated protein with death domain，FADD），与Pro-Caspase-8酶原结合，形成死亡诱导信号复合体（death-inducing signaling complex，DISC）；DISC形成后，激活Caspase-8，Caspase-8进一步启动下游的Caspase相关蛋白酶级联反应，破坏微管功能、促使线粒体凋亡、影响核膜完整性并参与DNA的损伤和降解等过程。其中，Caspase-3是级联反应中的关键效应酶，可激活DNA降解酶，引起DNA降解，最终导致细胞凋亡。此外，通路中活化的Caspase-8直接切割凋亡相关基因Bcl-2家族成员Bid，形成tBid和gtBid转位至线粒体中，促进CytC的释放导致细胞凋亡。凋亡受体途径和线粒体途径由Caspase-8联系起来，促使凋亡信号的进一步扩大。SCI后FasL和Fas易位至细胞膜脂筏微结构域中，Fas与受体蛋白Fas相关死亡结构域、Caspase-8、FLIP和Caspase-3等形成死亡诱导信号复合体，Fas和FasL表达的持续上调会导致小胶质细胞的持续激活和炎症反应的发生，促进细胞死亡、脱髓鞘和轴突的沃勒变性，从而影响神经元的功能和存活，通过敲除Fas或应用FasL中和抗体可显著减少小胶质细胞/巨噬细胞浸润、GFAP和p-IκB的表达水平，以及细胞因子和趋化因子的释放，促进SCI小鼠运动功能的恢复，值得注意的是，在人类急性和亚急性脊髓损伤后，损伤中心Caspase-3、Caspase-7、Caspase-9、TUNEL、Fas和FasL阳性的细胞显著增加，而在慢性脊髓损伤和对照病例中没有观察到以上现象，因此需要根据不同类型和损伤的不同时期合理调控Fas/FasL通路。

（2）线粒体途径：线粒体外膜通透性增加是促使线粒体凋亡途径启动的主要原因，其中Bcl-2家族成员在这一过程发挥着关键作用，这些蛋白均含有一个或多个Bcl-2同源（BH）结构域，进一步分为前体凋亡蛋白（包括Bax和Bak）和抗凋亡蛋白（Bcl-2和Bcl-XL）。损伤后凋亡刺激tBid切割形成Bax和Bak，Bax和Bak进一步发生构象变化和寡聚化，两者破坏线粒体中的磷脂双分子层形成空洞或通道，进而增加线粒体膜的通透性，导致促凋亡因子（如CytC、AIF、SMAC/DIABLO、ENDOG、OMI/HTRA2）从线粒体膜间隙释放至细胞质，在ATP和dATP的协助下，促凋亡因子与APAF-1相互作用形成凋亡复合物，称为凋亡小体，进而募集并激活Pro-Caspase 9形成Caspase-9，成熟的Caspase-9与凋亡小体结合招募并激活下游效应酶Caspase-3和Caspase-7，启动Caspase级联反应，切割细胞中包括α-tubulin、Actin、Lamin等底物，最终导致细胞凋亡。IAP可以拮抗Caspase-3和Caspase-7的活化，其中XIAP是Caspase-3唯一直接作用的抑制剂，然而IAP受到上游SMAC/DAIABLO和OMI/HTRA2的抑制调控。Jia等对大鼠脊髓损伤急性期线粒体的形态和功能变化进行表征，SCI后线粒体形态变为不规整、嵴排列变得紊乱，部分线粒体膜破裂，线粒体融合蛋白MFN1在损伤8小时达到峰值随之迅速下降，而线粒体分裂蛋白DRP1的表达水平则与之相反，在损伤8小时内主要发生线粒体融合，而在损伤24小时后变为以线粒体分裂为主导，损伤24小时内的丙二醛、CytC、Caspase-3表达逐渐提高，谷胱甘肽、ATP、Na^{+}, K^{+}-ATP酶活性及线粒体膜电位逐渐下调，激活线粒体凋亡途径（图12-8，图12-9）。

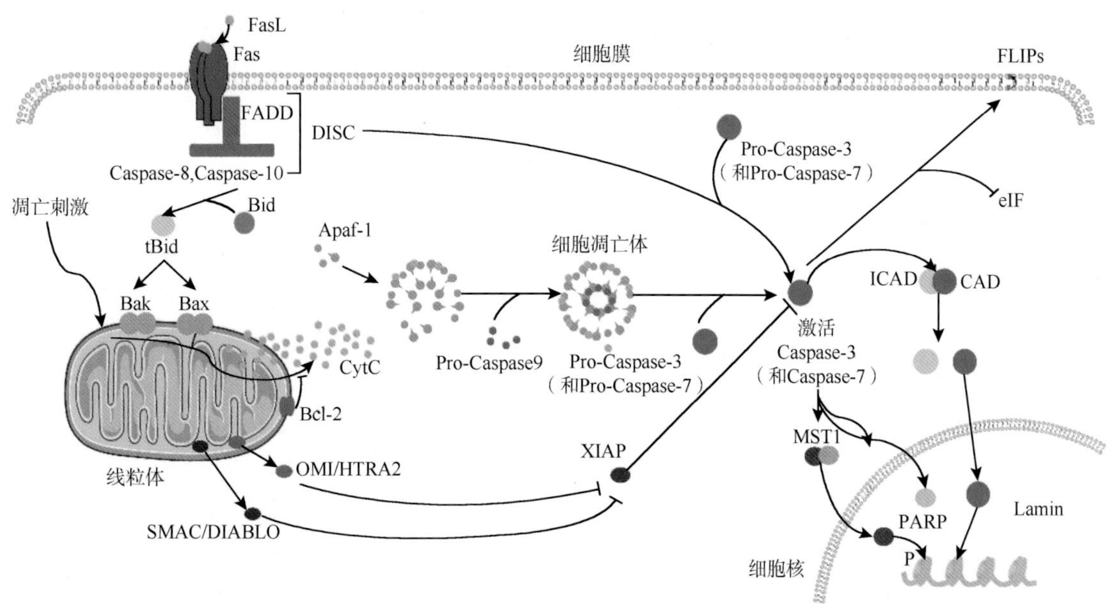

图12-8　凋亡受体途径和线粒体途径的基本组成及调控关系示意图（1）

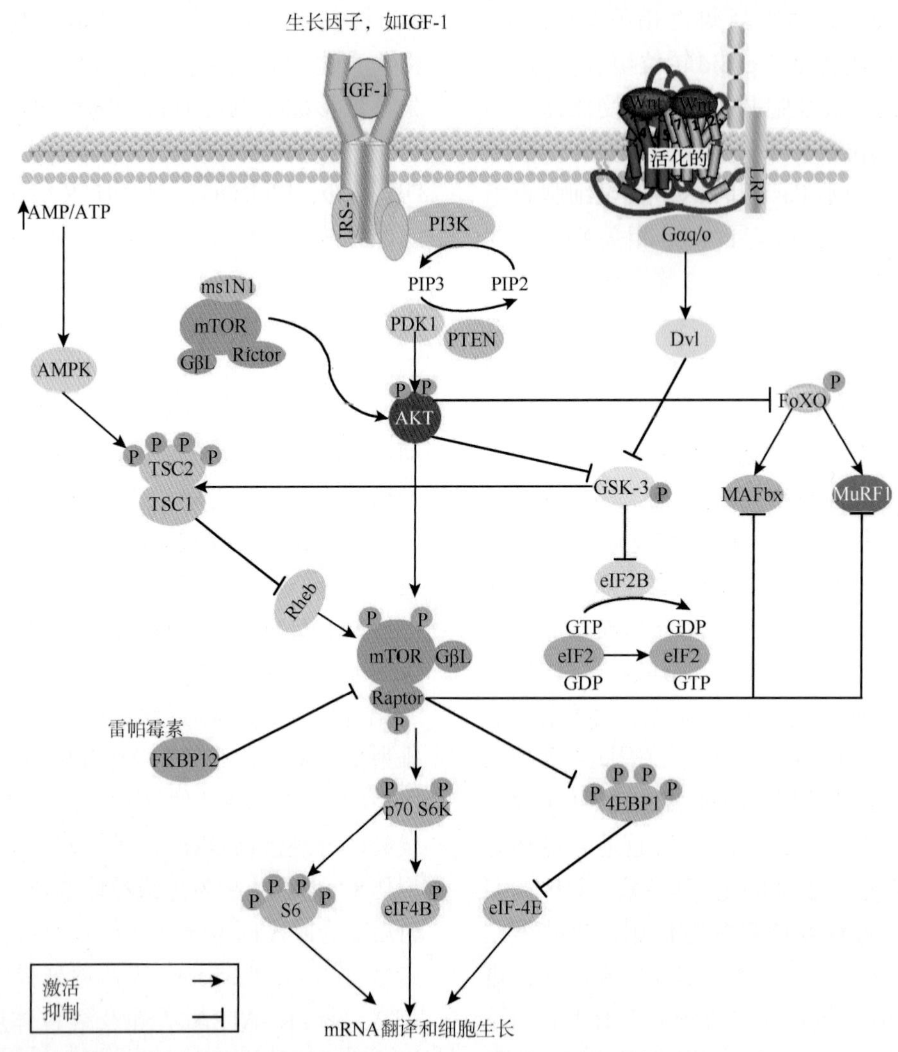

图12-9　凋亡受体途径和线粒体途径的基本组成及调控关系示意图（2）

（3）mTOR信号通路：mTOR是一种丝氨酸/苏氨酸蛋白激酶，属于PI3K相关激酶家族。mTOR与其他亚单位相互作用形成两种不同的复合物，分别为mTORC1和mTORC2。其中mTORC1是一种异源三聚体蛋白激酶，主要由3种核心成分组成：mTOR、Raptor和mLST8；还包含两个抑制亚基：PRAS40和DEPTOR，mTORC1对雷帕霉素敏感。mTORC1通过调控mRNA翻译、蛋白质、脂质和核苷酸的合成及分解代谢过程来控制细胞的生长和代谢。与mTORC1相比，mTORC2相关研究较少。mTORC2主要通过磷酸化糖皮质激素调节激酶（SGK）、蛋白激酶B（AKT）和蛋白激酶C（PKC）激酶家族调控细胞的存活和迁移，mTORC2由Rictor、Sin1和mLST1组成，主要参与细胞骨架和细胞存活，对雷帕霉素不敏感。AKT/TSC1-TSC2信号通路可调控mTOR的活性，其中TSC2具有GTPase活性，可抑制small GTPase Rheb，从而抑制mTORC1的活化，AKT磷酸化TSC2后TSC2失去了对mTORC1的抑制活性进而激活mTOR。mTORC1活化后主要作用于4EBP和S6K。mTOR磷酸化下游分子4EBPs，使p-4EBPs解除对eIF4E的结合作用释放eIF4E并促使其与eIF4G结合启动相关mRNA的转录。S6Ks作为mTOR通路的另一个靶点分子，由S6K1和S6K2编码，S6K1可直接磷酸化与翻译过程相关的分子，如核糖体蛋白S6、eIF4B、PDCD4等，从而影响脂质的生成。

在SCI的不同时期，mTOR发挥的特定功能也有所差异。在SCI急性期，mTOR参与调节继发性损伤过程，包括细胞凋亡、炎症及巨噬细胞/小胶质细胞的活化，该时期抑制mTOR可减少神经元的凋亡、调控小胶质细胞的活化、减少促炎因子的合成，发挥抗炎作用。而在亚急性期/慢性期，mTOR信号调控受损神经组织的再生，抑制mTOR可减少损伤部位反应性星形胶质细胞的增殖，促进损伤后轴突的再生。此外，mTOR还参与调节少突胶质细胞分化和髓鞘化过程。以上研究结果表明mTOR在脊髓损伤中的作用可能因脊髓损伤后的时间阶段而不同。因此，在进一步明确mTOR信号通路在SCI后神经蛋白表达和神经再生中的作用时，应考虑不同时间段mTOR的功能差异。

另外，多种分子参与了mTOR信号通路的调控，以其中的PI3K/Akt/TSC/mTOR和LKB1/AMPK/TSC/mTORC1通路为代表进行阐述。

在PI3K/Akt/TSC/mTOR通路中，生长因子、丝裂原和胰岛素刺激PI3K与受体酪氨酸激酶（receptor tyrosine kinase，RTK）偶联而活化，进而催化膜内表面的磷酸肌醇二磷酸（PIP2）生成磷酸肌醇三磷酸（PIP3），PIP3作为第二信使激活Akt，活化的Akt磷酸化肿瘤抑制因子TSC2，从而解除TSC2对Rheb的抑制，进而活化mTOR，PTEN通过促进PIP3的去磷酸化负向调控PI3K/Akt/TSC/mTORC1通路。基于此，向脊髓挫伤3天的大鼠注射携带*PTEN*基因的重组腺病毒，使PTEN在体内过表达，可减弱胶质细胞的增生，减少胶质瘢痕的形成，减少CSPG的生成，改善损伤部位轴突的再生情况。

在LKB1/AMPK/TSC/ mTORC1通路中，腺苷酸活化蛋白激酶（AMPK）是高度保守的异源三聚体激酶复合物，由一个催化亚基（a）和两个调节亚基（b和c）组成，是细胞代谢和能量感受器。在各种应激条件下（如缺氧、缺血、营养物质缺乏），细胞内ATP水平下降，细胞内AMP增加，激活AMPK，活化的AMPK分别通过调控Raptor和TSC复合物（TSC1/2、TBC1D7）负调控mTOR，促进细胞自噬的发生，减少炎症因子的生成。AMPK除了受细胞外应激环境的调控外，还受上游磷酸酶LKB1的调控。促红细胞生成素（EPO）可通过激活AMPK抑制mTOR的活性，以AMPK依赖性方式增强缺氧诱导的自噬，减少损伤后运动神经元的丢失。

（三）胶质瘢痕过度生成

在损伤初期的1～2天内，部分反应性星形胶质细胞迅速增殖并集中分布于病灶中心周围。3～5天，反应性星形胶质细胞增殖速率最快，1周后增殖逐渐减慢，2周后停止增殖。在这个过程中星形胶质细胞开始向病灶中心垂直延伸突起，形成狭窄的胶质瘢痕边界，并且随着离损伤中心距离的增加，星形胶质细胞的增殖和密度梯度逐渐减少。损伤2周后，星形胶质细胞不再垂直于病变核心，而是以平行和重叠的方式排列，形成致密的胶质瘢痕。在瘢痕形成过程中，STAT3是星形胶质细胞活化和胶质瘢痕形成的主要调控因子，STAT3-KO的小鼠在SCI后，星形胶质细胞不能形成致密的胶质瘢痕边界。除了STAT3外，亮氨酸拉链激酶（LZK，MAP3K13）、TGF-β/Smad、TLR及JKN/c-Jun信号通路的抑制也可减少胶质瘢痕的生成，从而调控轴突生长和功能的恢复。胶质瘢痕的作用与损伤的不同时期有关，在损伤急性期主要表现为保护作用，而在慢性期主要表现为抑制作用。

在损伤急性期，炎症反应对恢复至关重要，不受控制扩散的炎症反应对完整的神经组织是毁灭性的。胶质瘢痕能将损伤区的炎症与未损伤区的组织隔离，限制了损伤部位炎症反应的扩散，最大限度地减少中枢神经系统损伤后的继发性损伤。条件性敲除STAT3可限制星形胶质细胞的迁移，扩大病变区域，增加炎症浸润，抑制运动功能恢复。而条件性敲除SOCS3可促进星形细胞迁移，导致病变区域收缩增强，使运动功能得到改善。因此，在损伤急性期或亚急性期抑制胶质瘢痕的形成反而会加深炎症反应的扩散，阻碍功能的恢复。除了限制炎症反应的扩散以外，胶质瘢痕中未成熟的星形胶质细胞可能作为轴突再生的桥梁，支持轴突再生，跨越病变中心。

然而，若星形胶质细胞长期持续处于激活状态，则不利于轴突延伸和神经再生。肥大的星形胶质细胞突起缠结在损伤部位，产生主要由CSPG组成的抑制性细胞外基质，分泌多种抑制性分子，如RhoA、蛋白酪氨酸磷酸酶受体S（PTPRS）、NO

等，对轴突的再生和功能重建形成了物理和化学的双重障碍。CSPG抑制活性可能来源于其糖胺聚糖侧链，因此，应用硫酸软骨素酶ABC（ChABC）消化其侧链，可促进轴突再生、萌芽和损伤后功能恢复。应用装载ChABC的 PLGA纳米粒给脊髓挫伤小鼠进行修复治疗后，损伤处CSPG的含量显著减少，囊腔面积减少，引导轴突生长并髓鞘化。除了降解CSPG侧链外，ChABC还可通过调节IL-10的表达，在SCI后表现出免疫调节活性。ChABC应用过程中，由于GAG侧链的不完全降解和CSPG降解产物对轴突再生存在一定的抑制作用，单纯应用ChABC进行修复难以满足SCI修复的需求，因此联合应用ChABC和生长因子[如神经营养因子（neurotro phin-3，NT-3）、BDNF、SDF-1α]进行治疗以期获得更优的修复效果。CSPG和髓鞘相关分子（Nogo-A、MAG和OMgp）对轴突生长的抑制作用是通过调节生长锥细胞内信号转导的能力来实现的。因此，敲除受体蛋白酪氨酸磷酸酶（RPTP σ）会使神经元对CSPG抑制作用的敏感性降低，可保护SCI后皮质脊髓束轴突的再生和延伸能力。

胶质瘢痕包含多种细胞和复杂的细胞外基质环境，在SCI中胶质瘢痕是高度动态的，随时间、位置、环境和治疗干预而变化。胶质瘢痕和瘢痕形成星形胶质细胞的这些特性为SCI的修复提供了巨大的潜力，因此，基于不同损伤时期胶质瘢痕表现的双重作用，可针对损伤晚期胶质瘢痕中星形胶质细胞的状态进行调控，减少关键抑制性成分的表达、分泌和沉积，从而为轴突的再生和延伸提供良好的微环境，促进损伤后的修复。

（四）内源性神经干/祖细胞不足

内源性神经干/祖细胞（neural stem/progenitor cell，NSPC）在神经损伤后具有分化为神经元、少突胶质细胞和星形胶质细胞的潜能，主要分布在室管膜下区、齿状回、脊髓中央管周围。大多数神经干细胞（neural stem cell，NSC）停留在G_0期，只有小部分的细胞进入细胞周期，这对于维持组织稳态和避免干细胞衰竭来说至关重要。当神经损伤后，NSC被激活进入细胞周期，开始增殖和分化。NSC的激活、迁移、增殖和分化受多种因素的调控，包括神经营养因子（bFGF、BDNF）、干细胞生长因子（NGF）、炎症因子（IFN-γ、gp120）和趋化因子（SDF-1α、MCP-1）等。这些因子与特异性受体结合后，引发下游胞内关键信号调控分子活化，通过激活Notch、Wnt等信号通路使神经干细胞由原本的静息状态转变为激活状态，细胞由G_0期重新进入细胞周期，并向特定类型的神经细胞分化，从而替代受损和凋亡细胞，重塑神经组织。在Notch信号通路中，*Hes1*基因的高表达可促进NSC增殖并向星形胶质细胞方向分化，而*Hes1*表达下调时NSC分化为神经元。除了Hes1外，Notch信号通路中的转录因子RBP-J影响着NSC的分化方向。Wnt/β-联蛋白信号通路中，随着Wnt1表达水平的提高，静息状态的NSC被激活并开始增殖。

除了因子的调控外，NSC的增殖分化还与细胞所处的微环境密切相关。在正常条件下，NSC主要分化为星形胶质细胞和少突胶质细胞，几乎不分化为神经元。在急性脊髓损伤时，位于脊髓中央管中的NSC被激活，大部分NSC迁移至损伤的背角区域，少数分布在腹侧区域，损伤部位出现极少量的新生神经元。NSC迁移至损伤部位的数量和损伤的微环境限制了新生神经元的数量，其中CSPG的沉积和胶质瘢痕的形成使得NSC的迁移更为困难，并且即使NSC到达损伤部位，在微环境中抑制因子的调控下，NSC也倾向分化为星形胶质细胞。因此，在内源性神经干细胞数量有限、细胞的迁移受阻及恶劣微环境影响细胞分化的情况下，通过细胞重编程体外获得外源性神经干细胞后再移植至体内进行修复展现良好的应用潜力。

（五）轴突变性

神经元胞体主要构成了灰质，轴突集合成束形成白质。当脊髓遭受创伤性损伤后，神经元胞体和轴突之间的联系被切断，与胞体连接的部分为轴突近端，分离部分为轴突远端。轴突末端在损伤后10～20分钟内保持稳定，随后突然断裂，这一过程称为急性轴突变性（acute axonal degeneration，AAD），AAD持续的时间虽短，但涉及变性的轴突距离达到200～300μm，轴突大量丢失。AAD后轴突末端形成回缩球，损伤约30小时后近端轴突和远端轴突出现急剧分化，近端轴突仍保持稳定，而远端轴突细胞骨架解体，快速碎片化，轴突发生不可逆性变性，这一过程称为沃勒变性（Wallerian degeneration）。AAD和沃勒变性发生在损伤的不同时间和部位，然而这两种创伤后的变性在形态学上难以区分。

目前，SCI后引起轴突变性的机制主要包括：①组织缺血缺氧的情况下，轴突膜的通透性增加，细胞外大量的Na^+内流至轴突内，Na^+在轴突内外的浓度差引发水分子内流，导致轴突肿胀。当细胞内Na^+浓度升高至一定水平时，Na^+-Ca^{2+}交换增加促使Ca^{2+}内流，Ca^{2+}浓度的升高可激活钙蛋白酶，活化的钙蛋白酶通过降解多种细胞骨架相关蛋白（包括微管蛋白、微管结合蛋白、血影蛋白、神经丝等）破坏细胞骨架，从而引起轴突变性。②损伤后SARM1表达量上调，SARM1作为辅酶NAD^+的水解酶，可迅速下调NAD^+的含量，促进轴突的瓦解和变性。此外，MAPK级联信号转导通路位于SARM1下游，活化的JNK磷酸化SCG10（微管解聚蛋白），使SCG10与微管蛋白的结合能力急剧下降，打破微管聚合和解聚之间的平衡，微管稳定性降低，并且SCG10参与线粒体的运输，其磷酸化可造成线粒体超微结构异常及功能损伤，难以满足神经元能量代谢的需求，进而引起轴突变性。③以CRMP2为代表的CRMPs家族蛋白异常。CRMP2通过与微管蛋白二聚体结合发挥维持微管稳定性和促进轴突生长的作用，SCI后活化的GSK3β磷酸化CRMP2，磷酸化后的CRMP2与微管蛋白的结合能力减弱，进而降低微管的稳定性。另外，钙蛋白酶对CRMP2具有降解作用，降解后的CRMP2片段不能继续结合肌动蛋白或动力蛋白。创伤性SCI直接断裂损伤部位轴突，轴突近端回缩，轴突远端由于膜内外离子平衡失调，导致轴突水肿，线粒体超微结构异常，轴浆运输中断使得远端轴突缺乏营养支持，微管稳定性降低，细胞骨架解体，轴突表现为不可逆性变性。

第二节　脊髓组织内源性修复调控

一、血-脊髓屏障的重建

目前，针对血-脊髓屏障（BSCB）的重构主要考虑两大因素：①修复BSCB的功能以改善组织损伤；②开发通过或绕过血脑屏障（BBB）的药物输送方法以提高功能的恢复。近年来，后一种方法在实验中已取得显著的效果。

用于改善病变BSCB的药物可用于减少由SCI引起的细胞损伤，主要集中于放慢或逆转继发性SCI的进程。许多研究已经开始使用各种神经保护的靶向制剂来针对BSCB的破损进行修复（表12-2）。最典型的代表为Sharma及其同事在这个领域做出的大量研究，虽然这其中还存在一些不足，主要是通过一种SCI模型在较短时间（损伤后5小时）获取的结果。在大鼠右背角切口SCI模型中，他们局部运用了不同药物，包括IGF-1、大鼠生长激素、BDNF、缓激肽受体拮抗剂、抗氧化化合物、强啡肽抗血清，对BSCB的渗透性进行了检测。通过伊文思蓝和放射自显影实验发现这些药物可显著降低BSCB的渗透性和损伤脊髓的水肿。而且，激动组胺H_3受体或阻断H_2受体也会产生类似的效果。其他研究通过腹腔注射硫酸镁、他莫昔芬或联合地塞米松和氨基胍可显著改善大鼠挫伤或压迫性SCI的BSCB渗透性和功能恢复。相反，局部应用VEGF可以促进SCI后的神经行为学的恢复，但可导致BSCB渗透性的长期升高。

表12-2　血-脊髓屏障通透性的调节药物

治疗药物	分类	作用机制	参考文献
丙戊酸	组蛋白脱乙酰酶抑制剂	通过抑制MMP-9的活性减少BSCB的破坏	Lee et al., 2012a
血管内皮生长因子与血管果胶-1	血管生成反应和血管稳定蛋白	缓控VEGF165和Ang-1的释放，可改善BSCB的完整性和SCI的恢复	Herrera et al., 2010
B9430	缓激肽拮抗剂	短期降低BSCB的紊乱	Pan et al., 2001
氟西汀	选择性5-羟色胺再摄取抑制剂	抑制MMP活性的变化以延缓BSCB的破坏	Lee et al., 2012b
右美托咪定	α_2受体激动剂	维持BSCB的完整性，激活Ang-1/Tie2系统	Fang et al., 2015

续表

治疗药物	分类	作用机制	参考文献
NG-硝基-L-精氨酸	nNOS抑制剂	降低SCI引起的一氧化氮合酶的上调、BSCB的破裂、水肿形成和细胞损伤	Sharma et al., 2005
生长素	神经肽	抑制BSCB的破裂和出血，减弱MMP-9和SUR1/TrpM4的表达	Lee et al., 2014
他莫昔芬	雌激素受体拮抗剂	降低BSCB的渗透性、减轻组织水肿、抑制小胶质细胞活化、神经细胞死亡与IL-1β的产生	Tian et al., 2009
D-JNKI1	JNK通路特异性抑制剂	降低红细胞的外渗与BSCB的通透性	Repici et al., 2012
N-[3（氨甲基）苄基]	iNOS抑制剂	减少BSCB的破坏和中性粒细胞的聚集	Pearse et al., 2003
ONO-5046	中性粒细胞弹性蛋白酶抑制剂	显著减少中性粒细胞的聚集和浸润并增加其渗透性	Tonai et al., 2001
氨基胍	一氧化氮合酶抑制剂	显著降低BSCB的渗透率	Fan et al., 2012
MiR-27a	MicroRNA	减轻BSCB的炎症损伤，下调TLR4/TICAM-2信号通路	Li et al., 2015b
17β雌二醇（E2）	雌激素类固醇	下调MMP-9和SUR1/TrpM4的表达，进而减弱BSCB破裂和出血	Lee et al., 2015
褪黑素	激素	通过抑制MMP3/AQP4/HIF-1α/VEGF/VEGFR2通路，降低BSCB的通透性	Wu et al., 2014
七氟烷	麻醉剂	抑制小胶质细胞募集和分泌炎症因子，进而维持BSCB完整性和抑制神经元凋亡，提高生存率	Li et al., 2014

有些方法可增强如蛋白质、肽和基因等治疗性大分子制剂在损伤部位的转移。最显著的措施是通过局部鞘内给药的方式实现，但易引起开放感染。除了这种入侵式的方式外，最近一个鞘内缓释治疗性分子治疗损伤脊髓的策略已步入临床试验。新的鞘内给药系统与神经保护分子促红细胞生成素可实现对SCI至少28天的疗效。另一个无创且相对新颖的方式就是鼻腔给药，因为嗅觉和三叉神经可以在大脑和外部环境间形成独特的连接。例如，鼻腔注射IGF-1可以绕过BSCB在脊髓内的多个位点快速发挥生物学效应。

无法穿越BSCB的药物可通过干细胞进入损伤的脊髓内部，这已通过大量试验被证实。例如，转化骨髓干细胞携带*BDNF*基因可用于降低临床上严重的自身免疫性脑脊髓炎（EAE）。另外，纳米粒子被认为是最有前景的药物输送系统，可用于改善SCI后的病变。小的纳米颗粒种类很多，从聚合物到脂质体，均能够穿透BSCB。例如，由聚乙二醇（PEG）和反式转录激活蛋白（TAT）修饰的新型多功能脂质体具有穿越BSCB的能力并在病变部位聚集。以聚乙二醇化的两亲性十八烷基季铵化羧甲基壳聚糖（PEG-OQCM）、胆固醇（Chol）、超顺磁性纳米颗粒和TAT为原料，制备了TAT偶联的PEG磁性聚合物脂质体（TAT-PEG MPL）并在体外证实该磁性聚合物脂质体可被MCF-7细胞摄取，体内火焰原子吸收分光光度法显示TAT-PEG-MPL纳米颗粒能够在SCI部位周围甚至神经细胞内大量积聚。现代的策略是将生物分子附着在纳米颗粒的表面。例如，将超氧化物歧化酶（SOD）和抗谷氨酸*N*-甲基-D-天冬氨酸受体1（NR1）抗体共价连接聚氰基丙烯酸丁酯（PBCA）的纳米颗粒可与大鼠脊髓损伤区的神经元结合并抑制氧化应激的过度激活，以此保护损伤神经元内环境的稳态。将3种Acure化合物AP-173、AP-713和AP-364用纳米颗粒（50～60nm）进行标记并原位注射至SCI的病变部位，5小时后发现该纳米复合物可改善BSCB的通透性、水肿的形成和细胞损伤，并提高行为学的恢复。因此，纳米颗粒提供了载体穿过BSCB并输送大分子药物定位于病变部位，进而治疗SCI。

虽然在SCI修复中纳米颗粒运载药物是一个很有前途的选择，但是由于新药的临床审批相当复杂和耗时，药物和（或）结合载体的策略在其他医学领域的应用可能有助于改善SCI的治疗。目前，纳米颗粒的临床应用正在增加，如眼科。当然，将纳米技术应用于SCI的临床治疗还存在一些困难，如其安全性和有效性有待进一步证明。虽然前面的实例报道了纳米颗粒本身或携带药物在动物研究中带来了积极的效果，但某些类型的纳米粒子可能无效，甚至导致副作用。因此除了构建纳米颗粒策略外，其他方法也值得考虑。例如，通过直接向损伤区输送表皮生长因子受体抑制剂来有效治疗大鼠SCI，使其恢复结构和功能。另外，该抑制剂在临床上已用于癌症的治疗，故该药已作为治疗SCI临床试验的候选药。随着对BSCB研究的深入，新的治疗策略可能会延缓SCI诱导的神经退化的进程和严重程度，并促进其感觉和运动的恢复。

二、微环境稳态的恢复

（一）急性期的抗炎治疗

1. 传统抗炎药　甲泼尼龙（methylprednisolone，MP）：糖皮质激素类甾体药物，是目前临床上常用的SCI治疗药物。通过稳定溶酶体膜，减少血管源性水肿、改变损伤病灶的电解质浓度、减轻炎症反应，发挥抗炎和神经保护作用。有关MP的时间窗和给药剂量，目前仍存在争议，临床数据表明在急性损伤早期使用高剂量的MP不仅没有获得良好的神经修复效果，还可能会增加出现不良事件的风险。

米诺环素：是第二代四环素类抗生素，主要通过与核糖体30S亚基结合影响蛋白合成过程来发挥抗炎作用，目前主要应用于皮肤疾病和类风湿关节炎的治疗。在SCI的治疗中，米诺环素可通过多方面机制发挥作用：①下调超氧化物歧化酶和谷胱甘肽过氧化酶表达，减少自由基的生成，显著减少脂质过氧化，调节继发性脊髓损伤的发生；②通过抑制Caspase-3的活性下调p38/MAPK通路活性，并降低由FasL介导的细胞凋亡，发挥抗细胞凋亡作用；③抑制小胶质细胞活化为M1型，减少损伤周围M1型细胞的积聚，减少炎症反应。米诺环素可通过抗氧化、抗炎、抑制细胞凋亡及调节小胶质细胞的活化状态等有效改善SCI模型动物的炎症微环境，促进功能修复，然而，在全身应用米诺环素时存在剂量大、药效时间短、肝脏毒性等问题，因此目前更倾向进行米诺环素的局部用药。

他汀类药物：如阿托伐他汀和辛伐他汀，是3-羟基-3-甲戊二酰辅酶A（HMG-CoA）还原酶的抑制剂，主要作为降胆固醇药物用于心血管疾病的预防和治疗。此外，他汀类药物还具有抗炎、抗氧化和保护神经的功能，通过多方面调控损伤微环境促进损伤修复。例如，他汀类药物可以保护少突胶质前体细胞并促进其向少突胶质细胞分化，从而促进髓鞘化；动员内皮祖细胞迁移至外周血有助于新生血管的形成、改善缺血环境等。

2. 新型抗炎药　C3转移酶赛生灵（Cethrin™，BA-210）是新型细胞透过性C3转移酶，作用分子为Rho，通过维持Rho的非激活状态，抑制Rho及其下游分子ROCK的表达，促进生长锥的形成和轴突的再生。BA-210的临床试验结果显示，用3mg/kg的BA-210治疗12个月后，患者的运动功能评分显著提高，并且在试验的剂量范围内（0.3～9mg/kg）无严重不良反应。

英利西单抗（infliximab）是一种嵌合单克隆抗体，具有鼠源可变区和互补固定的人免疫球蛋白G1恒定区，通过与TNFR的可溶性跨膜受体结合，抑制TNF与受体结合，从而抑制TNF-α的活性。应用英利西单抗对SCI小鼠进行治疗时，TNF-α的表达水平显著下调，损伤部位中性粒细胞浸润减少，组织继发性损伤程度降低。联合应用MP和英利西单抗可减少NF-κB、TNF-α受体相关死亡域蛋白TRADD和FADD的表达，协同降低脊髓损伤的程度，促进大鼠运动功能的恢复。

雷帕霉素作为一种mTORC1抑制剂和细胞自噬的诱导剂，可通过调控炎症反应、胶质瘢痕的形成、神经元存活和再生促进脊髓损伤后的恢复。对于小鼠脊髓半横切模型，单次注射雷帕霉素可以抑制自噬标记物p62/SQSTM1及mTORC1下游效应因子p70S6K的表达，减少病变部位巨噬细胞/中性粒细胞的浸润和小胶质细胞的激活，降低损伤部位TNF-α的表达水平，抑制GFAP和星形胶质细胞的增殖，并且提高了神经元的存活和轴突向病变部位的延伸。

右美托咪定是一种高选择性α_2受体激动剂，在临床前和临床试验中显示具有抗炎和神经保护作用。在大鼠脊髓撞击模型治疗中，损伤4周后使用右美托咪定可显著改善损伤同侧上肢的运动功能，减少损伤面积和活化巨噬细胞的数量，显著下调IL-1、TNF-α、IL-6和CD11b，上调IL-4、Arg-1和CD206的表达，右美托咪定的抗炎效果可被α_2受体拮抗剂逆转。

姜黄素是从姜黄中提取的天然多酚化合物，

具有多靶点、多效应、无毒副作用的特点。在炎症反应调控方面，姜黄素可通过抑制NF-κB和JAK/STAT信号通路，有效减少IL-1β、IL-6、MCP-1等炎症因子的释放，抑制COX-2和iNOS的合成，抑制神经炎症反应。在氧化应激调控方面，姜黄素通过降低丙二醇（MDA）的表达水平，提高谷胱甘肽过氧化物酶、过氧化物歧化酶和过氧化氢酶的表达，发挥抗氧化应激作用，保护神经元。在对胶质瘢痕形成的调控方面，姜黄素主要通过抑制反应性星形胶质细胞的增殖，促进内源性神经干细胞分化为神经元，减少GFAP的表达和CSPG的生成，从而减少瘢痕的形成。然而在应用过程中发现姜黄素存在水溶性差、生物利用度低、药代动力学差等问题，需要通过设计合适的药物载体装载后进行局部用药或者寻找具有相似药理功能的姜黄素衍生物来应用。

（二）细胞极化状态的调控

M1巨噬细胞在损伤部位浸润，引起的炎症反应会造成继发性脊髓损伤，阻碍脊髓的自我修复，通过调控M1型巨噬细胞的增殖和活化过程或者诱导巨噬细胞向M2型方向极化有望获得良好的组织修复效果。其中在巨噬细胞向M1型活化的过程中，TNF-α发挥着重要作用，目前通过应用中和抗体、重组TNF-结合蛋白、TNF受体融合蛋白和非特异性药物（如沙利度胺、雷帕霉素）等阻断TNF-α受体、降低TNF-α活性来抑制巨噬细胞向M1型活化，调控损伤后的“炎症瀑布”效应，有助于改善受损脊髓的功能。此外，TNF-α拮抗剂对组织修复的效果与其在损伤后应用的时间有关，在SCI早期应用TNF-α拮抗剂能够有效促进预后，而在损伤后期延迟使用将对损伤无修复效果。

M1型和M2型巨噬细胞原本具有相互转化的能力，然而SCI后脊髓中的这两种细胞之间的转换出现障碍，导致损伤部位绝大多数的巨噬细胞为M1型。针对两种类型细胞转化的障碍，通过调控细胞转化过程中的关键受体、微环境中的细胞因子和趋化因子的表达、利用神经营养因子诱导等方式诱导M1型巨噬细胞向M2型转换，发挥M2型巨噬细胞促进创面修复和组织重塑的作用，将有利于损伤修复。过氧化物酶体增殖物激活受体-γ（PPAR-γ）是一种配体依赖的核受体，在调控小胶质细胞/巨噬细胞表型上发挥关键作用。对于M1型巨噬细胞数量减少，$CD206^{+}YM1^{+}$的M2型细胞增多，可应用PPAR-γ激动剂，如噻唑烷二酮、罗格列酮和吡格列酮，通过调节巨噬细胞的极化过程、减少髓鞘的丢失和细胞自噬、稳定线粒体的功能发挥抗炎和神经保护作用。姜黄素在体外可通过增强PPAR的表达促进M2型巨噬细胞的形成，降低由LPS诱导的促炎因子TNF-α、IL-1β、IL-6和PGE_2的表达水平。除了药物诱导外，干细胞和干细胞来源的外泌体也表现出良好的调控巨噬细胞极化状态的作用。例如，大鼠SCI后移植MSC促进巨噬细胞表型从M1转变为M2，减少TNF-α和IL-6的表达，同时促进IL-4和IL-13的生成，改善损伤炎症微环境。

（三）血管生成

血管生成是一种细胞外基质与其细胞相互作用的复杂过程，在缺氧时被触发。在血管诱导因素的刺激下，内皮细胞分泌MMP对血管基底膜基质进行降解并与之脱离。随后，分泌VEGF，刺激内皮顶端细胞的生长和干细胞的增殖，与脱离的周细胞形成新的血管并沿着基底膜萌发。在内皮细胞与基底膜重建接触时，组织金属蛋白酶抑制物（TIMP）-2关闭内皮细胞分泌金属蛋白酶的能力，并在促血管生成蛋白如VEGF、FGF-2的作用下发生迁移和增殖。随着血管的成熟，内皮细胞排列整齐，同时，PDGF、MMP和血管生成素招募周细胞。当周细胞、内皮细胞和血管平滑肌细胞相互作用时，血管变得成熟。血管再生障碍是急性SCI后脊髓继发性损伤加剧的重要原因，加速血管的再生对于促进SCI后修复具有重要意义。

1. 脊髓血管解剖的形态与分布 脊髓血管系统包括脊髓固有动脉系统和脊髓固有静脉系统（图12-10）。前者又分为椎动脉、根动脉、脊髓前动脉、脊髓后动脉和脊髓固有动脉五部分。脊髓前动脉位于脑膜下的中部。它发出许多神经沟回动脉进入前中间沟，在延髓腹侧合成一干，沿前正中裂下行至脊髓末端，形成脊髓供血的前纵轴，供应脊髓前2/3的血液。脊髓固有动脉由中央沟回动脉和外周放射状动脉组成。前脊髓固有动脉沿脊髓神经前根至脊髓，发行分支与脊髓前动脉吻合，并分出升支、降支连接相邻的前根脊动脉。

后脊髓固有动脉沿脊神经后根至脊髓，与脊髓后动脉吻合，分支营养脊髓侧索后部。脊髓固有静脉系统与其动脉分布基本吻合，由行走于中线的脊髓前、后侧静脉和双侧成对分布的脊髓前外侧、后外侧静脉组成。这些静脉行走不规则，有时还会缺失，但最终回流入硬膜和椎骨骨膜之间的椎内静脉丛。有研究表明包含大量神经元的脊髓灰质含有的微血管密度是包含大量神经纤维的白质的5倍，说明相比于神经纤维，神经元胞体对营养和氧的需求更多。另外，神经元对机械性损伤引起的缺血、缺氧非常敏感，在新陈代谢需求上对血液供应有很大的依赖。

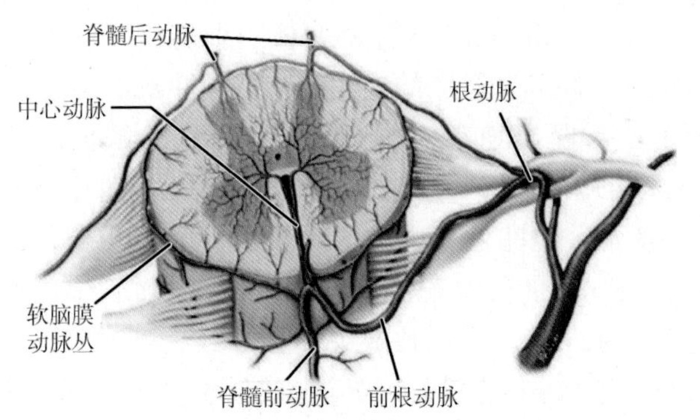

图12-10　脊髓的血管解剖图

2. SCI后的血管反应　SCI后的血管反应可分为原发性损伤和继发性损伤。前者是直接机械打击造成的血管破裂和出血，进而出现血管内物质的外漏和一系列缺血缺氧、水肿情况，加剧血管的痉挛和收缩，导致微循环发生障碍。随着微循环障碍的加剧，细胞膜上的钙通道发生改变并出现过度的应激反应，诱发继发性损伤，包括氧化应激、内质网应激和炎症水平的急剧增加，免疫细胞产生大量的神经毒性物质和炎症因子，导致神经元的退变和凋亡，以及神经实质的丢失（图12-11）。因此，与原发性损伤相比，继发性损伤会对损伤

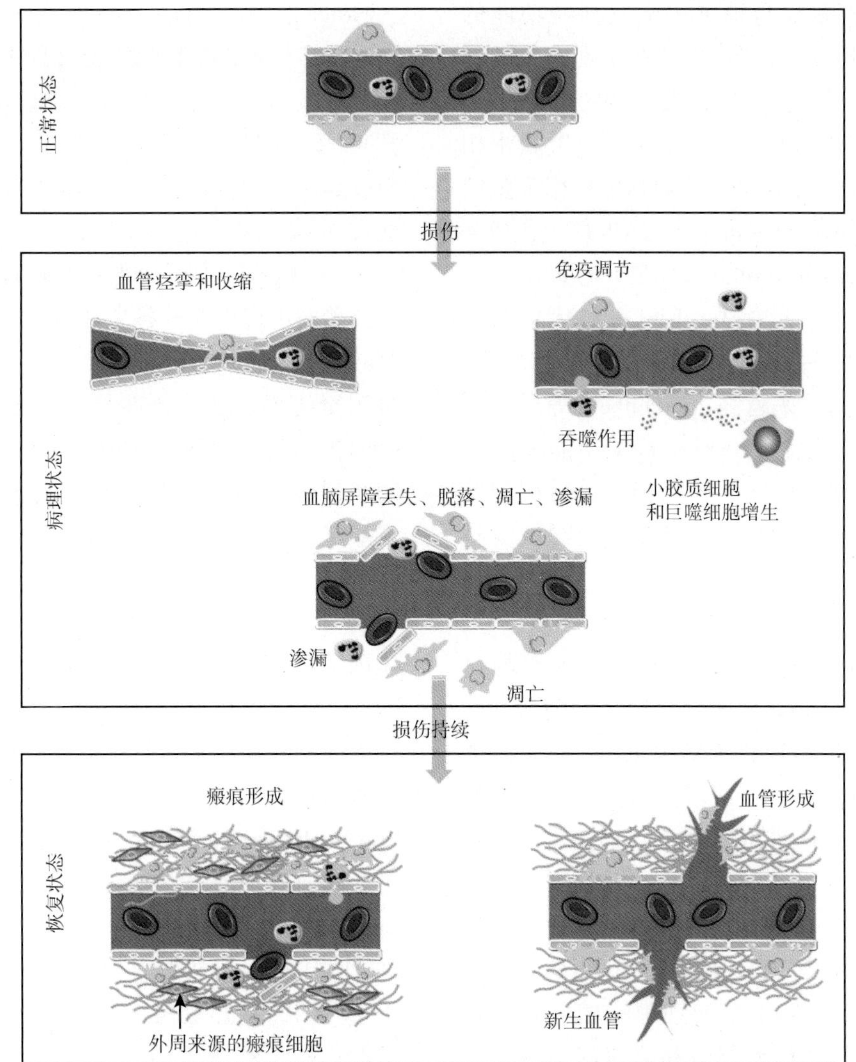

图12-11　SCI后血管的变化和修复

损伤的血管收缩，产生的细胞碎片诱导免疫细胞的聚集并分泌大量的炎症因子，诱导毛细血管和细胞的凋亡并引起BSCB的渗漏，待炎症水平恢复正常后，损伤区会形成胶质瘢痕，同时存活的血管会生长出侧芽，为神经元的生长提供血流

的脊髓造成更大的伤害。随着时间的推移，机体启动自我保护机制，被破坏的微循环可部分修复，并在损伤区形成稀疏的血管网络，为受损的神经元提供氧气和营养，帮助其再生。

3. SCI后的血管修复 破损血管的修复在SCI后开始启动，血管的自我修复包括血管生成和血管结构的重塑。血管的新生发生在创伤后的早期，主要从损伤的近端区域开始，沿着破损区域的周围向前爬行，进而保护受损的神经元细胞并降低继发性损伤引起的"风暴"。在脊髓挫伤和切割伤模型中均可观察到损伤区、邻近区的血管出现短暂且不完全的血管生成现象，通常不超过2周，后期随着胶质瘢痕和脊髓囊腔的形成而逐步消退。这种短暂而不完全的血管再生在一定程度上缓解了SCI后血液灌流不足的问题，为神经再生提供了大量的营养和氧气支持。

SCI后的血管复灌与轴突再生及神经功能的恢复密切相关。Kundi等研究发现在出现密集的新生血管的脊髓损伤区会伴随着大量轴突的再生和髓鞘的成熟，说明血管的形成与神经再生紧密相关。Loy等在SCI后的第14天检测到生长相关蛋白43（growth associated protein-43，GAP-43）和神经丝蛋白（neurofilament protein，NFP）的表达水平与局部血管的密度呈正相关。Lips等对猪脊髓缺血模型的研究结果表明，脊髓缺血的程度越严重，猪出现运动障碍的频率越高。Greenberg等通过氨清除法测定SCI后血流量并对比脊髓功能和电生理反应程度，发现它们之间密切相关，再次证实了创伤后缺血的程度对SCI后神经功能的恢复有着巨大的影响。

4. SCI后调控血管修复的信号通路

（1）VEGF信号通路：VEGF是一种主要的血管生成因子，通过VEGF受体传递信号并激活许多下游信号通路，包括RAS/RAF和HIF-1，从而恢复血液循环不足组织的供氧。当与VEGF受体相互作用时，有几个通路被激活，进而促进血管内的细胞存活、增殖和增强血管的通透性，包括：①基因表达增加和细胞增殖加快的MAPK/ Raf刺激级联反应；②激活PI3K/ PKB介导的细胞存活；③通过激活PLC-γ（磷脂酶C-γ）增加细胞的增殖和血管的通透性。所有这些途径都是调节内皮细胞功能进而诱导血管的生成。然而，过度表达血管内皮生长因子可能形成转移性肿瘤。

（2）Notch信号通路：主要影响细胞周期进程和凋亡。Notch在血管发育中的调控主要在基因缺陷中突显，如Alagille综合征，由*Notch*和*Jagged1*基因突变引起，是一种常染色体显性遗传性脑动脉病。缺乏*Jagged1*或*Delta-1*基因的老鼠导致胚胎致死，表现为严重的血管畸形和胚胎出血。对于Notch-1和Notch-4双突变体，细胞内等位基因Notch-1缺陷和胚胎的内皮细胞特异性缺乏Notch-1均会表现出血管生成和血管发育的缺陷。在*Notch-1*和*Notch-4*双基因敲除模型中，血管生成仍然正常，但卵黄囊内的原发性血管丛的重塑不出现。Notch的转录靶点Hey1和Hey2是血管生成所必需的，Hey1的单独缺失不会导致表型缺陷，而*Hey1*和*Hey2*双基因的敲除导致新生的血管较小甚至缺失，并无法进一步发育，导致胚胎死亡。因为Notch信号还会调控其他通路，如PI3K-Akt和NF-κB，共同调控胚胎发育过程中血管的生成。相反，在发育过程中，持续地表达Notch-4会导致血管功能的缺陷，而在成年小鼠，抑制内皮细胞内Notch-4的表达可逆转不同器官内动静脉的畸形与死亡。

（3）Ephrins信号通路：Ephrins及其受体Ephs参与胚胎发生过程中的各个环节。Ephs蛋白是受体酪氨酸激酶，而Ephrins是它与膜结合的配体，通常在组织室边界表达，并参与双向信号调控。Ephrins/Ephs参与脉管系统的发育，并且Ephrins/Ephs敲除的小鼠表现出异常的血管形成，包括血管形态发生缺陷和血管血流输送受阻。许多Ephrins和Ephs受体出现在血管内皮，包括EphrinA1，在炎症中诱导TNF-α并促进血管生成。EphrinB1能够在体内促进毛细血管和内皮细胞的附着。体外沉默EphA2的表达可阻断毛细血管内皮管的形成，但是体内的研究证实溶解性的EphA2-Fc和EphA3-Fc抑制肿瘤血管的生成与生长。其他研究证实阻断EphA、EphrinB2或EphB4可特异性地抑制VEGF诱导的血管形成。这些研究清楚地证明了Ephrins/Ephs对血管的再生具有一定的负向调控作用。

（4）Hedgehog信号通路：Hedgehog是一类分子量为19kDa的蛋白质，与肝素通过N端碱基结构域作用于细胞表面。它可通过胆固醇和脂肪酸修饰与细胞表面相连。Hedgehog可与Patched-1受体相互作用，然后激活下游转录因子Gli1、Gli2和Gli3。许多研究表明Hedgehog在血管生成方面扮演重要的角色。例如，转基因过表达Hedgehog的斑马鱼背根神经管内观察到大量的血管增生。Hedgehog蛋白注射入老龄小鼠缺血的后肢会诱导血管的新生。其他研究也表明缺乏Hedgehog活性的斑马鱼胚胎不能进行动脉分化并缺乏动脉标志物（ephrinB2a）的表达，但注射Hedgehog mRNA可诱发血管标记物ephrin2A的特异表达。以上结果说明Hedgehog似乎主要参与动脉的形成。

（5）Roundabouts信号通路：Roundabouts又称Robos，是一种单跨膜蛋白，并作为Slit蛋白家族的受体仅表达于神经元细胞中。到目前为止，已有4个Robos被确认，但Robos的结构最有争议。可溶性Robo4受体已被报道可抑制体外内皮细胞的迁移和体内血管的生成，虽然还未报道与之结合的剪切体。在斑马鱼中，吗啉代敲除的Robo4会导致体节间血管的破坏、血管从主动脉中冒出性的方向错误及过早的流产，说明Robo4可调控血管的发育。另一个Robo家族的成员——Robo1在内皮细胞上也有表达并通过Slit2-Robo1信号通路促进肿瘤血管的生成。Slit2主要在人类恶性异种移植物中和一系列癌细胞系中表达，同时在小鼠肿瘤中也可检测到Robo1的表达。在异种移植物中，过表达Slit2可促进肿瘤血管生成并加速肿瘤生长，而异种移植物表达可溶性Robo1时，可抑制肿瘤的生长及其伴生的微血管密度。基于Robo1能够与其他Robos形成异源二聚体，故Robo1和Robo4可能会相互作用调节血管的萌芽。

5. 促血管再生的治疗措施　VEGF超家族成员在心肌和肢体缺血动物模型临床前研究中的促血管生成潜能得到了广泛的评价。利用重组蛋白治疗血管损伤性疾病还需克服一定的困难，包括药物在缺血区的浓度及高昂的费用。一个可替代的治疗血管的策略是使用病毒载体或非病毒载体的基因治疗。在缺血性疾病模型中，基因治疗是使用基因编码技术将促血管生成的生长因子（GF）的基因传递到缺血组织中，刺激血运重建，增强器官功能和移植物的存活。尽管使用病毒载体所涉及的免疫原性和致突变风险在一定程度上促进了非病毒载体的发展，但腺病毒载体仍被认为是用于血管生成治疗的最常见载体。最近，联合疗法在动物模型中显示了很好的结果，包括同时使用GF、细胞治疗、生物反应支架和（或）上游用于药物控制释放的激活剂，意味着这些组合方法可能是未来研究促血管生成的主要部分。

细胞疗法在过去的数十年里已经成为治疗血管疾病的一种很有前途的方法，因为这种方法对祖细胞进行了运动、分化和归巢。血管祖细胞来源于骨髓和外周血，用于治疗心肌梗死和缺血性心肌病。由于在给药时，只有少量的祖细胞被注射至缺血部位，对血管的有益效果只能体现在这些细胞释放某些旁分泌因子。人类细胞治疗试验已经评估了骨髓源性的单核细胞、上皮细胞和骨骼肌母细胞治疗心肌缺血及周围血管疾病的疗效。在这些试验中，通过冠状动脉内或心肌内注射细胞可以治疗心肌疾病，以及肌内和（或）动脉内注射细胞实现治疗周围性疾病。

除了单纯运用携载生长因子促血管生成的方法外，另一种方法就是致力于在血管生成级联中的上游运载因子进行更有力的响应。转录因子缺氧诱导因子-1（HIF-1）在缺氧条件下负责调节，包括表达基因编辑血管生成诱导因子及其对应的受体，从而启动大量的自适应反应。HIF-1由氧调节的HIF-1α和构成性表达的HIF-1β双亚单位构成。HIF-1α亚基含有氧敏感区，在氧气饱和条件下易被降解，但它在缺氧条件下保持一定的稳定性，故已被开发用于促血管生成的治疗。运输HIF-1α/VP16融合蛋白已被证明可促进动物周围肢体缺血模型的恢复，并且可改善溃疡的愈合和减轻Ⅰ期临床试验肢体缺血患者的疼痛。最近的研究也将细胞治疗与血管生成因子相结合同时诱导血管生成和血管化。骨髓来源的血管生成细胞表达的整合素联合腺病毒表达的HIF-1α可增强小鼠肢体缺血模型血流的靶向运输。

目前，设计合理的可生物降解三维基质与内源性血管生成细胞之间的交流也正在被研究。一个能够体现血管网络在组织工程重要性的有趣实例是软骨，一种无血管的组织在体外组织工程中被广泛研究。这种组织的形成无须血管网络的参与，可先将细胞在支架上体外扩增，随后植入或注射到患者身体中进行软骨缺损的修复，这种方法成为治疗软骨缺损的早期案例，尽管此法仍不可完全模拟复杂的天然组织。在这种情况下，由血管供血不足造成的缺氧也需考虑，因为HIF-1α和其他因素调节ECM的形成和分布，这对软骨机械强度与功能化至关重要。缺氧也能阻止组织的生长，在无血管条件下，软骨的厚度受限。这时观察到软骨的修复能力缓慢而有限，很大程度上归因于血液供应不足。因此，血管化在生长和愈合过程中作用显著。软骨结构的正确形成需要缺氧条件，然而，血液供应不足的缺点是对其他器官的损害更大，包括组织的厚度、再生能力和有丝分裂活性。

血管化的组织工程策略包括包裹特异性的黏附分子促进内源性血管的生成，诱导内源性血管生成细胞的归巢，种植内皮祖细胞并添加血管生成的GF控制其释放。水凝胶基质因具备良好的生物相容性和机械性能而成为理想的材料选择。这些基质可作为包载GF或药理学药物的仓库，在生理刺激条件下，如水解或酶降解，能够缓控GF的释放。三维纤维蛋白支架在伤口愈合方面被广泛研究，因为作为一种基质，该支架可作为携带血管生成药物的载体。纤维蛋白基质本身缺乏某些体内应用所需的机械强度，如心脏组织植入物应能承受持续的重复应力。为解决这个问题，纤维蛋白支架已经与合成弹性体相结合。例如，聚二甲基硅氧烷（PDMS）和聚氨酯，二者均具备良好的生物相容性、弹性和强度。一项研究将聚醚型聚氨酯-聚二甲基硅氧烷-半互穿网络与纤维蛋白支架相复合后，植入Wistar大鼠缺血的后肢，以此评估其血管生成的潜力。免疫组化结果显示复合支架加GF组14天后毛细血管密度明显高于单纯支架组，激光多普勒灌注成像也显示后肢血液的灌注在复合支架加GF组得到显著改善。这项研究强调了使用生物相容性给药系统控释多种GF促进血管生成的重要性。

FDA批准的治疗血管生成的唯一药物是REGRANEX®（贝卡普勒明凝胶0.01%）。它是一种重组人的PDGF（rhPDGF）药物，用于局部治疗糖尿病下肢溃疡。rhPDGF有助于促进伤口修复和血管的形成。与安慰剂凝胶相比，贝卡普勒明导致溃疡完全愈合的时间约为10周，并且随着时间的推移，治疗效果持续改善。这种GF输送也可以通过给予自体血小板浓缩物来实现。Harvest Technologies智能准备血小板浓缩系统是第一个也是唯一由FDA批准的系统，可用于控制患者血小板中PDGF和VEGF的释放，并在1周左右促进伤口愈合。与这些基于蛋白质的疗法不同，目前还没有FDA批准的基因疗法，主要考虑其安全因素。然而，该法在临床试验中显示了令人鼓舞的结果，尤其是对于周围血管疾病。

治疗性血管生成的主要考虑因素是优化表达的剂量、持续时间和给药时机的选择。非病毒携载的血管生成因子在给药后约1周显现其表达，而腺病毒基因表达血管生成因子可能持续几周。因此，可能需要多剂量来维持治疗水平直到新生血管的成熟。运载的方法也是考虑到达靶组织的病毒数量，肌内注射方式优于冠状动脉内注射，不仅能够避免脱靶的药物分布到正常的组织，而且在周围血管疾病中可实现更好的靶向性。在患者有心脏病的情况下，经皮心肌内给药结合超声等给药技术已在临床前进行了试验。

（四）胶质瘢痕的调控

在SCI慢性阶段，结缔组织沉积、反应性胶质增生，导致胶质瘢痕的形成，瘢痕主要由星形胶质细胞、小胶质细胞和浸润的巨噬细胞组成，再生能力有限的轴突到达损伤部位附近，受到瘢痕中抑制性成分的影响，再加上瘢痕内部营养成分的缺乏，轴突难以延伸，阻碍功能的恢复。目前以胶质瘢痕作为SCI治疗的靶点的研究主要集中在调控胶质瘢痕成分和星形胶质细胞命运两个方面。

瘢痕的形成是由Col Ⅰ通过整合素-*N*-钙黏着蛋白途径驱动的，阻断Col Ⅰ-整合素β_1信号通路或*N*-钙黏着蛋白介导的细胞黏附抑制瘢痕的形成，为中枢神经系统损伤后的轴突再生提供了有效的途径。SCI后3～9天应用抗整合素β_1抗体可显著下调*N*-钙黏着蛋白和GFAP的表达，减少损伤部位的细胞黏附和瘢痕的形成，增加脊髓尾部下行5-羟色胺和酪氨酸羟化酶纤维的数量，改善SCI后小鼠的行为功能。同样，应用*N*-钙黏着蛋白中和抗体封闭整合素和*N*-钙黏着蛋白在Col Ⅰ与星形胶质细胞间细胞外基质的连接，可显著减少星形胶质瘢痕的形成。另外，CSPG作为主要抑制神经可塑性的细胞外基质成分，多项研究表明SCI后通过调控CSPG中糖胺聚糖侧链合成中关键酶的生成可减少CSPG的沉积。例如，抑制脱氧核酶介导的木糖转移酶-1 mRNA的生成，阻碍木糖转移酶-1催化糖胺聚糖侧链加成至CSPG核心蛋白的过程；条件敲除SOX9和*N*-乙酰半乳糖胺转移酶，调控催化半乳糖胺侧基与核心糖蛋白和糖胺聚糖之间的四糖连接。除了调控CSPG的合成过程外，应用ChABC酶降解CSPG可促进SCI后轴突的再生、神经可塑性增强和运动功能的恢复，目前ChABC的有效性已在小鼠、大鼠、猫、非人灵长类和犬类的脊髓损伤模型中得到了证实。通过载体携载ChABC酶移植至损伤部位进行治疗时酶的携载量和体内释放模式会影响其治疗效果，因此结合基因调控的策略，通过基因转染的方式使宿主细胞表达*ChABC*基因，或者利用具有开关调控功能的*ChABC*基因表达体系的设计，实现体内长期有效的ChABC酶表达，已被证实可促进胸段和颈段脊髓损伤的修复。TGF-β是星形胶质细胞增生过程中CSPG主要的上游活化因子，通过应用TGF-β抗体、TGF-β受体抑制剂或应用微管稳定剂如紫杉醇，抑制驱动蛋白依赖性Smad2的易位调控TGF-β/Smad信号通路同样显示对瘢痕形成的调控作用。SCI后靶向调控TGF-β_1和TGF-β_2可减少胶质瘢痕的形成，而体外在IL-1α、TNF和C1q存在的条件下应用人重组TGF-β_3，可快速诱导A1型星形胶质细胞向静息型细胞转化。中枢神经系统的伤口愈合过程中，TGF-β_3表现出与TGF-β_1和TGF-β_2相反的治疗效果，目前有关TGF-β_3的体内修复效果尚未有相关报道，应用TGF-β_3是否可通过调控星形胶质细胞的细胞亚型从而促进脊髓损伤的修复值得探究。

细胞外基质成分与细胞之间是相互作用的，通过调控CSPG的生成改善损伤微环境可减少炎性细胞的聚集和星形胶质的过度活化增殖，进而促进损伤修复，反过来通过直接调控瘢痕相关细胞的增殖和分化状态来减少微环境中炎症因子和抑制性成分的合成，同样可达到促进组织再生和修复的效果，其中细胞调控主要包括星形胶质细胞的增殖、迁移行为和细胞亚型的转换。星形胶质细胞在SCI后，增殖细胞核抗原PCNA和细胞周期蛋白D1（Cyclin D1）的表达显著上调，细胞周期的重新启动对于星形胶质细胞活化、增殖及迁移发挥了关键作用。诺华公司开发的鞘氨醇-1-磷酸受体（S1P）调节剂芬戈莫德（fingolimod，FTY-720）是美国批准上市的首个治疗多发性硬化症（MS）的口服药物，FTY-720全身给药后，SCI动物模型显示积极的疗效。Wang等利用聚己内酯膜携载FTY-720进行药物局部递送，体外研究结果表明，FTY-720可以减少S1P激活的星形胶质细胞的迁移和增殖，延长S1P1的内化，并对S1P1产生拮抗作用。SCI动物模型的体内研究表明，FTY-720可靶向星形胶质细胞S1P1受体，降低S1P1的表达和胶质瘢痕的形成，减少组织空洞和神经元的损伤，进而促进SCI恢复。活化的星形胶质细胞存在不同的亚型，分为以炎症刺激为主诱导的神经毒性A1型星形胶质和缺血诱导的神经保护性反应性A2型星形胶质。A1型星形胶质细胞通过产生和释放促炎因子、趋化因子和神经毒性介质，促进炎症反应的发展和细胞凋亡，而A2型星形胶质细胞通过其吞噬功能，以及释放神经营养因子和神经源性转录因子发挥神经保护作用，因此，需要设计特定靶向载体选择性调控A1型星形胶质细胞。Vismara等将功能化纳米凝胶携载抗炎药物罗利普兰选择性被A1型星形胶质细胞内化，降低iNOS和Lcn2的表达水平，限制炎症反应，逆转A1型星形胶质细胞在体外对运动神经元的毒性作用。进行SCI小鼠模型验证时，载药纳米凝胶在损伤早期显著减少星形细胞的数量，保护损伤部位神经元，显示出比传统无细胞选择性药物递送策略更佳的治疗效果。

三、外源干细胞移植

中枢神经系统（CNS）损伤后，神经元和轴突再生能力有限，损伤微环境中神经生长因子和轴突引导分子分泌不足，CSPG和髓鞘相关抑制分子（包括Nogo-A、MAG和OMgp）等抑制性成分持续表达，导致神经细胞凋亡、生长锥塌陷、轴突延伸受限。在损伤部位恶劣的微环境和内源性再生能力不足的情况下，通过移植外源性干细胞，包括胚胎干细胞、神经干细胞、骨髓间充质干细胞、施万细胞、嗅鞘细胞等，填充病变腔、分泌生长因子、分化为特定神经细胞促进修复。

（一）胚胎干细胞

胚胎干细胞（embryonic stem cell，ESC）是

从早期胚胎或原始性腺中分离出来的多能干细胞，具有向不同胚层分化的能力，可以通过定向诱导ESC向神经元和胶质细胞分化，补充因损伤导致损失的神经细胞，并且通过分泌活性因子可抑制损伤部位的扩大，促进神经组织的再生，达到治疗修复的目的。多项研究表明，将预先分化的ESC移植至SCI动物模型的损伤部位后，运动和感觉功能得到显著的改善和提升。ESC在体外合适的细胞分化培养条件下可预分化为特定类型的干细胞和神经细胞，包括神经干细胞（NSC）、少突胶质细胞前体细胞（oligodendrocyte progenitor cell，OPC）、神经元等。在SCI 1周后注射ESC来源的NSC至损伤部位，NSC可在体内分化为神经元、少突胶质细胞和星形胶质细胞。移植ESC来源的OPC至损伤部位，OPC在体内可存活、迁移并分化为成熟少突胶质细胞，诱导髓鞘再生，并且细胞移植时间的选择会影响治疗效果，SCI损伤1周内是OPC移植进行组织修复的最佳时间。体外通过添加维A酸（RA）和音猬因子可有效诱导ESC分化为运动神经元，运动神经元在体外与肌肉细胞共培养时可形成神经肌肉连接诱发肌肉收缩，将ESC来源的运动神经移植至受损脊髓并使用二丁酰环磷腺苷（dbcAMP）和Rho酶抑制剂后能够减少髓磷脂对轴突生长的抑制作用，再生的运动神经元具有成熟神经元的特征，促进轴突由白质延伸至周围神经。ESC具有自我增殖和多向分化潜能，在组织损伤研究中展现出良好的促进组织修复和再生的能力，然而ESC体内移植仍面临来源有限、体内应用的安全性、伦理道德等难题。

（二）神经干细胞

NSC主要分布在侧脑室下区、海马齿状回和脊髓中央管周围，具有分化为特定类型神经细胞的能力，易于进行细胞分化的调控。体内提取NSC来源受限并涉及伦理问题，因此更倾向诱导iPSC或ESC获得NSC。将NSC移植至损伤部位后，NSC可通过分化为神经元、星形胶质细胞和少突胶质细胞替代凋亡坏死的细胞，与病变部位轴突整合参与局部环路的重构。另外，NSC通过旁分泌作用调节巨噬细胞和T细胞，减少炎症的发生和神经脱髓鞘，并通过分泌促生长因子（如BDNF、GDNF、NGF等）保护受损神经和促进突起生长，NSC通过多因素综合作用发挥修复效果。移植外源性NSC至严重SCI部位后，损伤微环境中充满炎性细胞因子，如IL-6、TNF-α等，使得大部分NSC分化为星形胶质细胞，只有极少部分分化为神经元。为了减少损伤微环境对NSC分化的影响，促进NSC向神经元和少突胶质细胞方向分化，需要采取联合药物或者生长因子的方法对NSC分化过程中的基因表达进行调控。组蛋白去乙酰化抑制剂丙戊酸可显著调控NSC的分化方向，联合应用丙戊酸后NSC在体内更倾向分化为神经元。与对照组相比，SCI小鼠运动功能显著改善。联合应用生长因子EGF、FGF2、PDGF、抗炎药米诺环素和环孢素免疫抑制剂可提高NSC在体内的存活率，约50% NSC分化为少突胶质细胞前体细胞或成熟的少突胶质细胞，NSC来源的少突胶质细胞表达髓鞘碱性蛋白并覆盖在轴突上进行髓鞘化。除了调控NSC的分化方向外，引导和调控NSC体内的迁移行为值得关注，应用合适的组织工程支架材料携载细胞进行体内移植，为NSC提供良好的生长环境，引导NSC在损伤部位迁移，促进新生神经元与受损轴突束或宿主中间神经元建立突触联系，促进神经环路的重构。

（三）间充质干细胞

MSC可从骨髓、脐带、胎盘、脂肪等组织中获取，不同来源的MSC在中枢神经系统损伤修复中凸显较好的治疗效果。目前，有关MSC促进SCI修复和再生的机制包括：①调控淋巴细胞的增殖和分化，调控T细胞识别和免疫反应，发挥免疫调节作用；②损伤后通过血液循环聚集到再损伤部位，具有良好的归巢能力，分泌多种抗炎细胞因子，如IL-13、IL-10、TNF-β_1等，促进炎性细胞由促炎性向抗炎性转化，减少中性粒细胞浸润，改善炎症微环境，发挥抗炎和抗氧化作用；③分泌VEGF、PDGF、血管生成素等促进新生血管的形成，增加微血管密度，改善受损组织的缺血缺氧状态；④分泌多种神经营养因子（如NT-3、BDNF和NGF等）和细胞外基质成分（如层粘连蛋白、纤粘连蛋白、Ⅰ型胶原等），抑制神经元凋亡和脱髓鞘，并通过神经再生提供营养环境和引导作用，发挥神经保护作用；⑤调控星形胶质细胞活化，减少胶质瘢痕和脊髓空洞的形成，促进轴突再生。MSC体外易于分离、纯化和扩增培养，应用不涉及伦理学问题，可通过多方面促进神经的修复和再生。另外，MSC来源的外泌体同样展现了良好的促修复效果。

（四）施万细胞

在脊髓脱髓鞘或损伤的情况下，中枢神经系统中非神经嵴来源的OPC重新分化为具有再髓鞘化能力的施万细胞（Schwann cell，SC）。与其他细胞相比，应用施万细胞进行SCI修复的优势主要体现在施万细胞可使轴突再髓鞘化，从而使轴突具有神经传导能力。另外，施万细胞表达多种因子，如NGF、NT3、BDNF、FGF、GDNF和CNTF，以及对轴突生长和延伸至关重要的ECM蛋白层粘连蛋白和纤维连接蛋白，为轴突再生营造良好的微环境。单纯移植施万细胞至脊髓损伤部位，存在细胞存活率不高、再生轴突较细、轴突延伸距离有限等问题，难以满足损伤修复的效果，因此目前主要通过联合药物、干细胞或支架材料进行应用。例如，联合使用磷酸二酯酶Ⅳ抑制剂咯利普兰或cAMP类似物db-cAMP，SCI后cAMP水解的同时增强了轴突保留和髓鞘形成，促进羟色胺能神经纤维的延伸，显著提高运动功能。细胞联合应用包括骨髓间充质干细胞、神经干细胞、脐带间充质干细胞、脂肪来源干细胞等，在施万细胞与干细胞共移植体系中，一方面，施万细胞通过分泌多种神经营养因子和细胞外基质，促进干细胞的存活和增殖、调控干细胞向神经元样细胞的分化；另一方面，施万细胞和干细胞可填充脊髓空洞，减少神经组织进一步丢失，刺激轴突再生。在损伤炎症微环境中，多种炎症细胞因子和细胞外基质成分的分泌限制了移植细胞的迁移，因此需要联合应用组织工程支架进行体内移植，支架材料支持移植细胞的黏附、增殖和迁移，引导细胞在损伤上下建立联系，形成新生神经环路。此外，支架材料通过调控炎症反应为细胞提供适合的生长环境，提高细胞的存活率，从而促使移植细胞发挥最大的促修复效果。

（五）内源干细胞激活

室管膜干/祖细胞（ependymal stem progenitor cell，epSPC）来源于脊髓中央管，具有向胶质细胞（包括少突胶质细胞、星形胶质细胞）和神经元分化的能力。SCI发生72小时后内源性epSPC被激活恢复有丝分裂活性，从椎管向病变部位迁移，在IL-1、IL-6、TNF-α等炎性细胞因子的刺激下，epSPC主要分化为星形胶质细胞，少量分化为少突胶质细胞，几乎不分化为神经元。因此，可以通过外源因子、药物或支架材料联合应用刺激epSPC增殖，调控其向少突胶质细胞和神经元分化，减少胶质瘢痕形成的同时，为损伤部位补充神经元，促进新生神经环路的形成。Hamann等应用可注射的胶原基质鞘内注射EGF和FGF-2，利用胶原中带电氨基酸残基与FGF-2之间的非特异性离子相互作用使FGF-2缓慢释放，而EGF可从基质中快速释放，形成的有序释放递送体系使病变边缘的epSPC数量明显增加，EGF和FGF-2可激活内源性epSPC，进而促进功能恢复。FM19G11（一种HIFα亚基抑制剂）参与线粒体解偶联过程的调节，通过激活AMPK和AKT信号通路诱导葡萄糖摄取，进而促进epSPC的自我更新。此外，FM19G11通过减少Sox2、Oct4及其下游靶基因TGF-α和Nanog的转录活性，促使epSPC向少突胶质细胞分化。因此，在SCI后通过鞘内持续给予FM19G11，调控内源性epSPC的增殖和分化行为，可显著增强损伤后自发功能、运动能力的恢复。除了应用药物刺激外，应用适宜的支架材料通过静电作用或键连接方式携载生物活性分子进行体内移植，可刺激、引导内源性epSPC迁移至损伤部位。Liu等将三种不同等电点的神经营养因子——CNTF、β-NGF和BDNF添加至功能性自组装多肽纳米纤维水凝胶中，水凝胶中的因子持续有序地释放出来，为横断脊髓的神经再生提供有益的细胞外基质环境，促进内源性神经干细胞的增殖、神经元的分化、成熟及髓鞘化，并促进与皮质脊髓束下行形成连接。

四、神经元轴突的延伸

近年来，细胞骨架动态性已被视为轴突再生的关键角色，尤其是细胞骨架内的微管和肌动蛋白，能够确保神经元的生长并保持神经元的极化。损伤后，成年中枢轴突变成一种营养不良的结构-回缩球，阻止损伤轴突的再生。异常细胞骨架动态性造成这种病理的成长结构，但是在药理学上调节这种损伤轴突内的骨架动态性可以使其转变为有生长能力的生长锥。细胞骨架也驱动损伤后瘢痕形成细胞的迁移。瞄准这种动态性可以改变瘢痕组织内的抑制成分并允许更多的轴突再生，因此细胞骨架的动态性是促进轴突的较好靶点。一些细胞骨架靶向药物在临床广泛使用，已被视为治疗SCI修复的潜在药物。

（一）发育过程中轴突的生长

生长锥内细胞骨架的动态性确保轴突发育过程中轴突的生长和调控。理解轴突发育过程中细胞骨架的组装及动态性导致的轴突伸长对于理解成年中枢神经系统神经元内在功能丧失的机制至关重要，并且为克服再生失败提供了治疗策略。生长锥包含一个富含肌动蛋白的外周结构域（称为P区），包含丝状体、成束的平行肌动蛋白丝和片状伪足，同时，丝状体之间形成分支肌动蛋白网络。生长锥内的中心域（称为C区）富含微管，它们聚合的末端朝向P区，发育中的轴突节含有更稳定的微管，而延伸到生长锥C区的微管则经历动态的事件（图12-12）。值得注意的是，去酪氨酸酶和乙酰化酶是两个相互关联的翻译修饰调节者，它们的表达与微管年龄相关，主要存在于轴突节。酪氨酸化酶被用作动态微管的标志物，主要存在于微管上，然后伸进生长锥。突出的微管受限于过渡带（T区）内的肌动蛋白丝，T区形成由运动蛋白肌球蛋白Ⅱ介导的肌动蛋白弧。

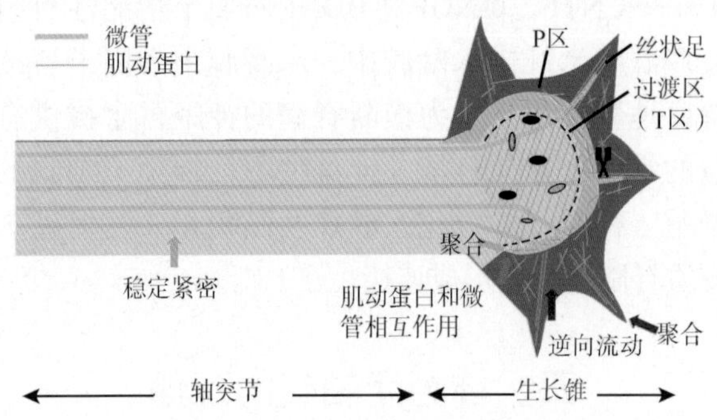

图12-12　生长锥的结构和形态

伸长轴突的轴节内含有稳定紧密的微管，而其生长锥含有动态的细胞骨架。在生长锥的中心（灰色条带区），动态微管从轴突节伸出。在生长锥的外围区域（深灰色区域），肌动蛋白长束向外辐射，形成丝状足。肌动蛋白与微管的相互作用主要发生在过渡区（黄色区）。当聚合微管伸入周围区域突出时出现伸长。红色和蓝色箭头分别代表肌动蛋白和微管导致轴突伸长的主要细胞骨架动力学

轴突的伸长过程分为三个阶段：第一阶段，肌动蛋白丝的“突起”在生长锥的顶端聚合其正端，从而触发丝足和片足伸长。在它们的负端，肌动蛋白丝进行由cofilin介导的解聚，这会导致肌动蛋白的加速运动，称为逆流。解聚的肌动蛋白丝可以作为聚合微管伸出并延伸到原外围区。第二阶段称为“突围”。近端生长锥内微管从聚合到稳定的转变能够确保形成新的突起节。第三阶段是“合并”，即第二阶段未成熟的突起节生长成一个新生轴突并重复第一阶段。这两个阶段的重复能够确保轴突的延长。总之，伸长神经元上的生长锥为聚合微管的延伸提供了一个生长的微环境。事实上，这些机制确保神经元在发育过程中的极化。一方面，相比未生长的神经突起，微管在生长的轴突节中表现得更加稳定。利用紫杉醇对微管的适度稳定作用，可以使微管聚合并将未生长的神经突起转换成生长轴突。另一方面，与未生长的小神经突起相比，轴突生长锥内富含的肌动蛋白丝更具活力和不稳定性。肌动蛋白的去稳定化足以让非生长的突起转化为生长的轴突。

（二）细胞骨架、细胞内运输和轴突再生

细胞骨架保证了活性的蛋白质、小泡和细胞器沿着轴突节转运，可构成神经元的主干并促进轴突顶点的向前运动。在经历第一阶段Ca^{2+}依赖的逆行信号转导之后，基于细胞骨架的逆行转运被认为是向细胞核传达“损伤信号”并激活促生存及再生的程序。切断DRG神经元的外周支会导致importin β蛋白的转运增加，反过来促进动力蛋白介导的定位再生信号蛋白的逆行转运。周围神经损伤后，会增加促再生转录因子STAT3的局部转运并逆行转移运至胞体。总之，这些数据证明了逆行转运对轴突再生必不可少。与生长锥内变化相反的是，随着时间的推移，观察到回缩球的尺寸逐渐增加并且回缩球在线粒体显示出更高的密度，表明回缩球可能与逆向运输损坏有关，提示逆行损伤信号的机制开始被阐明。损伤依赖性激活微管蛋白酪氨酸连接酶（TTL）促进外周神经元α微管蛋白的酪氨酸化，从而促进负端的定向运输。值得注意的是，TTL的敲除延迟了促再生转录因子c-Jun的激活并显著抑制DRG神经元的再生。在这种情况下，用微管聚合药物秋水仙碱治

疗慢性坐骨神经损伤是值得被重视的。因此，微管对轴突再生的作用是双重的，除了支持轴突生长的作用外，其还可以将逆行信号传回细胞核。受伤的中枢神经元不能维持促再生转录因子的表达并且恢复它们的再生能力。

在受损的轴突尖端，其再生还需要顺行运输的细胞器（如线粒体）和材料（如肌动蛋白和微管蛋白）。当海兔的轴突被切断后，其生长锥内的微管会发生迅速解聚，然后重组成两个相反的诱捕器。此重组允许形成两个富含囊泡的诱捕器：一个是捕获顺行运输囊泡的正端诱捕器，另一个是浓缩逆行运输囊泡的远端诱捕器。这个高尔基体源性囊泡顺行运输的密度会增加是微管重组和生长锥延伸所必需的，表明微管顺行运输对轴突再生的重要性。此外，在回缩球中，再聚合的微管无法将其末端延伸至轴突尖端。损伤中枢轴突的运输速率和再生能力之间的直接关系支持了顺行运输是中枢神经系统神经元再生的一个限制因素的假说。为支持这个假说，双肾上腺素样激酶1（DCLK1）的促再生作用需要微管结合域顺行转运的激活。相反，抑制动力蛋白kinesin 5（一种抑制短微管沿轴突运输的蛋白质）的表达可以改善体内轴突的再生。这些数据表明，调节微管的稳定性可以改善生长锥的顺行运输以提供元素促进轴突的再生。

（三）调节微管稳定的信号通路

轴索切断后，轴突微管被物理性破坏，它们也可以被钙蛋白酶或其他钙依赖性酶切断。损伤诱发的Ca^{2+}升高可能是由于胞外的钙通过受损的轴突膜进入后激活电压门控钙通道进行去极化并在细胞内进行释放。在线虫神经元中，Ca^{2+}的瞬变起源于损伤的部位，并传播到近端和远端的碎片，可以使用基因编码的钙离子传感器——GCaMP——来显示。已知Ca^{2+}可促进微管的解体。已有研究表明，Ca^{2+}可直接与微管结合，削弱微管蛋白间的相互作用。在培养的再生神经元中，损伤引发的Ca^{2+}瞬变足以将轴突转移到生长锥上。局部应用离子霉素可在完整轴突中产生类似的Ca^{2+}瞬变，诱导异位生长锥的形成，提示损伤诱导的Ca^{2+}瞬变可促进轴突微管细胞骨架的解体。与这一观点一致的是，损伤后轴突微管的生长会迅速减少。有趣的是，缺乏EFA-6可以部分阻止这种效应。作用于Ca^{2+}下游的凋亡蛋白CED-3/Caspase和CED-4/Apaf-1对秀丽隐杆线虫的轴突再生有重要的调控作用，因此CED-3可能通过局部分解微管促进生长锥的形成并提供多聚体用于快速重塑。

轴突切断引起的Ca^{2+}瞬变可触发多种反应和信号通路，包括cAMP级联和DLK激酶途径。DLK在损伤信号转导和轴突再生中的作用涉及轴突微管动力学的调节。在培养的皮层神经元中，已经报道DLK定位于微管的末端，对微管解聚敏感。微管损伤可能会引发微管激活并释放DLK。在果蝇中，波谱蛋白的缺失会短暂停止激活DLK损伤反应信号通路诱导的轴突再生。在哺乳动物感觉神经元中，微管骨架的破坏激活了DLK/JNK通路，进而促进轴突的再生。在秀丽隐杆线虫触碰神经元中，通过解聚药或微管蛋白突变解聚微管进而引起蛋白质水平的普遍降低，这种蛋白水平的降低依赖于DLK-MAP激酶途径。

DLK通路除了对微管的完整性较为敏感外，还可以调节微管的动力学。哺乳动物类DLK主要通过MKK7和JNK发出信号。MKK7可在轴突中局部转运和激活并通过MAP1B的磷酸化促进微管的捆绑。JNK信号通过抑制Stathmin家族微管不稳定蛋白，促进神经元和非神经元细胞微管的稳定。在秀丽隐杆线虫中，DLK-1的过度表达增加微管生长的数量，而DLK-1的丢失阻止了生长端微管的持续生长。DLK途径通过下调KLP-7和上调CCPP-6促进微管的动力学和生长。与此一致，损失KLP-7可部分抑制突变体DLK-1及其下游激酶的再生表型。EFA-6是为数不多的能够部分绕过由DLK-1调控轴突再生的基因操纵子。这种相反的效应提示EFA-6抑制微管稳定而DLK-1信号转导促进微管的生长。

SCI后，损伤区域内部会产生大量的抑制因子，包括CSPG、MAG和Nogo。这类抑制因子会激活Rho A，其是一种在细胞骨架重组调控方面起重要作用的酶。过度表达和研究细菌酶的使用解释了RhoA的主要下游效应物是ROCK，后者反过来磷酸化和激活肌动结合蛋白profilin。Rho A的另一个主要靶点是LIM-1。这种激酶主要解聚蛋白酶cofilin，从而提高肌动蛋白丝的稳定性。ROCK也会磷酸化肌球蛋白轻链，进而增加肌动球蛋白的收缩性，从而降低突起的延展。因此，这些体外研究表明RhoA可能是将细胞外抑制信号转化为细胞内骨架变化的关键。同样地，在体外培养成人视网膜神经元及体内SCI后，Rho-GTPase抑制剂C3可改善轴突的再生并且该抑制剂目前正处于治疗急性SCI的临床试验阶段。

在轴突再生过程中，其他可能调节微管动力学的途径包括MLK级联、AKT/FOXO信号转导和STAT3。如前所述，MLK-1通路与DLK-1通路在多个水平上相互作用，因此可调节微管的动力学。FOXO可能间接破坏微管的稳定性，因为在果蝇foxo突变体中，轴突微管高度稳定。FOXO本身受到微管紊乱的负调控，然后激活AKT，导致神经元FOXO的下调。在轴突退变模型中，STAT3通过与Stathmin相互作用来调节轴突微管的稳定性并抑制其微管解聚的活性。JAK/STAT3信号对轴突的再生有重要的调节作用，但是否是通过调节微管的作用尚不清楚。

（四）促进微管稳定的药物

高度动态的有丝分裂纺锤体微管是很多药物的治疗靶点。促进微管稳定的靶向药物包括紫杉醇、内酯类、埃博霉素、FR182877（环链球菌肽）、抑制素、圆皮海绵内酯、刺五加素、肉瘤毒素、赞参内酯、穿心莲内酯、莱利霉素、苦参苷和神经胺，以及通过化学合成获得的小分子化合物。这些药物主要来源于天然产物或对其结构修饰的衍生物，其来源广泛，可从海洋生物到陆生生物，或从藻类到哺乳动物。此外，化学合成的一些小分子化合物具有与提取的天然化合物相似的抗癌作用。微管稳定剂是抗有丝分裂的化合物，具有促进微管蛋白聚合的作用。该类化合物首先与微管蛋白相结合，然后阻断细胞周期G_2/M期的有丝分裂并干扰微管动力学，最终调控细胞的生存。Hellal等首次报道微管稳定药紫杉醇可抑制TGF-β通路，减少SCI大鼠纤维瘢痕的增生并促进感觉神经元轴突的再生。随后，Ruschel等又发现系统给予血脑屏障通透性微管稳定药物epothilone B后，可通过抑制形成瘢痕的成纤维细胞的极化和定向迁移，减少啮齿动物SCI后的瘢痕形成，进而促进SCI后轴突的再生和运动功能的改善。同样地，该药对脊髓挫伤模型后肢功能的改善效果显著。

近年来，随着对生长因子研究的深入，研究人员开始将生长因子修复神经创伤的作用机制与稳定神经元内微管相关联。例如，Li等将可表达成纤维细胞生长因子-13（FGF-13）的慢病毒注入大鼠损伤的脊髓，1个月后发现SCI大鼠的轴突再生和运动功能得到极大的恢复，并且体内外的检测结果也显示微管稳定相关蛋白Ace-tubulin、Dynamic和Tau的表达显著提高，提示FGF-13可能通过微管的稳定促进脊髓功能的恢复。为保持生长因子的稳定性和靶向作用，研究人员进一步利用安全无副作用的生物材料对生长因子进行包裹。例如，肝素水凝胶桥接FGF-4可显著抑制SCI后的炎症反应和胶质纤维瘢痕增生，同时增加轴突再生和延长，进而提高SCI后运动功能的恢复。这种效果可能通过增强微管稳定性和调节线粒体定位实现。另外，利用瘢痕靶向四肽修饰的脂质体同时包裹多西他赛（DTX）和BDNF，并与aFGF连接的肝素-泊洛沙姆相结合，可实现多重药物在损伤区域的靶向释放和协同治疗，对SCI后炎症水平的降低、胶质瘢痕的减少、神经纤维的生长及运动功能的改善效果显著，并且这种显著的疗效与生长锥内微管蛋白的表达水平密切相关。这些结果说明维持微管的稳定对轴突的再生和延长效果显著，因此，在治疗SCI过程中增强神经元内微管的稳定，可提高SCI的修复效果。

第三节　脊髓组织内源性修复材料

作为神经组织工程治疗SCI方法的核心，生物材料支架的主要功能有①空洞填充：SCI继发炎症损伤后神经萎缩留下囊性空洞，所以支架必须为损伤区域提供物理基质支撑和填充，减少胶质瘢痕的形成。②微纳物理结构引导组织再生：支架能够引导宿主细胞的迁移浸润、黏附分化，轴突再生，为周围组织的整合提供物理引导和支持。③细胞与因子的载体：支架作为移植细胞和活性因子的载体，能保护种子细胞，缓释因子，为脊髓再生营造优良微环境。

理想的脊髓修复支架构建非常有挑战性，需要满足许多要求：①优良的生物相容性，支架与脊髓组织必须能很好地整合才能促进轴突的再生；②可生物降解，材料需要能逐步降解，为神经组织的再生提供空间，不可生物降解材料要求二次手术取出，以免对脊髓造成二次损伤，并且材料降解速率要求可调控，通过调控可与神经再生速率相匹配；③适应的力学性能，支架植入后要承受周围组织的挤压和浸润，能够与周围组织相适应的弹性模量必不可少，也能减少瘢痕组织的应激反应和二次炎症损伤，在这一点上水凝胶材料非常优秀，对周围组织造成的压力很少；④仿生的微纳米结构，天然的神经细胞外基质（extracellular matrix，ECM）的纳米纤维结构是一个神经再生的优良微环境，高孔隙率、高比表面积的支架有利于细胞黏附和代谢运输；⑤轴向物理引导结构，轴向排列的孔洞、通道、纤维都能对神经再生和轴突延伸起到物理引导作用；⑥易功能化，能方便地键合因子、药物或搭载细胞，甚至用于基因转染，实现其他附加功能，如多种细胞的多层次分布、药物缓释、活性因子梯度分布、细胞选择性黏附等。

一、支架材料的选择

（一）天然材料

天然生物材料的优势是生物相容性好，易生物降解，尤其部分材料本身是ECM组分，移植后能够与宿主组织很好地整合，更容易实现从实验到临床的转化。在SCI修复领域常用的天然材料包括：①细胞基质成分，如胶原、透明质酸、脱细胞基质、纤连蛋白、纤维蛋白；②非细胞外基质成分，如壳聚糖、琼脂糖、海藻酸盐、纤维素等。这些材料既可以单组分构建成脊髓支架，也可以根据支架设计需要选择多种材料或选用合成材料来复合构建支架。

1. 透明质酸（hyaluronic acid，HA） 透明质酸，又称玻尿酸，是一种由双糖（D-葡萄糖醛酸与*N*-乙酰葡糖胺）组成的葡聚糖，为细胞外基质的主要成分之一。在体内，HA一般由细胞膜生成，由透明质酸酶或活性氧降解。HA制备成水凝胶能够吸附大量水分，易功能化，能单独或复合其他材料应用到SCI修复研究中，提供结构支撑和引导功能。许多体内外的试验结果都表明基于HA的各组生物材料完全可降解，无细胞毒性且细胞相容性高。然而，HA在细胞黏附性上有所欠缺，对其进行表面改性可以提高细胞的黏附效率，促进细胞迁移，甚至用神经性生长因子进行改性后，对SCI的再生和运动功能恢复能发挥一定的作用。外源性高分子量HA已被证实具有一定的抗菌和抗炎性能。通过阻碍淋巴细胞的迁移、增殖和趋化性，HA能减少胶质瘢痕的生成，同时能结合一系列细胞膜相关蛋白、聚糖和聚糖蛋白等。高分子HA水凝胶的体内修复SCI的实验结果显示，通过与炎症细胞和ECM蛋白的相互作用，HA可有效减轻SCI后的炎性损伤，减少胶质细胞的激活和CSPG沉积，对伤后神经功能的恢复也有促进作用。低分子量HA的抗炎性尚有争议，但能促进血管生成。另外，有研究显示HA寡聚移植物能刺激因子分泌，改善神经功能恢复。Wang等在一个大鼠挫伤SCI模型中，用HA寡聚物刺激胶质细胞VEGF和BDNF的表达，促进神经元存活，轴突再髓鞘化，最终促进运动功能的恢复。

HA力学强度较弱，降解率快，但可调控，常与其他材料（如纤连蛋白、甲基纤维素或丙烯酸甲酯等）复合，调控体系的力学性能和降解率。Emily等就将PEG两端丙烯酰化，与巯基化HA交联成水凝胶，HA决定水凝胶模量。通过不同比例混合制备一系列不同模量的PEG-HA水凝胶，并用于成人NPC和胚胎NPC三维体外共培养。细胞分化结果显示水凝胶模量越大，胚胎NPC分化为胶质细胞的比例越高，而分化为神经元的比例不受影响；相反，成人NPC分化为神经元的比例随水凝胶模量降低而增多，但胶质细胞分化比例没有明显变化。可见不同来源的NPC对水凝胶模量变化的反应存在显著差异。

HA复合材料也可作细胞移植载体，如巯基功能化HA与巯基功能化明胶复合，用聚乙二醇二丙烯酸酯[poly-（ethylene glycol）diacrylate，PEGDA]交联，增加细胞黏附性和机械强度，成功用于移植OPC增强SCI后轴突的髓鞘化。在另外一个研究中，采用能快速成胶、具有好分散性和可渗透性的HAMC水凝胶，移植于NPC小鼠的脑卒中模型中，尽管不是一个SCI模型，但是结果同样证实了HA是一个适合移植细胞治疗中枢神经系统障碍的材料。

2. 胶原 胶原蛋白约占哺乳类动物总蛋白质量的20%，是人体非常重要的一种蛋白质，主要存在于结缔组织中，也是中枢神经组织细胞外基质的主要成分之一。截至2011年，胶原蛋白已有28种不同的亚型被发现、解析并分类，所有亚型都有一个共同的三螺旋域结构。细胞外基质中常见的纳米纤维结构就来自胶原蛋白的自组装。胶原蛋白上有大量的结合位点，极其适合细胞黏附、迁移、增殖和分化。同时，在天然材料中，胶原蛋白模量相对较高，可调控，与人体软组织物理强度相似，自组装纤维可以吸水膨胀，可以制成可注射水凝胶。理想的性质和生理功能使胶原蛋白成为天然生物材料中被研究最多的组织工程支架材料。

Marchand等较早将胶原水凝胶用于脊髓横断损伤修复实验中，观察到胶原凝胶化后在脊髓断端间建立起一个松散的胶原纤维网络，发现胶原材料中有神经细胞增殖迁移和轴突再生，展现了胶原材料在SCI中应用的潜质。原位成胶的水凝胶材料作为移植细胞的载体的优势是当注射到脊髓损伤区域以后，材料成胶裹住细胞，防止细胞被脑脊液带走流失。Ma等在体外试验中发现，NSC在胶原凝胶中三维培养时既能分化为胶质细胞，也能分化为神经元，并且检测到神经元间的突触电流和神经递质功能受体。胶原也可以预制成支架的形式应用到脊髓修复中。早期的胶原蛋白支架在SCI领域的应用主要是作为因子的载体，后来才出现作为细胞载体的研究。Yuan等设计制备了双层胶原膜支架，支架里层是搭载NSC的移植载体，材料设计结构孔径大，便于携带大量细胞；而支架外层材料孔径小排列紧密，这种结构有利于减少周围炎症细胞浸润，限制胶质瘢痕的扩散，防止血小板沉积和避免损伤部位受外部挤压。该支架在体内脊髓半横断模型实验中明显促进了NSC分化为神经元，改善了再生微环境，促进了运动神经功能的恢复。

然而也有报道认为，如果胶原蛋白未能调整至适应SCI后微环境，胶原也可能成为神经再生的物理障碍。相对于胶原支架移植细胞修复SCI取得的相对成功的成果报道，也有一些结果不够理想的成果报道。Deumens等于2013年报道用胶原多通道支架移植嗅鞘细胞（olfactory ensheathing cell，OEC）治疗大鼠胸椎半横断损伤，实验结果显示并无明显的运动功能恢复或触痛感解除。

3. 脱细胞基质 近些年，组织工程中天然同种异体来源的脱细胞组织生物支架成为新兴的研究热点。脱细胞ECM材料是将器官组织用物理或化学手段进行消化、脱细胞以后，留下的细胞分泌物和其黏附支撑基质。中枢神经系统中ECM约占组织总体积的20%，主要成分是HA和各种蛋白聚糖，值得注意的是，弹性蛋白、胶原、纤连蛋白等这些在其他组织ECM中常见的结构蛋白，在CNS中含量反而不多。从组分的角度，脊髓ECM经处理后保留了大部分的蛋白聚糖；从性质的角度，脱细胞ECM三维结构、力学性质、降解模式与天然脊髓组织非常匹配，因此，该材料非常适合脊髓损伤的修复和治疗。脱细胞ECM材料在许多非神经组织器官中都有成功应用的案例，虽然在SCI中的相关研究还较少，但非常有潜力，也将受到越来越多的关注。

对于脱细胞ECM支架的研究，首要是除去其免疫原性，避免移植后引起宿主的免疫排斥。Guo等将脱神经ECM支架植入同种异体的大鼠皮下检测其生物相容性，发现移植物引起的免疫细胞浸润明显少于异体神经移植组，免疫原性很低。Jiang所在课题组又深入研究了以京尼平改良脊髓脱细胞ECM支架的结构稳定性和力学性能，之后在体外进行MSC培养实验，证实支架无毒且细胞相容性良好，具有体内应用于修复SCI的潜力。

由于脊髓组织体量少、获取难的问题，有研究人员便考虑将其他组织来源的ECM用于脊髓损伤治疗的可行性。Zhang等尝试用植入肌肉组织的去细胞ECM支架来修复大鼠SCI半横断，发现移植物能与宿主组织很好地整合并血管化，而且相较于空白组，没有更多地引起胶质细胞激活反应，并且观察到支架内轴突再生。Crapo组对比了猪的三个不同组织来源的可溶性ECM活性成分的不同和在体外对神经细胞的不同效应，三种ECM分别来自脑、脊髓和膀胱。实验结果证实所有来源的ECM都含有多种不同的神经生长因子，神经细胞均能在其中很好地黏附、增殖和迁移，而CNS来源的ECM还能促进NSC向神经元分化。显然不同组织来源的ECM的成分和功能存在显著的差异。

脱细胞ECM材料还可以加工制备成可注射的温敏水凝胶，在体温环境中很快原位成胶。在体外细胞实验中，猪脑来源的脱细胞ECM水凝胶比matrigel更能诱导iPSC向神经元分化。进一步比较猪脊髓来源ECM、脑来源ECM和膀胱ECM水凝胶的力学性能，脊髓来源ECM水凝胶弹性模量最强；分别用它们进行神经细胞培养发现，三者都能促进轴突生长，其中猪脑来源ECM促进轴突长度增长。这些结果再次体现了不同组织来源的ECM材料在组分和功能上的差异性。

脱细胞ECM材料的优势是其保留了原组织中大量的生物活性成分和结构蛋白成分，是对正常组织ECM结构和成分的高度还原，这是其他单一组分材料或者简单复合材料都无法比拟的优势。但该材料也存在许多需要解决的问题和局限，如其复杂的组分无法完全被鉴别和选择性剔除、保留；去细胞过程激烈，易残留有害的化学试剂；组织来源差异大，材料批次间差异大，影响材料性质的稳定性；力学性能可调控性差。目前解决以上问题的方法只能是严格控制材料供体来源和加工处理过程，尽量保证稳定性，下一步对ECM的研究应该进一步明确其成分和性质，为临床转化奠定基础。

4. 其他 SCI修复领域常用的天然材料除了以上提到的材料外，还有动物来源的纤连蛋白、纤维蛋白、壳聚糖和层粘连蛋白等，植物来源的琼脂糖、海藻酸钠等。

纤连蛋白（fibronectin，FN）是一种高分子量（～440kDa）糖蛋白，是细胞外基质组分之一。有报道指出，纤连蛋白可能通过与$\alpha_5\beta_1$整合素受体的结合，参与调控损伤血管再生，改善局部缺血，继而在SCI后促进神经细胞营养供给，减少巨噬细胞的侵蚀，减少神经坏死，具有一定的神经保护作用。纤连蛋白水凝胶作为细胞载体可使移植细胞的存活率大大提高，细胞移植后分布更加均匀。尽管不能自行成胶，但纤连蛋白具备通过RGD-整合素结合传递细胞生理学信号的功能，往往用于与其他水凝胶材料结合治疗SCI，有研究结果显示其可以引导轴突的生长。另有报道将纤连蛋白用于改性合成材料，制备导管治疗SCI。

纤维蛋白（fibrin，FB）是损伤时血液中出现的一种蛋白，是血栓的主要成分。FB能够通过凝血酶凝固，自行排列组成一个3D的纤维网络，可以作为组织工程的生物支架。FB注射治疗SCI能促进神经纤维长出，支持细胞迁移进入损伤区。在神经组织工程中，FB水凝胶还是细胞移植的优秀载体，能够提高细胞与宿主组织的整合能力，同时减少瘢痕组织的形成。体外试验中，Willerth等用FB支架三维培养小鼠胚胎干细胞和多能干细胞，培养14天能引导其分化为神经元。该课题组还研究功能化FB作为生长因子载体的性能，亲和性肝素改性FB载药体系持续缓释NT-3和PDGF 2周以上，增强了小鼠胚胎干细胞来源NPC的神经元分化，限制其胶质向分化。缓释速率可以通过肝素/多肽比例进行调节。体内试验中，Liu等以FB支架移植胚间充质干细胞（ectomesenchymal stem cell，EMSC）治疗大鼠脊髓半横断损伤，增强种子细胞的存活率和迁移，促进生理病理恢复和神经功能恢复。Lu等以FB支架搭载多种生长因子组合，体内支持轴突的长距离伸长同时观察到移植的NSC互相连结成神经网络。这些体内外试验结果表明了FB用于SCI修复再生支架的潜力。

壳聚糖是一种线性多糖，从自然界虾壳和其他甲壳类提取几丁质脱乙酰得到，具有生物可降解性，带正电荷，具有优良的生物相容性。壳聚糖本身具有神经保护效应，能促进神经系统修复，是目前广泛应用的神经生物材料之一。多个课题组采用壳聚糖作为支架材料进行SCI体内修复实验研究。壳聚糖通道搭载NSC能增强移植细胞的存活和轴突再生效率。壳聚糖导管移植BMSC治疗大鼠急性SCI，结果表明其不仅能促进神经再生，而且神经功能恢复有明显提升。Li课题组采用壳聚糖导管内填充负载有NT-3的壳聚糖絮状物，植入大鼠SCI全横断5mm模型，通过NT-3 的缓释营造了一个适合内源性NSC存活和分化的微环境，形成初始神经突触网络，出现损伤神经传输的神经冲动。Kim课题组还制备了水凝胶形式的壳聚糖支架，通过聚环氧乙烷交联成胶，此水凝胶在体外试验神经细胞培养中表现出了良好的细胞相容性，促进细胞的分化，但还需要进一步的SCI体内试验证明这个材料的性能。

琼脂糖是一种从海草中提取的线性多糖，是天然的温敏水凝胶，被广泛用作药物载体。在体外试验中，琼脂糖支架能引导细胞黏附和神经轴突的生长。冻干的具有线性轴向排列微通道的琼脂糖支架负载NGF在体内应用中表现出了促进和引导中枢神经轴突再生的性能，尤其是长距离感觉运动脊髓束再生。在该课题组的另一组实验中，使用具有同轴排列微通道的琼脂糖支架分别负载转染分泌BDNF和NT3的BMSC，分别移植到大鼠的颈胸段脊髓半横断和全横断损伤模型中，支持和促进损伤轴突长距离地有序再生，在通道内观察到了大量感觉运动神经纤维，支架结构完整且与宿主组织整合良好，遗憾的是未检测到神经功能的恢复。最近，琼脂糖和海藻糖复合水凝胶载NT-3、硫酸软骨素酶ABC（chondroitinase ABC，ChABC）体内局部缓慢释放，观察到其促进轴突再生和运动功能恢复。

海藻酸钠是一种天然的线性多糖，大量存在于褐藻细胞壁中，具有良好的生物相容性和可吸收性能，被广泛用于填补损伤脊髓空洞。将冻干的海藻酸钠海绵移植到大鼠SCI横断模型中，其可以引导轴突断端再生并减少支架与宿主脊髓组织间的胶质化瘢痕。海藻酸钠支架也可以用于移植细胞，在体外hMSC培养中能维持细胞的活性，支持细胞分泌因子，调节细胞行为；在体内促进了组织的再生。将负载过表达BDNF的成纤维细胞移植到脊髓损伤处，种子细胞存活良好，同时提升了神经功能恢复。然而，海藻酸钠的降解速率高，有一定的细胞毒性，尤其是大多数商业化产品都含有毒性杂质，需要额外的纯化操作才能用于细胞移植。为了改良这个材料，也经常与其他材料复合使用，如负载PLGA微球。

（二）合成材料

1. 聚乳酸（polylactic acid，PLA）是一种无毒的，在体内可以完全代谢吸收的热塑性聚酯，材料本身已经通过各国药物管理机构审核可以应用于人体植入。在组织工程中常见两种PLA——左旋聚乳酸（PLLA）和外消旋聚乳酸（PDLLA），两者的区别主要是合成的单体的结构不同。PLA具有优秀的机械加工性能，可根据各种不同的应用场景，加工成多种不同的形态结构，如导管、多孔泡沫、纳米纤维微结构和多通道导管等。

有实验报道称，PLA即使不复合细胞或因子，单独植入动物SCI模型中，还是能填充神经组织空洞，与周围宿主组织整合，允许星形胶质细胞和施万细胞浸润，促进轴突的部分再生和脊髓神经功能的部分恢复。关于PLA支架复合BDNF，Patist等做了相关研究，冻干后具有纵向微孔的PLA支架复合BDNF植入大鼠SCI，促进了轴突和血管的再生。

Hurtado的实验室也做了相关的研究，PDLLA负载分泌功能神经因子的干细胞，成功促进了SCI动物的轴突再生和神经功能恢复。下一步，该实验室采用静电纺丝技术制备的线性有序排列PLLA微纤维支架，植入小鼠SCI全横断脊髓损伤位置中，促进了轴突长距离再生，这也说明有序排列纤维对轴突的物理引导在其中发挥了重要作用。并且该实验证实，再生轴突来自脊髓网状结构、背柱、红核、前庭核和中缝部位，这个发现对脊髓再生生理学研究有指导意义。Cai等以多孔微结构的PLA多通道支架治疗SCI动物模型，增加表面积可以促进细胞黏附，实验观察到更少的空洞和支架内更高的轴突密度。然而，也有实验报道指出，PLA在SCI组织工程修复应用中效果不佳，需进一步改进。Oudega课题组以PLA导管支架搭载施万细胞移植修复大鼠SCI全横断模型，与非降解材料+干细胞的实验组相比，结果并无显著差别。Hurtado等的实验也发现PLA支架植入后SCI损伤区伴生大量激活的星形胶质细胞。

然而，PLLA具有其独特的优势，作为半结晶聚合物，它能使用热致相分离的工艺加工出具有纳米纤维的微结构。PLLA与PDLLA在性质上有很多不同，主要区别就在于结晶度不同。PLLA结晶度大概是37%，在溶液中迅速降温会出现液液相分离和微晶富相区，置换溶液贫相区后即可形成纳米级的互相连结的纤维结构。据多个实验结果报道，纳米纤维微结构具有促进NSC向神经元分化的作用，笔者所在实验室也发展出成熟的低温注射-模具成型-热致相分离的PLA复合制备工艺体系，可以加工出具备特定通道数且通道间具备纳米纤维微结构的PLLA支架。然而由于纯PLLA纳米纤维支架存在降解较快的问题，我们进一步以PCL-b-PLLA嵌段共聚物代替PLLA制备具有纳米纤维微结构的神经支架，利用其高比表面积的性质，高效负载因子NT-3，该支架在体外NSC分化实验中提高了NSC向神经元分化的效率。进一步对这个具有两级结构设计的神经支架进行2%明胶交联修饰，不仅改善了其力学和降解性能，而且改善了生物活性，体外试验结果显示NSC的生长速率和神经元分化比例都有一定的提高（表12-3）。

表 12-3　PLA 支架在脊髓损伤治疗中的应用

生物材料	细胞	因子	SCI 模型*	结果	参考文献
PLA 导管	施万细胞	无	T_8 ~ T_9 全横断 3 ~ 4mm	移植后 2 个月内观察到神经纤维再生和轴突髓鞘化，但 2 ~ 4 个月时神经再生和髓鞘化反而减少	Oudega et al.，2001
具有微孔的 PDLLA 支架	无	BDNF	T_9 ~ T_{10} 全横断 4mm	BDNF 的加入提高了细胞存活和血管化，然而总体轴突再生反应不多	Patist et al.，2004
具有微孔的 PDLLA 支架	施万细胞	BDNF+NT-3	T_9 ~ T_{10} 全横断 4mm	后肢运动功能有一定的恢复，观察到部分轴突再生进入支架内	Hurtado et al.，2006
具有轴向微通道 / 微孔的 PLA 海绵支架	无	无	T_8 半横断 2mm	轴突长距离再生进入支架内	Cai et al.，2007a
PLLA 纵向排列电纺纤维导管，纤维蛋白原包裹改性	无	无	T_9 ~ T_{10} 全横断 3mm	促进轴突再生	Hurtado et al.，2011
纳米纤维 PLLA 多通道导管	无	无	T_9 ~ T_{10} 全横断 2mm	炎症细胞浸润与胶质瘢痕沉积减少，召集宿主干细胞，轴突再生；纳米纤维微结构支架引导神经纤维在通道内延伸	Sun et al.，2019

注：* 如无进一步说明，动物实验模型所使用的动物全为大鼠。

2. 聚乳酸-乙醇酸共聚物（PLGA） PLGA是将两种单体乙交酯和丙交酯进行无规共聚的产物，通过改变合成投样时两种单体的比例可以很简单地调控共聚产物的降解速率及其他物理化学性质，如材料韧性等。因此PLGA是一个可以灵活调控的材料，广泛应用于SCI修复中，既可以制备成支架单独移植使用，也可以作为药物和因子，甚至是转染基因的载体，制备成微球进行注射或制备成支架进行移植。

所在实验室采用模具成型的方式也制备出PLGA多纵向通道的神经导管支架，进一步通过丝蛋白交联的方式负载因子NT-3，在体外试验中，NSC和施万细胞共培养，大多数的NSC可以分化为神经元，而且免疫染色证实分化的神经元能形成突触和髓鞘化，甚至观察到突触小泡的分泌。在体内全横断移植模型中也证实了其应用价值。Wang所在课题组将NSC与施万细胞敲除Nogo受体基因，用低温法制备PLGA多通道支架负载以上细胞，移植到小鼠SCI半横断损伤区，明显促进和支持了移植细胞的存活、迁移、增殖和分化，并观察到胶质瘢痕减少，神经功能恢复有明显的提升。

Moore等在体外试验中将NSC种植到3D的PLGA支架上，细胞存活良好，而且形成轴突持续伸长达1个月。Kim等将NSC种植于PLGA支架后，植入犬SCI半横断模型中，支架材料在其中起到了连结各种治疗手段的核心作用，实验结果显示神经功能有所恢复。Pritchard等在非洲绿猴模型中做了类似的研究，得到了能相互印证的结果。Liu等使用PLGA/PEG支架负载NSC，也在动物实验中观察到了损伤区空洞减少和脊髓萎缩改善等结果。

Shea课题组设计了气体发泡-微粒过滤-模具成型相配合的制备方法，发展出一系列具有纵向排列微通道的PLGA支架，支架的参数可以通过多种方法调控。将PLGA支架应用到治疗SCI半横断损伤模型中，结果在支架内观察到大量的各种细胞，沿通道方向排列，GSPG沉积减少，神经丝密度增加，且沿通道延伸。该课题组还进一步研究了不同通道数和不同孔隙率的PLGA支架，结果发现通道数较多的支架轴突密度也显著增多，孔隙率较高的支架能促进轴突再生和胶质细胞的迁移；但也发现轴突的髓鞘化程度并没有随之增加。Yaszemski组则考察了不同通道直径的SCI修复支架的治疗效果，动物实验结果发现较小通道内的轴突纤维密度较高，纤维瘢痕组织较少。这些工作为以后脊髓多通道支架的设计和优化提供了有效的参考依据。

PLGA作为典型的合成高分子材料，与天然材料相比，其优势在于力学和降解性能可调控，但劣势也与其他合成材料一样，生物相容性不如天然基质材料。然而，也有报道认为PLGA的酸性降解会对SCI修复治疗产生不良的影响。笔者所在课题组就曾做过相关的工作，比较天然材料明胶海绵与合成材料PLGA在SCI应用领域修复效果的不同，体内试验采用大鼠全横断模型，两种多孔支架相比，在天然材料明胶海绵组观察到空洞、炎症和瘢痕都少于PLGA组，天然材料在与宿主组织的整合时明显更有优势。于是，利用天然材料进一步改良PLGA支架的生物相容性的方法被大量研究。

早期Teng所在课题组就采用PLGA与多聚赖氨酸组成的多组分双层支架，外层是PLGA冻干形成的微通道，内层负载NSC，两层组合后移植到大鼠SCI半横断模型中，实现对脊髓损伤的修复，成功阻击了神经保护和再生，运动神经功能有明显的改善。

3. 聚己内酯（PCL） PCL也是一个可降解、生物相容性良好的聚合物，可被加工成膜、支架、微球等，广泛用于医疗行业的各个领域中。与PLA和PLGA不同的是，PCL的玻璃化温度很低，在常温时材料柔韧易加工，很适合脊髓这种较软的组织修复。

PCL在SCI修复中能起到促进干细胞向少突胶质细胞分化和髓鞘化的功能。例如，Donoghue等在体外细胞实验中比较了PCL与PLLA、聚苯乙烯等其他材料对神经元的影响，结果发现，PCL对轴突再生影响不大，反而还能支持其髓鞘化。Wong等制备具有各种微结构的PCL支架研究物理引导对脊髓再生的作用，结果发现开放式微通道结构最适合轴突的再生和伸长，同时减少胶质瘢痕的沉积。Silvia等进一步设计了3D的淀粉-PCL复合支架，将其植入半横断SCI损伤处，12周后，支架与脊柱融合起到很好的固定作用，在稳定损伤脊髓的同时还能改善运动功能缺陷。

PCL作为因子与细胞的载体也被广泛研究。例如，Hwang等将负载NT-3和NSC的PCL支架植入SCI半横断损伤中，刺激了轴突再生和功能恢复。Li等尝试用PCL/PLGA材料种植上人牙囊细胞（human dental follicle cell，hDFC）来修复SCI，在动物实验中发现移植细胞不但存活良好，而且能够在损伤的微环境中分化为少突胶质细胞系。作者认为这是由于多孔支架引导下的细胞极化作用，然而实验结果中的功能恢复没有显著差异。

最常用静电纺丝工艺将PCL制备成各式各样的膜材用于支架构建。PCL也可以利用静电纺丝制备成纳米纤维的形式，作为添加材料进入支架体系，而不作为体系的主材料。Gelain等就用PCL/PLGA复合电纺纤维微管，注入功能多肽RADA16和生长因子，制成空间微管阵列支架植入慢性SCI损伤区域，桥接断端，实验结果观察到轴突在支架引导下有序再生，血管化和运动功能恢复。这个实验设计很好地说明了聚合物材料与功能化SAP（自组装多肽）可有机结合，发挥各自的优势，在SCI微环境的改善和神经轴突的再生引导中起重要的作用，也为下一步多种策略联合来构建新的SCI组织工程化支架的设计提供了参考（表12-4）。

表12-4　PLA支架在脊髓损伤治疗中的应用

生物材料	细胞	因子	SCI模型*	结果	参考文献
盐浸出工艺制备5种不同微结构的PCL支架	无	无	T_8全横断2mm	植入物不同程度地影响了脊髓修复，开放性通道微结构明显减少二次炎症损伤，瘢痕和空洞最少	Wong et al.，2008
淀粉-PCL-植物凝胶复合导管支架	无	无	T_8～T_9半横断2～3mm	支架与宿主组织整合良好，未引起慢性的炎症反应	Silva et al.，2010
PCL支架种植NSC	NSC	NSC过表达分泌NT-3	T_7～T_8半横断	支架复合细胞和因子的一组，促进移植细胞存活、移植并分化为神经元和少突胶质细胞，表现最好；运动功能恢复最好并记录到了运动诱发电位	Hwang et al.，2011

续表

生物材料	细胞	因子	SCI 模型*	结果	参考文献
静电纺丝 PCL/PLGA纳米纤维和功能化多肽 RADA16-I-BMHP1 复合微管	无	无	T_{10} 挫伤，4 周后半横断切开 2 ~ 3mm 植入	运动功能测试结果有明显的提升，运动神经通道激活	Gelain et al.，2011
淀粉 -PCL 复合支架	无	无	T_8 ~ T_9 半横断 3mm	支架稳定脊髓，支持脊柱再生和动物运动功能恢复	Silva et al.，2013
PCL/PLGA 静电纺丝支架	hDFC	无	T_{10} ~ T_{11} 半横断 2mm	支架促进了轴突再髓鞘化和神经纤维再生	Li et al.，2015a
多通道 PCL 导管支架	无	无	T_3 全横断 2mm	支持轴突再生	Shahriari et al.，2017

注：* 如无进一步说明，动物实验模型所使用的动物全为大鼠。

4. 其他 合成材料中常见的脊髓支架材料还有SAP和基于PEG的共聚物。SAP下文详细阐述，此处不再赘述SAP。

PEG是一种溶于水的线性聚合物，由环氧乙烷单体活性阴离子开环聚合而成，相对分子量可从400到10万。PEG是一种表面活性剂，这个性质可以促进细胞膜融合和膜流动。在急性SCI阶段，PEG能够封闭细胞膜，阻滞Ca^{2+}涌入细胞，降低线粒体来源的氧化应激，减少细胞凋亡，对损伤神经起保护作用，能减少神经纤维的萎缩，建立一个良好的神经再生微环境。Ren等将PEG-600直接用于SCI横断损伤模型中，发现在术后的28天内，PEG治疗组的Basso Beattie Bresnahan（BBB）大鼠脊髓损伤评分稳定提升，而对照组没有提升；体感诱发电位测试结果也显示神经的修复；核磁照片显示修复迹象来源于PEG材料内的组织更有连续性。类似的，Kim也使用PEG-600治疗急性SCI，运动诱发电位检测同样显示治疗组有所提高。在治疗慢性SCI模型中，PEG-600也有应用。有报道PEG-600注射到的SCI 5周后模型中，在PEG治疗组的脊髓损伤区内观察到了最高的轴突密度和移植物内最高的血管密度，而且还观察到了施万细胞、星形胶质细胞、内皮细胞及少量的炎症细胞。即使BBB分数个体差异较大，但与对照组相比仍然有所提高。这个结果表明PEG对慢性SCI也有一定的改善作用。富马酸化PEG负载施万细胞移植治疗急性SCI，成功使轴突再生。在移植支架的实验组中，无论是否有负载细胞，术后8周后都观察到相似的胶原瘢痕、CSPG沉积和囊性空洞；对比空白组，则以上观察指标都有明显的下降。Lampe课题组以PEG水凝胶包裹负载BDNF和GDNF的PLGA微球，移植到SCI模型，缓释到损伤区，起到了减少胶质瘢痕的作用。

PEG端基极易功能化，可以与多种材料复合，制备可注射型水凝胶，也可以载药进行局部缓释。因此，基于PEG的共聚物水凝胶种类繁多，在SCI修复再生领域应用广泛。例如，Shi采用聚乳酸与PEG共聚的方法制备两亲性嵌段共聚物（mPEG-b-PLA），这个聚合物能够自组装成胶束，修复脊髓损伤，甚至能通过静脉注射这种纳米胶束进入脊髓损伤区域。Grous等用聚异丙基丙烯酰胺（PNIPAAm）与PEG交联，形成PNIPAAm-g-PEG复合水凝胶，成功将BDNF移植到脊髓损伤处，并促进了轴突的生长和神经功能的恢复。Gaby等采用PEG与聚乙二醇-聚丝氨醇六亚甲基氨基甲酸酯[poly（ethylene glycol）-poly（serinolhexamethylene urethane，ESHU）]合成嵌段共聚物，这种可降解且具有热可逆性质的ESHU水凝胶于32～37℃可在成胶与液体之间转变；体外三维培养BMSC，证明ESHU具有良好的细胞相容性；体内注射细胞-材料复合体系到小鼠SCI挫伤区，在体内富氧条件下，移植细胞存活率明显提高，改善了脊髓损伤修复效果。而且该聚合物氨基具有一定的抗氧化能力，同时也是一个功能化位点，可接上功能短肽IKVAVS等修饰，赋予合成材料生物功能。单臂或支化的PEG还能作为交联剂，制备不同的水凝胶材料。例如，PEG交联HA和明胶形成复合水凝胶，用这个HA-明胶复合体系将OPC移植到大鼠SCI模型中，促进移植细胞的存活和轴突再髓鞘化。相对于SAP类合成水凝胶，PEG的优点是力学性能可调控性强，缺点是PEG本身并不具有生物活性，通常需要与其他一些有生物活性的材料配合使用（表12-5）。

表12-5　PEG支架在脊髓损伤治疗中的应用

材料	细胞	因子	SCI模型	结果	参考文献
PEG	无	无	豚全横断0.5～1mm的体外脊髓段模型	该实验采用了体外脊髓段模型，并非体内模型，结果显示PEG修复整合了脊髓组织并促进了其功能恢复	Shi et al.，1999
PEG	无	无	豚鼠挤压伤	很快形成轴突膜，促进了运动电位和运动功能的恢复	Shi，Borgens，2000
PEG	无	无	豚鼠 T_{10}～T_{12} 挤压伤	无论是在损伤后马上使用PEG，还是在损伤7小时后使用PEG处理损伤处，都能起到保护脊髓实质的组织、减少空洞、限制损伤区域的作用	Duerstock，Borgens，2002
PEG	无	无	豚鼠 T_{10}～T_{11} 挤压伤	PEG快速修复了神经膜，同时伴有功能恢复	Borgens et al.，2002
PEG	无	无	豚鼠挤压伤 体外脊髓段模型	该实验也采用体外脊髓段模型，并非体内模型，PEG促进膜修复，减少了急性炎症时活性氧基团的产生	Luo et al.，2002
PEG	无	无	豚鼠 T_{10}～T_{11} 挤压伤	损伤早期使用PEG大大减少了炎症阶段活性氧压力	Luo，Shi，2004
PEG	无	无	豚鼠 T_{10}～T_{11} 挤压伤	PEG减少了损伤脊髓中胱天蛋白酶-3和继发的细胞凋亡（胱天蛋白酶-3的过度激活可导致过度的程序性细胞死亡）	Luo，Shi，2007
DSPE-PEG	无	无	大鼠挤压伤 体外脊髓段模型	低浓度DSPE-PEG的效果与PEG效果类似	Wang et al.，2016a

注：DSPE，1, 2二硬脂酸-3-磷脂酰乙醇胺。

二、仿生细胞外基质的支架微纳结构设计与制备

细胞外基质（ECM）是由细胞外大分子组成的一个三维网络，它由细胞分泌物组成，是周围细胞依赖的结构和生理支撑；一方面ECM通过信号通路调控细胞的行为，另一方面细胞生长代谢过程中也对ECM进行持续的重塑。ECM在不同组织里的组分不同，但通常都具有细胞黏附、细胞信号沟通和调节细胞命运的功能。中枢神经系统中ECM约占组织体积的20%，弹性蛋白、胶原、纤连蛋白等这些在其他组织ECM中常见的结构蛋白，在神经系统中反而含量相对较少，中枢神经系统的ECM主要成分是HA和各种蛋白聚糖。ECM的纳米纤维状微观形貌主要是由胶原蛋白纤维与其他弹性纤维构成的，胶原蛋白特有的三链超螺旋域二级组装形成纤维结构，高孔隙率、高比表面积，不仅增加了细胞与ECM的接触面积，方便物质与信号的传递、细胞的迁移，而且可促进生长因子的吸附。大量的研究表明细胞能够识别材料中仿生ECM的纳米尺寸纤维和微米尺寸孔洞的拓扑结构，相较于微孔结构，纳米纤维支架具有更高的比表面积，可增强蛋白质吸附，促进细胞黏附，近年来受到了越来越多的关注。因此，如何构建仿天然ECM纳米纤维结构的组织工程支架是再生医学的一个重要课题。

（一）静电纺丝

静电纺丝是利用高压电场产生的静电力将纺丝溶剂拉伸成丝来制备纳米纤维的，整个装置由高压电源、喷头和接收装置三部分组成（图12-13），根据需求不同，采用不同的喷头和接收装置可以制备出不同排列和形态的纤维。

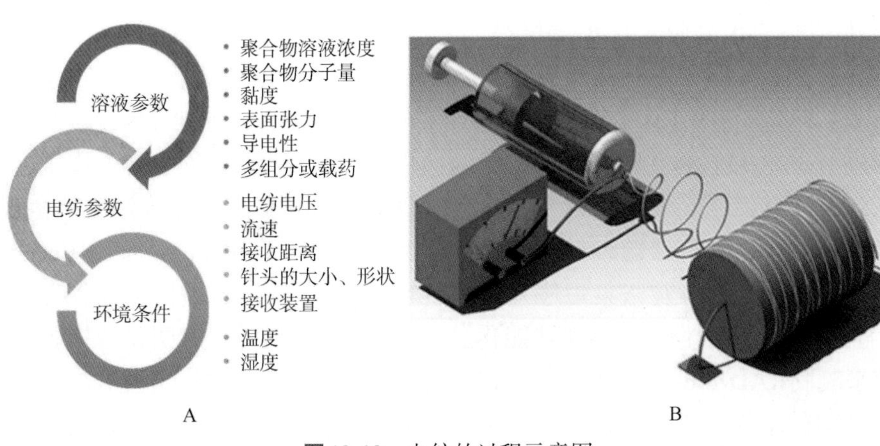

图12-13　电纺的过程示意图

A. 影响纤维尺寸、形态和密度的参数；B. 静电纺丝装置

静电纺丝是一种使用非常广泛的纳米纤维制备工艺，优点是使用方便、过程简单、效率高、可重复性高、成本低、应用广、原料选择多且易功能化。天然高分子、合成高分子或两者共混，甚至有机无机共混材料，都可以采用静电纺丝工艺制备出纳米微纤维结构。而且，电纺纤维的形态大小、物理化学性质都可以通过电纺工艺的一系列参数进行调控，图12-13A列出了可以控制的工艺参数。通过这些工艺参数，根据应用需要，可以控制电纺纤维的形态和直径，从几十纳米到微米级的纤维都能制备。静电纺丝制备得到的纤维薄膜与ECM微结构高度相似，因此常用生物可降解的材料电纺获得纤维结构仿生ECM微结构，制备神经组织工程生物支架。

He等采用PLLA静电纺丝工艺制备定向和无规排列两种纳米纤维薄膜，研究对神经干细胞NSC分化的影响，发现定向排列纤维能促进NSC向神经元分化。Hurtado组将静电纺丝技术制备的线性有序排列的PLLA微纤维支架植入大鼠SCI全横断位置中，促进了轴突长距离再生，说明有序排列纤维对轴突有物理引导作用。PCL也是静电纺丝工艺最常用的合成高分子材料，可以将其制备成各式各样的膜材用于支架构建，也可以制成纤维作为添加材料进入支架体系，而不作为体系的主材料。Gelain等用PCL/PLGA复合电纺纤维微管，注入功能多肽RADA16和生长因子，制成空间微管阵列支架植入慢性SCI损伤区域，桥接断端，并观察到轴突在支架引导下有序再生，伴随血管化和运动功能的恢复。电纺制备纳米纤维的技术还能很方便地负载药物。Johnson组用电纺PLLA纤维负载两种药物，分别是利鲁唑和NT-3，释放速率主要受负载浓度影响，发现电纺纤维的排列有序性和直径在加入药物后均减小。静电纺丝制备纳米纤维技术也存在很多局限，如很难制备三维支架；电纺纤维太密，细胞很难深入到支架纤维的内部；纺丝工艺可变参数多，摸索合适条件的工作量大等。

（二）分子自组装

另一种获得仿ECM纳米纤维微结构支架的方法是利用多肽自组装。自组装多肽（self-assembling peptide，SAP）是通过设计氨基酸序列，在溶液中响应温度和pH变化，自主组装成纳米纤维支架的材料。SAP在生理条件下能在组织原位进行自组装成胶，可制备成可注射水凝胶，而且用微结构模拟天然ECM的三维纳米纤维多孔隙微结构，该结构高孔隙率、高比表面积，利于细胞的黏附与增殖。同时多肽的生物相容性好，可吸收可降解，容易功能化，非常适合在生物医学领域应用。

Stupp课题组设计合成了一系列四片段两亲性SAP，它们在水溶液中可以通过烷基链段的疏水作用及β折叠链段的分子间氢键进行自组装形成纳米纤维，纤维直径通常为6～12nm，长度为几微米，而且随温度变化还可诱导纳米纤维呈高度有序的排列。Zhang课题组设计的另一类SAP，链段间具有电荷互补性，在水溶液中通过非极性区的疏水作用和极性区的分子间静电作用进行自组装，形成纳米纤维结构的水凝胶，含水量极高。第一例为EAK16-Ⅱ序列，后续又进一步设计合成了第二例EAK16-Ⅰ、第三例RADA16-Ⅰ和第四例RADA16-Ⅱ等序列，它们的共同点是都能通过稳定的β折叠结构自组装，形成具有纳米纤维结构的水凝胶，见表12-6。这个课题组最早将这些SAP用于神经再生领域，用骨髓归巢短序列1：SKPPGTSS和骨髓归巢短序列2：PFSSTKT功能化一个可注射SAP水凝胶RADA16-Ⅰ，体外小鼠神经干细胞和施万细胞的培养结果显示，材料显著增强细胞的存活率和分化能力；体内试验结果显示改善了大鼠急性SCI损伤后神经功能的恢复。另一个课题组用自组装多肽K2（QL）6K2进行SCI修复，发现其有促进神经恢复、减少炎症和胶质瘢痕的作用，神经功能有一定的恢复。Motoyuki Iwasaki课题组尝试以SAP作为细胞移植载体，将（QL）6系列多肽负载神经前体细胞（neural progenitor cell，NPC）移植到SCI损伤位置，结果表明移植物对急性SCI炎性反应具有明显的抑制作用，对运动神经元的保护效应明显，且前肢神经运动功能有所恢复。综上，基于SAP的可注射纳米纤维水凝胶支架在SCI修复领域有广泛的应用前景（表12-6）。

表12-6 仿生自组装肽举例

名称	序列	自组装结构	成胶条件
hSAFAAA	p1（IAALKAK-IAALKAE-IAALEAENAALEA）	α螺旋	温度
	p2（IAALKAK-NAALKAE-IAALEAEIAALEA）		
EAK16-Ⅱ	（AEAEAKAK）2	β折叠	离子强度
RADA16-Ⅰ	（RADA）4	β折叠	pH、离子
K24	KLEALYVLGFFGFFTLGIMLSYIR	β折叠	极性溶剂
P11-Ⅰ	QQRQQQQQEQQ	β折叠	极性溶剂
MAX1	VKVKVKVKVDPPTKVKVKVKV	β转角	pH剪切稀化
PA	1：C16H31O-NH-AAAAGGGEIKVAV	β折叠	pH
	2：C16H31O-NH-AAAAGGGKYIGSR		

然而，这一类水凝胶作为神经组织工程支架也有一些局限。首先，多肽合成成本高，难以大范围应用推广；其次，低浓度形成的水凝胶力学性能不足，只能用作软组织修复，而若采用增大浓度以提升强度的方法，又使水凝胶内孔隙率降低，孔径变小，不利于细胞的浸润、迁移和生长，况且增大SAP浓度对水凝胶力学性能的提升也有限；最后，这类多肽在体内的降解快，很难匹配组织的再生速率。因此，如何提高SAP水凝胶的力学强度，延缓其降解速率，同时保持高孔隙率的特性是这类材料现阶段面临的关键问题。近期，Goktas课题组为了增强SAP水凝胶的力学强度，用两端丙烯酰化的PEG与之共交联，PEG浓度决定体系的交联密度，通过调节PEG浓度可以调控材料整体力学强度，同时该共交联体系还保留了SAP的纳米纤维结构和活性功能短肽序列这两个特点。可惜的是，这个体系需要加入小分子光引发剂，原位成胶有一定难度。

（三）热致相分离

热致相分离就是在降温的过程中，均相聚合物溶液出现热力分离，产生非均一的两相：聚合物贫相和聚合物富相。根据不同的条件控制，两相可以形成特定的、随相分离程度发生变化的不同分布方式，其中就包括纳米纤维状分布，再采用溶液置换等方法将这种两相的纳米纤维分布固定后，去除一相，即可得到三维的纳米纤维结构。这是又一种方便快速地制备纳米纤维支架的工艺。

热致相分离工艺的影响因素主要有①聚合物的结晶性质和浓度；②溶剂的选择；③淬火过程的热历史。首先，聚合物性质对相分离获得的微结构形态有决定性影响。根据聚合物结晶能力，可以将其分为非晶质聚合物、半晶质聚合物和结晶聚合物。PDLLA是非晶质聚合物，而仅仅只是立体构型不同的PLLA却是典型的半晶质聚合物。当选择非晶质聚合物进行热致相分离时，由于没有凝胶化过程，会形成典型的微孔结构；而如果用半晶质聚合物进行热致相分离，结晶过程会形成微晶区，引起聚合物溶液体系的凝胶化而产生纳米纤维结构。以PLLA为例，热致相分离后溶液凝胶化，获得纳米级的纤维结构（图12-14），也有报道利用相分离技术从PLLA/PCL共混物的四氢呋喃（THF）溶液中制备获得三维纳米纤维支架。热致相分离工艺中不同的降温深度和降温速率也会对微结构的形态构成重要影响。如图12-15所示，PLLA/THF体系热致相分离过程中，常温退火24小时后再以–18℃淬火会得到片层状微结构；而当迅速淬火至–18℃，再恢复到常温中放置1周后得到的就是纳米纤维的微结构。

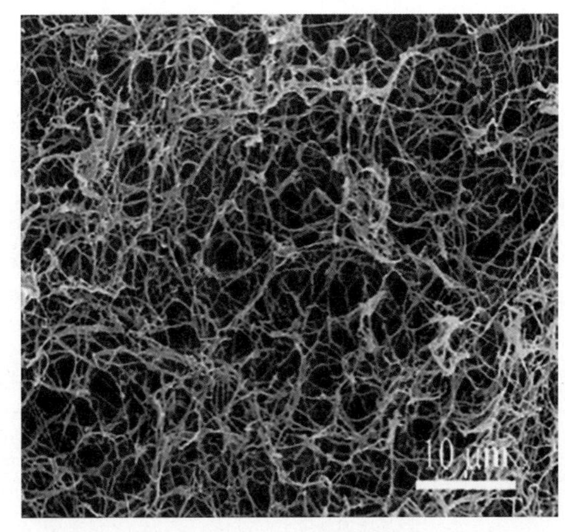

图12-14　5% PLLA热诱导相分离制备纳米纤维微观结构

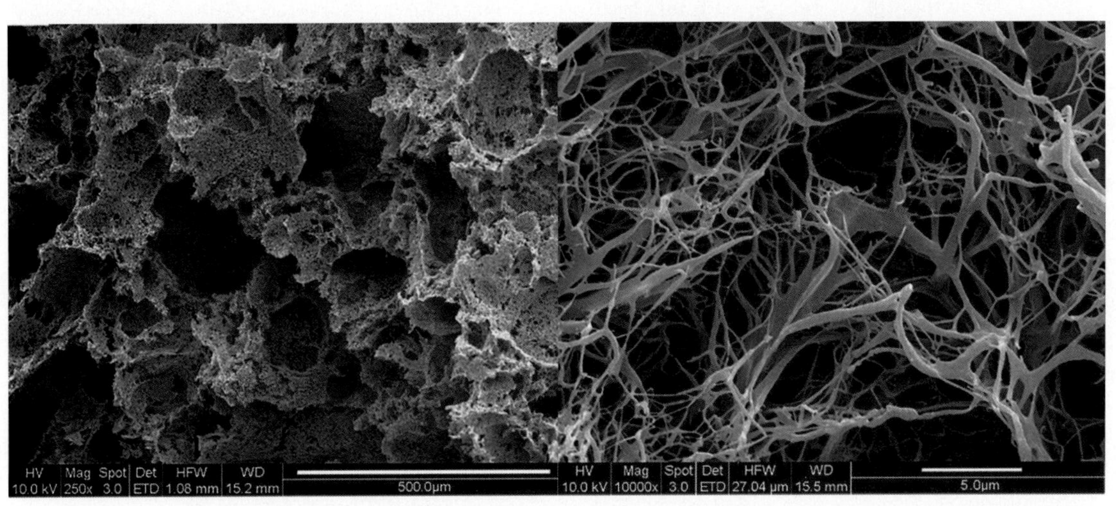

图12-15　用5.0% PCL-b-PLLA在–40℃ THF中热诱导相分离和盐浸技术制备所得的双尺度微结构

相分离还可以与盐沥滤制备大孔的技术相结合，制备两级微纳结构。例如，Quan课题组为了在纳米纤维结构基础上引入可控大孔结构，将液液相分离技术与盐沥滤法结合，用PCL-b-PLLA/THF/盐混合溶液进行热致相分离工艺操作并凝胶化，洗去支架盐成分，在纳米纤维基础上得到分布较均匀的大孔，孔壁由纳米纤维组成（图12-15）。这说明致孔剂的引入并没有改变支架的纳米纤维形貌，且纤维直径比单纯相分离技术制备的纳米纤维粗。

虽然TIPS制备组织工程支架具有工艺简单、可以制作复杂形状支架的优点，但不可忽视的是，能够利用TIPS获得纳米纤维形貌的材料比较少，主要集中于半晶质聚合物如PLLA、聚羟基烷酸酯（PHA），以及具有强烈分子间作用力的聚合物如明胶。如何扩展TIPS的应用范围至更多聚合物，则涉及聚合物的分子设计。

三、支架负载因子

生长因子在神经组织再生修复中也起着重要的作用，不同的生长因子能直接作用于不同细胞，提高神经细胞存活率，诱导干细胞分化方向，改变胶质细胞亚型，促进神经细胞的再生活性和轴突再生。迄今已在SCI动物模型中测试了一系列的不同的生长因子，包括BDNF、NT-3、GDNF、CNTF、NGF、FGF等，部分生长因子实验已开始了临床转化。这些因子当中被研究关注最多的是BDNF。

早期将因子用于SCI治疗的研究主要的施加方法是直接在损伤区域硬膜下注射和微流体持续灌注技术。然而一次性注射法使因子无法长期发挥作用，因子蛋白无法在体内长期稳定存在，容易变性或被降解代谢，而微流体灌注法操作复杂易感染，成本高。随着神经组织工程中材料制备改性技术与细胞基因转染技术的发展，因子的给药方式有了新的选择：用材料搭载因子进行缓释或用转染移植细胞持续表达目标因子。这两种新的给因子体系都有各自的优缺点。基因转染技术存在的问题是转染效率最高的病毒载体存在巨大的安全隐患。表12-7总结了近年来的材料，主要为细胞与因子结合起来的神经组织工程用于SCI再生修复的动物实验进展。

表12-7 复合生物材料治疗脊髓损伤的神经营养因子

因子	材料	细胞	动物模型	结果	参考文献
NT-3					
NT-3	鼠尾胶原基质	无	T_9 半横断	含NT-3组相比无因子组，再生进入胶原基质的CST（皮质脊髓侧束）纤维明显增多；行为学表现明显提升	Houweling et al.，1998a
hNT-3	FB（成纤维细胞）支架	无	T_9 烧灼2mm	神经纤维再生，部分伸长进入损伤，瘢痕减少，行为学表现无明显提升	Taylor et al.，2006
NT-3	光交联水凝胶	无	T_8 半横断1.5mm	在皮质脊髓束等区域发现比空白组出现更多轴突再生；行为学表现提升	Piantino et al.，2006
NT-3/FGF-1	水凝胶	无	T_8 全横断	轴突再生，FGF-1+FB加入增加感觉神经再生，增加前庭轴突再生，NT-3组脑干处神经元再生减少，行为学表现显著提升	Tsai et al.，2006
NT-3	胶原	NSPC+SC	T_8～T_9 全横断2mm	在损伤区域内发现了感觉运动神经纤维，含NT-3与两种细胞测试行为学和电生理结果都最佳	Guo et al.，2007
NT-3+BDNF（转染表达）	Gelfoam止血明胶	FB	C_7 半横断	局部和远端轴突再生，CST轴突没有再生进入损伤区或移植物，但有感觉神经；BDNF组细胞萎缩减少；CST萎缩现象改善	Brock et al.，2010
NT-3+PDGF	FB	mNPC	T_9 半横断	NT-3+PDGF移植加上HBDS，移植物上的再生成熟神经元增多	Johnson et al.，2010c
NT-3（转染表达）ChABCase灌注	PCL支架	hNSC	T_7～T_8 半横断	神经干迁移，分化为少突胶质细胞和神经元，白质残留增多，行为学表现提高，运动诱发电位提升	Hwang et al.，2011
NT-3+BDNF（转染宿主细胞表达）	PLGA多通道+HA微球搭载	无	T_9～T_{10} 4mm半横断	通道内再生轴突增加到2倍，髓鞘化的轴突增加	Tuinstra et al.，2012
NT-3	多通道胶原支架	无	T_9 全横断2mm	术后1个月后观察到取向排列轴突再生，NT-3组比空白组轴突密度明显增加	Yao et al.，2013
NT-3 + PDGF（转染表达）	FB	NPC	T_8 半横断	CSPG表达减少，移植细胞分化，轴突再生进入移植物中	Wilems et al.，2015
NT-3	壳聚糖	无	T_7～T_8 全横断5mm	引导宿主神经干迁移到损伤区，分化为神经元，整合形成神经网络，行为学表现提升	Yang et al.，2015b
NT-3 + BDNF + cAMP	胶原支架	无	T_9/T_{10} 全横断	损伤空洞减少，血管化，轴突再生，行为学表现显著改善	Li et al.，2016

续表

因子	材料	细胞	动物模型	结果	参考文献
BDNF					
BDNF	鼠尾胶原基质	无	T_9 半横断	相对无因子组，含有 NT-3 组有更多 CST 纤维再生进入胶原基质中，行为学表现显著提升	Houweling et al.，1998b
BDNF(转染表达)	海藻酸钠 + 多聚鸟苷酸	FB	C_4 背面抽吸	移植细胞 1 个月存活，轴突伸长进入移植物，运动感觉神经丝再生	Tobias et al.，2001
BDNF	Gelfoam	无	C_3/C_4 离断后 C_5/C_6 慢性阶段 SCI	BDNF 没能改善神经萎缩现象或促进神经再生相关基因表达增加，7 天后也无神经再生进入移植物	Kwon et al.，2004
BDNF	琼脂糖	无	T_{10} 半横断	形态学：可逆温敏支架支持神经轴突的 3D 生长，局部释放 BDNF，减少炎症反应，边缘区域发现多种细胞	Jain et al.，2006
BDNF/Cdc42/Rac1?	原位成胶水凝胶	无	T_8 半横断	损伤区域减小，神经萎缩现象改善，轴突再生	Jain et al.，2011
BDNF+GDNF/ChABC	明胶海绵 + PN 移植物	无	C_5 半挫伤慢性	ChABC 促进轴突再生，但 BDNF 没发挥相同的作用；组合治疗提高神经元 c-Fos 表达；无明显的行为学表现提升	Tom et al.，2013
BDNF	微通道海藻酸盐水凝胶	rBMSC	C_5 半横断 2mm	轴突再生进入支架	Gunther et al.，2015
BDNF	胶原支架	无	犬 T_{12} 全横断	损伤空洞减少，瘢痕减少，轴突再生，髓鞘化增加，行为学表现显著提升	Han et al.，2015
BDNF+VEGF	HA 支架 +PLGA 微球	无	T_9/T_{10} 半横断	炎症减少，胶质瘢痕减少，移植物内及边缘明显血管化和新生神经纤维	Wen et al.，2016
BDNF（转染表达）	微通道海藻酸盐水凝胶	SC	C_5 半横断	感觉神经生长	Liu et al.，2017
FGF					
FGF2	FB	SC	T_8 全横断 4mm	移植物内髓鞘化或轴突数量均无明显变化，行为学表现也无显著提升	Meijs et al.，2004
FGF2	HAMC+PLGA	无	T_2 夹伤（挤压伤）	60% 的 FGF2 在 24 小时内从支架被释放出来，8 天内完全释放（体外结果），体内 4 周时损伤空洞、GFAP 染色无差别，尾端血管密度更高，行为学表现也无显著提升	Kang et al.，2012
bFGF	明胶	无	T_{10} 挫伤	机械触摸痛减少，行为学表现无显著提升	Furuya et al.，2013
FGF2	肝素修饰的 PLGA	hMPC	T_{10} 挫伤	FGF2 使移植细胞存活率升高，损伤中心成熟神经细胞密度增加，行为学表现显著提升	Shin et al.，2014
bFGF	HEMA-MOETACL 水凝胶		T_9 全横断	神经再生，行为学表现提升	Chen et al.，2015a
bFGF+EGF	海藻酸钠		T_8 ～ T_9 挤压伤	存活神经组织和细胞明显增加，损伤中央的 CST 和血管再生	Grulova et al.，2015

续表

因子	材料	细胞	动物模型	结果	参考文献
GDNF					
GDNF	Matrigel 通道	SC	T_8 半横断 2.5mm	GDNF 的加入增加了髓鞘化，但轴突数量没有增加；逆行标记神经元减少；GFAP 表达，巨噬细胞浸润，囊肿空洞减少	Iannotti et al.，2003
GDNF	Gelfoam	无	C_3 半横断	神经萎缩明显减少，神经再生	Dolbeare，Houle，2003
GDNF(转染表达)	PAN/PVC 共聚物	rSC	T_{10} 半横断 3mm	再生轴突再髓鞘化	Deng et al.，2011
GDNF(转染表达)	PAN/PVC 共聚物	SC	T_{11} 半横断	再生轴突伸长进入并穿过移植物，新生突触，髓鞘化，行为学表现显著提升	Deng et al.，2013
GDNF	可注射海藻酸钠纤维蛋白原水凝胶	无	T_9/T_{10} 半横断 4mm	GFAP 染色减少，损伤区域内神经纤维和内皮细胞增多；直接的 GDNF 传递组再生轴突比缓释因子组多；行为学表现显著提升	Ansorena et al.，2013
NGF					
NGF	胶原	SC+FB（5 ∶ 1）	T_7 半横断	部分轴突再生进入移植物中，NGF 加入轴突再生增多	Weidner et al.，1999
NGF	明胶	无	T_9 夹伤（挤压伤）	与直接注射 NGF 因子相比，缓释组神经保护更好，炎症缓解	Zhu et al.，2016
NGF	肝素 - 泊洛沙姆水凝胶	无	T_9 夹伤（挤压伤）	神经凋亡减少，炎症缓解，胶质瘢痕显著减少	Zhao et al.，2016

（全大萍）

第十三章　血管组织内源性修复

血管作为人体最大的网络组织，负责人体内所有细胞组织器官的营养物质、气体、代谢废物、激素等的运输。此外，血管还是人体重要的内分泌器官和屏障，选择性控制物质从血管流出到周围组织，防止过多液体流出血管而导致组织水肿。血管维持自身稳态平衡是机体正常运转的重要基础。因此，要在组织工程中保证植入人体的组织在体内存活并发挥正常生理功能，就需要解决血管化的问题。

目前，组织工程绝大多数的成功仅限于无血管或薄壁组织，而更为复杂的组织则无法实现在整个组织结构中形成具有运输氧气和营养的血管网络。血管化是组织工程临床应用有待解决的主要问题之一。

第一节　血管组织内源性修复失效的机制

一、血管损伤

血管由内膜、中膜、外膜组成。由于血管内膜由单层的血管内皮细胞（vascular endothelial cell，VEC）组成，且内皮细胞直接与血液接触，易受物理、化学、生物因素的影响，因此在血管损伤过程中，血管内皮细胞最早出现功能异常或结构破坏，表现为内皮细胞脱落，中膜乃至外膜暴露于管腔。血管损伤主要与高剪切力、炎症反应、氧化应激、血管腔内的诊疗操作等引起的机械损伤、血管紧张素Ⅱ升高、缺血和再灌注损伤、高血糖、高胆固醇等有关。血管损伤可能导致斑块生长、血管再狭窄、血管阻塞，影响组织的再生，而且会诱发动脉粥样硬化、脑卒中和心肌梗死等心血管疾病。

（一）高剪切力

高血压产生的高剪切力会导致血管的重塑。随着血压升高，血管壁承受高机械牵张力及高剪切力，机体脉管系统通过感受及转导信号来适应局部环境，释放活性物质，如血管紧张素、内皮素、前列腺素等，进而影响自身结构和功能，该动态过程被定义为“血管重塑”。起初，由血压升高引起的血管重塑对于血管适应短暂的血流动力学变化是有益的。然而，血压的持续升高会导致不良性重塑，平滑肌细胞由收缩表型转化为分化表型，并且向内膜迁移、增殖，进而增加血管壁的厚度，导致血管管腔狭窄，进一步导致高血压的病理性变化——血管外周阻力增高，血压进一步升高，加重血管重塑，形成恶性循环。

此外，高血压产生的高剪切力影响血管内皮细胞的形态、排列、增殖、迁移和凋亡，进而引起内皮细胞损伤、脱落，引发血栓形成。暴露内皮下的胶原，可使血小板黏附聚集，受损内皮细胞被激活，释放大量细胞因子，导致细胞外基质（ECM）沉积、血管平滑肌细胞肥大，加剧内皮细胞损伤。此外，P选择素、TGF-β_1、细胞间黏附分子均参与高血压的病理过程。

（二）炎症反应

炎症是机体对刺激的一种防御反应，本质上是为了恢复体内平衡。炎症在生理条件下具有积极作用，而在病理条件下会加剧损伤，即炎症的“两面性”。在正常情况下，炎症细胞会通过吞噬衰老的细胞、组织及分泌细胞生长因子来促进组织修复和血管愈合；在病理情况下，血管修复的失调导致持续的血管炎症，进而导致内皮细胞间通透性增加，而且还会引发氧化应激反应，最终导致内皮细胞脱落、细胞组织损伤。

此外，炎症还会引起新生内膜增生和支架腔的再狭窄阻塞。炎症反应初期，血小板、中性粒细胞和单核细胞发挥重要作用，血小板和纤维蛋白沉积在内皮损伤的血管壁上，并通过级联的细胞黏附分子将白细胞募集到受损的血管段，这些黏附分子指导白细胞的附着和跨表面黏附的血小板的迁移。白细胞在血小板上的初始束缚和滚动是通过白细胞受体P-选择蛋白糖蛋白配体1与血小板P-选择蛋白的结合而介导的。当白细胞整合素Mac-1（CD11b/CD18）结合血小板糖蛋白或纤维蛋白原结合血小板糖蛋白Ⅱb/Ⅲa时，白细胞停止滚动并牢固地附着在贴壁血小板上。一些实验研究表明，在实验血管成形术后，靶向Mac-1可减少新生内膜增厚，证明了Mac-1在血管机械损伤后白细胞黏附中的直接作用。

（三）氧化应激

体内活性氧（reactive oxygen species，ROS）增多时，氧化与抗氧化作用机制失衡，可导致氧化应激。活性氧包括超氧阴离子（$O_2^- \cdot$）、羟基自由基（OH^-）、过氧化氢（H_2O_2）和次氯酸（HClO）等。ROS是细胞代谢的副产物，主要在线粒体中产生。低浓度的ROS可以调节细胞功能，而高浓度的ROS可能会损害细胞膜脂质、蛋白质和DNA等生物大分子，导致内皮细胞功能障碍、凋亡。此外，氧化应激与炎症反应相互促进，加速血管内皮细胞、平滑肌细胞损伤，导致血管损伤。氧化应激与多种疾病有关，如糖尿病、高胆固醇血症、高血压等。

（四）血管腔内的诊疗操作

随着心血管疾病发病率逐渐升高，血管腔内的诊疗技术日益成熟，但是不可避免的是手术操作过程中会造成血管壁的机械损伤，导致血管内膜受损、脱落，血管壁破裂、出血。血管腔内手术操作可从以下方面损伤血管内膜：①球囊扩张及支架置入时直接机械挤压血管内膜，导致内皮细胞剥蚀，暴露内皮下基质，直接促发炎症反应，促使血小板聚集，导致血栓形成，而裸露的基质表面有纤维蛋白、胶原及蛋白多糖沉积，阻碍内皮修复；②受损但未脱落的内皮细胞被持续激活，不断释放炎性介质和细胞生长因子，刺激平滑肌细胞向内膜增殖和迁移，导致新生内膜增生，管腔再狭窄；③支架药物会产生持续的炎症反应，且局部高浓度的药物释放会阻止受损部位内皮细胞的增殖，抑制其自我修复。

（五）血管紧张素Ⅱ

血管紧张素Ⅱ（angiotensin Ⅱ，AngⅡ）是肾素-血管紧张素系统（renin-angiotensin system，RAS）的重要组分。AngⅡ是一种重要血管活性物质，可以引起血管收缩，导致血压升高，参与动脉粥样硬化的内皮损伤过程。AngⅡ也是一种致炎因子，可调节炎症细胞的增殖、分化。正常生理条件下，AngⅡ可以调节血管的张力，而高浓度AngⅡ会使内皮细胞间通透性增加，损伤内皮细胞，导致动脉内膜脂质沉积，内膜纤维化，最终导致动脉粥样斑块的形成，引起相应器官缺血性病理变化。此外，AngⅡ会引起氧化应激反应，进而损害内皮细胞。

（六）缺血和再灌注损伤

缺血和再灌注损伤指组织细胞在遭受一定时间的缺血又恢复血流灌注而导致的损伤，会引起综合性无菌炎症反应。其特征是组织血液供应的病理性阻塞，继而导致破坏性的自由基损伤及再灌注引发的免疫反应。缺血再灌注损伤是一种涉及多方面的病理现象，包括离子、代谢、存活和免疫等。同时，缺血再灌注损伤也是一个重要的病理事件，是脑卒中、低血容量性休克、急性冠脉综合征等临床重要疾病发生的机制。

细胞的新陈代谢是高度依赖ATP的氧化呼吸，缺血会造成细胞缺氧而受到损伤，并在缺血和再灌注损伤期间触发代谢向糖酵解的转变。此外，缺血和再灌注损伤会引发大量的Ca^{2+}内流，导致血管收缩，产生大量氧自由基，加剧炎症反应。组织血液灌注减少可导致组织细胞缺氧、功能下降或者坏死，引起缺血性损伤。恢复血液再灌注后，部分细胞组织出现结构破坏和代谢功能障碍，如心脏破裂或心肌坏死。

（七）高血糖

由高葡萄糖引起的血管内皮细胞损伤是糖尿病血管疾病的起始因素和主要发病机制，并且在糖尿病血管并发症的发生和发展中起关键作用。高血糖主要通过调控蛋白激酶 Cβ1 与蛋白激酶 Cβ2 表达参与内皮屏障病变。高葡萄糖引起的血管内皮细胞的过度凋亡和功能障碍，可增加内皮的通透性，从而促进血脂成分和单核细胞等免疫细胞向血管内膜的侵袭，并逐渐加重糖尿病。目前已经发现高血糖可以通过各种机制，如炎症和氧化应激来损害血管内皮细胞的功能。持续高血糖状态将导致糖尿病微血管综合征的发生，包括糖尿病视网膜病变、肾损害和周围神经病变。

高血糖主要从以下三个方面引起血管疾病。①糖基化：高血糖以两种方式导致糖基化，从而导致血管疾病。首先，它会导致低密度脂蛋白（所谓的坏胆固醇）颗粒糖化。糖化的低密度脂蛋白很容易被氧化，这些氧化的低密度脂蛋白颗粒最后沉积在血管壁上，最终导致动脉粥样硬化斑块。其次，当血糖过高时会发生胶原蛋白的糖基化。胶原蛋白是支撑血管壁的结缔组织。这会导致血管变硬。②内皮功能障碍：血管内膜由一层内皮细胞组成，直接与血流接触，因而极易受到损伤。内皮细胞产生许多化学信号分子，并受许多调节血管直径和血流的化学信号的影响。高血糖会激活蛋白激酶C，导致分子黏附，并增加白细胞对血管壁的吸附。高血糖会导致血管收缩、血流量减少、血小板聚集，从而加快动脉粥样硬化进程。③血液凝结增加：高血糖会增加血液凝结的可能性。高血糖刺激凝血酶的产生增加，并减少纤维蛋白原的分解。这些因素共同增加了在动脉中形成血凝块而导致血流突然停止的概率。如果这发生在冠状动脉上，则会导致心脏病发作；如果发生在大脑的血管中，则会发生脑卒中。

（八）高胆固醇血症

高胆固醇血症被定义为血浆胆固醇水平过高，是许多心血管疾病的诱发因素。其机制主要是血管对损伤产生的氧化应激反应。高胆固醇血症激活$CD4^+$ T细胞，分泌大量IFN-γ，作用于血管壁损伤内皮细胞，通过还原型辅酶Ⅱ氧化酶途径产生大量超氧化物。高浓度超氧化物使一氧化氮（nitric oxide，NO）失活，进一步加剧缩血管效应，由此进入恶性循环。最终，高胆固醇血症会导致内皮细胞功能障碍，血管NO生物利用度几乎完全消失，氧化应激增强，并产生强烈的炎症反应，导致严重的血管反应性损伤。此外，高胆固醇血症还会引发血栓形成。胆固醇在血管内壁形成时，可中断和改变血管结构和功能，干扰内皮细胞功能，导致斑块、阻塞和栓塞。

二、血管内源性修复

机体功能正常的前提是血管保持稳态。当血管出现损伤时，机体就会启动内源性保护机制，通过调节血管和发生适应性改变来修复血管，恢复血管功能稳态。如果血管受损部位出现内皮细胞损伤，内皮细胞主要通过自噬和再生修复两种方式进行自我修复。

当内皮细胞仅出现较小的细胞器损伤时，为避免扩大损伤，内皮细胞会启动自噬修复，由溶酶体降解受损的细胞器。自噬可以保护细胞，但在自噬过度或出现病理性自噬时也会导致细胞自杀性死亡。而当内皮细胞受损、缺损数量较多或血管缺损时会启动再生修复。下文主要从再生修复的细胞来源和受损后血管的新生方式来重点介绍再生修复。

（一）内源性再生修复细胞来源

1. 邻近内皮细胞的迁移　当损伤的内皮细胞数量较少时，损伤部位可由邻近的内皮细胞增殖、迁移至损伤部位进行修复，血管发生起主要作用。正常的生理环境下，内皮细胞通常处于静止的状态。当血管受损时，静止的内皮细胞开始增殖、迁移至损伤部位，使损伤部位再内皮化。2010年，Itoh等建立了以Tie2绿色荧光蛋白标记内皮细胞的转基因小鼠动物模型。发现内皮损伤6小时后，内皮细胞从受损部位脱落，然后受损部位被血小板覆盖。损伤的内皮层在24小时后由新生内皮细胞覆盖，内皮细胞增殖、迁移并在2～3天内达到最大值，与此同时内皮细胞的形态也恢复正常。该研究表明，损伤部位邻近的内皮细胞通过改变细胞形态、迁移及增殖来覆盖内皮脱落的血管壁，从而实现损伤部位的再内皮化。

2. 内皮祖/干细胞定向分化　较大的血管损伤需要大量的内皮细胞修复，而邻近的VEC因数量不足且缺乏远距离迁移的能力，往往不能快速修复受损的内皮层，这就需要血液循环中或骨髓源性的内皮祖/干细胞迁移至外周血，然后定向归巢至血管的损伤部位，在损伤、缺氧等刺激下分化为内皮细胞，进行血管的修复。

内皮祖细胞（endothelial progenitor cell，EPC）是血管内皮细胞的前体细胞，属于干细胞群体。1997年，Asahara首次提出血管损伤修复的新机制：人类外周血中存在一种具有游走特性的骨髓源性EPC，可以参与血管的生成和修复。当血管损伤时，机体通过分泌各种趋化因子，如NO、VEGF、基质细胞衍生因子-1、粒细胞集落刺激因子等将EPC募集至损伤血管内壁，EPC定向分化为成熟的内皮细胞，修复损伤的血管。此外，EPC通过旁分泌方式释放NO等生长因子，在促进血管组织的修复和新血管生成方面起重要的作用。临床研究结果证实EPC的数量可以作为心血管疾病的指示因子。Bakoqiannis等报道血液循环中EPC的数量与心血管疾病发生风险呈负相关，可作为预防心血管疾病的生物标志。

骨髓间充质干细胞（BMSC）是一类具有多向分化潜能和强大增殖能力的成体干细胞。在缺氧、损伤等刺激下，BMSC可以聚集到损伤部位，分化成内皮细胞，参与血管生成、损伤修复。此外，干细胞还可以分泌包括VEGF在内的多种细胞生长因子和更多的ECM成分，如胶原蛋白和弹性蛋白，在血管损伤修复中发挥积极作用。

（二）血管新生

血管新生是一个复杂的过程，需要刺激因素、信号分子、细胞生长因子、ECM的协同作用。

1. 刺激因素　缺氧普遍存在于伤口愈合、肿瘤、炎症和胚胎发育过程中，血管生成的主要总动力是缺氧，缺氧诱导因子-1（HIF-1）会造成VEGF 的表达上调，诱导血管的生成。另外，葡萄糖缺乏也会导致血管新生。

2. 信号分子　NO是一种重要的血管新生介质，主要通过调节VEGF、bFGF的表达，刺激内皮细胞的增殖、迁移，从而促进体内血管的形成。

3. 细胞生长因子　在血管生成过程中，多种细胞因子发挥重要作用。包括VEGF、bFGF、血管生成素（angiopoietin，Ang）、PDGF等。血管组织工程最常用的是bFGF和VEGF。VEGF对内皮细胞具有特异性，可以促进其增殖、迁移和分泌胶原酶、组织因子等，重塑ECM，促进血管生成。bFGF经过VEGF及其受体间接发挥促血管生成的作用。研究表明，不同生长因子在血管生成不同阶段的作用有很大差异。首先，缺血组织释放出 VEGF与Ang-2，刺激血管以出芽方式生长，然后血管芽释放PDGF，激活周围组织细胞和EPC从血管流到新生血管，而后Ang-1促使血管的成熟。

4. ECM　ECM是由细胞分泌的大分子物质，主要由胶原蛋白、非胶原蛋白、弹性蛋白、蛋白聚糖和氨基聚糖组成。对细胞具有支持和固定的作用，并且可以调节细胞的增殖、分化、迁移，是各种细胞生长因子和酶的储存地。在血管生成过程中，MMP降解ECM，内皮细胞得以迁移。此外，基质降解的过程中伴随着细胞生长因子的释放，促进血管的新生。

当组织损伤时，创伤部位以血管生成（angiogenesis）的方式建立新的血管。血管生成是VEC从原有毛细血管或微静脉上通过增殖和迁移重新形成新的血管，有发芽（sprouting）和套叠（intussusception）两种形式。在伤口愈合的过程中，内皮细胞被激活，通过改变其表型启动血管生成。激活的内皮细胞将各种蛋白酶释放到周围区域以降解基底膜。内皮细胞以发芽的形式从现有的血管生长到间隙中。此外，前期由于细胞要通过不断增殖、迁移及分裂来修复损伤部位，所以对氧的需求增加，损伤部位形成缺氧环境。在缺氧环境下，HIF-1会增加VEGF、PDGF、Ang等血管生长因子的分泌，以发芽的形式诱导血管生成。而后期细胞缺氧程度得到缓解，以套叠的方式进行血管生成。

三、血管内源性修复的限制性

机体血管损伤后会启动血管内源性修复以维持血管的稳态，但是在持续或者过度损伤中，内源性修复是有限的，无法完全修复损伤的血管，与此同时还会引起病理性修复，导致动脉粥样硬化、高血压和血管介入治疗再狭窄等一系列心血管疾病的发生。

（一）血栓形成

血管内皮细胞受损会导致内皮下胶原暴露，该血管壁立即被一层血小板和白细胞覆盖，血小板逐渐黏集成堆（可逆），凝血过程被启动，凝血酶激活血小板黏集形成血小板血栓，此时的血栓是不可逆的。在研究者建立的猪动物模型中，用球囊损伤其颈动脉血管壁，损伤后的1小时和24小时内，在受损的血管壁处分别观察到有70%和50%的血栓，当内皮层重新形成时，血小板和血栓沉积逐渐减少。这种血栓可能导致血管闭塞，并在内膜增生的形成中起作用。在球囊损伤的大鼠模型中，通过给药降低血小板，也减少了新生内膜增生。

（二）新生内膜增生

血管内膜受损，特别是由医源性介入治疗造成的血管内膜剥蚀性损伤极易导致新生内膜增生的病理性修复。血管损伤后，基质金属蛋白酶降解基底膜，使血管平滑肌细胞得以从中膜迁移至内膜，参与内膜的修复。新生内膜增生主要是由于血管平滑肌细胞由收缩表型转化为合成表型，并且向内膜迁移、增殖和分泌ECM，从而导致内膜增厚。

（三）血管重塑

血管重塑是血管对长期外界环境改变的一种适应性改变的结果，包括扩张性重塑和收缩性重塑。扩张性重塑对管腔的大小是有益的，倾向补偿新内膜的形成。而收缩性重塑对管腔大小是不利的，会导致管腔慢性收缩、变形，血管代偿性增粗，狭义的病理性重塑一般指收缩性重塑。血管重塑主要通过改变动脉壁结构成分（如胶原成分和含量）和增加平滑肌细胞数量，进而增加血管壁的厚度，但是血管壁横截面积却不改变。血管重塑与动脉粥样硬化、高血压和管腔介入治疗再狭窄等疾病有关。如在高血压患者中出现病理性的血管重塑可导致血管壁限制性增粗，血管管腔狭窄导致血管外周阻力增高，血压进一步升高，加重血管重塑，形成恶性循环。

第二节　血管组织内源性修复调控

血管生成是一个同时需要多种细胞生长因子、ECM、多种细胞、分子和微环境参与的复杂过程，因此在血管组织工程中通常使用递送生长因子、细胞黏附性多肽，以及以内皮细胞、祖细胞、干细胞作为种子细胞等方法来促进血管的新生。

一、递送生长因子

血管组织工程中常见的血管生成因子有VEGF、bFGF、aFGF、Ang-1、Ang-2、PDGF-BB、TGF-β、EPO、EGF、HGF、IL-6等。血管生成因子对体内血管生成有重要作用，但由于其在体内体外都不能稳定存在，且大量释放时具有副作用（如血管渗漏和低血压），所以组织工程中常用到包裹生长因子，使血管生成因子缓慢释放，达到血管化的效果。Cheng等将VEGF包裹于丝素蛋白-多肽复合水凝胶中，该水凝胶在体外可诱导内皮细胞的成管，将水凝胶注射入小鼠皮下，可诱导血管的生成。Obara等在光交联壳聚糖水凝胶的聚合过程中添加了FGF-2，大部分添加的生长因子在体内降解过程中持续释放。添加FGF-2的壳聚糖支架可加速伤口愈合，并在受损的糖尿病小鼠模型中增加毛细血管形成。Hsieh等使用可注射的自组装肽纳米纤维RAD-Ⅱ进行PDGF-BB的受控递送，以进行心肌保护。他们的研究表明，带有PDGF-BB的RAD-Ⅱ可以提高心肌梗死后的心肌细胞存活率并保持收缩功能。

各种疾病状态、衰老和瘢痕组织形成是自然的内皮修复机制的明显障碍，而当在患病或未愈合的组织中递送时，仅一种生长因子信号转导可能是一种比较局限性的策略。目前血管组织工程倾向共递送或在不同时间释放多个生长因子的联合疗法，即强大的血管愈合反应需要正确的信号转导因子，以及剂量和暴露时间点的协调。

二、细胞黏附性多肽

ECM包含多种蛋白，如层粘连蛋白、纤连蛋白和胶原蛋白。研究者发现这些蛋白质中包含的一些多肽序列具有特殊的功能性，可以调节内皮细胞的黏附、增殖和迁移等活动，诱导血管生成。常见的用于血管化工程的黏附性多肽序列有精氨酸-甘氨酸-天冬氨酸（RGD）、来自纤连蛋白的精氨酸-谷氨酸-天冬氨酸-缬氨酸（REDV）、骨桥蛋白衍生多肽丝氨酸-缬氨酸-缬氨酸-酪氨酸-甘氨酸-亮氨酸-精氨酸（SVVYGLR）、来自层粘连蛋白的酪氨酸-异亮氨酸-甘氨酸-丝氨酸-精氨酸（YIGSR）、层粘连蛋白模拟肽丝氨酸-异亮氨酸-赖氨酸-缬氨酸-丙氨酸-缬氨酸（SIKVAV）、模拟VEGF的QK肽等是血管组织工程中研究较多的黏附性多肽序列。

为了代替负载外源蛋白质的方法，许多研究者都用短的仿生多肽对材料进行共价修饰或者将仿生多肽（这些多肽通常源自生长因子或ECM的关键成分）包裹于生物材料中，并且经过特殊设计，可以通过结合与其天然对应物相同的受体来激活重要的调控级联反应。Chen等将SIKVAV偶联壳聚糖上形成水凝胶，相对于单独壳聚糖水凝胶，该水凝胶在体外可显著促进BMSC的黏附和增殖，在体内发现该水凝胶具有促进血管生成和皮肤上皮再生的作用。Kumar等将QK序列整合到自组装两亲性多肽MDP中，以创建组织工程支架，该水凝胶具有良好的细胞黏附性，注射入小鼠皮下7天就有细胞浸润和血管生成。Wang等将GREDV序列偶联于藻酸盐（ALG-GREDV）改善了HUVEC的黏附、迁移和增殖。此外，ALG-GREDV在促进HUVEC的增殖和选择性黏附方面优于其他肽（RGD和YIGSR）修饰的藻酸盐支架。体内血管生成实验表明，ALG-GREDV支架具有优异的血管生成能力。

三、以内皮细胞、祖细胞、干细胞作为种子细胞

前面我们提到当血管损伤后，邻近的内皮细胞、骨髓源性和循环外周血中的祖细胞、间充质干细胞会迁移至损伤部位，定向分化为内皮细胞参与血管的再内皮化和修复，因此在血管组织工程中，将内皮细胞、祖细胞、干细胞作为种子细胞递送至损伤部位，以完成血管的修复及受伤组织血管的新生过程。

（一）内皮细胞作为种子细胞来源

体内血管内皮细胞出现损伤时，邻近的内皮细胞将会迁移至损伤部位，进行血管修复。1988年Kubota等首次将HUVEC在基底膜蛋白组成的重构凝胶上培养出“毛细管状”结构。Conte等在兔股动脉损伤的模型中植入自体静脉内皮细胞，4～7天后观察发现损伤内膜处有40%～90%已重新内皮化。尽管已确定内皮细胞在血管生成和修复中的关键作用，但在应用方面仍面临两个主要挑战。第一，终末分化的内皮细胞（如人原发性主动脉内皮细胞和人原发性皮肤微血管内皮细胞），其扩展潜力有限，需要额外的侵入性手术才能从患者体内分离出来。第二，仅凭内皮细胞不足以构成长期的、自我维持的和功能性的基于细胞的脉管系统，需加入成纤维细胞、周细胞或间充质干细胞作为支持细胞与内皮细胞共同培养，以加速形成稳定的脉管系统。

（二）干细胞作为种子细胞来源

人的血管外膜和血管内膜下，以及血管生发带的间质中，存在成年或组织内“宿住型”干细胞，在血管缺氧、损伤等因素的刺激下，这些血管壁内的干细胞表现出强大的分化能力，可以分化成内皮祖细胞、内皮细胞、平滑肌干细胞、平滑肌细胞及各种间质细胞等。此外，干细胞还是一类具有极强的自我更新能力的细胞，在体外可轻松扩增。干细胞分化为内皮细胞的潜能推动了基于干细胞的血管生成的研究。目前研究最广泛的是诱导多能干细胞（iPSC）、间充质干细胞（MSC）。

1. 人多能干细胞（human pluripotent stem cell，hPSC） 可以源自人胚泡的内部细胞团，这些人类胚胎干细胞（hESC）具有无限增殖能力，并具有分化为所有体细胞类型的潜力。但是，使用人类胚胎的道德争议阻碍了hESC的应用。另外，难以产生针对患者或疾病的用于组织工程的hESC。与hESC相比，iPSC可以源自患者的体细胞，从而避免了诸如胚胎组织可用性和免疫排斥等问题。

在过去的十年中，人类iPSC衍生的内皮细胞

（iPSC-EC）为血管组织工程的发展做出了巨大贡献。Rufaihah等报道了在股动脉结扎小鼠中注射iPSC-EC诱导后肢缺血后肢体灌注和血管生成的功能改善。当把细胞提前包封在保护性水凝胶中时，水凝胶可防止注射流动过程中细胞膜的损伤，而且iPSC-EC的促血管生成作用会进一步增强。此外，iPSC暴露于VEGF-A或PDGF-BB还能分化为血管平滑肌细胞（VSMC）。以这种方式制备的iPSC-VSMC显示出成熟血管平滑肌细胞的体内特征性的血管收缩刺激的功能。此外，有研究者将hiPSC衍生的内皮细胞（hiPSC-EC）和hiPSC衍生的周细胞/MSC共培养，在7天内发现人类iPSC-EC形成的管状结构。综上所述，hPSC在血管组织工程中作为一种不竭的细胞来源具有巨大的潜力，可以产生和患者具有相同的特定基因组背景的内皮细胞和壁细胞，进而形成稳定的血管系统。虽然开拓人类iPSC的临床应用正在前进，但是未分化的hiPSC表现出内在的致瘤性，使其形成畸胎瘤，含有残留未分化的hiPSC的人细胞的治疗产品可能导致移植后肿瘤的形成。因此，在基于iPSC的细胞疗法中致瘤性测试特别重要。此外，追踪iPSC的遗传稳定性以消除遗传异常对于iPSC的研究和临床应用都具有重大意义。

2. 人间充质干细胞（hMSC） 存在于骨髓、脂肪和牙齿等组织中。已有研究者报道了可通过化学因子使hMSC向内皮细胞分化。Wang等将BMSC暴露于50ng/ml的VEGF和2%牛血清蛋白培养基7天，发现有内皮细胞特异性标志物的表达，包括血管性血友病因子（vWF）、Flk-1、Flt-1和人血管内皮钙黏着蛋白（VE-cadherin），表明VEGF成功诱导干细胞向内皮细胞的分化。同样，用含有VEGF的内皮生长培养基2（EGM-2）处理的人脂肪来源的MSC获得了内皮细胞标记物CD31、vWF和eNOS，并在人工基底膜上形成了毛细血管状的网络。静脉注射脂肪来源的成体干细胞到小鼠后肢缺血模型，发现其可以改进肌肉的血管生成并整合到脉管系统中，恢复血液灌注。除了分化为内皮细胞，干细胞还可作为支持细胞，通过各种机制维持工程血管系统的功能。hMSC分泌的包括HGF、bFGF、IGF-1和VEGF在内的促血管生成的分泌物是血管形成的关键因素：hMSC分泌的VEGF介导EPC向内皮细胞的分化并促进内皮细胞的血管生成。研究者还发现骨髓来源的hMSC通过增加NO释放来改善兔缺血肢体模型中的血管生成。此外，还发现hMSC与周细胞高度相似，Au等发现人类骨髓来源的hMSC可以作为周细胞包裹并稳定HUVEC，在体内移植物中构成超过130天的功能性血管，且没有退化迹象。此外，研究者用TGF-β_1和抗坏血酸（AA）处理人骨髓来源的MSC，发现有平滑肌细胞特异性基因α-平滑肌肌动蛋白、h1-钙结合蛋白和SM22α的表达，证明hMSC分化为平滑肌细胞谱系，并且TGF-β_1具有以剂量依赖性方式上调平滑肌细胞特异性基因表达的趋势。

虽然hMSC在血管组织工程中具有极大的应用潜力，但是hMSC存在异质性和个体差异性的临床应用障碍。基于hMSC的血管组织工程领域的关键是阐明hMSC库的异质性，利用最佳供体细胞最大化血管化效果。

（三）内皮祖细胞作为种子细胞来源

1997年Asahara等首次提出人外周血循环中存在未成熟的内皮祖细胞，它可以参与血管生成和修复，这引起研究者极大的热情，为血管组织工程提供了新的方法。有研究者将源自人脐带血的EPC在修饰有细胞黏附肽的PEG水凝胶上培养，可以形成血管结构。此外，EPC与平滑肌细胞共培养可以更好地支持微血管的形成。研究者还将EPC的血管修复功能运用在改善肢体缺血方面，Kalka等报道接受人EPC治疗的小鼠下肢血流量明显增加，缺血肢体成活率显著提高。Ikenaga等用动物缺血模型行自体骨髓EPC体外扩增回输，发现缺血部位再灌注和侧支循环增加。尽管EPC在人外周血中无处不在，但值得注意的是，EPC的可用性和质量可能会受到许多风险因素的影响，如心血管疾病和糖尿病。

四、一氧化氮

一氧化氮（NO）是一种重要的生物活性分子，具有调节血管稳态、参与血管生成、调节血管的舒张、抑制血小板聚集及平滑肌增殖等生理作用。体内的NO由一氧化氮合酶（nitric oxide synthase，NOS）催化L-精氨酸产生。有大量证据表明，有效的血管生成需要合成具有生物活性的内皮源性NO。研究表明体内许多血管生成因子可以上调内皮表达NOS，并刺激内皮源性NO的释放。VEGF增强了NOS的内皮表达，并刺激培养的人脐静脉内皮细胞对NO的生物合成。同样，当血管生成刺激物是TGF-β或碱性成纤维细胞生长因子bFGF时，内皮细胞也会产生NO。

NO是血管生成的关键介质，对血管生成过程具有多种作用。NO是内皮存活因子，可抑制细胞凋亡，并增加内皮细胞增殖和迁移。另外，NO可诱导αvβ3的表达，增强基质与内皮细胞的相互作用。NO的血管舒张作用在其血管生成作用中也起作用。已观察到骨骼微循环中流量的增加（由哌唑嗪诱导）可增加内皮细胞的增殖（如毛细血管内皮细胞对溴脱氧尿苷的摄取）。因此，除了直接影响内皮细胞增殖外，NO还可能通过增加局部血流量间接影响内皮生长。最后应该指出的是，NO可以用积极的反馈机制诱导血管细胞合成和释放VEGF，增强血管生成刺激作用。

五、低　　氧

低氧或缺氧是血管发生和血管生成的至关重要的环境。大量研究表明，缺氧可调节内皮细胞的转录和增殖，导致ECM降解、周细胞募集和发芽。例如，缺氧诱导因子1（HIF-1）是内皮细胞响应氧化应激而表达的主要转录介质。在非缺氧条件下，内皮细胞感染HIF-1α足以引起基底膜侵犯和管形成的增加。缺氧诱导的HIF-1α还通过上调Notch靶基因Hey1和Hey2并随后抑制Coup-TFII来调节EPC的动静脉规格。此外，低氧环境下主要上调促血管生成因子VEGF亚型，这是HIF-1的主要转录靶标。低氧调节内皮细胞中VEGF基因的表达，刺激内皮细胞增殖、发芽，最终形成血管。

通过缺氧诱导血管生成过程是血管组织工程的强大工具，它可以利用处于生理和病理状态的天然血管生成机制。在小鼠后肢缺血模型中递送的EPC表达HIF-1α显著减少了肢体和脚趾坏死，增强了新血管形成和外源性EPC归巢。有研究者建立了反复的短期缺氧（2%，持续8小时）与长期缺氧的模型，其在人类原代成骨细胞和外生内皮细胞的共培养中可促进血管生成及骨组织结构的再生。低氧（2%）培养物还被发现可通过ephrinB2的去甲基化来促进脂肪干细胞向内皮细胞分化，从而改善了小鼠后肢缺血模型的肢体血流灌注。

六、促进血管生成的有机小分子药物：DFO

去铁胺（DFO）是FDA批准用于临床的一种铁螯合剂。它的羟基可以结合游离铁，最终形成无毒的螯合物。DFO的血管生成机制主要是通过上调HIF-1α及其下游基因*VEGF*的表达，可以在正常或病理条件下显著加速新血管的形成。Chen等使用物理混合光交联技术制造了负载DFO的甲基丙烯酸明胶水凝胶，促进了伤口重建和早期血管生成。包裹在水凝胶中但未发生化学交联的DFO在伤口处释放出来。血管网络迅速形成并向伤口区域输送足够的氧气和营养，然后伤口处新的肉芽组织和上皮组织在水凝胶支持的3D微环境中顺利形成。

第三节　血管组织内源性修复材料

一、用于血管组织工程的天然基质材料

在体内，ECM是复杂的，并且由多种蛋白质组成，包括胶原蛋白Ⅰ、胶原蛋白Ⅳ、层粘连蛋白、弹性蛋白、蛋白聚糖和糖胺聚糖。在血管组织工程中，为了制造出能保持ECM复杂性的生物材料和支架，经常使用去细胞基质，或者使用天然存在的ECM蛋白（纤维蛋白、胶原蛋白、明胶、丝蛋白）或多糖（藻酸盐、壳聚糖、透明质酸、琼脂糖）。

（一）胶原蛋白和明胶

胶原蛋白是一种丰富的ECM蛋白，具有出色的细胞结合特性，适合宿主整合。明胶是通过对动物皮肤、骨骼或肌腱的胶原蛋白进行酸性和（或）碱性降解及变性而制备的。明胶保留了胶原蛋白对细胞的黏附性和蛋白水解性。目前对将胶原蛋白和明胶制造成可用于血管组织工程的材料已经有大量的研究。例如，Wu等利用冻干的胶原

膜创建血管移植物，接种内皮细胞和平滑肌细胞，制成管状结构，然后植入以再生大鼠下腔静脉。12周后，移植物具有足够的抗张强度，没有显示出明显的血栓形成和内膜增生的迹象。Nillesen等将含有VEGF和FGF2的胶原蛋白支架皮下植入大鼠体内，观察到大量含有平滑肌肌动蛋白阳性细胞的成熟血管。Doi等将明胶水凝胶作为bFGF的释放载体，研究表明在兔后肢缺血模型中明胶水凝胶持续释放bFGF可以增强血管生成并改善股动脉切除后的组织血流量。Loraine等使用化学方法将VEGF和Ang-1共价固定在三维多孔胶原支架上，VEGF连接的多孔胶原蛋白支架在28天后显示出体外增强内皮细胞和骨髓细胞的生长，体内血管密度和支架厚度更高。同样，与未修饰的支架相比，在胶原蛋白支架上固定了VEGF和Ang-1的情况下，7天后（在体内及使用受精卵对新血管形成进行定量的测定中）都观察到了内皮细胞血管生成的增强。

但是，胶原蛋白基质对生长因子的负载能力非常差。因此，已经探索了几种方法以改善在加载过程中胶原基质内血管生成生长因子的捕获，以及改善应用后释放的保留和控制。这些方法包括：①与肝素或糖胺聚糖的胶原共价结合，它们结合并保留对肝素具有亲和力的血管生成生长因子；Wang等构建的多层递送系统由带负电的肝素及带正电的胶原蛋白和bFGF交替沉积而成，结果显示该系统不仅支持bFGF的局部和延长释放（超过35天），而且还可以增强大鼠皮下组织中新生血管的生成[更高的密度和更大的直径（≈70μm）]。②改变网络结构，以便将生长因子的释放速率与本体基质降解速率耦合。Tabata等通过改变胶原蛋白与戊二醛的交联密度，寻求减慢的基质降解速率及随之而来的对延长VEGF递送的改变。③用1-(3-二甲氨基丙基)-3-乙基碳二亚胺（EDC）和*N*-羟基琥珀酰亚胺（NHS）交联Ⅰ型胶原蛋白和肝素制备的胶原涂层可以作为HUVEC生长的底物。Wissink等使用EDC/NHS-肝素化的胶原蛋白可作为人造血管移植物内皮细胞接种的基质。Pieper等使用HS修饰的交联Ⅰ型胶原蛋白基质作为血管生成材料，与未经修饰的交联胶原蛋白（11%）相比，经HS修饰的交联Ⅰ型胶原蛋白基质可提高从溶液中加载时bFGF的捕获率（36%），在大鼠的皮下植入研究中，HS修饰的胶原蛋白逐渐和持续释放bFGF并在整个胶原蛋白基质中产生了强大而稳定的血管生成效果。Shi等制造了多孔胶原壳聚糖支架，并使用EDC和NHS进行了冷冻干燥，并进行了肝素化，研究的结果表明，载有血管紧张素的多孔胶原蛋白-壳聚糖支架增强了皮下植入兔体内肝素化支架的血管生成，该研究在需要增强血管生成的人造真皮的开发中可能具有价值。

（二）透明质酸

透明质酸（HA）已用于组织工程应用的复合生物材料中。天然的HA是完全由重复的二糖（*d*-葡糖醛酸β-1, 3-*N*-乙酰基葡糖胺-β1, 4）制成的酸性糖胺聚糖。天然HA分子量＞10^6kDa，这种高分子量的HA抑制内皮细胞的增殖、迁移和组装。相反，具有3～10个二糖单元的HA降解产物具有促血管生成活性，透明质酸低聚糖可能通过与ICAM-1受体结合来介导内皮细胞功能，这使其作为血管组织工程移植物具有吸引力。Zavan等用基于HA的可生物降解移植物（HYAFF-11™）制备大血管（直径4mm，长度5cm），在猪模型植入5个月后，该生物材料几乎完全降解，并被新动脉段代替，该新动脉段由成熟的平滑肌细胞、胶原蛋白和弹性蛋白纤维组成层状组织，并被内皮细胞完全覆盖在腔表面。然而，尽管10只动物中有7只没有显示狭窄或动脉瘤的迹象，但其余3只经历了移植后内膜增生（在吻合部位开始）和血栓形成的过程。Tang等发现与单独注射HA或HUVEC相比，将HA和HUVEC一起注入小鼠缺血性后肢可改善血管生成、动脉生成、HUVEC存活和血液灌注。

（三）壳聚糖

壳聚糖（CS）是由甲壳类动物壳的几丁质部分脱乙酰化提取得到的，是由*N*-乙酰基-D组成的线性糖胺聚糖-葡糖胺单元，是自然界中独特的碱性多糖，归因于其带正电荷的氨基。由于CS易于提取，并且具有可生物降解性、无毒、生物相容性、抗菌和止血的特性，使CS在生物医学应用中具有极大的价值。Chi等将抗菌CS水凝胶与MN阵列整合在一起，开发了一种生物质壳聚糖微针阵列（CSMNA）贴片，该贴片与智能响应药物输送相集成，可促进伤口愈合，该研究证明，生物质CSMNA贴剂可以在伤口闭合期间促进胶原蛋白沉积，抑制炎症，促进血管生成和组织再生。Chen等使用SIKVAV改性的壳聚糖水凝胶可加速皮肤伤口愈合，作为小鼠伤口闭合的皮肤替代品。

（四）海藻酸盐

海藻酸盐是由β-D-甘露糖醛酸和α-L-葡萄糖醛酸组成的阴离子多糖，主要存在于褐藻的细胞壁和细胞间黏胶质中。海藻酸盐与多价阳离子（如Ca^{2+}）络合，经历固体/凝胶转变，形成几乎不依赖温度的水凝胶，因此适用于封装细胞，这些特性使其可用于植入和移植治疗细胞。例如，经精氨酸-甘氨酸-天冬氨酸（RGD）细胞黏附序列修饰的大孔藻酸盐水凝胶被用作递送内皮祖细胞，注入缺血小鼠后肢模型中，结果植入的细胞成功进行了血管生成和肌肉组织血流的再灌注。此外，与对照组推注细胞注射相比，其血管密度极大地增多，并且灌注在40天后恢复正常，而推注细胞注射对改善肢体灌注的作用最小。同样，在慢性梗死模型中，与未修饰的藻酸盐对照组相比，加入RGD肽的藻酸盐实验组明显改善了HUVEC的增殖和黏附。此外，由于胶凝作用发生在水性环境中，藻酸盐微球呈现出诱人的系统，可以捕获细胞产生的血管生成生长因子或血管生成分子，如bFGF和$VEGF_{165}$。

（五）基质凝胶

基质凝胶，商品名为Matrigel，衍生自Engelberth-Holm-Swarm（EHS）小鼠肉瘤。Matrigel含有多种ECM蛋白和生长因子，具有组织特异性的微环境，该微环境可激活细胞的黏附、迁移、分化和再生潜能。内皮细胞接种在基质凝胶的顶部或内部，24小时内迅速重组成毛细血管样网络。由于这种优异的促血管生成特性，Matrigel已被指定为测定内皮细胞管形成及体内血管生成测试的标准底物材料。Laschke等利用Matrigel来促进血管向聚D, L-乳酸-乙醇酸（PLGA）支架中生长。但是，从组织工程的角度来看，Matrigel是一个控制不佳且高度未知的环境，其中包含多种未知生长因子和与基质相关的生物活性信号。此外，由于其肿瘤和异种来源，Matrigel最终成为临床相关疗法发展的次佳选择。

（六）纤维蛋白

纤维蛋白是通过凝血酶从纤维蛋白原中切割纤维蛋白多肽A后形成的，纤维蛋白分子以交错重叠的端到中（D：E）结构域排列方式进行聚合。作为伤口愈合中临时基质的组成部分，纤维蛋白本身具有血管生成的作用，因此长期以来被用作在各种培养平台上发展微脉管系统的生物材料。Chen等利用这些特性对基于纤维蛋白的构建物进行了预血管化。通过在纤维蛋白凝胶中共培养HUVEC和成纤维细胞1周，对构建体进行预血管化，然后皮下植入免疫缺陷小鼠体内，观察到与体内血管的功能性吻合（红细胞灌注），预血管化组织中的灌注腔的数量和面积显著大于未血管化对照组。此外，还观察到增加了新的胶原蛋白沉积和细胞增殖。

（七）丝素蛋白

丝素蛋白是从蚕茧中通过脱去丝胶提取出来的蛋白质，是组成蚕丝的蛋白质之一。蚕产生的丝素蛋白具有良好的生物相容性、可调节的生物降解性、合适的机械性能和最小的炎症反应。另外，可以将再生的丝素蛋白溶液加工成各种形式的支架，如膜、纤维、管和多孔海绵，用作血管组织工程中的基质材料。但是丝素蛋白不具备生物功能性，一般用有血管化功能性分子修饰丝蛋白或与丝蛋白共混两种方法使其具有血管化功能。Cheng等将具有黏附性多肽（RGD）的多肽序列NapFFRGD掺入丝蛋白溶液中，不仅可以快速诱导丝蛋白形成水凝胶，且当加入VEGF时，在体外、体内都具有诱导血管生成的能力。在另一项研究中，Wang等将静电纺丝素蛋白纳米纤维支架用等离子处理，再用肝素修饰，观察到成纤维细胞和血管内皮细胞在肝素修饰的支架上的扩散和增殖比在纯丝素蛋白支架上更好。Yao等用有血管化作用的多肽REDV修饰SF支架，将REDV肽共价移植到具有不同二级结构的2D和3D SF支架上，并得到具有不同肽密度的支架。研究结果表明REDV修饰的低结晶支架显示出增强的内皮细胞附着力和血管形成的竞争力。

（八）肽类

一些自组装多肽可自发组装成具有ECM微体

系结构的稳定凝胶、海绵和薄片，而无须使用潜在的细胞毒性化学交联剂（许多合成聚合物通常需要）。这些肽的序列可以在多肽固相合成过程中进行编辑，如引入功能性多肽分子或基团，可以用作多功能设计的平台。自组装的肽纳米结构可以隔离小分子药物和大生物分子，从而在组织环境中延长和控制药物及生长因子的释放。这些多肽不需要大量的化学交联即可形成纳米纤维结构，可以通过分子间作用力，如π-π堆积、氢键、离子键及疏水作用等形成纳米管、纳米纤维和纳米球等微观形貌，宏观上形成坚固的凝胶、薄膜及海绵等。与合成聚合物材料相比，自组装在这一方面具有卓越的生物相容性并易于制造。此外，可以通过改变肽的组成来调节支架的机械、化学及生物性质，从而进一步提高自组装肽在组织工程中的应用。

Sieminski等观察到，在RAD16-Ⅰ[（RADA）4]或RAD16-Ⅱ[（RARADADA）2]凝胶中培养的HUVEC形态延长，形成相互连接的毛细血管状网络，类似于体内毛细血管，在KFE-8[（FKFE）2]或KLD-12[（KLDL）3]凝胶中，HUVEC保持圆形并形成簇，附着的差异归因于肽主要序列的差异。可以将血管生成生长因子掺入水凝胶并释放以促进血管形成。此外，将血管生成模拟多肽共价接到自组装多肽上也可以支持内皮细胞生长，作为仿生血管生成的基质。例如，Kumar等将VEGF模拟多肽QK共价接入可以自组装的两亲性多肽序列MDP中，命名为SLanc，发现这种多肽纳米纤维水凝胶可以调节炎症并促进成熟血管的生成，并且促进了后肢局部缺血的小鼠血管生成和局部缺血组织的恢复。Jung等比较基于β折叠原纤维化肽Q11（QQKFQFQFEQQ）的原纤维表面上存在RGDS或IKVAV配体的多肽共组装水凝胶时，RGDS-Q11与Q11凝胶相比增加了HUVEC的附着、扩散和生长。Webber等设计合成了包含VEGF模拟肽KLTWQELYQLKYKGI的VEGF PA自组装多肽，该多肽可自组装成纳米纤维结构，在鸡胚绒毛尿囊膜（CAM）中表现出强烈的血管生成反应，并且在鼠后肢缺血模型中增强缺血后肢血流的灌注，表明VEGF PA有治疗缺血性组织的应用潜力。

（九）去细胞基质

去细胞基质是从天然组织中通过用洗涤剂和缓冲液冲洗和灌注组织提取的脱细胞的天然ECM提取物，虽然细胞被移除，但是保留了组织特异性的微环境，该微环境可激活该组织中驻留细胞的黏附、迁移、分化和再生潜能。Ott等和Petersen等在组织工程肺的创建和移植中证明了脱细胞基质在体内血液再灌注和气体交换能力方面的有效性。在脱细胞的大鼠肺内接种上皮细胞和内皮细胞，为了构建功能性的肺，在生物反应器中对肺进行灌注和通气。经过4～8天的体外培养，再生的肺被植入大鼠体内，使其能正常工作6小时。此外，带血管的心脏组织也以类似的方式产生了。Zhao等为了创建一条动脉，在体外将自体脱细胞的羊颈动脉植入平滑肌细胞和内皮细胞（从MSC分化而来），然后将其插入羊宿主的颈动脉中，植入物在体内保持5个月通畅，无血栓形成且机械性能稳定，而非种子移植物在2周内失去通畅性。在体内2个月和5个月后，移植物包含内皮细胞、平滑肌细胞、胶原蛋白和弹性蛋白。植入前用荧光染料标记的间充质干细胞在2个月的移植物外植体中被检测到，这表明MSC能够存活并有助于血管组织的再生。在另一项研究中，通过在脱细胞的猪输尿管上植入平滑肌细胞和内皮细胞来产生血管移植物。这突出一个观点，只要几何形状相似，就可以从非血管脱细胞基质中产生血管。

二、用于血管组织工程的合成材料

从细胞附着和行为的角度来看，天然材料通常具有良好的生物相容性，但在形成不同结构时，其机械特性和通用性受到更大的限制。合成材料则相反：机械性能和化学组成上高度可调，具有优良的可加工性，但其本身没有生物活性，细胞附着的能力很差（在没有化学修饰时），可以与天然促血管生成剂相结合，以增强其生物活性。

（一）聚（ε-己内酯）

聚（ε-己内酯）（PCL）是可降解的聚合物，是由ε-己内酯的开环聚合反应形成的。Pektok等将内径2mm的静电纺丝PCL血管移植物植入大鼠的腹主动脉24周后，PCL移植物组和聚四氟乙烯（ePTFE）对照移植物组均显示腹主动脉通畅。然而，只有PCL移植物组显示纤维降解，更快内皮化和形成ECM。此外，在ePTFE对照移植物组中观察到狭窄，但在PCL移植物组中则没有。移植物均未显示动脉瘤扩张。在新内膜形成方面，PCL移植物组的巨噬细胞和成纤维细胞向内生长，且ECM形成和新血管生成的情况更好。当用氢氧化钠预处理PCL时，内皮细胞接枝覆盖率和NO的产生量得到了提高。PCL与淀粉混合（SPCL）在增强移植物内皮细胞覆盖率方面也显示出了希望。大血管和微血管内皮细胞均黏附在SPCL纤维网状支架上，并逐渐覆盖了大部分可用表面。

（二）聚乙二醇

聚乙二醇（PEG）大分子单体是高度亲水的，因其分子量足够大而不会穿过细胞膜，并且它们通常对蛋白质或细胞不黏附，这种非黏性属性被保持在所得的PEG聚合物中。在小型动物中进行的系列实验里，于球囊血管成形术中进行内皮剥脱后，在动脉壁的腔壁表面对水解降解的PEG丙烯酸酯凝胶进行了界面光聚合。该水凝胶可作为屏障，有效防止血小板沉积，从而防止血液传播因子与新近暴露的内皮下层之间的损伤后接触，继而阻止平滑肌细胞相关的增殖反应并防止内膜增厚。

由于PEG的低蛋白和低细胞黏附的特性，其用于血管组织工程还要结合蛋白酶可降解位点、细胞黏附基序或血管生长因子。Phelps等在基于PEG的水凝胶基质上接入基质金属蛋白酶和黏附性多肽，然后通过光聚合形成水凝胶。当在大鼠皮下植入时可在体内诱导脉管系统的生长，这些可降解的构建体在2周时诱导大量血管生长到植入物中，在4周时血管密度增加，在后肢缺血的小鼠模型中，基质显著提高了再灌注率。类似地，使用合成基质金属蛋白酶响应的基于PEG的水凝胶作为原位形成支架，在血管细胞缺血大鼠心脏中递送胸腺素β_4（$T\beta_4$）、促血管和生存因子，以及hESC。凝胶被发现可以替代大鼠梗死心肌中降解的ECM，并促进原生内皮细胞的结构组织形成。此外，一些hESC衍生的血管细胞在梗死区形成了新生的毛细血管。以上两个例子使用的支架均结合了酶降解位点，与扩散释放生长因子的血管组织工程支架相比，这些直接结合血管黏附性多肽并以蛋白水解依赖性或“按需”方式释放的工程化基质可诱导出更稳定、更持久的脉管系统。

（三）聚甲基丙烯酸2-羟乙酯-甲基丙烯酸共聚物（pHEMA）

最近，Madden等通过使用空间控制和方向尝试在体内创建血管化组织。使用微模板技术将pHEMA塑造成无细胞支架水凝胶，该支架包含平行通道以组织心肌细胞束，并由微米大小的球形相互连接形成孔支撑。与直径为20μm和80μm的孔支架相比，孔径为40μm的无细胞支架的心脏植入显示了血管生成的效果。此外，30～40μm的孔支架显示纤维化反应降低。

（四）聚乳酸-羟基乙酸共聚物

聚乳酸-羟基乙酸共聚物（PLGA）是由两种单体（乳酸和羟基乙酸）随机聚合而成，是一种可降解的功能高分子有机化合物。PLGA的降解产物是乳酸和羟基乙酸，同时也是人代谢途径的副产物，所以当它应用在医药和生物材料中时不会有毒副作用，而且具有良好的生物相容性和独特的机械强度。Wieghaus等用PLGA支架结合了邻苯二甲酰亚胺新血管因子1（PNF1，内皮细胞中促血管生成信号通路的有效刺激剂），通过增加微血管的长度、密度及局部小动脉和小静脉的管腔直径，可以在3天和7天后于距植入物2mm半径内显著扩展微血管网络。由于PNF1的受控释放，还观察到循环白细胞（包括单核细胞）的募集增强，这对于通过动脉生成扩大血管的过程至关重要。

PLGA不是柔软的弹性材料，而弹性对血管移植物很重要，尤其是在调节血管张力的情况下。可生物降解的弹性体共聚物聚（1, 8-辛二醇-柠檬酸）是PLGA的替代品，与ePTFE相比，其不需要对表面进行任何预修饰，就可以支持HAEC生长，显示出对血小板黏附和凝血能力的下降，溶血可以忽略，蛋白质吸附能力也与之相似。将聚癸二酸甘油酯作为PLGA的替代品在机制上也很合适，但是要实现改善内皮细胞覆盖率，还需要层粘连蛋白预涂层向细胞提供原本缺乏的其他整合素结合位点。

以上介绍的材料不论是天然基质材料还是合成材料，虽然具有良好的生物相容性，却大部分不具有血管生成的生物功能性，需要和种子细胞（内皮细胞、干细胞和祖细胞）、血管生成因子或具有血管生成功能的多肽分子相结合后使用。

血管化是阻碍组织工程产品临床应用的关键挑战。迄今为止，已经开发出各种策略来使组织工程移植物血管化，所述血管组织工程化移植物要包含血管生成的关键基本要素，包括血管细胞、血管生成因子、低氧环境、生物活性分子和模拟细胞外基质的湿润环境等。血管组织的发展取决于本文中描述的多种策略的互补结合，以实现最佳体内血管生成。另外，应更加注意工程化血管系统的长期质量，这可以通过血管内皮的稳态、灌注、渗透性和收缩性来反映。

（李新明　邓　超　王莲莲）

第十四章 角膜组织内源性修复

第一节 角膜组织内源性修复失效的原因

一、角膜结构及功能

角膜是眼球表面一层透明、无血管、具有多层结构的组织，其在视觉成像系统中发挥着至关重要的作用。角膜的主要功能是保护眼内的组织及微结构，为眼球提供2/3的屈光力，将光折射到视网膜上成像。角膜由五层不同的结构组成，从外到内依次为上皮层、前弹力层、基质层、后弹力层及内皮层，如图14-1所示。

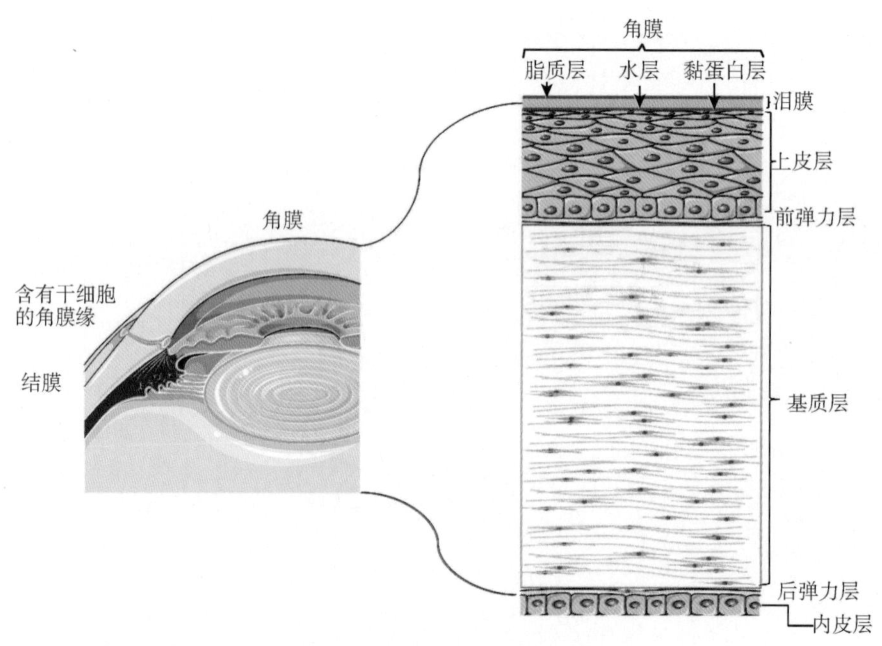

图14-1 眼球及角膜结构示意图

其中，角膜上皮层由5～6层非角质化的上皮细胞构成，在受到损伤后，上皮层可以通过来源于角膜缘的上皮干细胞的有丝分裂进行自我修复。上皮层可以保护角膜内部的组织，阻止细菌或病毒的入侵。前弹力层是由无规则分布的胶原纤维（主要为Ⅰ、Ⅲ、Ⅴ和Ⅵ型胶原）组成，纤维平均直径为20～30nm，总的厚度为8～12μm。前弹力层中不存在细胞。基质层是角膜最主要的组成成分，约占角膜体积的90%，由200～250层正交定向的胶原纤维板层构成，如图14-2所示。角膜透光度高，主要原因是基质层中均匀、有序排列的纳米纤维。在相邻的纤维板层之间存在着起连接作用的蛋白多糖和糖胺聚糖，它们可以保持纤维的定向结构，并且可以使角膜有稳定的溶胀特性，保持其形态。这种正交定向的纳米纤维结构及细胞外基质的成分可以给角膜提供良好的拉伸强度及刚度，以抵抗眼球高压，并防止角膜在外力作用下被撕裂。基质层中最主要的细胞是具有树枝状表型的角膜基质细胞，位于相邻的纤维板层之间。相邻的角膜基质细胞之间通过间隙连接交流。后弹力层是位于基质层和内皮层之间的一薄层，厚度为8～12μm，主要成分为基底膜糖蛋白、层粘连蛋白及Ⅳ型胶原。后弹力层中不存在细胞。内皮层位于角膜的最内侧，由一层六边形的内皮细胞构成。内皮细胞的高度为5～6μm，直径为18～20μm。人角膜内皮细胞再生能力非常弱，受损伤区域的内皮层或脱落的内皮细胞只能通过邻近的细胞通过体积增加去填补。内皮层在角膜中起到泵的功能，它可以将房水中的营养物质和液体扩散到角膜中，同时将角膜产生的废物按相反的方向排到房水中。

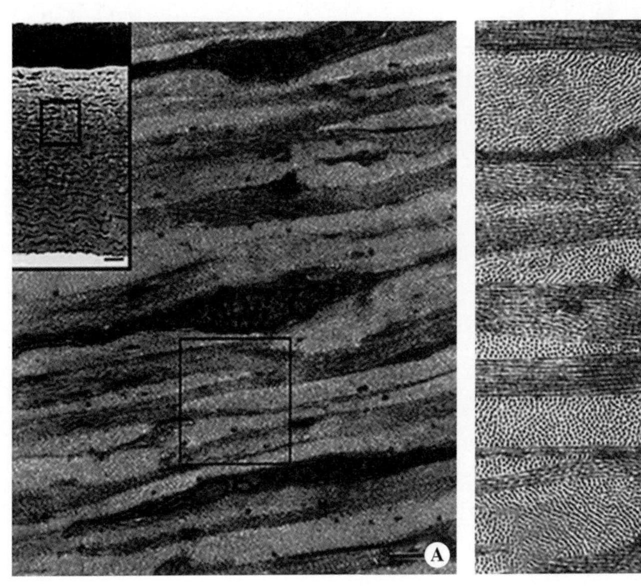

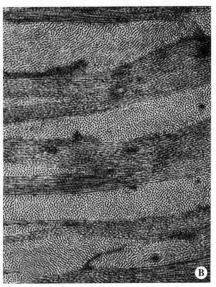

图14-2 角膜的透射电镜图片

A. 角膜基质层；B. A中方框部位的放大图片

二、角膜组织内源性修复失效机制

上一部分提到，角膜最主要的成分是基质层，而内源性修复失效的主要原因也是基质层损伤后无法再生。内源性修复失效的主要机制为在正常情况下，角膜基质板层之间的角膜基质细胞活性较低，可以看作是处于休眠状态。但是当角膜基质层受到损伤时，首先炎症反应导致损伤区域炎症因子TNF-α及IL-1的释放，这些因子会把处于休眠状态的角膜基质细胞激活，并且分化为成纤维细胞；从上皮层释放的TGF-β会引发成纤维细胞分化为肌成纤维细胞。这种细胞会分泌大量无规则的胶原纤维来填补受损伤区域。但是这种无规则的纤维会引起光的散射，从而降低透光度，导致瘢痕的产生，如图14-3所示。

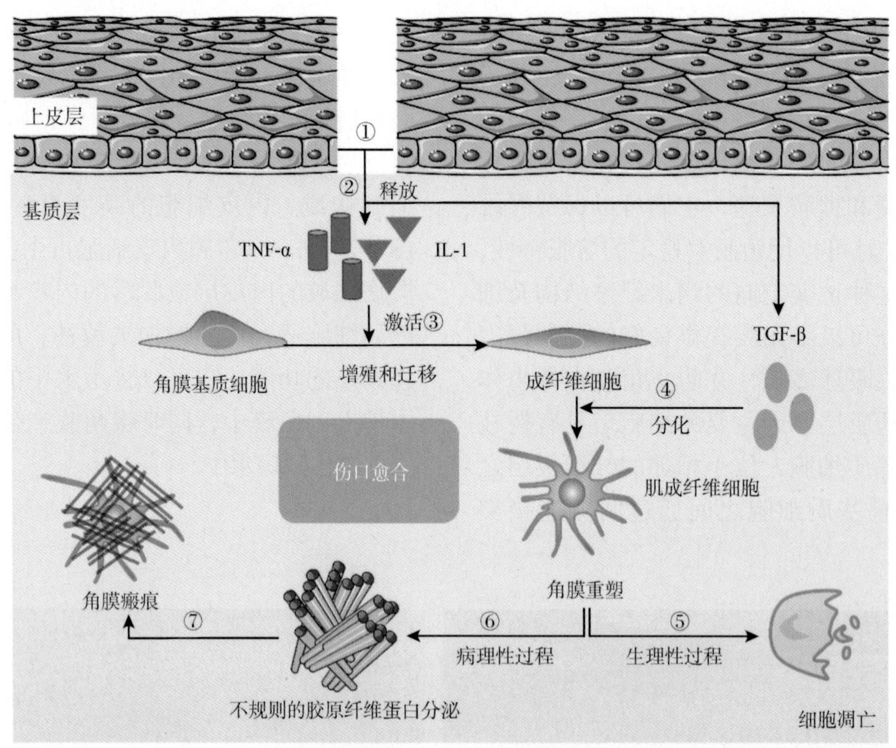

图14-3 角膜基质内源性修复示意图

第二节 角膜组织内源性修复调控

一、角 膜 疾 病

创伤、细胞或病毒感染及一些先天性因素会导致角膜疾病的产生，而目前角膜疾病是全球范围内主要的致盲眼科疾病之一。每年报道有超过1000万的人受到不同角膜疾病的困扰。尽管角膜有很好的力学强度，但是病毒的入侵或外部强烈刺激都会引起角膜的损伤，进而引发视力下降甚至失明。角膜中心区域变薄会引发圆锥角膜疾病，年轻人及儿童更容易患此疾病，而目前治疗圆锥角膜的主要方法就是同种异体角膜移植。内皮层的异常或损伤会引发大泡性角膜病变及富克斯角膜内皮营养不良。上一部分提到，角膜内皮层的主要功能是流体调控泵，当内皮层受到损伤时，流体不能被及时排出，会引发角膜溶胀，进而导致视力受损。由于感染及一些疾病引发的角膜缘组织损伤会明显降低眼球的稳定性，导致细菌病毒的入侵，进而引发基质层瘢痕的产生。化学烧伤、紫外线、隐形眼镜，以及一些疾病和角膜手术移植引发的并发症等都会引起角膜缘干细胞的缺损，导致新生血管的产生及上皮层的缺陷，甚至会引起失明。

二、临床治疗方法

目前临床上最常用的治疗角膜疾病的方法包括穿透性角膜移植术、人工角膜移植术及人羊膜移植术。

穿透性角膜移植术又称同种异体角膜移植，是用于改善严重角膜疾病引发的视力损伤的最常用方法，因为这种移植方法在短时间内有很高的成功率。但是捐献角膜来源匮乏，不能满足临床的需求。此外，术后的眼部炎症和免疫排斥会急剧降低移植角膜的寿命，有报道显示移植时间超过10年的角膜完整度低于64%。角膜疾病及受损伤程度也会影响角膜的移植成功率，如圆锥角膜患者的移植成功率尚有35%，但是碱烧伤患者的移植成功率几乎是0。

人工角膜移植术是用人工制备的可移植装置去替代受损伤或有疾病的角膜组织，这种装置是由具有较好的光学特性和组织耐受力的透明塑料组成的。通常情况下，当捐献的角膜组织不能够被成功移植时才会采用这种方法，用于恢复或改善严重角膜疾病患者的视力。Nussbaum于19世纪后期使用石英晶体进行了世界首例人工角膜移植。在此之后，一些天然材料（如胶原）和一些合成材料（如特氟龙、聚氨酯、聚甲基丙烯酸甲酯等）被用于临床试验中。但是，这种移植术的应用受限于以下几个因素：缺少训练有素的临床医生、手术过程复杂、术后出现影响视力并发症的风险高。

人羊膜是重构受损伤角膜表面最常用的一种基底材料，并且也被视为扩增上皮细胞的黄金标准基底。人羊膜可以降低炎症和瘢痕的产生概率，促进创伤修复。但是羊膜也有一些劣势，包括污染及传播传染性疾病的风险。

三、组织工程角膜

由于这些临床治疗方法面临各种问题及缺陷，研究人员开始试图制备具有非常好的生物相容性及力学特性的生物工程角膜。随着组织工程的发展，生物工程角膜很有希望成为新一代的治疗角膜疾病的方法。

目前，最常用的制备组织工程角膜支架的技术包括旋涂、水凝胶、脱细胞角膜组织（图14-4）、自组装（图14-5）、预制造基质（图14-6A），以及以上两种或多种方法的组合（图14-6B）。

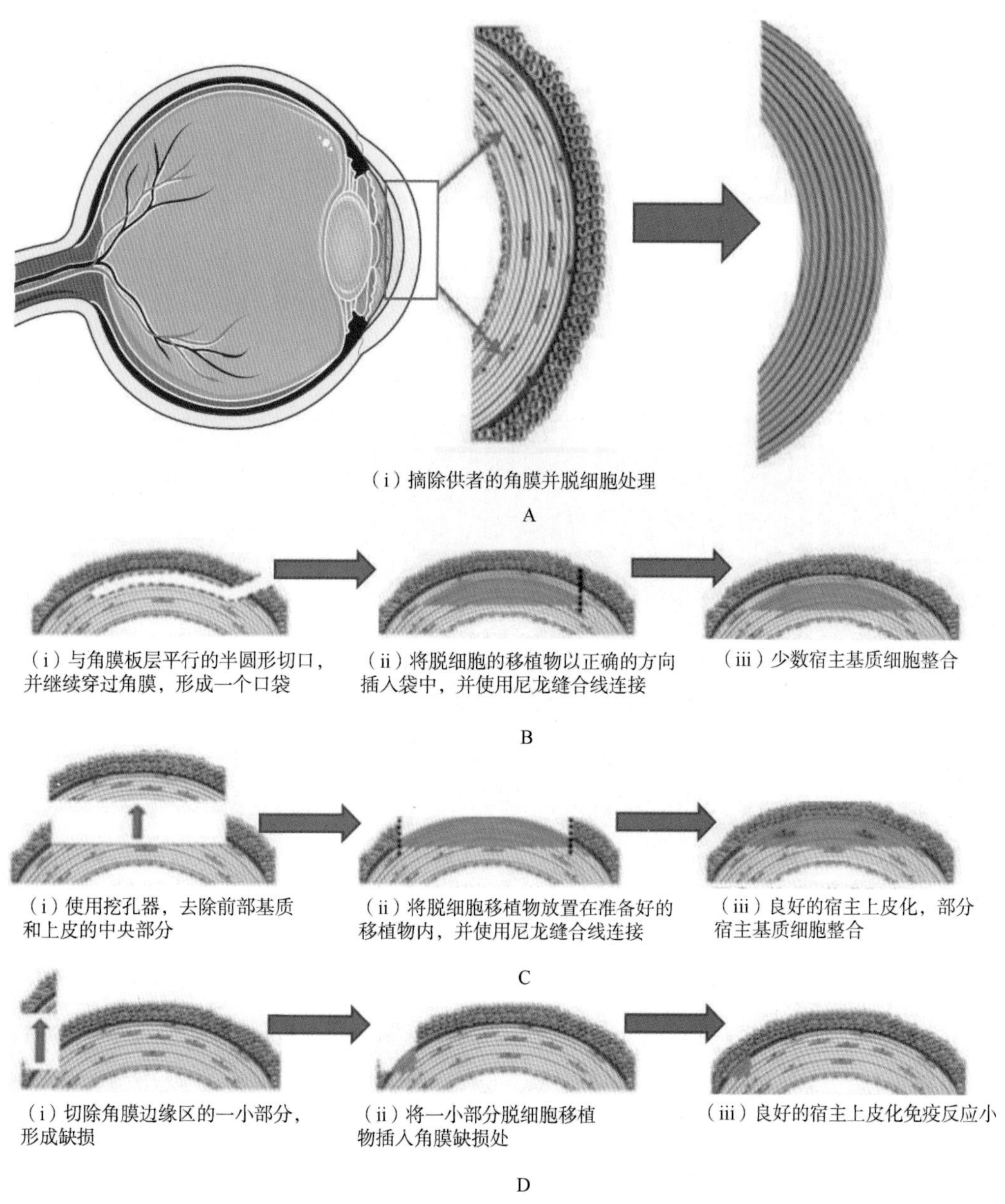

（i）摘除供者的角膜并脱细胞处理
A
（i）与角膜板层平行的半圆形切口，并继续穿过角膜，形成一个口袋
（ii）将脱细胞的移植物以正确的方向插入袋中，并使用尼龙缝合线连接
（iii）少数宿主基质细胞整合
B
（i）使用挖孔器，去除前部基质和上皮的中央部分
（ii）将脱细胞移植物放置在准备好的移植物内，并使用尼龙缝合线连接
（iii）良好的宿主上皮化，部分宿主基质细胞整合
C
（i）切除角膜边缘区的一小部分，形成缺损
（ii）将一小部分脱细胞移植物插入角膜缺损处
（iii）良好的宿主上皮化免疫反应小
D

图14-4　脱细胞角膜及其应用的示意图

A. 角膜脱细胞过程；B. 角膜板层内移植；C. 前角膜板层移植；D. 角膜缘基质重构

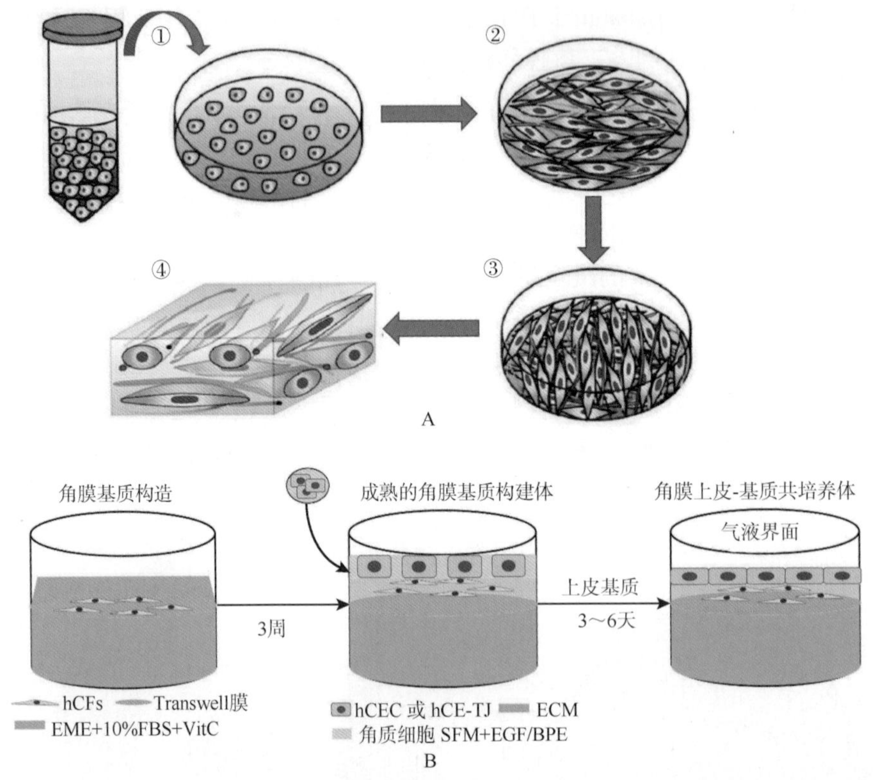

图14-5 自动装示意图

A. 角膜基质细胞自组装示意图；B. 角膜基质及上皮共培养自组装示意图。

hCFs. 人角膜基质细胞；EME. 完全培养基；VitC. 维生素C；hCEC. 人角膜上皮细胞；ECM. 细胞外基质；EGF. 重组人表皮生长因子；SFM. 无血清培养基

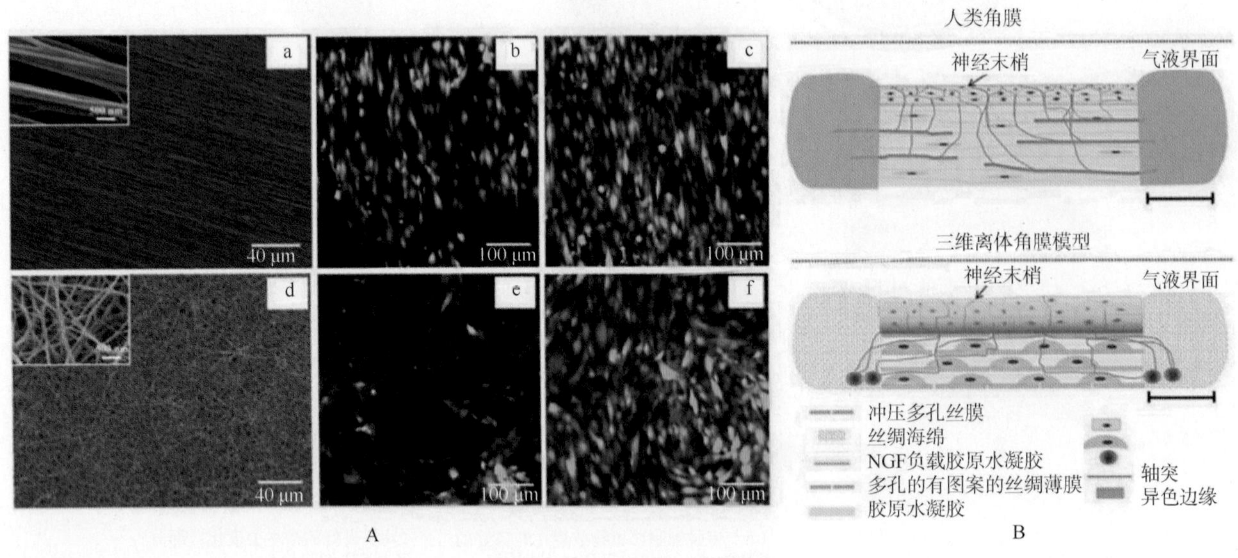

图14-6 预制造基质示意图

A. 角膜基质细胞在定向及非定向的PEUU电纺膜上的培养；B. 天然角膜的示意图及使用旋涂及水凝胶技术体外构建3D角膜组织的示意图

培养在旋涂膜上的细胞可以较好地生长和增殖，但是这种膜只能给细胞提供二维的指示，类似于培养皿。用水凝胶技术制备的支架具有较好的生物相容性和多孔的三维结构，但是其较差的力学特性难以满足手术缝合要求。脱细胞的猪角膜具有较好的生物特性，但是受限于较低的产率及免疫原性。自组装是近年来新兴的一种技术，可以构建出能和天然组织相媲美的支架，同时可以免疫赦免，但由于是新兴的技术，仍会面对长期的挑战。由微纳米纤维构成的预制造基质优势在于装置及操作方便、材料的理化特性可控及可以很好控制的支架结构，使其可以模拟天然角膜的结构，这些优势使其非常适合构建组织工程角膜支架。

制备可以用于组织工程的微纳米纤维最常用的方法包括3D打印、生物纺丝、湿纺、微流控纺丝、静电纺丝及由静电纺丝衍生而来的近场静电纺丝技术，如图14-7所示。

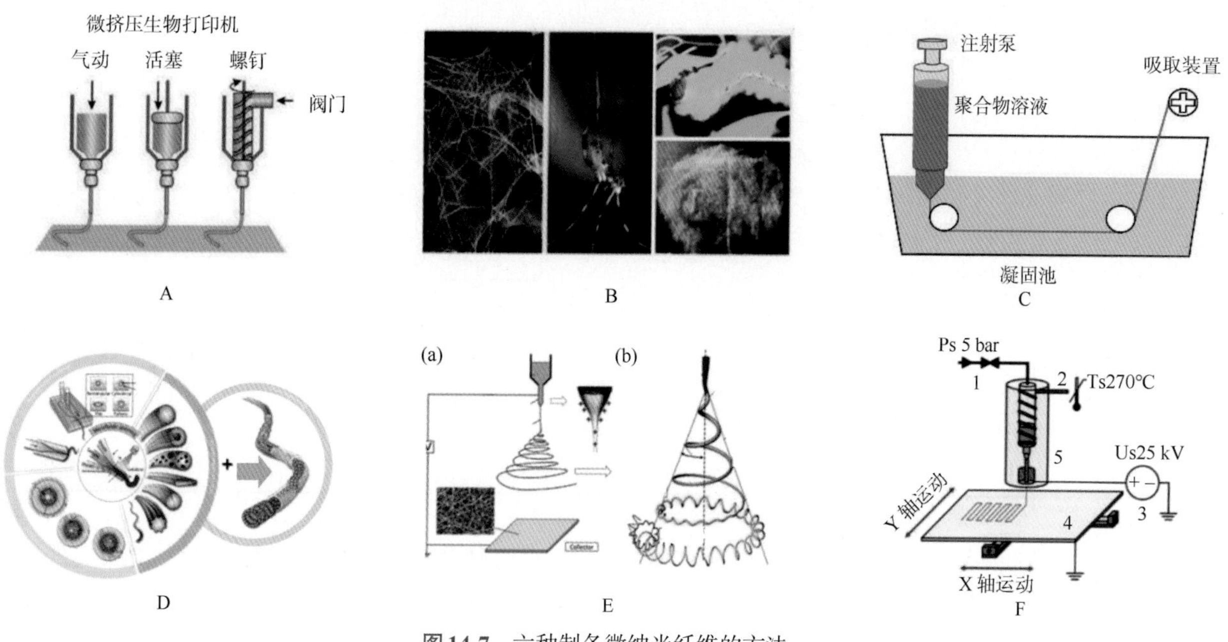

图14-7　六种制备微纳米纤维的方法

A. 3D打印；B. 生物纺丝；C. 湿纺；D. 微流控纺丝；E. 静电纺丝；F. 熔融型近场静电纺丝（1bar=10^5Pa）

挤出式的3D打印，其优势在于设备及操作简单，可以打印的生物墨水种类多，打印环境非常温和。但是其打印精度低，打印出的纤维直径至少100μm，使其不太适合构建组织工程角膜支架。生物纺丝是利用昆虫制备丝素纤维。其优势在于纤维具有很高的力学强度（约150MPa），使其非常适用于需要承受载荷的组织，如骨或者肌腱。但是生物纺丝纤维来源受限、价格较高、制作耗时，并且我们不能控制纤维的尺寸，导致其也不太适合构建组织工程角膜支架。湿纺的优势在于设备简单、适用材料范围广及孔隙率高。但是湿纺纤维直径大，为30～600μm，远远超过角膜纤维的直径，因此也不适用于构建组织工程角膜支架。微流控纺丝技术的优势在于可以比较容易地制备出具有不同形态及材料的纤维，并且可以很好地调控纤维的直径、结构及化学组成。但是在制备纤维后，我们不能很好地控制纤维沉积成需要的特定的形态。静电纺丝技术及近场静电纺丝技术的优势在于制备的微纳米纤维支架具有很高的比表面积和孔隙率，并且可以制备定向及正交定向的纤维，可以很好地模拟天然角膜细胞外基质的结构，为细胞黏附、移动、增殖和分化提供很好的环境。电纺纤维支架还具有很好的、可控的力学强度，纤维特性也可控，可以大规模生产，也非常适宜手术缝合，因此非常适合用作组织工程角膜支架。

第三节　角膜组织内源性修复材料

一、单一材料

目前常用的修复角膜组织的材料包括天然材料（如胶原、明胶、壳聚糖、丝素蛋白等）和合成材料（如PEG、PCL、PLGA、PHEMA等），如表14-1所示。

表 14-1　单一组织工程材料用于角膜组织修复

材料	细胞类型	优势	高级功能
聚己内酯（PCL）	角膜缘上皮细胞	生物相容性好，可以促进上皮再生	
	人角膜上皮细胞	生物相容性好，可以促进细胞黏附	He/O_2 等离子体处理
	兔角膜缘干细胞	力学性能好，可以促进细胞黏附和增殖	等离子体处理
聚 D, L- 丙交酯（PDLLA）	人角膜基质细胞	生物相容性好，可以促使成纤维细胞变回基质细胞	多层正交定向结构
聚乳酸 - 羟基乙酸共聚物（PLGA）	兔角膜缘成纤维细胞及上皮细胞	生物相容性好，制备仿生角膜缘	结合电纺和光刻
	兔角膜缘上皮细胞	生物相容性好，可以促进多层细胞的形成	
3- 羟基丁酸酯和 3- 羟基戊酸酯共聚物（PHBV）	兔角膜基质细胞	促进细胞黏附与增殖	
聚氨酯弹性体	人角膜基质干细胞	促进干细胞分化为角膜基质细胞，并分泌胶原细胞外基质	定向纤维
胶原蛋白（collagen）	视网膜色素上皮细胞和角膜基质细胞	促进细胞黏附、生长及细胞外基质的分泌	透光度高
	兔角膜成纤维细胞	抑制肌成纤维细胞表型的表达	定向纤维
	兔角膜成纤维细胞	促进细胞黏附和增殖	定向纤维

二、复合材料

除了单一的材料，很多天然材料和合成材料集成的复合材料也被用于组织工程角膜支架，如表 14-2 所示。

表 14-2　复合组织工程材料用于角膜组织修复

材料	细胞类型	优势	高级功能
3- 羟基丁酸酯和 3- 羟基戊酸酯共聚物 / 明胶（PHBV/gelatin）	角膜缘干细胞	生物相容性好，可以促进细胞黏附、增殖及上皮层的形成	透光度提高
石墨膜 / 聚己内酯（PGS/PCL）	人角膜上皮细胞	力学强度增加	定向纤维
胶原蛋白 / 透明质酸 / 聚环氧乙烷（collagen/HA/PEO）	角膜上皮细胞及成纤维细胞	生物相容性好，力学强度高，可以促进细胞黏附及上皮层的形成	用壳聚糖进行表面修饰，透光度高
明胶 / 聚左旋乳酸（gelatin/PLLA）	角膜上皮细胞及基质细胞	生物相容性好，力学强度高，可以促进角膜基质再生	定向纤维
丝素蛋白 / 聚左旋乳酸聚己内酯 [SF/P（LLA-CL）]	人角膜内皮细胞	力学强度高，可以促进细胞黏附及增殖	透光度高
明胶 / 海藻酸钠（gelatin/sodium alginate）	角膜基质干细胞	提高力学强度	促进细胞增殖分化

尽管角膜组织中最主要的细胞外基质的成分是胶原纤维，并且大多数研究人员都集中于制备单轴定向或正交定向的微纳米纤维支架并用于模拟天然角膜的结构，但是我们前面也提到，除了纤维，纤维板层之间的PG和GAG对于保持角膜的透明和稳定也是非常重要的。合成材料制备的纤维支架力学强度高，但是生物相容性较天然材料差；而来源于天然材料的水凝胶生物相容性好，有固有的细胞黏附位点、3D的多孔结构及高度含水的环境，但是其缺点为力学性能较差。因此，将纤维支架与水凝胶技术结合，对于制备一个力学特性、透光度、溶胀等方面性能与天然角膜组织相近，并具有很好的生物相容性的复合材料是非常重要的。

目前，有一些研究已经制备纤维增强的水凝胶并用于角膜组织的修复。如图14-8所示，静电纺丝明胶纤维膜被浸泡在海藻酸钠水溶液中，并通过氯化钙交联，成功地制备了明胶纤维膜增强海藻酸钙水凝胶。Wilson等利用静电纺丝技术制备了定向的PDLLA纳米纤维支架，并和胶原水凝胶结合，成功地制备了正交定向纤维增强胶原水凝胶，如图14-9所示。该纤维水凝胶提供的拓扑结构可以诱导角膜基质干细胞分化为角膜基质细胞，并会抑制其向角膜成纤维细胞分化。清华大学弥胜利课题组利用近场静电纺丝技术制备了正交定向的纤维支架，并与GelMA水凝胶结合，制备了纤维增强的GelMA，实现了对角膜基质结构的仿生模拟，如图14-10所示。

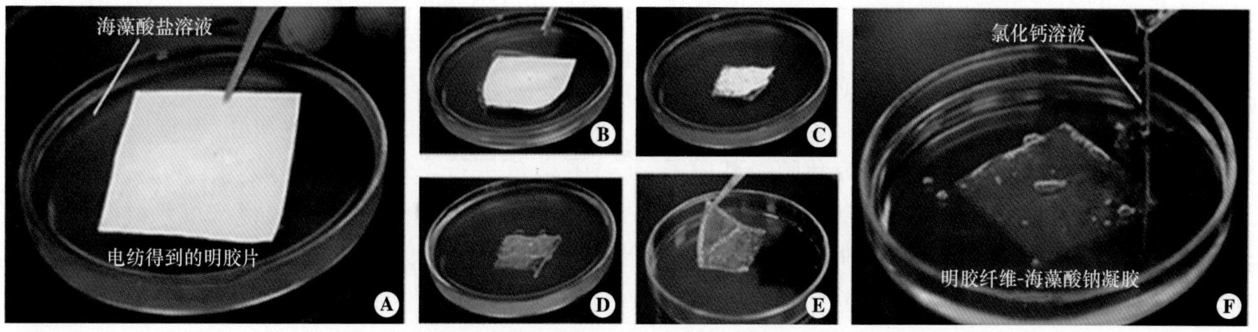

图14-8 明胶纤维增强海藻酸钙水凝胶的制备

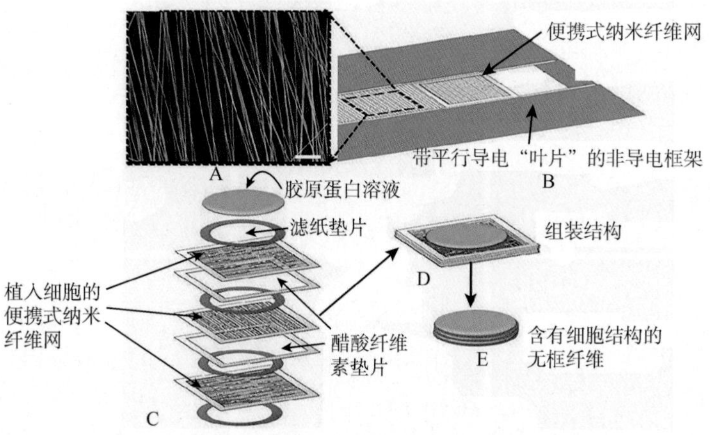

图14-9 正交定向纳米纤维增强胶原水凝胶的制备

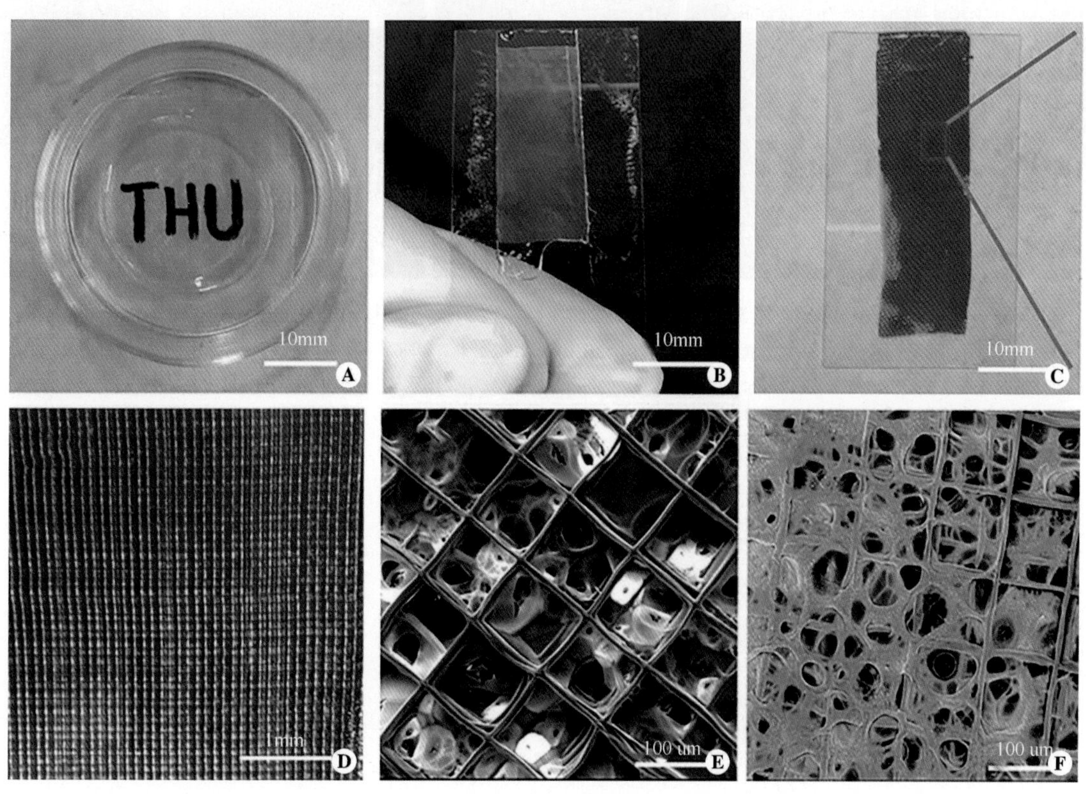

图14-10 正交定向纤维增强GelMA水凝胶的制备

弥胜利课题组通过研究不同纤维间距的网格状支架对纤维水凝胶复合支架理化性能的影响，找出了最优的拓扑结构，其可以使纤维水凝胶在力学性能、透光度和溶胀性方面最接近天然的角膜组织。研究人员将角膜缘基质干细胞接种在2D的细胞培养皿、3D的GelMA水凝胶及最优的纤维水凝胶复合支架内，并研究角膜缘基质干细胞在含血清及不含血清的培养基中的分化及角膜基质细胞表型的维持。研究表明这种最优的纤维水凝胶的拓扑结构及无血清培养基可以抑制角膜基质细胞向成纤维细胞分化。最后研究通过实验大鼠进行角膜内的板层移植实验，分别进行了3D GelMA水凝胶、含化学因子3D GelMA、最优纤维水凝胶支架及含化学因子最优纤维水凝胶支架的移植，对照组为自体角膜移植。术后通过光学相干断层扫描（OCT），免疫荧光染色及HE染色进行3个月的研究观察，发现相比于其他的支架，含化学因子的最优纤维水凝胶支架的移植可以最好地实现角膜基质的诱导再生，如图14-11所示。

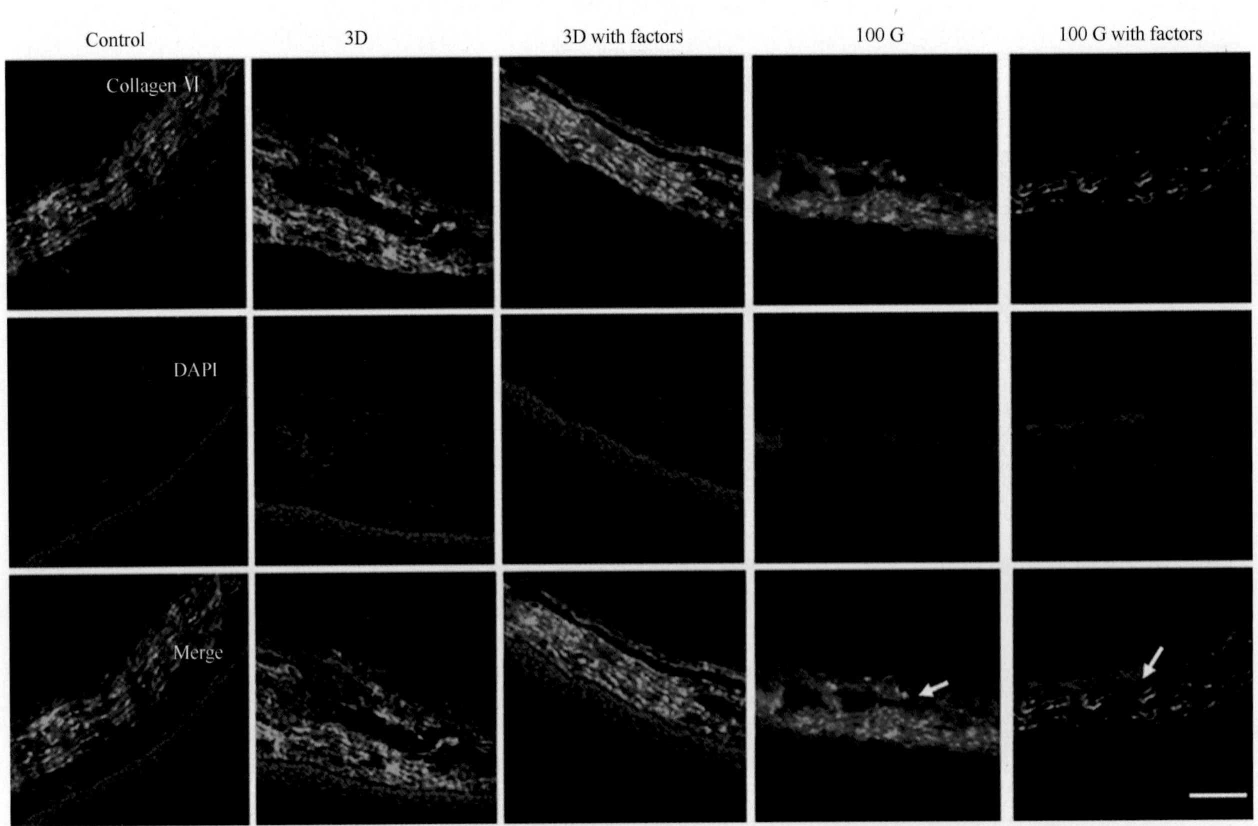

图14-11　移植3个月后，纤维水凝胶支架实现角膜基质体内诱导再生

Control. 对照组；3D. 无化学因子诱导的GelMA水凝胶三维培养组；3D with factors. 化学因子诱导的GelMA水凝胶三维培养组；100G. 无化学因子诱导的纤维水凝胶支架三维培养组；100G with factors. 化学因子诱导的纤维水凝胶支架三维培养组；Collagen Ⅵ. Ⅵ型胶原蛋白；DAPI. 4', 6-二脒基-2-苯基吲哚；Merge. 合并图片

（弥胜利　孔　彬）

第十五章　皮肤创面组织内源性修复

皮肤创面组织内源性修复机制是缜密复杂、高度协调的，伤口愈合经过暂时的、空间重叠的阶段，即止血、炎症、增殖和重塑，涉及上皮、内皮、基质和炎症细胞等多种细胞类型。细胞的多样性、细胞间信号交流的复杂性，使得用生物标记来测量记录损伤和修复的过程变得困难，然而，只有深入了解损伤和修复过程，才能进一步有针对性、目标性地进行治疗。尽管存在这一挑战，但人们已经探索出许多关于皮肤创面的治疗策略，本章将着重阐述通过促进组织内源性修复来加速皮肤创面愈合的相关内容。

许多新兴技术被提出来帮助促进伤口愈合，包括miRNA、纳米材料、生物材料和干细胞疗法等。近年来，基因工程技术与组织工程技术在皮肤创面的应用逐渐兴起。基因工程技术可以产生生长因子、细胞因子、生长激素等，目前广泛应用于制药领域，为临床应用促进伤口愈合的生物活性物质提供了基础。以干细胞为基础的皮肤组织工程技术也为皮肤创面的修复提供了新的治疗方法，皮肤组织工程是一个精心设计的过程，包括选择合适的生物材料、细胞选择和设计合适的细胞交流环境，以模拟皮肤的结构和功能特性。然而，尽管创面修复的机制和技术发展迅速，但这些模拟内源性修复过程却不能像预期的那样有效地快速促进创面愈合。笔者广泛阅读了创伤修复和交叉学科研究，总结归纳有利于内源性修复的相关机制和技术的发展，期望进一步指导满意的创伤修复治疗。本章将从皮肤创面内源性修复失效的机制、内源性修复调控、内源性修复材料三个方面进行阐述。

第一节　皮肤创面内源性修复失效的机制

一、皮肤创面正常内源性修复的时间和空间顺序

皮肤创面修复是一个复杂、高度调控的生物过程，主要包括炎症反应、细胞增殖和组织重塑，其依赖于许多细胞类型和介质在高度复杂的时间序列及空间序列的相互作用，主要是角质形成细胞、成纤维细胞、血管内皮细胞和招募的免疫细胞，及其相关的细胞外基质。在组织受损时，必须尽快修复损伤，以防止失血过多和感染。在健康的个体中，表皮屏障的功能性修复是高效的，而深层真皮的修复则不那么完美，若原有组织结构和功能大量丧失，最终可导致瘢痕形成。当正常的修复反应出错时，主要有两种结果：一是溃疡性皮肤缺损（慢性伤口），二是瘢痕组织过度形成（增生性瘢痕或瘢痕瘤）。因此，正常的内源性修复过程对于皮肤创面愈合至关重要。

伤口愈合的机制

伤口愈合是一个“精心策划”的过程，按照一系列时间发展顺序，在止血、炎症、增殖和重塑连续但重叠的步骤中，许多因素被激活或抑制，各种类型细胞、生物活性因子和细胞分泌的ECM支持场所之间相互作用，共同促进伤口修复。初始阶段是先天性免疫激活引起的炎症变化，随后是增生阶段，包括纤维增生、血管生成和再上皮

化，最后是愈合，先前形成的临时基质逐渐重塑形成功能性皮肤或半/非功能性瘢痕组织。

1. 伤口愈合的炎症阶段 炎症是过敏性疾病、自身免疫性疾病、传染病和其他疾病的常见事件。人们很难理解炎症在伤口愈合中的关键作用，而炎症对愈合过程是必不可少的。炎症反应并不局限于炎症阶段，而是贯穿于伤口修复的整个过程，过强或过弱的炎症都不利于伤口的修复。因此，机体的免疫状态对创面修复的效果和质量至关重要，参与伤口修复的免疫细胞是中性粒细胞、巨噬细胞和淋巴细胞，它们以一定的时空序列出现和聚集。多种信号通路在炎症阶段发挥重要作用，特别是TGF-β/Smad通路已被研究，但尚待阐明。

生理或急性创面愈合的第一阶段是止血和炎症期，这在创伤后立即发生，通常需要72小时才能结束（图15-1）。组织损伤后，局部血管收缩，血液和细胞渗出，血管活性因子被激活，导致凝血。血凝块为细胞黏附和迁移提供基质。血小板不仅参与凝血，而且是生长因子和促炎因子的重要来源，这些生物活性物质进一步诱导炎性细胞和成纤维细胞向创面迁移。

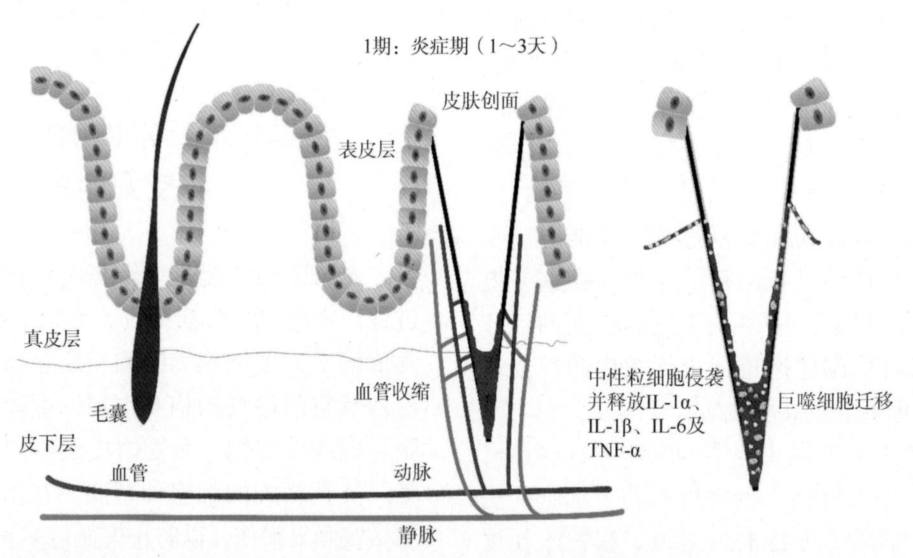

图15-1 皮肤创面的炎症阶段：止血和炎症细胞的浸润

当皮肤损伤事件发生时，皮肤组成细胞在创面被溶解，一方面，受损的细胞释放胞内容物，包括与损伤相关的分子模式（damage associated molecular pattern，DAMP），这些信号分子作用于表皮和真皮层的细胞间隙。DAMP激活炎性小体产生，这些炎症小体联合起来可以激活胱天蛋白酶-1（caspase-1），这种蛋白促使前IL-1β、前IL-18分别转变为IL-1β、IL-18，并依次激活炎症的级联反应。同时，受损角质形成细胞也释放IL-1α、IL-33和高迁移率蛋白-1（high mobility group box-1，HMGB1），这一过程可能级联放大炎症反应。另外，病原体相关分子模式（pathogen associated molecular pattern，PAMP）作为Toll样受体（Toll-like receptor，TLR）的配体，结合后促进前IL-1β、前IL-18产生，不断转换补充IL-1β、IL-18，促使炎症反应不断进行。因此，各种促炎性细胞因子和趋化因子在初始阶段就在创伤组织中产生，为炎症反应在细胞间交流奠定信号基础。

血管扩张时血管通透性增加，中性粒细胞和单核细胞在IL-1β和TNF-α的趋化作用下，定位到伤口部位。中性粒细胞和巨噬细胞通过炎症细胞因子、趋化因子、HMGB1和纤维连接蛋白转移并填充损伤部位。它们的复杂相互作用也有助于调节这一阶段，最终导致单核细胞向巨噬细胞的转化，这一过程通常被认为是伤口愈合炎症阶段的主要调节过程。通常首先出现在受伤部位的细胞是中性粒细胞，随着逐渐升高的趋化因子梯度迁移，直到到达损伤部位，中性粒细胞在间质产生大量的氧自由基和多种蛋白酶，吞噬细菌，清除坏死组织，并不直接参与细胞增殖和创面修复，其主要作用是预防和治疗创面感染，为创面修复提供良好的环境，此外，中性粒细胞释放某些炎症介质和细胞因子，促进炎症细胞、内皮细胞和成纤维细胞的迁移。

接下来的过程中，在许多趋化因子的作用下，血液中的单核细胞跟随中性粒细胞迅速进入组织并转化为巨噬细胞，成为伤口愈合过程中的关键免疫细胞。一方面，巨噬细胞吞噬坏死组织、细菌和异物，清洗伤口；另一方面，它们分泌促进组织增殖和细胞迁移的生长因子和细胞因子等生物活性物质，修复细胞，刺激细胞分裂和增殖，促进新生血管形成、肉芽增生、纤维增生和ECM的产生，直接或间接调节创面愈合过程。巨噬细胞对伤口愈合至关重要，它们是炎症向增殖转变的关键因素之一，炎症期或创面愈合增殖期巨噬细胞的缺失会导致组织形成减少或出血。体外趋化药物刺激巨噬细胞向创面迁移，可在一定程度上加速创面愈合。

除了中性粒细胞外，活化的调节性T细胞是获得性免疫系统的一部分，调节性T细胞可以通过抑制IFN-γ的生成和促炎巨噬细胞的积累来调节组织炎症。淋巴细胞进入创面较晚，在创面聚集主要是由巨噬细胞分泌的趋化因子诱导，如巨噬细胞趋化蛋白-1、干扰素诱导蛋白和干扰素诱导的单核因子。T细胞是参与创面修复的主要淋巴细胞，T细胞亚群数量的相对变化可调节创面修复。Th1细胞和Th2细胞分泌不同的细胞因子调控创面局部微环境。Th1细胞主要分泌IFN-γ、IL-2和TNF-β；Th2细胞主要释放IL-4、IL-5、IL-13。此外，表达CD40受体的T细胞还可与表达CD40的角化细胞、成纤维细胞、血小板和巨噬细胞相互作用，通过调节炎症介质的表达影响创面愈合过程。

炎症反应开始并贯穿于创面愈合的全过程，是创面愈合的关键。此外，参与创面修复免疫细胞的功能状态与创面愈合密切相关。然而，值得注意的是，炎症期开始于血管通透性增加引起的水肿，持续的水肿、持续的炎症事件会阻碍伤口的下一步时间进展，促炎性细胞因子和有毒氧自由基对皮肤成分有害，过度的炎症可能会延迟伤口愈合的过程。因此，维持机体正常免疫功能，促进内源性修复相关事件级联发生，已成为皮肤创面修复研究和治疗的重要内容。

2. 伤口愈合的增生期　接下来的增殖阶段以大量细胞和结缔组织的聚集为特征，发生血管生成、纤维增生和再上皮化相关事件。增生期通常发生在皮肤创面形成第4天，维持数天或数周。

（1）肉芽组织形成在皮肤创面愈合增生期的重要性：增生早期，单核巨噬细胞扮演重要角色。驻留的巨噬细胞和炎症期大量浸润的单核细胞分化的巨噬细胞被特异性分子模式和损伤相关的分子模式激活，在早期阶段，巨噬细胞向M1亚群分化，M1巨噬细胞与吞噬活性、清除及促炎介质的产生有关，随后M1转化为M2亚群，显示出巨噬细胞的修复表型，M2巨噬细胞参与抗炎介质的合成、ECM的生成、成纤维细胞增殖的启动及血管生成过程，在吞噬中性粒细胞的同时，也构成了清洁团队，如胞吐、细菌和细胞碎片，以防止在愈合后期对伤口部位造成进一步损伤。M2巨噬细胞参与的众多事件中，ECM的初步生成尤为重要，这是细胞间交流、信号分子传递的介质场所，巨噬细胞释放的PDGF和TGF-β激活成纤维细胞，诱导Ⅲ型胶原蛋白的形成和细胞外基质的形成。如果M1-M2转换过渡不发生，则会导致不愈合或慢性伤口，如静脉溃疡、糖尿病创面等。这些结果支持了巨噬细胞在皮肤伤口愈合过程中向增殖期转换密切而重要的作用。

接下来，皮肤创面愈合中的血管生成在此阶段占据主要角色。肉芽组织形成之前，微血管系统有助于初始止血、减少失血和建立一个临时的伤口基质。皮肤血管系统的恢复是一个细胞、体液和分子级联事件在伤口床重新连接到营养灌注的精细过程。该过程启动因子是生长因子，如VEGF、PDGF、bFGF和丝氨酸蛋白酶凝血因子。这个临时的伤口微环境描绘了新血管形成和再生的起点，从而确保了伤口的营养灌注和免疫细胞的输送，以清除细胞碎片。新血管形成的第一步是生长因子与已有血管内皮细胞上的受体结合，从而激活细胞内信号级联。活化的内皮细胞分泌蛋白水解酶，溶解基板。因此，内皮细胞现在能够增殖并迁移到伤口中，这个过程也被称为“发芽”。内皮细胞定位于表面黏附分子，如整合素$\alpha_v\beta_3$、$\alpha_v\beta_5$、$\alpha_5\beta_1$，此外，它们在细胞增殖前释放基质金属蛋白酶，裂解周围组织以促进正在进行的内皮细胞增殖。新建立形成的小的管状管道相互连接，形成一个血管循环。此后，新血管分化为动脉和小静脉，并通过周细胞和平滑肌细胞的补充进一步稳定血管壁而成熟。最后，初始血流完成血管生成过程。在全真皮厚度的伤口中，新生血管形成过程在时间和形状上有明显的固有模式。起初，这些血管在创面边缘形成一个由圆形排列的血管组成的内环，然后由外放射状排列的血管供应内环（图15-2），并连接到正常、未受伤的皮肤。随着伤口愈合，内血管环缩小，导致血管环完全消失。放射状排列的血管及时相互连接，形成新的真皮血管网。

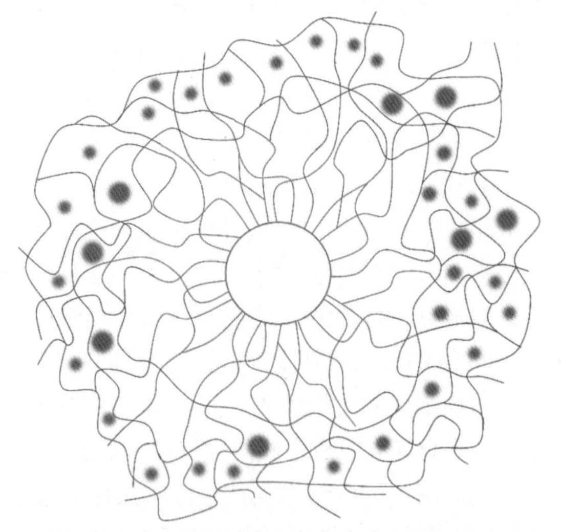

图15-2 再生皮肤伤口新形成的微血管网示意图

图15-2描绘了典型新生血管的排列，如在创口边缘周围的圆形血管（橙色），放射状血管网（绿色）在生理血管网和新形成的微血管系统之间建立桥梁，生理微循环像网一样在毛囊周围运行（蓝色）。

增殖阶段的重要事件是急性肉芽组织的形成（图15-2）。与此同时，重塑阶段已经开始。作为一种过渡性组织，急性肉芽组织取代了基于纤维蛋白/粘连蛋白的临时创面基质，并可能在成熟后形成瘢痕。它的特征是成纤维细胞、粒细胞、巨噬细胞、毛细血管和组织松散的胶原束（图15-3）。此外，由于血管生成尚未完全完成，该组织虽高度血管化，但鲜红脆弱，触之易出血。然而，这一阶段的主要细胞是成纤维细胞，其履行不同的功能，如胶原蛋白和ECM物质的产生（即纤维连接蛋白、糖胺聚糖、蛋白聚糖和透明质酸）。ECM的形成是另一个重要步骤，它提供了细胞黏附的支架，并调节和促进细胞的生长、迁移和分化。因此，成纤维细胞是临时创面基质的前体，临时创面基质形成后，与基质形成相关的细胞聚集，为重塑期做准备。

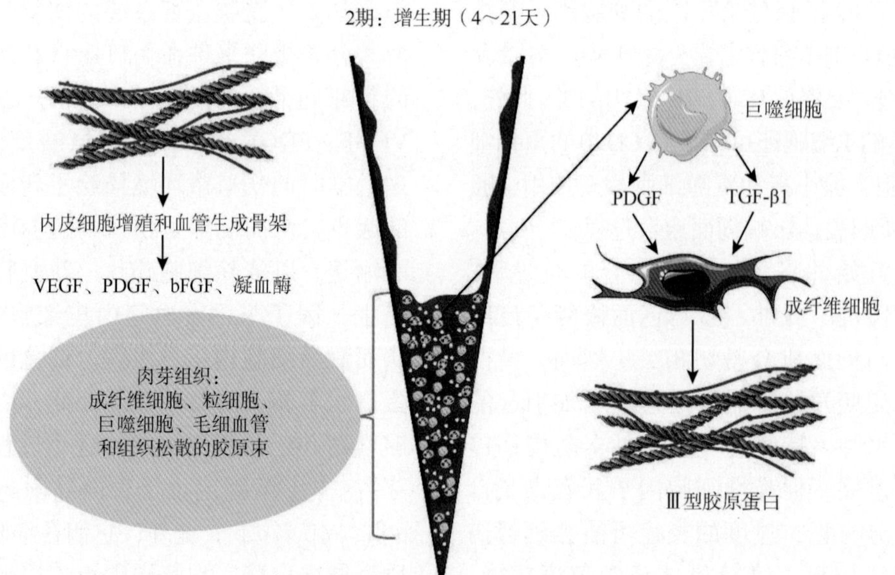

图15-3 增殖阶段：血栓组织、生长因子的分泌、Ⅲ型胶原蛋白的合成和血管生成开始

通常在创面开始4天后，增生期以成纤维细胞、胶原蛋白和基质的产生为中心，它们将形成前创面组织支架的基础。同时纤维增生和血管生成不断进行，形成ECM和肉芽组织，内皮细胞进入快速生长阶段，在肉芽组织内发生血管生成，创造了丰富的血管网络，为这个非常活跃的愈合区域提供支持。伤口有大量细胞聚集，包括成纤维细胞、角化细胞和内皮细胞。ECM由蛋白多糖、透明质酸、胶原蛋白和弹性蛋白临时构成，同时逐渐形成肉芽组织取代原来的血栓。

对于慢性的、无法愈合的伤口，许多原因阻碍了伤口的修复，高血糖、持续炎症、生长因子和细胞因子的缺乏会募集干细胞以获得足够的血管生成，在此背景下，干细胞对皮肤创面愈合的有益影响是显而易见的，特别是对于血管再生，干细胞或祖细胞似乎通过旁分泌多种促血管生成分子（VEGF、HGF、bFGF、EGF、TGF-β、IGF-1）来支持这一过程，这些效应可以在啮齿动物糖尿病损伤模型中得到证实，进一步强调了干细胞的显著活性及其在修复慢性伤口中的潜力。

近年来，血管壁周细胞在伤口愈合肉芽组织中受到越来越多的关注。一方面，周细胞在血管发育、新生血管内皮的稳定、提供血液屏障并调节毛细血管的流动中发挥重要调节作用，它还以旁分泌方式在调节免疫反应、与瘢痕或纤维化相关的过程中发挥作用。周细胞提供黏附基质VCAM-1和E选择素，但主要是VCAM-1，启动中性粒细胞在内皮内爬行，寻找渗入血管外的通道。另一方面，周细胞的抗炎作用表现在它们能够抑制趋化激酶招募的抗原特异性的T细胞活化。有趣的是，周细胞还可以发挥促纤维化活性，因为它们去分化为活化的成纤维细胞，产生胶原。增生性瘢痕中的纤维增生可能是由于在伤口增生阶段，周细胞或肌成纤维细胞对缺氧状态高度敏感，导致（微）血管闭塞甚至部分闭塞。

（2）皮肤创面愈合中的再上皮化：皮肤通过上皮表面重生和伤口收缩来关闭创面。根据物种的不同，不同过程主导着伤口的再上皮化修复。例如，小鼠等啮齿动物主要通过收缩创面达到愈合，而在人类伤口愈合中，再生上皮的比例高达80%。皮肤创面上皮化取决于创面的具体情况，如位置、深度、大小、微生物污染，以及与患者相关的健康状况、遗传学和表观遗传学。

累及表皮和真皮的部分增厚型伤口，通常通过完整的皮肤表面及其头发、指甲、皮脂腺和汗腺等附属物再生而达到原始皮肤创面完全愈合。相反，全层创面的特征是表皮、真皮层及深层结构被完全破坏，组织缺损的修复是由肉芽组织的形成开始的，肉芽组织可以在上皮覆盖之前取代缺损，这种形式的伤口修复被称为二期愈合。而三期愈合涉及复杂的情况，如脓毒症是指伤口被故意地暂时打开，以便在恢复高度炎症和经常危及生命的情况下闭合。当患者病情稳定，伤口状况良好时，可以通过缝合线或整形外科重建来闭合伤口。这种全面的伤口愈合分类可以对伤口愈合阶段的持续时间和过程进行评估，从而对结果进行预测，如完全的皮肤再生或瘢痕形成的缺陷组织修复。

浅表干净的小伤口通常与短暂的止血和炎症期有关，因为血凝块的形成限制了伤口的封闭，并清除了少量的细胞碎片。然而，深的、被污染/感染的大伤口需要更多的时间来愈合，因为在开始形成肉芽组织之前，伤口愈合的初始阶段需要更长的时间来止血、清除细胞碎片和坏死组织。损伤几小时后进入增生期阶段，鹅卵石状的静止角质形成细胞转变为移动的扁平角质形成细胞，再上皮化就开始了。皮肤损伤后，所产生的细胞缺损的重建通常是通过成体干细胞来补充实现的。在表皮再生方面，伤口边缘的局部角化细胞和来自毛囊或汗腺的上皮干细胞确保了再上皮化过程。这一过程被伤口边缘的上皮细胞和非上皮细胞的信号通路激活，它们释放大量不同的细胞因子和生长因子，如EGF、KGF、IGF-1和NGF，来自毛囊凸起和毛囊间表皮生态位的干细胞可以替代缺失的细胞，而在慢性创伤中，表皮干细胞生态位的异常存在，感染、缺氧、缺血和（或）过度渗出而引起的持续炎症导致细胞池有限，无法替代缺失细胞，内源性修复失效。此外，桥粒和半桥粒接触抑制和物理张力的消除可产生脂质介质并激活膜相关激酶（SRC激酶），从而提高膜对离子（如钙）的渗透性。这显示了伤口边缘细胞的初始信号，细胞内张力丝在迁移方向上的收缩和重组。通过胶原酶和弹性酶使细胞间桥粒的酶性松动，活化的角化细胞沿着肉芽组织上层预形成的纤维蛋白血凝块迁移，这一过程被称为角化细胞的“迁跃”，描述了这些细胞沿着IL-1等介质建立的趋化梯度竞争性迁移的能力，并通过富含纤维连接蛋白的基质进入创伤中心。有趣的是，角质形成细胞似乎是为高效修复伤口而专门配置的：由迁移的角质形成细胞使表皮创面重新上皮化的过程最初被描述为“跳跃性细胞”在没有特定信号迁移活动的情况下，逐步地相互覆盖并落在创面上。也有其他研究者表述为先导细胞/整个细胞层，携带其他细胞一起在伤口上爬行。被激活的角质形成细胞的“排头兵”将从血凝块来源的纤维蛋白、纤维连接蛋白和玻连蛋白中层状爬出并沿创面基质向前移动。通过层状爬行完成了自身的迁移，并在细胞骨架肌动蛋白纤维聚合物和ECM上形成由整合蛋白介导的新黏附点直接进入缺陷部位，这些细胞骨架机制受RhoGTPases（Rho，Rac，Cdc42）调控。前行细胞并没有向心迁移到创面中心，而是改变它们的形状，松开它们的细胞接触点，重新排列并离开前沿。当接触抑制到达创面中部，角质形成细胞的迁移过程停止，创面覆盖完成。稳固的细胞接触被重新建立，角质形成细胞获得静止表型，然后是表皮层化，值得注意的是，这种修复过程是从上到下进行的，目的是快速、充分地“缝合”伤口，防止进一步的液体流失或感染。

有效的上皮形成的先决条件是适当的细胞外基质促进角质形成细胞的迁移。即使是薄薄的一层脂肪组织，也会抵消伤口的覆盖，但真皮筋膜或肌肉等组织是最佳的伤口床。除了真皮可以作为真皮细胞基质外，其他结缔组织需要肉芽组织作为细胞外基质，以促进未受损上皮的迁移。由此可见，在增生阶段，肉芽组织的形成对于再上皮化过程是至关重要的。

3. 伤口愈合的重塑期 大约3周后，伤口进入重塑或成熟阶段，这也是伤口愈合的最后一步，需要精确平衡现有细胞的凋亡和新细胞的产生。在这个阶段，大量临时形成的ECM、未成熟的Ⅲ型胶原蛋白的逐渐降解和成熟的Ⅰ型胶原蛋白的形成是至关重要的（图15-4），同时伤口组织成熟，某种程度上恢复正常的结构，肉芽组织的形成通过细胞凋亡停止，血管网迅速退化，整个过程将持续几个月甚至长达几年，并最终在伤口处留下瘢痕组织。

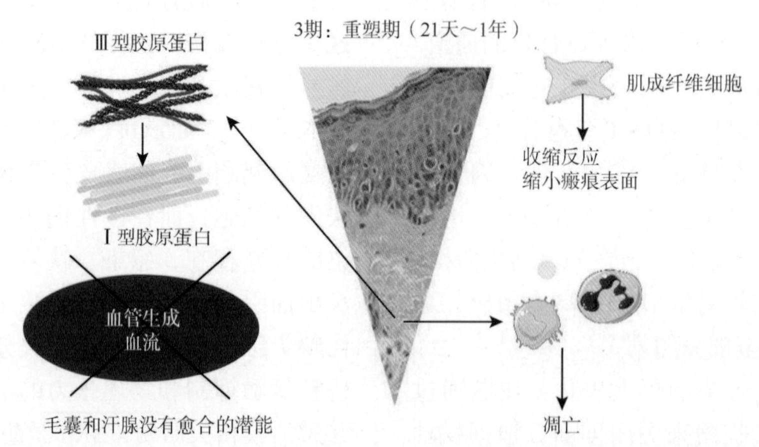

图15-4 重塑阶段：上皮再生过程逐渐消退，随后发生结缔组织的重组和收缩反应

这一期其实在肉芽组织形成过程中已经开始，在此过程中基质在肌成纤维细胞的作用下不断重构。这些细胞收缩与细胞外基质相连的微丝束，使胶原蛋白网架变得致密且使伤口收缩。同时，新的成分被分泌出来，使基质密度和稳定性增加。不同类型胶原蛋白的比例开始变化：Ⅰ型胶原蛋白比例增加，Ⅲ型胶原蛋白的比例下降（从30%降至10%）。凋亡使肌成纤维细胞的密度下降，为成纤维细胞让出空间，进一步强化细胞外基质，增加其对机械力的抵抗力。

Ⅰ型胶原蛋白以小的平行束排列，因此，不同于原始真皮中的胶原组织排列紧密，交织成网。随后，肌成纤维细胞通过与胶原的多重附着导致伤口收缩，并帮助缩小正在形成的瘢痕的表面。除此之外，血管生成过程减少，伤口血流减少，急性伤口代谢活动减慢并最终停止。

重塑完成后，伤口再生皮肤达不到未受伤时的最大抗拉强度，最多可以达到正常的70%，皮肤的大部分基本功能可恢复。此阶段的任何异常都可能导致伤口过度愈合或慢性伤口形成，相关内源性修复失效因素包括参与伤口愈合的蛋白酶、TGF-β和血管生成因子等，将在随后进行详细阐述。

4. 参与伤口愈合的信号转导 伤口愈合是一个复杂的过程，多种转录因子和相关分子参与其中，包括TGF-β/Smad、E2F家族、STAT3、同源异形盒基因、激素受体（雄激素、雌激素和糖皮质激素）、过氧化物酶体增殖物激活受体（PPAR）、Wnt/β-catenin信号通路、激活蛋白-1、原癌基因c-Myc和Erg-1基因。这些因素不是独立的，而是相互关联的。值得注意的是，Wnt/β-catenin信号通路在成纤维细胞向肌成纤维细胞转变过程中对TGF-β通路形成了一个负反馈回路。TGF-β对创面愈合的影响是复杂的，它通过成纤维细胞向肌成纤维细胞转变，刺激真皮成纤维细胞产生胶原蛋白，它还可以抑制表皮角质形成细胞的增殖，同时，过量的TGF-β可增加细胞刚性，导致瘢痕瘤形成。

二、伤口异常愈合的两种结果

伤口有时并不能像上述那样有效地及时愈合，而是发生异常愈合，这是由皮肤损伤引起的，包括创伤、深层组织咬伤、烧伤、手术、接种疫苗、皮肤穿孔、痤疮和感染等。皮肤受伤后，炎症启动伤口愈合。虽然创面异常愈合的发病机制尚未完全阐明，但临床经验表明，延迟愈合创面与过度愈合是创面愈合的异常形式，可能是由于在愈合的某个阶段失调而发生，延迟愈合以持续的局限性炎症为特征，过度愈合往往涉及纤维细胞功能亢进和过度积累的ECM在伤口聚集，从而阻碍伤口的正常愈合进程。主要导致两种结果：一是慢性伤口，二是瘢痕组织过度形成（增生性瘢痕或瘢痕瘤）。

（一）慢性伤口的发生机制

慢性伤口通常在3个月内发生组织损伤，一般来说，慢性伤口可分为三种最常见的类型——糖尿病足溃疡（DFU）、压疮（PU）和下肢静脉溃疡（VLU），这些伤口通常不能超过炎症阶段，并经历慢性炎症，从而延长了组织损伤的程度。慢性伤口不具有健康急性伤口愈合的细胞和分子事件的标准时间进程，许多原因导致的不利微环境阻碍了伤口的修复。相关细胞和分子事件导致慢性伤口创面边缘表皮增生。例如，慢性下肢静脉溃疡的组织学研究显示，与溃疡基底部相邻的表皮边缘有特征性的堆积和增生，溃疡基底部覆盖有大量坏死碎片的渗出物。在应出现肉芽组织的创面，血管被纤维蛋白包围（推测是静脉高压的反应），很少有血管发芽，极少部分形成的肉芽组织也缺少肌成纤维细胞，且有严重的炎症浸润，特别是中性粒细胞，这些细胞可能在表型上不同于愈合的急性伤口中的同等细胞。通常，黑色素细胞聚集导致的色素沉着会发生在伤口部位，甚至在慢性伤口成功愈合后也会持续存在。在分子水平上，慢性伤口边缘角质形成细胞表达了一种反映部分增殖激活的基因，几个细胞周期基因（包括细胞周期蛋白）上调，但检查点调节因子和p53受到抑制，这可能是溃疡创面边缘表皮增生的原因。未愈合溃疡组织活检显示，由表达数量显著降低的TGF-β受体和表达水平下调的下游信号级联成分共同导致溃疡创面成纤维细胞出现衰老、迁移能力减弱、对生长因子信号无反应。对于生长因子信号的反应性降低的另一个解释可能是慢性伤口组织液中基质金属蛋白酶降解水平的增加。

伤口细胞异常是慢性伤口发生的重要因素，慢性伤口DFU、PU和VLU中的一些常驻细胞发生了表型改变。从糖尿病足溃疡分离出的成纤维细胞可能是衰老的，并表现出对生长因子的增殖反应减弱。在其他类型的慢性伤口中进行的18项类似研究也与上述发现一致，显示成纤维细胞对TGF-β_1、血小板源性生长因子和其他细胞因子的反应减弱。有证据表明，创伤细胞的表型变化不仅是由于复制性衰老，还可能是由于驻留细胞和慢性伤口之间更复杂的相互作用。慢性伤口的成纤维细胞表现为TGF-β_2受体表达降低，伴转导信号磷酸化受损，包括Smad2、Smad3和丝裂原活化蛋白激酶。慢性伤口创面还存在其他细胞异常，巨噬细胞细胞因子的释放减少，包括TNF-α、IL-1β和血管内皮生长因子。一些MMP（如MMP-9）的过度激活会损害细胞的迁移，导致一些重要的基质蛋白和生长因子的分解，虽然没有直接证据表明慢性创面角化细胞的增殖活性受到影响，但迁移很可能受到损害，需要对DFU、PU和VLU创伤细胞进行补充研究。同时，未来还需要更多的实验来明确定义慢性创面细胞的表型异常，这些发现对治疗干预有明确的意义。例如，以简单的局部方法运送生长因子至受损部位，但进入人体后，可能找不到对应的、规律的、合适的和有反应的靶细胞群。除了上述细胞外，表皮干细胞也备受关注，其生态位的异常存在可导致感染、缺氧、缺血和（或）过度渗出而引起持续炎症，进而导致慢性伤口的持续发生。同时，炎症期肉芽组织少，新血管再生过程的持续中断导致伤口愈合障碍或慢性溃疡。慢性伤口经常感染并表现出持续的异常炎症。伤口再上皮化停止，但角质形成细胞增生过度。肉芽组织有缺陷，不能促进愈合，部分原因是MMP升高和成纤维细胞浸润不良。新生血管生成不良，纤维蛋白束缚现有血管，限制氧气通过伤口的扩散，使伤口缺氧。典型见于静脉功能不全、动脉硬化或糖尿病足溃疡。除此之外，高血糖、持续炎症、生长因子和细胞因子的缺乏都会导致缺血再灌注损伤。在此背景下，干细胞对皮肤创面愈合的有益作用是显而易见的，尤其是对血管的再生。干细胞或祖细胞似乎通过多种旁分泌作用来支持这一过程，特别是通过高水平的促血管生成因子（VEGF、HGF、bFGF、EGF、TGF-β、IGF-1）。有研究表明，这些效应可以在啮齿动物糖尿病损伤模型中得到证实，进一步强调了干细胞的显著活性及其在修复耐药慢性伤口中的潜力。

（二）瘢痕组织过度形成（增生性瘢痕或瘢痕瘤）的发生机制

与正常创面相比，瘢痕过度形成组织的弹性纤维含量有显著差异。瘢痕瘤中含有紊乱的Ⅰ型胶原蛋白和Ⅲ型胶原蛋白，增生性瘢痕主要由与皮肤表面平行排列的Ⅲ型胶原蛋白组成。瘢痕瘤的深层弹性蛋白含量高于增生性瘢痕和正常皮肤。在浅表真皮，弹性蛋白含量在正常皮肤比增生性瘢痕和瘢痕瘤分别高51%和37%。与正常皮肤相比，增生性瘢痕和瘢痕瘤的胶原蛋白产量分别增加了3倍和20倍。真皮内异常的胶原蛋白和弹性蛋白的减少造成这些异常瘢痕质地的坚实表现。此外，纤维蛋白-1的显著减少在两种瘢痕类型的真皮中也被注意到，表明微原纤维的组成紊乱。增生性瘢痕不会过度生长在创面的边界上，虽然它可能会高于正常的皮肤水平，但通常会逐渐消失，并与周围的皮肤持平，并且可能会出现挛缩的情况。增生性瘢痕通常是自限性的，有时会随着时间的推移而退化。瘢痕瘤的组织学特征是圆结节状的厚透明化胶原束，称为瘢痕瘤胶原，以及在周围正常表皮下的瘢痕组织的舌状突起，它是一种异常强烈的瘢痕形成，延伸到原伤口的边缘之外，并引起瘙痒和感觉过敏症状，瘢痕瘤通常是一个美容问题，而不是健康问题，同时瘢痕瘤不退行，切除后容易复发。

增生性瘢痕和瘢痕瘤的发病机制尚未完全阐明，瘢痕结局的发生可能是由于创面愈合三个阶段中一个阶段的失调所致，损伤后即刻发生的炎症反应可能在决定瘢痕结局中起关键作用，虽然损伤机制尚不完全清楚，但促炎性细胞因子IL-6、IL-8及抗炎细胞因子IL-10可能与瘢痕形成有关。胎儿的伤口在不受外界干扰的情况下，不会产生瘢痕，有研究表明，在使用IL-6后这些伤口的瘢痕增加，而与正常瘢痕相比，增生性瘢痕IL-10产生减少。在一项分析IL-10胚胎敲除小鼠的研究中，这些小鼠损伤产生的瘢痕在野生型小鼠中没有观察到。当IL-10被给予成年小鼠时，炎症反应降低，获得无瘢痕的结果。有趣的是，遗传背景中缺乏巨噬细胞和功能性中性粒细胞的新生儿表现出正常愈合，没有任何明显的瘢痕。这些结果可能为炎症调节在瘢痕形成中的重要性提供了线索，炎症的下调可能减少瘢痕的产生。

TGF-β的失调是增生性瘢痕和瘢痕瘤形成的另一个重要驱动力。3种亚型（TGF-$\beta_{1\sim3}$）在瘢痕形成的过程中起着决定性的作用。TGF-1、TGF-2可以激活Smad和Wnt复合物的下游信号通路，继而激活成纤维细胞迁移，导致瘢痕形成；而TGF-β_3是受体拮抗剂，可以拮抗相关信号通路，从而减少瘢痕组织产生。在正常情况下，创面愈合完成时，TGF-β的产生是静止的，已有研究表明，短暂表达的TGF-β可能有助于创伤后胎儿组织内源性修复，减少瘢痕形成。相反，在增生性瘢痕和瘢痕瘤中，TGF-β_1、TGF-β_2的过表达和亚型3的低表达创造了一个增加活化成纤维细胞的环境。此外，瘢痕成纤维细胞上调生长因子受体，从而对TGF-β和PDGF更敏感。成纤维细胞活性的增加导致细胞外基质生产的速度和数量增加，从而导致异常瘢痕的发展。调节这种异常反应可能是控制瘢痕形成的必要条件。有研究显示添加TGF-β_1或TGF-β_2的抗体、重组TGF-β_3可以减少瘢痕组织的形成。虽然还需要更多的研究来阐明TGF-β在伤口愈合中的重要作用，但异常的成纤维细胞对生长因子的过度反应可能部分解释了在皮肤创伤患者中经常观察到的瘢痕组织。

伤口修复和瘢痕形成是动态的，涉及信号通路、细胞因子、趋化因子、生长因子和分子之间的网络。炎症细胞和信号通路之间的平衡相互作用是复杂的。当正常的伤口愈合反应改变时，细胞外基质受损，导致不良瘢痕。综上所述，虽然这种伤口愈合脱轨的原因尚不完全清楚，但强烈的炎症反应、生长因子信号的过表达及成纤维细胞的激活增加，都为增生性瘢痕和瘢痕瘤中胶原的异常生成创造了环境，这些综合因素已被认为是导致瘢痕组织形成的重要原因。

三、伤口内源性修复失效导致异常愈合的机制

尽管两种形式的异常伤口愈合在分子病因学上存在差异，但这些创面微环境具有共同的因素，这些因素扰乱了创面愈合级联反应，从而导致皮肤创面内源性修复失效，将从以下因素逐一阐述。

（一）促炎性细胞因子的失调

促炎性细胞因子IL-1β和TNF-α在伤口愈合的早期阶段是必不可少的，它们启动中性粒细胞的招募、成熟并可增加血管的通透性。虽然IL-1β和TNF-α是伤口愈合的关键，但由于免疫细胞的过度激活，这些细胞因子的过量产生和长时间表达增加了组织破坏。此外，这些细胞因子触发蛋白酶的产生，从而破坏细胞外基质。

（二）生长因子的可用性和活性改变

生长因子对修复细胞发挥作用，它们通过影响细胞增殖周期，直接促进修复细胞的增殖和分化。同时，一些生长因子也具有较强的非有丝分裂类激素活性，如调节血管收缩、促进某些激素的释放等。生长因子的这些生物学特性是促进创面修复和组织再生的基础。

1. PDGF 在伤口愈合中，生长因子启动许多复杂的生物和分子事件。PDGF是创面损伤产生的初始因子之一，在创面愈合过程的所有阶段触发一系列级联反应。PDGF与它们互补的受体酪氨酸激酶家族结合，激活了细胞迁移和增殖的信号通路。与此同时，PDGF受体、PDGF蛋白的表达和磷酸化水平显著上调，促进了伤口的及时愈合。相反，PDGF产生不足和蛋白酶介导的PDGF和PDGF受体过度降解导致慢性伤口床中PDGF和PDGF受体水平的降低。

2. FGF FGF1、FGF2、FGF7、FGF10和FGF22在真皮损伤后表达，当它们从ECM中释放出来，FGF配体以硫酸肝素蛋白多糖依赖的方式结合并激活FGF受体（FGFR）。这些受体-配体相互作用激活了多种途径的下游信号，增强细胞迁移、增殖、生长因子的产生、再上皮化，并刺激蛋白酶的产生，这些蛋白酶参与了创伤床的重塑。此外，FGF7、FGF10和FGF22上调ROS保护酶，降低损伤期触发的炎症介质水平。然而，在慢性伤口中，这种FGF-FGFR介导的信号通路受损，同时由于抑制性硫酸肝素水平升高，FGF水平持续下降。

3. VEGF VEGF是一种与肝素结合的糖蛋白，通过与多种细胞表面的酪氨酸激酶受体结合来调节血管生成。血管内皮生长因子受体被激活后，可成功触发血管生成所需的多种事件，增加血管的通透性、通过蛋白酶降解基底膜、促进内皮细胞迁移和促进伤口内血管细胞的增殖。此外，VEGF通过启动单核细胞的迁移和激活、蛋白酶的产生、成纤维细胞的增殖、瘢痕的成形和角质形成细胞的流动性调控伤口再上皮化。尽管在慢性伤口中VEGF mRNA水平升高，但由于创伤床中高水平的蛋白水解活性，VEGF水平仍然较低。

4. EGF EGF与细胞膜相结合，其激活涉及蛋白酶如基质金属蛋白酶。EGF、肝素结合的EGF样生长因子（HB-EGF）和TGF-α是EGF家族的三个主要成员，在介导创伤愈合级联中起重要作用。这些因子是重要的炎症反应调节剂，刺激再上皮化、血管生成和肉芽组织的形成。由于慢性伤口中EGF和EGFR的水平不足，这些伤口的正常损伤和修复过程无法启动。

5. TGF-β家族 TGF-β家族在调节创面愈合反应和瘢痕形成中发挥多种调节作用。特别是，TGF-$\beta_{1\sim3}$、骨形态发生蛋白（BMP）和激活素是创面愈合过程中TGF-β家族的主要成员。这些因子主要被金属蛋白酶如MMP-2和MMP-9激活，从而触发信号通路，导致细胞骨架重排、细胞运动

性诱导和转录机制激活。TGF-$\beta_{1\sim3}$是将炎性细胞和成纤维细胞募集到创面的关键，激活素主要参与角化细胞分化和成纤维细胞基质沉积，它们联合BMP，一方面促进角质形成细胞的迁移以进行再上皮化，另一方面促进ECM的形成和重塑。在慢性创面中，TGF-β配体和受体密度均明显低于愈合创面。

（三）修饰蛋白酶及其抑制剂维持ECM降解和重构之间的平衡

控制蛋白酶的表达是促发伤口愈合级联反应的关键，蛋白酶的过表达会打破组织分解和修复之间的平衡，从而导致与延迟愈合密切相关的ECM过度降解。MMP是创面愈合过程中的重要角色，它对ECM的降解和重构过程触发了白细胞内流、血管生成和再上皮化。一方面，MMP能够降解细胞外基质成分，促进损伤组织的再生，损伤蛋白的清除和临时基质的破坏使得细胞迁移到创伤床并随后形成肉芽组织，促进创面愈合；另一方面，MMP过表达还会降解生长因子及其受体及血管生成因子，从而在整个伤口愈合过程中影响细胞行为，导致创面内源性修复失效。其他参与伤口愈合的蛋白酶还有由中性粒细胞表达的丝氨酸蛋白酶，丝氨酸蛋白酶包括弹性蛋白酶、组织蛋白酶G及尿激酶型纤溶酶原激活物（uPA），它们共同作用降解生长因子，从而降低了生长因子的生物活性和生物利用度。

ECM降解和沉积重构之间的平衡对于伤口的协调愈合是必要的，然而，这种平衡在慢性伤口中被破坏，主要体现在修饰蛋白酶的高表达及其抑制剂的低表达。在慢性伤口中，促炎性细胞因子IL-1和TNF-α的长期暴露可刺激MMP的产生，同时抑制TIMP的合成。有研究表明，与急性伤口相比，慢性伤口中的蛋白酶活性显著升高，在PU的液体中发现了更高水平的MMP-1、MMP-2和MMP-9。此外，PU的肉芽组织中，MMP、中性粒细胞弹性蛋白酶和组织蛋白酶G水平升高。同样，在DFU和VLU中，与愈合伤口相比，MMP-2、MMP-9和中性粒细胞弹性蛋白酶水平仍然升高。相反，在这些慢性伤口中，TIMP-1的浓度下降。慢性伤口中蛋白酶活性升高及其抑制剂活性降低会降解伤口愈合所必需的蛋白，从而导致慢性伤口无法愈合。

（四）高氧化应激

低水平的活性氧（ROS）和活性氮（RNS）对促进创面有效愈合至关重要，但过高水平的ROS和RNS会导致细胞损伤和内源性修复失效。

ROS和RNS是协调正常伤口愈合反应的关键。这些分子是许多炎症细胞和非淋巴细胞的第二信使，参与创面修复过程。ROS还可调节伤口部位的血管生成，确保伤口床的最佳血流灌注。此外，ROS通过吞噬细胞诱导ROS暴发，作为宿主抵御感染的早期防御手段。

高浓度ROS和RNS介导氧化应激反应的发生。虽然这些分子参与生理调节回路，但高浓度ROS和RNS可导致细胞成分严重受损，导致伤口进入不可愈合状态。在慢性伤口中，ROS和RNS水平持续升高与创伤愈合受损有关。过高的ROS和RNS水平会导致促炎性细胞因子的持续分泌、MMP的过度诱导、ECM蛋白的异常修饰和降解，以及成纤维细胞和角化细胞的损伤，此外，如此高水平的氧化应激会激活促凋亡蛋白，导致细胞死亡，进一步导致内源性修复完全失效。

（五）衰老细胞的存在

慢性伤口的特点是细胞老化、增殖和分泌能力受损，使得细胞对伤口愈合信号无反应。慢性伤口内持续的慢性炎症环境导致高氧化应激，致使DNA损伤相关的细胞周期阻滞，驱动细胞群表达衰老表型。衰老的成纤维细胞、角化细胞、内皮细胞和巨噬细胞的增殖能力减弱，直接与ECM产生和重构紊乱、新生血管和血管生成不良、生长因子产生不足和无法在创面上重新上皮化有关。此外，这些细胞分泌促炎性细胞因子、趋化因子及ECM重构蛋白酶，进一步使伤口内的细胞陷入进行性功能丧失的恶性循环。

（六）低氧微环境

氧是伤口愈合的关键调节因子。它是伤口愈合级联反应中包括胶原沉积、再上皮化、抗感染和血管生成等多种过程的必需物质，因此，缺氧会阻碍伤口愈合。大多数慢性复发伤口，特别是PU，是由局部组织缺血或缺血再灌注损伤造成的。皮肤和局部血管形成瘢痕和萎缩，对氧的输送和最终的慢性缺氧环境形成永久性影响。此外，在这些创面的慢性炎症环境中，愈合组织的氧气供应和高能量需求之间存在不平衡，高代谢再生组织对氧的利用增加，再加上吞噬细胞诱导ROS持续升高，进一步降低了损伤组织对氧的利用率。

（七）血管生成受损

慢性伤口中的血管生成受损，从而导致慢性缺氧和微量营养素输送不足，进一步导致组织损伤。特别是糖尿病患者，各器官血管生成异常，在高糖条件下，正常的血管生成过程受到抑制，导致新生血管的形成不良，进而导致用于激活伤口愈合级联的生长因子减少。

（八）伤口的高pH

伤口的pH可以影响氧释放、蛋白酶活性、血管生成和细菌毒性等多种因素。受伤时，伤口的pH增加，然而，随着伤口逐渐愈合，pH逐渐变为中性，然后变为酸性。伤口的愈合通常发生在酸性环境中。

（九）生物膜的形成

生物膜是细菌细胞构成的复合材料，其包裹在ECM中。铜绿假单胞菌和金黄色葡萄球菌是两种常见于慢性伤口的细菌，生物膜在表型上与浮游细菌不同，而且对抗生素的耐受性更强。

慢性伤口具有形成生物膜的理想环境。坏死组织和碎片为细菌提供了附着表面。通常，由于宿主免疫反应受损，开放性伤口更容易感染，大幅增加形成慢性创面的概率，进一步促进细菌生物膜形成，促发炎症反应期延长并严重损害细胞功能。值得注意的是，在细菌及其内毒素存在的情况下，促炎性细胞因子和生长因子的水平显著升高，导致伤口进入慢性炎症阶段。此外，在生物膜存在的情况下，MMP表达增加，导致ECM形成和伤口及时愈合所需的蛋白过度降解，从而导致伤口愈合时间延长，甚至经久不愈，内源性修复失效。

第二节　皮肤创面内源性修复调控

皮肤伤口愈合需要上皮、血管生物学、信号转导、干细胞和免疫反应的协调，最近的研究强调了伤口微环境中这些复杂因素的相互作用，我们发现内源性修复的不同阶段提供了独特的机会来评估不同机制靶点在不同阶段中的作用。上一节已经介绍了影响皮肤创面内源性修复的各种因素，本节修复调控将以研究细胞、分子和系统效应通路的交叉为重点，阐述免疫、上皮、血管和微环境因素在伤口愈合中的修复调控作用。

众多体内皮肤伤口愈合试验表明，止血、炎症、增生和重塑，四个阶段都有其各自独立的细胞和分子事件。虽然这些阶段包含不同的细胞过程，但伤口的成功愈合依赖于有效的、协调的机制，这些阶段可以重叠，并可能在不同的遗传模型中有所不同，但每个阶段所包含的独特的生理过程可以进一步阐明靶点及其相互作用的多方面功能。

未愈合的伤口、慢性溃疡、增生性瘢痕、瘢痕瘤，甚至肿瘤的发展已经被观察到可破坏精细的调控，干扰愈合机制。这些调控也在特定的细胞类型中被观察到。例如，表皮细胞中靶向缺失的$G\alpha q$基因会导致角质形成细胞无法迁移和分化，进而延迟伤口愈合。同样，Rac1、CXCR2、炎症因子、迁移信号因子的丢失通过独特的机制延缓了伤口愈合。在一些转基因模型中，靶向缺失PAI-1和原肌球蛋白，也观察到伤口愈合加速。

一、干细胞是皮肤创面内源性修复的重要角色

皮肤干/祖细胞在损伤后被激活，并在肉芽组织中富集，同时阻断miR-21/ROS途径可负向调节肉芽组织源性细胞（GTC）的干性相关特性，上调miR-21/ROS可进一步增强其干性相关特性和治疗潜力。皮肤肉芽组织是一个有前途的干细胞来

源，可以促进组织内源性修复。

（一）肉芽组织是真皮干细胞的潜在来源

真皮皮肤的基质部分被证明是具有高度自我更新和多向谱系分化能力的干细胞群的一个重要来源。以往的研究表明，随着年龄的增长，真皮干细胞的数量和自我更新或增殖能力下降，正常成人真皮来源的干细胞是相对少见的，而肉芽组织被认为是真皮干细胞的潜在来源，干细胞在创面愈合中的重要作用越来越被人们所认识，真皮干细胞的增殖和分化是肉芽组织形成的保证。

在未受伤的皮肤中，真皮干/祖细胞处于静止状态，而在受伤后被激活并在肉芽组织中富集。研究表明，GTC与未受伤的成年真皮细胞相比，其增殖能力、集落形成和多分化能力增强。局部移植GTC可加速辐射和皮肤创伤联合损伤小鼠的伤口愈合并减少组织纤维化。

（二）miR-21/ROS途径负向调节GTC相关特性

miR-21和ROS在GTC中显著上调，miR-21促进细胞迁移与分化，同时部分通过ROS依赖途径抑制细胞增殖和自我更新。miR-21是创伤后最显著上调的miRNA之一，而miR-21在创伤部位的表达上调被认为是受炎症因子特别是转化生长因子调控的。上调的miR-21通过启动的再上皮化、促进成纤维细胞向创面迁移、促进胶原沉积等方式影响愈合过程的多个方面。GTC中miR-21表达上调，而阻断miR-21表达可以促进GTC的增殖和自我更新，但降低了它们的迁移和分化，这是对干细胞相关特性的负调控。

ROS在细胞增殖、迁移、分化、凋亡和死亡等细胞功能调节中发挥重要作用。在伤口愈合早期，ROS水平上调，GTC的内源性ROS水平也升高了，表明ROS通过不同途径上调不同细胞类型中的miR-21表达。有趣的是，有研究表明，清除内源性ROS并不会降低miR-21的表达。相反，抑制miR-21表达，则显著抑制ROS水平。

（三）骨桥蛋白激活间充质干细胞修复皮肤创面

有实验表明，迁移实验24小时后在显微镜下检测并计数滤光片下方的细胞，从每个孔中随机抽取4个字段的图像，野生型骨髓间充质干细胞的迁移数量大于$Opn^{-/-}$骨髓间充质干细胞的迁移数量，骨桥蛋白（OPN）的加入增加了骨髓间充质干细胞的迁移潜力。

1. 骨髓间充质干细胞向内皮细胞和角化细胞的分化依赖于OPN 内皮细胞和角化细胞在伤口愈合中起着重要作用。为了评估间充质干细胞在体外能否转化为这两种细胞类型，将野生型和$Opn^{-/-}$间充质干细胞暴露于内皮细胞和角化细胞诱导系统中。分化后第12天，免疫荧光检测内皮特异性标志物vWF的表达，野生型间充质干细胞中vWF的表达高于$Opn^{-/-}$间充质干细胞。同时用体外毛细血管形成试验评估了骨髓间充质干细胞的血管生成能力，野生型和$Opn^{-/-}$间充质干细胞的毛细血管样结构相似，但总管数差异显著。另外，在上皮诱导后的第17天，部分细胞形态改变为上皮细胞典型的珠状，失去了原有的纺锤状，且大多数珠状上皮细胞表达角蛋白-14，这是上皮细胞的细胞表面标志。

2. OPN调节间充质干细胞向创面的迁移，导致间充质干细胞分化为多种皮肤细胞类型 为了评估OPN对间充质干细胞迁移的影响，有研究在野生型和$Opn^{-/-}$小鼠背上创建了直径为5mm的圆形全层创面。每天通过活体成像系统获取小鼠体内图像。野生型小鼠注射后第1天就检测到GFP信号，第3天开始在创面积聚，迁移在第5天最大。相比之下，在$Opn^{-/-}$小鼠中，GFP信号明显较弱，最有可能的原因是细胞迁移到了其他地方。

MSC在创面愈合过程中可分化为多种皮肤相关细胞类型。有研究表明，在体外特定培养条件下，能够将分离的间充质干细胞诱导分化成表皮样细胞，细胞形态由纺锤状变为扁圆形或不规则形状，高水平表达P63、CK19、整合素β_1表皮细胞谱系标志物，并具有抗紫外线照射的能力。此外，应用特定的条件培养基，MSC除了能够在体外分化为表皮细胞外，还能被定向诱导分化为其他多种类型皮肤及其附属物细胞，包括成纤维细胞、黑素细胞、毛囊、皮脂腺等，有证据表明，MSC植入动物体内后，可以向皮肤表层迁移，分化为皮肤细胞，进行细胞替代，表达皮肤细胞标志物，并执行皮肤细胞的生物学功能。

为了确定OPN是否在伤口愈合过程中调控了间充质干细胞向皮肤细胞的分化，我们将野生型GFP间充质干细胞注射到野生型和Opn$^{-/-}$小鼠的皮肤损伤部位。在指定的时间点（注射后第7天）收集皮肤损伤标本，进行皮肤细胞标志物的免疫荧光染色，发现内皮细胞标志物CD31、vWF和角化细胞标志物角蛋白-14共同标记了GFP阳性细胞。然而，野生型小鼠中GFP阳性细胞的数量大于Opn-/-小鼠，说明Opn招募了更多的间充质干细胞到野生型小鼠的伤口部位。此外，野生型小鼠GFP和CD31、vWF或角蛋白-14共标记细胞的百分比高于Opn-/-小鼠。此外，野生型小鼠中CD31、vWF和角蛋白-14的表达高于Opn$^{-/-}$小鼠。

3. 骨髓间充质干细胞治疗皮肤损伤时，OPN缺乏阻碍创面愈合 在野生型小鼠中，注射骨髓间充质干细胞可以加速伤口愈合，但在同样给药的Opn$^{-/-}$动物中没有观察到类似的治疗效果。MSC治疗后，伤口愈合的速度显著高于野生型小鼠的Opn$^{-/-}$小鼠早期时间点。在第7～8天，野生型MSC组伤口愈合的速度高于Opn$^{-/-}$组，但两组之间没有统计学上的显著差异，可能是因为每组动物的数量相对较少。

4. Opn$^{-/-}$小鼠模型中CD44和E选择素表达下调 间充质干细胞组成性表达细胞表面受体CD44，CD44可与OPN相互作用，增加细胞的运动性、侵袭性和血管生成。免疫荧光染色显示，与野生型小鼠相比，Opn$^{-/-}$小鼠的CD44表达减弱，提示OPN/CD44信号通路可能在MSC介导的伤口愈合中发挥作用。

CD44是E选择素的配体，E选择素在介导组织特异性T细胞进入皮肤和介导原始造血祖细胞进入骨髓的过程中发挥重要作用。为了探讨CD44和E选择素是否参与了OPN介导的伤口愈合，检测了E选择素的表达，与野生型小鼠相比，E选择素在Opn$^{-/-}$小鼠中的表达减弱，提示E选择素/CD44表达降低与OPN缺陷有关，并有助于MSC招募到损伤部位。

5. 分离的间充质干细胞的特性 对分离的骨髓间充质干细胞进行鉴定，采用流式细胞术分析了骨髓间充质干细胞细胞表面标志物的表达。MSC中CD29、CD44、CD105、Sca-1表达阳性，而CD34、CD117表达阴性。此外，还评估了间充质干细胞向成脂细胞、成骨细胞和成软骨细胞的分化能力，这些类型的细胞油红O染色、甲苯胺蓝染色呈阳性，显示了向成脂、成骨和成软骨细胞类型分化。

二、增生期基质血管通过调节皮肤创面愈合过程中的细胞外基质，促进成纤维细胞的迁移和血管生成

（一）人类脂肪来源干细胞具有间充质干细胞的多重特征

第三代的人类脂肪来源干细胞（human adipose derived stem cell，hADSC）具有与间充质干细胞（MSC）相似的特征。免疫细胞化学检测显示，hADSC高表达CD105、CD44、CD90、CD29，低表达CD45。此外，体外基质血管成分（stromal vascular fraction，SVF）扩增的hADSC具有脂肪细胞和成骨细胞分化潜能，在体外，扩增的hADSC也具有强大的增殖潜力。除了多能性，hADSC还可发挥旁分泌作用，调节成纤维细胞和内皮细胞的功能和mRNA表达。

（二）hADSC和SVF通过调节“细胞因子-细胞因子受体相互作用”途径改善创伤愈合过程

SVF中hADSC的活性要优于扩大的hADSC。皮肤含有多种类型的细胞，包括真皮成纤维细胞，它参与细胞外基质的合成，分泌生长因子，并发挥重要作用。皮肤的厚度可能与成纤维细胞和SVF刺激的其他皮肤细胞的增殖有关。血管生成和成纤维细胞的迁移在伤口愈合中是必不可少的，通过增加伤口附近的血液供应来促进细胞增殖和新陈代谢。因此，改善成纤维细胞和内皮细胞的

功能，促进血管生成，对伤口愈合具有重要意义。有研究表明，Masson染色和CD31免疫组化实验显示，hADSC和SVF显著诱导皮肤创面胶原水平和微血管形成，这将有力地促进创面愈合。总之，hADSC和SVF通过诱导血管生成和胶原生成促进伤口愈合。hADSC和SVF治疗降低了内皮素-1和平滑肌蛋白-1的表达，这可能通过抑制局部血管收缩来改善伤口的血供。

近年来，干细胞特别是ADSC具有多向分化潜能，并能分泌多种生长因子和炎症因子，成为移植治疗促进难愈创面愈合的重要工具。已有多个研究团队证明ADSC能有效促进难治性创面的愈合。与此同时，研究发现成熟脂肪细胞消化、过滤、离心产生的非扩张间质血管片段含有多种脂肪细胞和hADSC，为难治创面的治疗开辟了新的方向。

SVF和hADSC对创面愈合的影响包括创面愈合率、新生成上皮的特征、对成纤维细胞的迁移能力及对血液运输系统重建的影响。第三代hADSC呈成纤维细胞样形态，且hADSC CD105、CD44、CD90和CD29阳性，阴性标记CD45低表达，具有与MSC相同细胞表面标志物表达。同时MTS测试hADSC的生长速率，结果表明hADSC具有良好的增殖活性，从SVF中扩增出的hADSC保持了MSC的特性。hADSC和SVF组，在325条富集通路中，富集指数较高的20条通路主要与细胞因子-细胞因子受体相互作用、IL-17信号通路、Toll样受体信号通路、Jak-STAT信号通路有关。与“细胞因子-细胞因子受体相互作用”途径匹配的基因共有54个，明显多于任何其他途径。在hADSC或SVF处理的小鼠皮肤中，Osm、Ccr1和Ccl4基因表达水平显著升高，整合蛋白（Itga7、Itga2b和Itgb4）、层粘连蛋白（Lamb3和Lamc3）和胶原蛋白（Col6a3、Col1a1、Col9a3 Col4a2）表达水平明显上调；在hADSC处理后的细胞中，血小板反应蛋白（Thbs1和Thbs3）在成纤维细胞和内皮细胞中的表达下调。我们分析了这些成纤维细胞和内皮细胞的不同基因在KEGG通路中的位置和作用，发现这些基因在细胞外基质功能中发挥着重要作用。

采用qRT-PCR检测小鼠皮肤内皮素-1和平滑肌蛋白-1 mRNA的表达。经过hADSC或SVF处理后，内皮素-1和平滑肌蛋白-1 mRNA水平显著降低，胶原酶消化和离心分离得到的SVF含有多种具有生物活性的细胞。有一亚群SVF细胞具有与骨髓间充质干细胞相似的大部分特征，被称为“脂肪来源干细胞（ADSC）”。它们是干细胞的理想来源，按照正常手术方法收集的SVF可以促进移植脂肪的存活，辅助难治性创面的治疗。SVF被发现可以促进血管生成，增加血管密度，改善血供。SVF和hADSC均能改善成纤维细胞和内皮细胞的功能，调节基因表达，促进皮肤愈合。多种机制可能参与其中，包括成纤维细胞的迁移、通过细胞黏附调节内皮细胞的小管形成，以及细胞因子途径。

三、重塑期：细胞外基质和抗拉强度的调节

炎症、纤维生成和胶原分解事件通过CD44调节细胞外基质重塑和拉伸强度。

真皮中密集的结缔组织主要由原纤维胶原组成，影响正常皮肤的弹性和抗拉强度特征。在组织损伤时，一系列精心策划的事件被启动，以内源性修复受伤组织。哺乳动物胎儿伤口善于再生愈合，因此可以恢复组织完整性、生物力学和功能，然而，哺乳动物的成年伤口是不能再生的，受伤的组织会被瘢痕组织代替。瘢痕的特征是过度的纤维胶原积累、持续的炎症反应、受损的新生血管，其中过度的纤维胶原由Ⅰ型和Ⅲ型胶原组成、积累和（或）交联的增加会导致抗拉强度降低，进而影响组织功能。

CD44是一种广泛表达于真皮中大多数细胞表面的跨膜细胞黏附受体，在细胞-细胞和细胞-基质交流中发挥重要作用，特别是在病理生理条件下。它的配体透明质酸是细胞外基质中主要的糖胺聚糖，普遍存在于创伤反应的所有愈合阶段。CD44在细胞表面透明质酸的保留中起关键作用，并介导透明质酸的内吞，CD44还与MMP-9、VEGF、EGF、纤连蛋白、Ⅰ型胶原和OPN共同定位。有体外研究表明，CD44对MMP依赖性TGF-β的激活、成纤维细胞定向迁移至关重要，体内研究显示，CD44在组织损伤后上调。

在全层切除皮肤伤口愈合模型中发现了CD44

基因缺失的影响，CD44被证明是白细胞募集、黏附和清除所必需的。小鼠损伤的早期反应中，CD44缺失的小鼠表现出纤维化减少但炎症反应增加，CD44的缺失增强了白细胞信号交流与募集，但减弱了成纤维细胞激活蛋白阳性（FAP^+成纤维细胞）的积聚。该模型分析了总白细胞、中性粒细胞、T细胞、M1和M2巨噬细胞在创伤后第5、7和11天的浸润情况。在伤口愈合的早期阶段（第5天和第7天），发现CD44缺失的伤口使用泛白细胞标记测量，$CD45^+$白细胞数量增加，进一步的分析显示没有特定的免疫细胞群被改变，包括中性粒细胞（$CD11b^+$ $Ly6G^+$）、M1巨噬细胞（$F4/80^+$ $iNOS^+$）、M2巨噬细胞（$F4/80^+$ $CD206^+$）和T细胞（$CD3^+$），它们共同解释了$CD45^+$白细胞的总体数量增加。同时，为了确定在伤口愈合早期白细胞增加对炎症环境的影响，使用酶联免疫吸附试验分析了与伤口愈合相关的细胞因子水平，包括IL-1β、IL-4、IL-10和TNF-α。在创伤愈合早期观察到，CD44缺失的创面在伤后第5天IL-1和IL-4水平升高，而这些细胞因子的增加是有选择性的，因为CD44缺失的创面在伤后第5天TNF-α和IL-10水平上没有显著差异。之后的第7天和第11天，尽管白细胞数量显著增加，但细胞因子表达水平没有显著差异。这些数据表明，从创伤后第7天开始，CD44缺失的创伤中白细胞的增加不足以改变细胞因子水平及其他细胞类型，包括成纤维细胞。成纤维细胞是一种异质细胞群，负责基质的产生和重构，α-平滑肌肌动蛋白（α-SMA）是参与伤口收缩和组织纤维化的肌成纤维细胞的典型标志物，该模型在体外证明了FAP^+和$α\text{-}SMA^+$成纤维细胞具有不同的基因表达模式和不同的功能，对伤后第5、7、11天连续切片进行免疫组化（IHC）、检测波形蛋白（间充质细胞标志物）、FAP和α-SMA的空间和时间分布，伤后第5天，在CD44缺失创面，$vimentin^+$、FAP^+和$α\text{-}SMA^+$细胞均集中在创面边缘及真皮近端，到伤后第7天，$vimentin^+$成纤维细胞分布于肉芽组织中，而$α\text{-}SMA^+$细胞主要分布在创面边缘，同时在CD44缺失的小鼠伤口中发现FAP^+细胞发生了分化，在创面关闭第11天，$vimentin^+$成纤维细胞仍然分散在肉芽组织中，FAP^+细胞主要集中在真皮近端，在肉芽组织和表皮近端则有$α\text{-}SMA^+$细胞，这些表明CD44调控了创面愈合早期FAP^+反应性成纤维细胞的时空分布。

总之，在皮肤创面愈合的不同阶段，CD44的缺失会影响炎症、纤维形成和基质重构。具体来说，在伤口愈合的早期阶段，CD44的丢失增强了白细胞浸润的动力学，同时延迟了FAP^+成纤维细胞的积累和空间分布改变。CD44的缺失早期减少了胶原蛋白，其与FAP^+成纤维细胞是胶原蛋白的主要来源，然而，到第11天，CD44的丢失与胶原积累的增加有关，至少部分原因是胶原溶解的减少，这种减少持续存在于瘢痕组织晚期（第63天），并与瘢痕组织的抗拉强度降低有关。FAP^+成纤维细胞的作用是选择性的，因为CD44的缺失对所有间充质细胞或$α\text{-}SMA^+$肌成纤维细胞的动力学或空间分布没有影响。一个有趣的发现是，CD44增加了闭合伤口、瘢痕组织和成纤维细胞来源基质体外模型中纤维胶原的积累，胶原蛋白被推测为CD44配体。在创面愈合这一情况下，CD44通过调节胶原基质的重构而发挥作用，CD44依赖的基质重构有助于解决损伤反应。鉴于这些新发现，探索CD44依赖的富胶原基质重构的相关机制及评估CD44依赖的基质重构在其他病理生理环境中的功能结果将是很有意义的。

第三节　皮肤创面内源性修复材料

创面愈合始终是外科的基本问题，损伤皮肤的内源性精确修复是本书笔者探寻的目标。目前，虽然在创面修复的基础研究和临床应用方面取得了一些进展，但遗憾的是至今在临床上还主要是纤维化修复即瘢痕愈合，离理想的“再生皮肤器官”差距甚远，皮肤的修复重建依然是损伤和烧伤医学面临的重大难题和挑战。

为实现组织缺损的再生或无瘢痕修复，国内外同行投入了大量的人力和物力，无论是在创面愈合的基础研究方面还是在临床治疗方面，均取得了可喜的进步，如各类新型敷料和生长因子的问世、创面负压封闭引流技术和各种皮瓣技术的成熟，在很大程度上推动了创面愈合的发展和进步，但也应该清醒看到面临的挑战依然很大：创面覆盖方法基本上还是依靠传统的“拆东墙补西墙”模式；大面积深度烧伤和难愈合创面的覆盖仍是治疗的难点；创面愈合后的瘢痕问题未取得突破性控制；愈合后的功能和外形欠佳问题依然是困扰患者重返工作和社交的障碍。因此，有必要突破传统思维的束缚，寻求新的途径和模式。笔者基于皮肤创面内源性修复理论，将已有的基础研究与临床研究结合，同时阅读大量国内外文献，以期找到解决问题的突破口。

一、创面敷料作为暂时性皮肤替代物

创面愈合速度受创面类型、病理学条件和敷料类型等因素影响，敷料作为暂时性皮肤替代物可起到保护创面、止血、防止感染等作用，同时还可能具有固定作用。随着对创面愈合的不断深入研究，人们认识到创面敷料不仅应具有覆盖创面的作用，更重要的是具有促进创面愈合的功能。创面敷料根据材料可分为传统敷料、生物敷料、人工合成敷料等，目前创面敷料的发展十分迅速，市面上有3000余种针对不同创面的敷料，以生物敷料为主导的新型敷料正逐步取代传统敷料的常规应用地位，这些新型敷料通过内源性修复机制促进创面愈合：塑造湿润的愈合环境，加速生长因子的释放，刺激细胞增殖及表皮细胞迁移速度；创造创面低氧环境，抑制创面细菌生长，刺激毛细血管增生；释放并激活多种酶，有效地发挥酶学清创作用；避免新生组织与敷料粘连，以减轻疼痛等。尽管各类敷料以其不同优点被应用于临床上不同创面，但是都或多或少存在缺陷，因此需要不断学习、总结，并结合创面实际情况，摸索出最为适宜的治疗、护理方式。相信随着现代科学技术的不断发展，不久的将来一定会研制出优质、理想的生物敷料，为人类生命安全做好保障。

（一）传统敷料

惰性敷料，如纱布、棉垫、绷带等，该类敷料成本低廉、制作工艺简单，是迄今为止临床应用最广的敷料，但在应用中传统敷料也有很多缺点及局限性，如无法保持创面湿润、肉芽组织易长入纱布的网眼中、敷料渗透时易导致外源性感染等。目前，一些商家采用浸渍、涂层等方式改善敷料的辅助性能，如采用凡士林或三酰甘油制备的油纱布可解决敷料与创面肉芽组织粘连的问题，进一步将3%三溴酚铋掺入凡士林油纱布可制备成对低渗创面具有良好治疗效果的Xeroform敷料。此外，将抗生素掺入敷料内部可有效起到局部创面抗感染作用，避免全身应用抗生素引起的其他不良反应，是一种简单而有效的抑菌方式。尽管浸渍、涂层等方式对传统敷料的粘连性、抗菌性均有明显的改进，但是该类敷料仅可起到物理保护作用，对创面无促进愈合作用，这也导致创面生物敷料应运而生。

（二）生物敷料

生物敷料是Winter在20世纪60年代初期提出的创伤修复“湿润愈合”理论基础上发展起来的新型创面修复及保护敷料，该类敷料与传统敷料相比，是一种更接近于理想要求的敷料，具有良好的生物相容性、可降解性、保湿性，与创面组织粘连程度轻，可降低新生组织损伤，主要从保持愈合环境湿润、减轻疼痛、低氧或无氧微酸环境、酶学清创功能四方面促进伤口愈合。根据敷料材质来源可将生物敷料分为天然生物敷料和人工合成敷料。

1. 天然生物敷料 通过对天然材料进行加工提取成型而来，主要包含动物皮类生物敷料（自体皮敷料、同种异体皮敷料、异种皮敷料）和非动物皮类生物敷料（藻酸盐类敷料、胶原类敷料、壳聚糖类敷料），下文归纳了几种常见的天然生物敷料的研究进展。

（1）动物皮类生物敷料：包括自体皮敷料、同种异体皮敷料、异种皮敷料，其中自体皮是最理想的敷料，但同时对患者造成的痛苦也是最大的；同种异体皮的渗透性、黏附性与自体皮肤相似，但由于同种异体皮敷料主要来源于尸体皮，其应用存在宗教和伦理方面的问题，临床应用较少，主要是作为一种对比的实验材料。自体皮和同种异体皮的皮源极为有限，当遇到大面积创伤时无法满足需要，因此与人体皮肤结构组成相似的异种皮成为一种较为理想的创伤敷料。猪源性生物敷料作为异种皮敷料的代表，与人有较高的同源性，且来源广泛、价格低廉、保存和使用相对简便，故应用猪为原材料加工制成的创面敷料被广泛应用。朱蕾等发现采用猪内脏膜制成的新型生物敷料可加速皮肤创面上皮化过程，使伤口愈合时间提前，提高皮肤创面愈合质量，促进胶原生成。猪源性生物敷料几乎具备同种异体皮肤所具有的所有生物学特性，但难以解决排斥反应、血运重建和抗菌性差的问题，无法抵御细菌感染。夏照帆院士制作的猪皮也属于这类无细胞真皮替代物。

（2）胶原类敷料：胶原敷料通常由动物Ⅰ型胶原蛋白或Ⅱ型胶原蛋白制备而成，在创面愈合过程中可促进成纤维细胞增殖并加速创面内皮细胞的迁移，其抗原性弱、生物可降解性良好，生物相容性好，经过适度交联后具有止血促凝作用。纯胶原敷料稳定性较差，吸收渗液能力不强，故临床为弥补胶原敷料的不足，多将胶原与壳聚糖、聚乙烯醇、透明质酸等物质复合，可在一定程度上改善该类敷料的性能。例如，将银鲤的鱼鳞胶原蛋白与壳聚糖以1.00∶0.25的比例加工形成复合膜状敷料，具有良好的机械强度及抗感染性，且可延长胶原的降解时间。叶春婷等以Ⅰ型胶原蛋白和聚乙烯醇为主要原料，利用聚乙烯醇膜良好的柔韧性和抗张强度，克服单纯胶原膜力学强度不足的缺陷，制备出具有良好细胞相容性、充足孔径与孔隙率、良好力学强度的胶原敷料。由于胶原敷料吸收渗液能力差，不适用于渗出性和感染性创面。

（3）藻酸盐类敷料：是由一种不能溶解的多糖藻酸盐制成的贴附性膜，该类敷料具有极强的吸湿性，能吸收相当于自身质量近20倍的渗出物，适用于高渗出慢性创面。创面渗出液中的钠离子可与敷料钙离子等金属离子发生交换，使不溶于水的藻酸钙转变成溶于水的藻酸钠，从而在创面表面形成一层稳定的藻酸钠网状凝胶，使创面能够维持一个湿润的环境，有利于伤口愈合及皮肤再生，加速创面愈合。创面表面形成的藻酸钠网状凝胶具有良好的密封性，可阻止细菌进入创面。Thomas等研究发现藻酸盐可活化巨噬细胞来抵御病原微生物的侵入。此外，藻酸还可作为金属离子载体与多种金属离子结合形成盐，如具有优良抗菌效果的银、铜、锌等。藻酸盐敷料同时具有良好的止血功能，藻酸锌纤维具有凝血效应和增强血小板活性的作用，不溶于水的藻酸锌可加工成具有缓释锌离子的功能性纤维。由于藻酸盐类敷料较强的吸水膨胀性，需辅助固定，不适用于干燥或有硬痂的创面，其代表性产品有Sorbsan、Kaltostat和Algoderm。

2. 人工合成敷料　随着生物、化工行业的快速发展，以高分子化合物为原料的合成敷料种类也日益增多，与天然材料相比，人工合成材料能更好地控制材料的合成过程、调节材料的分子量、改善材料的成型技术。因此，以人工合成材料制备的敷料具备比天然生物敷料明显的优势，如易观察、良好的药物载体等，根据材料的成型技术可分为薄膜型敷料、泡沫型敷料、水凝胶型敷料和水胶体型敷料。

（1）薄膜型敷料：通常采用聚乙烯、聚氨酯、聚四氟乙烯等透明生物医用弹性材料，此类敷料透明、易观察，可维持创面湿润，保持末梢神经浸没在渗出液中，减轻患者疼痛，但此类敷料吸湿性欠佳，不适于渗液过多的创面，渗出物易积于膜下而引发感染，通常复合其他材料以达到避免感染的目的。Lee等采用静电纺丝技术将聚氨酯、壳聚糖及磺胺嘧啶银制备成敷料，可有效抑制铜绿假单胞菌、革兰氏阴性菌等细菌的增殖能力，进而在创面愈合过程中起抗感染作用。薄膜型敷料主要适用于表皮伤、缝合创面和低渗创面，代表产品有Opsite、Tegaderm和Biooclusive等。

（2）泡沫型敷料：原材料通常采用聚氨酯、聚乙烯醇等，该敷料具有多孔结构，有利于吸收渗出液，氧气、二氧化碳等气体几乎能完全透过。泡沫型敷料可塑性强，可作为药物载体，对创面具有良好的保护作用，可提供一个温暖、湿润有利于创面愈合的微环境，且该敷料轻、患者感觉较舒服，但由于泡沫类敷料的多孔结构，肉芽组织易长入，脱膜时造成二次损伤，且易感染；该敷料无压敏胶，需使用辅助材料加以固定；敷料不透明，难以观察创面生长情况。泡沫型敷料在大创面、高渗出物创面方面具有良好的优势，如下肢静脉溃疡、糖尿病足等创面，代表性产品有Lyofoam、Allevyn和Tielle等。

（3）水凝胶型敷料：是将聚丙烯酰胺、环氧聚合物等亲水性高分子材料置于可渗透的聚合物衬膜上而成的敷料。此类敷料可避免创面组织脱水，保持创面的湿润环境，同时水凝胶与创面组织接触时可发生反复的水合作用，能够持续地吸收创面渗出物，并依靠自身创面渗出液中的胶原蛋白降解酶降解坏死组织，进而有助于肉芽组织生长、加速创面愈合，此外水凝胶具有温和的降温效果，可显著减低炎症发生率，舒缓患者疼痛感；但该敷料易发生膨胀，致敷料与伤口发生分离，无细菌屏障功能，容易导致创面周围皮肤浸渍，无黏性，需外层敷料固定。目前临床上多采用水凝胶与抗菌药物联合应用以取长补短，如银离子具有抑菌灭菌的作用，可形成抗菌环境，范小莉等通过联合使用水凝胶与银离子可加速创面愈合过程。水凝胶型敷料主要适用于干燥性难愈创面、压力性溃疡和化学损伤，代表性产品有Intrasite、Span Gelgelipem、Nu-gel和Aquaform等。

（4）水胶体型敷料：由两部分构成——内层水胶体层和外层不透水层。常采用明胶、果胶及羧甲基纤维素作为水胶体层，以便敷料黏附于创面上，还会加入适量液体石蜡和橡胶黏结剂。水胶体型敷料与创面无粘连，具有密闭创面、吸收渗液的能力，水胶体层的厚度决定敷料吸收能力的大小；此外，水胶体所含内源性的酶可加速坏死组织的溶解，并活化白细胞、巨噬细胞，进而达到清创创面作用，加速创面愈合。但该敷料不透明，无法直观观察创面情况；敷料完全密闭、无气体交换能力，易产生异味；胶体吸收渗液后膨胀，易感染。水胶体型敷料适用于慢性溃疡、压疮，代表性产品有Granuflex、Comfeel和Tegasorb等。

二、组织工程皮肤是时代的产物

20世纪70年代末，体外细胞培养技术获得成功，这为组织工程皮肤的出现提供了关键性前提。1980年，Yannas等以胶原和黏多糖为原料制造出人造皮肤类似物。1988年，Vacanti等提出了组织工程的概念，其核心是建立由细胞和生物材料构成的三维空间复合体。1997年，世界上第1个组织工程皮肤产品——含有成纤维细胞的组织工程真皮Dermagraf开发成功，并于1998年成功应用于临床。

组织工程皮肤是通过培养功能细胞，将其与细胞外基质及支架材料互相作用，制成具有生物活性的人工皮肤替代物，包括3个方面：种子细胞、可降解的真皮支架材料和体外培养的组织工程表皮。理想的组织工程皮肤应具有天然皮肤的完整结构及功能，使瘢痕最小化并且能大规模地稳定、快速生产。目前已有多种组织工程皮肤问世，这些产品已经应用于临床上且在某些特定创面上取得一定的成功。

（一）干细胞与组织工程皮肤

种子细胞是组织工程的基础。由于干细胞具有自我更新和多向分化潜能，以及可以分泌多种促进创面愈合的细胞因子的特性，目前被公认为是组织工程皮肤的最佳种子细胞。通过组织工程学技术，理论上可以将干细胞在人为条件下诱导、分化、培养，可以完美地修复或替代缺损的皮肤组织。与胚胎干细胞相比，成体干细胞更容易定向诱导、分化，其致瘤风险较低。目前研究较多的是以下几种。

1. 表皮干细胞（ESC） ESC包括小泡间ESC和毛囊干细胞。ESC最显著的特征是慢周期性和具有自我更新能力，它不仅可以保持细胞恒定，还是皮肤及其附属器官改建和修复的关键性功能细胞。小泡间ESC是单能干细胞，在皮肤受到创伤后进行数次分裂并最终分化为成熟表皮细胞。而毛囊干细胞是多能干细胞，具有来源广、数量多、对机体损伤小、体外扩增能力强、多向分化潜能等优点，可促进毛囊、血管再生，促进皮肤附属器汗腺、皮脂腺的重建，促进神经修复并参与表皮重建。

2. 间充质干细胞（MSC） MSC来源丰富，易于获得，主要包括骨髓间充质干细胞（BMSC）、脂肪干细胞（ADSC）、脐带间充质干细胞（UC-MSC）等。研究表明，MSC具有明显的趋化性，注入体内的MSC能够明显地集中于损伤或炎症部位，并通过旁分泌的方式分泌多种细胞因子、趋化因子、生长因子以调节免疫功能、促进血管再生及组织修复。

（1）BMSC：是一类来源于骨髓的具有高度自我更新能力和多相分化潜能的非造血干细胞。目前已知，BMSC可分化为骨细胞、软骨细胞、脂肪细胞、表皮细胞、真皮成纤维细胞、血管内皮细胞等，并参与皮肤附属器的再生。有研究发现，体外培养BMSC至第6代，仍是正常的二倍体细胞，且86. 99%的细胞处于G_0/G_1期，表明BMSC具有高度的分化潜能。目前BMSC应用于组织工程皮肤有多种形式：在有低免疫原性的材料作为支架的前提下，BMSC可以直接与支架结合形成复合物或与其他细胞以不同比例混合或经过相关基因修饰后与支架材料相结合。

（2）ADSC：是近年来从脂肪组织中分离得到的一种具有多分化潜能的MSC。因其具有来源广、储量多、适宜自体移植、不涉及伦理问题等特点，已逐渐成为近年来新的研究热点之一。国内有学者研究发现复合浓缩生长因子（concentrate growth factor，CGF）诱导大鼠ADSC得到的组织工程皮肤对大鼠全层皮肤缺损有促进愈合的作用，发现CGF能促进体外培养的ADSC增殖，与单独应用无细胞的支架材料相比，其伤口渗出物减少，炎症反应减轻。将ADSC种植于人脱细胞真皮上培养，加入表皮生长因子和高浓度的钙离子后，ADSC能够成功分化为角质形成细胞，并能够形成类似于正常皮肤组织的复层表皮结构。

（3）UC-MSC：具有免疫原性低、自我更新及全向分化为特定细胞群的能力，其结合组织工程材料修复皮肤创伤显示出良好的效果。我国于1996年开始建立脐带血库，但目前相关研究及临床应用还处于起步阶段。有学者将胶原-纤维蛋白胶双层复合材料与UC-MSC联合应用于修复小鼠放射性皮肤损伤，显示出良好的效果。

（二）支架材料与组织工程皮肤

正常创面修复过程分为炎症期、增殖期、成熟期，慢性创口是由于重复的组织损伤或伴随的病理状况（如糖尿病、恶性肿瘤、持续感染等）导致愈合过程失败或延迟而长期滞留在炎症期，特点如下：促炎症因子、蛋白酶、活性氧、衰老细胞水平明显增高，持续感染，形成耐药性细菌生物膜，干细胞功能缺陷，修复细胞对修复刺激反应性弱等。促进创面愈合，关键是要纠正这些病理生理异常。现代敷料大致可分为携带细胞的敷料（人造皮肤）和未携带细胞的敷料，他们常以高分子可降解材料作为基质/支架，根据负载物的不同在创面发挥抗菌、促血管再生、促伤口愈合等作用。其中，将人工合成高分子材料与纳米结构体系相结合，并通过负载干细胞、生长因子改善创面愈合微环境、促进创面愈合是现在研究的热点方向。

支架材料通常分为合成材料与天然材料。合成材料尼龙网与硅胶膜可以减少创面的体液流失，如Biobrane、TransCyte和Integra。天然支架材料胶原蛋白、纤维蛋白、丝素蛋白、透明质酸、壳聚糖等结合细胞外基质，能够促进细胞黏附，具有更好的兼容性，并且可被人体降解。另外，支架材料能结合各类生长因子及相关细胞（如成纤维细胞、角质形成细胞或干细胞）以促进自然细胞向支架内生长、细胞增殖和免疫耐受。目前已开发出包含真皮下层的3层体外构建体。

1. 基质/支架类现代敷料的发展

（1）纳米材料：随着静电纺丝等高新技术的不断发展，高分子材料与纳米结构体系相结合已成为新时代敷料的一大特点。创面局部使用纳米材料更局限、可控、易于检测。常用的纳米结构包括纳米颗粒、纳米纤维、纳米复合材料、纳米工程水凝胶等。纳米颗粒具有较高的表面积体积比，可控释药物、生物活性剂等；纳米纤维支架可模拟细胞外基质结构，诱导细胞的长入和新生组织的形成；将纳米颗粒装载入高分子三维支架或水凝胶中能克服材料自身缺乏生物活性和促创面愈合能力的缺点。

（2）负载物：是新时代敷料的另一大特点。常用的负载物主要分为3大类：干细胞、生物活性剂和抗菌剂。根据创面具体情况选择不同负载物可针对性解决阻碍创面愈合的主要问题，显著提高疗效。具体如表15-1所示。

2. 常见高分子可降解材料的特点及应用　高分子可降解材料按来源可分为天然和人工合成两大类，它们各有所长，天然高分子材料由于天然属性而具有更优异的细胞相容性，人工合成材料却有更好的机械强度和质量可控性。现临床上应用最广的是各类材料的复合物、衍生物，通过将各种材料功能互补，从而最大限度地满足创面治疗的需要。

表 15-1　功能性负载分类、作用机制

负载物	优缺点
SC	可自我更新和特异性分化，持续释放 GF，激活免疫细胞，促进再上皮化、新血管生成和细胞外基质沉积，但技术难度高、造价昂贵、储存时间短
GF	促进血管生成、再上皮化和肉芽组织形成，增加胶原蛋白合成和成纤维细胞、上皮细胞的迁移活性。但半衰期短，组织渗透性较弱
肽序列	能为细胞黏附提供位点，能设计成仿 GF 功能序列，能作为新的运载系统
QHREDGS	促进角质形成细胞黏附和集体迁移，保护该细胞免受 H_2O_2 应激，诱导 Akt 和 MAPK p42/44 磷酸化上调，但其活性受体内蛋白水解酶等的影响
IL-4	能抑制人单核细胞中的肿瘤坏死因子，刺激成纤维细胞的增殖和胶原合成，但半衰期短，生物利用度低
NO	①早期能聚集巨噬细胞，去除损伤组织，激活、调解炎症，促进角质细胞增殖和再上皮化。②促进新生血管形成。③调节成纤维细胞表型，增强创面胶原合成和沉积。④使细菌蛋白功能发生障碍，氧化杀死细菌。⑤上调 TGF-β_1，加速肉芽组织形成和伤口愈合，但费用高、处理时间长、有潜在宿主细胞毒性、使用设备不便
核酸	相对 GF 稳定，可通过调控 GF 表达促进角化细胞和肉芽组织增殖，但怎样有效转染和靶向释放是需研究的主要问题
抗菌剂 抗生素	能抑制创面病原体增生，促进创面正常愈合，但易产生耐药性，不同抗生素有不同的微生物作用范围，不推荐预防性局部外用
Ag	对革兰氏阳性 / 阴性菌、真菌有抗菌作用，不易产生耐药性，但易起皱，导致过敏反应、伤口干燥、愈合延迟，新形成皮肤与自然皮肤不同，不易清洗；大面积长时间使用会产生皮肤毒性
Cu	上调 VEGF、FGF、PDGF，促进血管生成，上调整联蛋白的表达，稳定纤维蛋白原，上调铜依赖性酶，但对 3T3 成纤维细胞具有剂量依赖性细胞毒性
HY	有效抑制 MRSA，照射时能产生活性氧物质。亲脂性强，亲水性欠佳

注：SC，干细胞；GF，生长因子；QHREDGS，血管生成素-1衍生物；VEGF，血管内皮细胞生长因子；FGF，成纤维细胞生长因子；PDGF，血小板源性生长因子；HY，金丝桃素；H_2O_2，过氧化氢；MAPK，丝裂原活化蛋白激酶；IL-4，白细胞介素-4；NO，一氧化氮；TGF-β_1，转化生长因子-β_1；MRSA，耐甲氧西林金黄色葡萄球菌

（1）天然高分子可降解材料：主要来源于动物、植物和微生物，具有优异的生物识别性，能模拟原始细胞环境，支持修复细胞的黏附、增殖、分化，诱导创面愈合。但其异质性和间歇批次变化大，生产成本高，稳定性、机械性能较差，自然界生物来源使其存在免疫原性和传播传染病等风险。

1）甲壳素、壳聚糖：甲壳素是由*N*-乙酰氨基葡萄糖缩聚而成的，广泛分布于甲壳类动物、昆虫外壳、真菌细胞壁等。甲壳素脱掉部分乙酰氨基形成的壳聚糖具有理想创面敷料所需的各种功能，包括：促进快速凝血；促进肉芽组织形成和补体活性，加快炎症介质产生和细胞吞噬作用；促进成纤维细胞增殖、新生血管形成、胶原纤维合成及有序沉淀；递送功能负载物；保持伤口湿润环境；抑菌性，可使细菌细胞壁渗漏，抑制细菌mRNA和蛋白质合成；亲水性表面利于细胞的黏附、增殖和分化。壳聚糖易通过交联反应生成水凝胶，适用于各种难愈性创面，尤其是干燥或感染的创面。但大剂量壳聚糖会产生皮肤炎症反应，pH＞6.5时壳聚糖溶解性差，且生产成本高、机械性能差，成为阻碍其发展的主要原因。

壳聚糖可制成纳米颗粒、水凝胶、纳米纤维网、泡沫敷料、生物膜等各种形式，应用十分广泛。壳聚糖单独或与其他聚合物复合形成纳米颗粒可控释功能性负载物：壳聚糖纳米颗粒能有效控释二磷酸腺苷（ADP）或纤维蛋白原，发挥止血和促进创面愈合的作用；壳聚糖与游离脂肪酸（油酸或亚油酸）结合制成稳定复合物，起到抗脂肪水解的作用。仿细胞外层膜结构壳聚糖纳米颗粒，能控释难溶性抗菌剂（克拉霉素/磺胺嘧啶银）。壳聚糖水凝胶敷料常用于慢性创口；壳聚糖-胶原水凝胶能控释并保持血管生成素-1衍生物的生物活性；壳聚糖水凝胶绷带能负载氧化锌纳米颗粒，适用于慢性创口。此外，壳聚糖和聚环氧乙烷复合形成的纳米纤维网可模拟细胞外基质，壳聚糖和*S*-亚硝基谷胱甘肽复合形成的生物膜敷料能有效控释一氧化氮；壳聚糖谷氨酸、丝氨酸、甘氨酸复合泡沫敷料能控释血小板溶解产物并维持其生长因子的活性。

2）纤维素及其衍生物：纤维素是地球上含

量最丰富的有机聚合物，也是少数非动物来源的天然聚合物，良好的生物相容性和无传染病传播风险成为其独特突出的优势。微生物纤维素（microbial cellulose，MC）是由葡糖醋杆菌合成的半透明凝胶状薄膜，是互相交织的微纤维网，具有巨大表面积和蓄水能力，其良好的黏附性和塑型性能为细胞长入提供理想的三维结构，还可保持创面潮湿、显著减轻疼痛、减少瘢痕形成。但MC生产成本相对较高。纳米纤维素可从木材、农作物等原料中获得，生产成本低廉，分为纤维素纳米晶体（cellulose nanocrystal，CNC）和纤维素纳米纤丝（cellulose nanofibrils，CNF）两种形式。其中CNF具有抗炎症反应性，可诱导人耐受性树突状细胞形成，下调介导免疫反应的Th1和Th17，上调Th2细胞和调节性T细胞。低浓度CNF可形成性质极不稳定的水凝胶，通过氧化、原纤维化后即可形成共价交联的稳定性水凝胶。常用的方法包括2, 2, 6, 6-四甲基哌啶氮氧自由基（TEMPO）介导的氧化、羧甲基化和高碘酸盐氧化作用，该水凝胶可作为生物墨水用于3D生物打印技术。纳米原纤化纤维素（nanofibrillated cellulose，NFC）水凝胶常与其他聚合物复合使用，如NFC和含铜生物活性玻璃复合形成的气凝胶可控释铜离子，适用于慢性创口。TEMPO CNF还可形成薄膜，硬度高、吸水性好，但脆性高，可通过其他聚合物或增韧剂改性后用于中到大量渗出性慢性创口。纳米纤维素中常含有木质素和半纤维素，易受细菌内毒素污染，从而产生细胞毒性和炎症反应性，因此纳米纤维的提纯技术成为其在医学广泛运用的关键。

3）海藻酸：是从褐藻细胞壁中提取出的天然杂多糖类可降解生物材料，是由β-D-甘露糖醛酸和α-L-古罗糖醛酸经过1, 4-键合形成的线型共聚物，具有高亲水性、pH依赖性弹性，可与多价金属阳离子螯合凝胶化，被广泛用于创面敷料、药物控释和组织工程领域。海藻酸钙因可吸收血液、伤口渗出液和疼痛刺激因子，保持创面潮湿环境，在创面治疗中应用最为广泛。释放出的钙离子可促进黏附、分化、增殖、凝血过程，激活人巨噬细胞产生TNF、IL-6和IL-1β等细胞因子，促进成纤维细胞增殖，加快愈合。

海藻酸作为创面敷料仍有一些缺陷。本身不具有抗微生物特性；伤口渗出物的Na容易替代藻酸盐中的二价金属离子，使之出现降解和溶解液化；亲水性极好，阻碍了其与皮肤蛋白质的相互作用；较差的细胞黏附力；体内降解缓慢；具有高水溶膨胀性，使伤口有脱水倾向，可使坏死组织覆盖创面，延缓愈合。因此，海藻酸常用于中量至大量渗出的创面，不适合单独应用于干燥或伴有感染的创面。临床上常将抗菌剂（如精油）负载至海藻酸，用于感染性创面。

4）透明质酸及其衍生物：透明质酸（HA）是由葡萄糖醛酸和*N*-乙酰基葡萄糖胺组成的天然多糖非硫酸化糖胺聚糖（glycosaminoglycan，GAG），也是ECM和血小板血栓的重要组成之一。HA有保湿性、抑菌性和优异的生物相容性，可促进间充质细胞和上皮细胞迁移分化，增强胶原沉积和新生血管形成。HA水溶性达一定浓度时可产生高黏度溶液，易通过氢键在离子水溶液中形成HA凝胶，因此，HA常用于制作水凝胶敷料，可负载生物活性剂和活性细胞，适用于各种慢性创口，AHA水凝胶可负载种子细胞（干细胞、祖细胞）。HA海藻酸水凝胶可负载生物活性物质，HA还可用于合成和改善组织工程支架的强度、降解速率，保持湿润环境并为支架内细胞提供营养，HA三维支架与硅胶薄膜复合形成的商业产品Hyalomatrix常作为临时皮肤替代物，丝素蛋白/硫酸软骨素/HA三元支架可刺激修复细胞分泌生长因子，促进愈合。

5）胶原蛋白和明胶：胶原蛋白是脊椎动物体内最丰富的结构蛋白之一，胶原纤维及其网状结构是细胞外基质主要组成成分，可形成高度有序的三维支架，帮助调节细胞锚定、迁移、增殖、分化和存活的信号转导。胶原蛋白的优点如下：优异的生物相容性，无毒性；可通过胶原酶和金属蛋白酶降解为氨基酸，为创面修复提供原料；机械强度高，免疫原性低；可通过交联和自聚集形成具有高拉伸强度和稳定性的纤维；高凝血活性；可聚集、激活巨噬细胞、成纤维细胞，促进愈合。胶原蛋白常作为组织工程支架材料，可直接覆盖骨外露、肌腱外露的创面：以胶原蛋白、GAG和硫酸软骨素-6构成三维真皮替代层，硅胶作为临时表皮层形成的商业产品Omnigraft是一种无细胞的双层组织工程皮肤；Ⅰ型胶原蛋白、聚己内酯（PCL）按70：30的比例制成的微孔支架可负载新生儿包皮分离的原代人成纤维细胞；胶原/壳聚糖三维海绵仿生支架可负载经过缺氧预处理的骨髓间充质干细胞。此外，胶原凝胶可与蚕丝蛋白复合成薄膜，控释肝细胞生长因子达168小时。胶原蛋白生产成本高，加工难度大，消毒灭菌易使之变性是其应用的主要限制性因素。

明胶是胶原经过酸或碱处理变性获得的，具有无毒性、高生物相容性和低抗原性，可为细胞黏附、增殖、生长、分化提供微环境。明胶水凝胶的降解性和机械性能可通过控制其交联度来调节，已广泛用于组织工程和药物递送载体中。明胶通过与6-硫酸软骨素结合可抵抗胶原酶降解，形成更高弹性和更多孔隙结构的支架。明胶/铜活化的八面沸石复合支架能控释铜离子，适用于感染、缺氧的创面。

6）纤维蛋白：是凝血酶和纤维蛋白原相互作用的产物，是血小板血栓的主要成分之一。它能促进新生血管、肉芽组织生成和成纤维细胞增殖，还可作为炎症细胞、角质细胞和成纤维细胞迁移至创面的基质。纤维蛋白降解产生的纤维蛋白片段E还能促进细胞黏附、分化和血管生成。纤维蛋白常制成纳米颗粒，作为免疫兼容性递送载体，负载物包括环丙沙星和氟康唑、血管内皮生长因子、人脐静脉血管内皮细胞等。纤维蛋白还可作为手术密封剂、生物黏合剂和止血药，临床上常用于直接填塞窦道，消灭空腔。但纤维蛋白机械强度较低，在体内降解迅速，经常需要与其他聚合物复合使用。

7）丝素蛋白：蚕丝主要由丝素蛋白和丝胶蛋白组成，丝胶蛋白是免疫原性糖蛋白，易导致过敏反应。去除丝胶蛋白后，纯化的丝素蛋白纤维表现出良好的生物相容性，可提高角质形成细胞和成纤维细胞的增殖能力。来源于柞蚕丝的丝素蛋白含有精-甘-天冬氨酸三肽序列，可作为生物识别信号促进细胞黏附。丝素蛋白拥有独特的机械性能，拉伸强度和弹性符合临床修复所需。Enomoto等发现，丝素蛋白纤维的极限拉伸强度＞320MPa，断裂应变＞20%，具有非常好的强度和韧性。丝素蛋白具备作为皮肤支架材料所需的高拉伸性，可防止切口收缩期间破裂，同时保持了支架结构的完整性，保证了支架对创面的屏障功能。丝素蛋白可被吸收降解，降解物可以营养和修复周围组织，但降解时间较长。丝素纤维的直径、移植点、机械环境等都可影响丝素蛋白的吸收速率，可通过改变上述因素有效干预丝素蛋白在生物体内的降解速率，使其与皮肤组织修复的要求相匹配。千建峰等将3种不同孔径（20μm、100μm、200μm）的丝素蛋白支架植入活体大鼠体内，观察支架在不同时间点的降解情况发现，孔径较大的支架在体内的降解速度相对较快，孔径的大小与丝素蛋白的降解速率具有较明显的相关性。

丝素蛋白含有丰富的易于修饰的官能团，如羧基、氨基、羟基、酰胺基及其他侧链基团，通过各种加工修饰可增强丝素蛋白的某些特性。Gao等采用席夫碱修饰丝素蛋白，制备含有螯合基团的交联丝素蛋白膜。席夫碱与丝素蛋白上的亲核基团反应，使交联丝素蛋白膜对重金属离子Pb（Ⅱ）和Cd（Ⅱ）表现出明显的选择性吸附。

丝素蛋白具有较强的可塑性，根据临床应用可制成不同性状的生物支架材料。蚕丝脱胶后可得到再生丝素蛋白溶液，然后可将再生丝素蛋白溶液加工成各种形式的生物材料。

A. 丝素蛋白膜：丝素蛋白具有良好的成膜性，成膜大小与厚薄易于调控。丝素蛋白膜极易黏附在创面上，具有高吸水性，可替代皮肤作为屏障预防切口感染。通过控制丝素膜微孔的大小，在利于水蒸气透过的同时也能防止细菌进入。高透明度的丝素蛋白膜有助于观察创面的愈合情况。传统的丝素蛋白膜是用较高浓度的盐溶液溶解丝素后，通过透析、烘干制得，制成的丝素蛋白膜脆性较大，机械性能差。离子溶液能直接溶解丝素蛋白，制得的丝素蛋白膜的断裂强度大于传统丝素蛋白膜，亲水性能更佳。

B. 丝素蛋白水凝胶：其独特的三维凝胶网状结构可保留大量水分，有助于小分子药物的扩散和渗透。通过调节温度、涡旋时间、超声功率及丝素浓度等参数，可制备成结构和性能不同的丝素蛋白水凝胶。Fernandez Garcia等用再生丝素蛋白溶液超声处理诱导凝胶化后制成原位凝胶丝素蛋白水凝胶，将丝素蛋白水凝胶植入小鼠脑组织后观察组织的生物反应。该研究证实了丝素蛋白的安全性和耐受性。由于丝素蛋白形成水凝胶的时间较长，且结构易被破坏，导致发生不可逆的变形。朱天等用多肽类表面活性剂——枯草菌脂肽钠诱导丝素蛋白快速凝胶化，其明显缩短了凝胶时间。研究发现，37℃下1g/L的枯草菌脂肽钠可诱导丝素蛋白在1小时内形成水凝胶，所得的丝素蛋白水凝胶孔径较大且孔隙率高，适用于组织修复和创伤治愈。Ming等采用新型两步法制备丝素蛋白纤维状水凝胶。第一步，在室温下用甲酸/$CaCl_2$溶剂将脱胶后的丝素蛋白溶解，将所得的溶液制成膜；第二步，在室温下将形成的膜放入9.3mol/L LiBr溶液中溶解4小时，得到10%（w/v）的丝素蛋白溶液，将此溶液在5℃下储存形成水凝胶。该方法制成的丝素蛋白纤维水凝胶具有较强的抗压能力，同时该方法也有效缩短了水凝胶的形成时间。

C. 丝素蛋白多孔三维支架：多孔三维支架通常采用冷冻干燥、颗粒沥滤、气体发泡、致孔剂制孔等技术制备，通过调节冷冻温度、溶液pH及有机溶剂的量来控制孔径大小。丝素蛋白多孔三维支架因疏松多孔的结构而表现出良好的吸附性和止血性。采用冷冻干燥法制备介孔生物玻璃/丝素蛋白复合多孔海绵，研究发现，丝素蛋白复合多孔海绵具有良好的止血能力，能促进机体内源性凝血途径。丝素蛋白多孔三维支架为细胞的增殖提供了良好的环境。Oliveira Barud等发现，丝素蛋白浓度为50%的细菌纤维素/丝素蛋白海绵支架具有相互关联的多孔网络结构，可诱导细胞黏附。

D. 丝素蛋白纳米纤维支架：采用静电纺丝技术制备的丝素蛋白纳米纤维支架能模拟细胞外基质的天然结构，易与生物活性分子结合，从而为细胞的生长、黏附提供较好的三维环境。Taddei等的研究证实，蚕丝蛋白是一种生物活性蛋白，能介导细胞-生物材料的相互作用。

静电纺丝技术制备丝素蛋白纳米纤维支架存在难以构成大孔径结构的问题。通过调节静电纺丝的条件和电纺液参数可制备出实际所需的直径与力学性能的纳米纤维。Park等采用盐浸三维静电纺丝的方法提高了丝素支架的孔隙率，显著增加了细胞向支架材料的渗入。研究将丝素蛋白溶液与聚环氧乙烷共混，然后装入注射器中进行静电纺丝，将NaCl晶体（直径为250～300μm）安装在旋转收集器上方，通过静电纺丝纳入丝素纳米纤维中。研究表明，在静电纺丝过程中添加NaCl晶体的丝素纳米纤维网孔比传统静电纺丝更大，孔隙之间高度连通，为细胞浸润和增殖提供了良好条件。

E. 丝素蛋白皮肤仿生支架的应用：皮肤组织工程的主要目的是让细胞生长在三维仿生支架上，植入到患者受损部位的支架可诱导皮肤组织再生，随时间的推移支架又慢慢被降解。支架的降解速率必须与组织的生长、发育速率相匹配，以确保宿主细胞或植入的组织在体内有适宜的机械性能和生物相容性。此外，皮肤组织工程支架材料应该对伤口有屏障作用，低抗原性且可控降解，同时能模拟细胞外基质，为细胞的生长和增殖提供了适宜的微环境。理想的皮肤组织工程支架应具有以下优点：黏附创面，防止体液与水分流失；具有透气透湿性，可吸收渗出液，改善创面微环境；提供生物屏障，防止创面感染、细菌侵入；降解时间与创面愈合或再生时间相符合；无炎症反应、毒性反应、免疫排斥反应等；在组织愈合期间保持其功能和形态。

第一，丝素蛋白生物支架，具有良好的生物相容性，降解物能滋养细胞生长，可为创面愈合提供理想条件，有利于修复皮肤损伤。在大鼠的创面黏膜处分别置入多孔丝素蛋白支架（实验组）、复层物理交联丝素蛋白膜（对照组）和凡士林纱布（空白组），观察各组缺损创面的修复情况。术后30天，实验组大鼠的炎性细胞数少于对照组和空白组（$P<0.05$），成纤维细胞数明显高于对照组和空白组（$P<0.05$）。研究发现，丝素蛋白材料支架具有低免疫原性，在颊黏膜缺损修复中能加速上皮化，且支架能被生物降解，避免了二次手术，更有利于创面愈合。Song等采用静电纺丝技术制备丝素蛋白纳米纤维膜，采用硫醇-马来酰亚胺偶联法将抗菌肽固定在丝素蛋白纳米纤维膜上，发现该纤维膜对不同种类的细菌均具有抗菌活性，可促进角质形成细胞和成纤维细胞的增殖，增强细胞附着。第二，丝素蛋白与其他物质共混的复合生物支架，由于单一的天然生物支架材料存在不足，为使其更符合皮肤组织工程生物支架的要求，将丝素蛋白与其他生物材料复合。Bhardwaj等采用冷冻干燥法制备了丝素蛋

白与角蛋白混合的三维支架，细胞相容性测试显示，混合支架中的细胞黏附和细胞增殖显著增强。Shefa等将氧化纤维素纳米纤维与不同浓度的丝素蛋白（2%、5%和10%）混合，制成新型的丝素蛋白复合支架，通过观察大鼠全层皮肤缺损创面模型创面的愈合情况发现，丝素蛋白浓度为2%的复合支架切口愈合速度最快，较低浓度的丝素蛋白支架更利于血管生成，从而促进皮肤切口愈合。Chouhan等采用电纺技术制备聚乙烯醇和丝素蛋白共混物的纳米纤维垫，植入小鼠皮下6周后发现，纳米纤维垫具有良好的生物相容性。用纳米纤维垫覆盖兔背面全层皮肤切口发现，纳米纤维垫具有较高的保水能力，能够促进切口愈合，防止瘢痕形成。

丝素蛋白具有许多优秀的特性，能满足皮肤组织工程生物材料所需的基本要求。但要成为理想的生物支架，仍需进行以下方面的改进：丝素蛋白完全降解时间过长，降解速率应与创面愈合率相匹配；提高丝素蛋白提取纯度，优化亲和性，减少因丝胶残留而导致的免疫反应；提高丝素蛋白支架的柔韧性与伸缩性，减少支架对创面的刺激；简化丝素蛋白生物支架制备方法，以易于重复制作；针对丝素蛋白创伤修复机制的研究较少，需加强相关研究。随着科研技术的创新和实验方法的成熟，丝素蛋白支架的安全性与实用性会进一步提高，相信将来会制备出符合皮肤组织工程实际所需的理想的丝素蛋白生物支架。

（2）人工合成高分子可降解材料：近年来，随着合成技术与工艺的不断进步，人工合成高分子可降解材料已成为创面修复材料研发的热点方向。人工合成材料具有低免疫原性和低病原感染可能性，生产成本低廉，加工合成过程精准可控使其具有均质性和理化性质可重复性。由于对酶解不敏感，其降解作用在不同个体间差异小。人工合成材料最大的弊端是生物相容性相对较差，现已通过与生物高分子材料复合、纳米技术和模拟组织三维结构等方法解决。

1）聚酯类：聚酯类生物降解材料在创面愈合中应用最广泛。包括聚乙交酯（PGA），聚乳酸（PLA）、乙交酯-丙交酯共聚物（PLGA）、PCL等。PGA于1970年就用于制造可吸收缝线Dexon，是最早用于临床的合成高分子材料之一，具有良好的机械性能、可控降解性和生物相容性。PLA不仅具有PGA的优点，且其生产原料乳酸可再生，来源广泛，降解产物二氧化碳和水是体内正常代谢产物，无刺激性和细胞毒性，因此PLA可用于直接覆盖肌腱外露创面或填塞窦道等各种创面缺损。PLA的主要局限性是其强烈的疏水性和较差的柔韧性、抗冲击性。聚L-丙交酯和丝胶蛋白纳米纤维混合物已用于制造双层创面敷料，可控释呋喃西林，显著提高创面愈合率。

PLGA是乳酸和乙醇酸合成的共聚物，降解速率介于PLA和PGA之间。其柔韧性和生物相容性好，生物降解性和控释负载物速度可人为调控，分解产物乳酸盐能促进新生血管形成和缺血创面再灌注，常用于制成PLGA纳米颗粒来控释各种功能负载物，包括VEGF和bFGF、VEGF和PDGF-BB、姜黄素等。聚乙烯亚胺/亲核一氧化氮供体与PLGA结合形成的PLGA-PEI纳米颗粒可控释一氧化氮达6天。

PCL的降解速率慢，生物相容性好，可用于生产长期植入物和控释载体，具有促创面愈合和减少炎症浸润的作用。但PCL生产成本高，常与其他聚合物结合使用：PLA-PCL静电支架可在基底细胞上高效递送编码角质形成细胞生长因子的质粒；PLA-PEG纳米颗粒可控释HY，适用于感染性创面；温敏性聚异丙基丙烯酰胺、卵清蛋白、PCL混合制成的纳米纤维敷料可控释加替沙星29天。PCL/壳聚糖一氧化氮敷料可控释一氧化氮，适用于缺血引起的慢性伤口。其中柔韧性良好的PCL与易脆的PLA结合形成的PLA/PCL共混材料生物相容性和机械性能良好，常用于制作三维支架，在肌腱修复、硬脑膜修复、骨缺损再生、人工皮肤等领域应用广泛，是创面覆盖和窦道填充的理想材料。

2）聚氨酯：是主链上含有重复氨基甲酸酯基团的大分子化合物，其质地柔软，透气性、生物相容性好，具有可灭菌、非黏附性、非过敏性、无细胞毒性和促愈合等优点，通过调节聚酯多元醇组成，聚氨酯生物降解性可在很大范围内人为调控，是最受欢迎的医用生物材料之一。聚氨酯也有其局限性，过于柔软的物理性质会导致临床操作中的不便，疏水性会阻碍过多创面积液的流出。因此，聚氨酯泡沫材料适用于少量渗出的创面。聚氨酯薄膜具有半渗透性，可控制创面渗液丢失，隔绝外界细菌污染。聚氨酯常与醋酸纤维、玉米蛋白、葡聚糖等亲水性良好的材料结合制成纳米纤维，可负载硫酸链霉素、环丙沙星、蜂胶等抗菌剂，适用于中到大量渗出的感染性创面。将40%的纳米硫酸钡与聚氨酯混合可调整材料表面纳米级粗糙程度，排斥细菌黏附增殖，是除抗菌剂外最新的抗菌方法。

3）聚乙烯醇（PVA）：PVA是主要的合成高分子材料，具有良好的生物相容性和亲水性，无细胞毒性。PVA水解作用可高达89%～99%，易形成水凝胶，常与其他聚合物复合以改善PVA的物理和生物性能。PVA天然聚合物混合水凝胶可提高PVA水凝胶的吸水性和半渗透性，尤其是与壳聚糖及其衍生物、葡聚糖等混合后，还能显著提高其生物活性：负载氨苄西林的PVA-海藻酸钠凝胶生物膜具有良好的血液相容性、蛋白吸附力和抗菌性。PVA凝胶适用于基底干燥的创面维持局部潮湿环境。PVA还具有易成膜性，在生物医学中已广泛应用。生产原料为非可再生资源是限制PVA发展的主要因素。

4）聚乙二醇（PEG）：PEG由聚醚主链和羟基末端组成，分子链柔顺性、耐热性好，可制备高溶胀性水凝胶，是PVA以外少数可形成水凝胶的人工合成聚合物之一。PEG质地柔软，亲水性好，常用于改善其他聚合物理化性质，如改善PVA水凝胶的机械强度，改善CNF薄膜的柔韧性和延伸性等。PEG生物相容性好，无免疫原性，能快速被身体降解，还能抗蛋白质吸附和抗酶促反应，因此可负载生长因子直接填充在创面不规则缺损部位。常见的PEG水凝胶复合物包括：PEG-硫酸改性HA原位凝胶，可递送和维持脂肪干细胞活力达3周；星形聚乙二醇（starPEG）-脱硫肝素衍生物水凝胶，可控释VEGF，有抗凝血活性；starPEG-肝素水凝胶，可控释IL-4长达2周；starPEG-GAG肝素的衍生物水凝胶，能有效清除创面渗出液中的炎症趋化因子；PEG、原硅酸四甲酯、壳聚糖、葡萄糖制成的水凝胶玻璃复合物，可控释一氧化氮。因此，PEG水凝胶复合物适用于糖尿病足、下肢静脉性溃疡等各种慢性创口。

（三）3D打印与组织工程皮肤

经典3D打印机根据打印材料的不同可分为化学聚合、光敏聚合、黏合剂黏合。打印技术路线分为挤出式、激光打印和喷墨打印等。组织工程皮肤主要分为体内打印与体外打印。体内打印皮肤有多方面优势，包括细胞在创面的准确沉积、降低细胞体外分化的成本、简化手术过程。Binder等将人角质形成细胞和成纤维细胞结合到3D皮肤打印机中，运用到小鼠全厚层伤口模型上，证明了体内运用生物打印皮肤的可行性。另一项研究中，使用生物打印设备将羊水源性干细胞直接“打印”至小鼠背部全厚层创面，表明了干细胞在生物打印技术中的潜力。在大鼠难愈合创面模型上，3D生物打印技术也取得了初步疗效。

体外生物打印皮肤主要在生物反应器中成熟，然后再植入伤口。有报道运用激光打印嵌入胶原蛋白的成纤维细胞和角质形成细胞，结果表明其细胞之间能够产生缝隙。Cubo等运用挤出式生物打印技术，打印血浆、成纤维细胞、氯化钙和角质形成细胞的结合体，结合体先在P100板上聚合，然后接种到免疫缺陷小鼠的背部创面，此研究的最大突破是能够在35分钟之内打印出皮肤。Hakimi等开发了一种手持式3D生物打印机，能够在小鼠和猪伤口模型中直接打印皮肤，细胞能在伤口原位形成皮肤片。

（四）组织工程真皮支架材料

随着材料学及生物医学工程学的进展，组织工程真皮替代物成为修复缺损的重要途径。真皮替代物为表皮细胞的附着和增殖提供了三维支架，提高了表皮细胞膜片移植的成功率，从而增强创面愈合后的皮肤弹性、柔韧性及机械耐磨性，减少瘢痕增生，控制挛缩，改善了创面愈合的质量。

理想的真皮替代物应该模仿皮肤的原有功能，需具有以下特征：有良好的生物相容性，无明显炎症反应、免疫反应和细胞毒性，且能消除分泌物，防止感染、粘连及瘢痕形成；材料与组织细胞间有良好的界面关系，能模拟原有皮肤上的细胞外基质，有利于细胞的黏附、铺展和繁殖等；材料便于加工，使其在分子水平、宏观水平上具有理想的二维、三维空间结构，在移植后能保持原来的形态，且具有生物可降解性和适宜的降解速率，即在体外及植入体内后的降解和吸收速度与细胞和（或）组织生长的速度相匹配；材料可为生长因子的储存、释放及细胞的锚定提供适当的三维位点；具有皮肤的机械性能及细胞器。真皮替代物主要包括人工合成材料、生物合成材料和天然生物材料真皮支架。

1. 天然生物材料真皮支架 脱细胞真皮基质（acellular dermal matrix，ADM）已广泛应用于修复组织缺损，取材于同种异体皮或异种皮，通过化学手段去除高免疫原性细胞成分，保留真皮基质。它能促进表皮细胞增生、分化和基底膜的形成，种植的表皮细胞可与脱细胞真皮基底膜面精密贴附，并诱导成纤维细胞和血管内皮细胞有序地生长和分化。同种异体脱细胞真皮的组织相容性要优于异种真皮，但来源有限，并存在传播病毒性疾病的危险；异种真皮的来源广泛，但制备复杂，且有一定的免疫反应。

同种异体皮为自体皮以外最好的皮肤替代物。常见来源为遗体捐献者的皮肤，也可用小儿包皮环切所弃皮肤。无论何种来源的皮肤，都应具有供者的血、尿及其他体液的细菌培养和生化检查结果。同种异体皮经化学处理后可用于皮肤缺损后的暂时覆盖，若经脱细胞处理成无细胞基质，则可作为真皮支架，用于皮肤修复或软组织填充。

异种皮的研究在于简化制备过程，降低直至消除免疫反应。脱细胞鱼皮被用来治疗糖尿病和慢性创伤合并症的伤口，多孔的脱细胞鱼皮结构几乎不影响单核细胞或巨噬细胞分泌IL-12p40、IL-10、IL-6和TNF-α。电泳显示，其蛋白大小为115～130kDa，为Ⅰ型胶原蛋白。这类支架可促进血管生成和支持细胞生长，且无明显炎症反应。Ramanathan等在研究以星斑叉鼻鲀鱼皮为原料的高度互联三维支架时发现，通过不同的物理化学方法合成的三维胶原海绵可表现出不同的特征。用扫描电子显微镜分析的材料表明，它在微观结构上具有均匀的孔隙率，也具有良好的机械性能，单位面积杨氏模量为（0.89±0.2）MPa。三维胶原海绵的生物相容性实验显示，NIH 3T3成纤维细胞和角质形成细胞增长92%。总体而言，此研究发现了一种新型组织工程皮肤伤口敷料。

单一异种脱细胞支架的不足促使人们研究其复合及交联后结构，Wu等研究脱细胞支架结合透明质酸和碱性成纤维细胞生长因子形成复合组织工程皮肤，利用猪腹膜进行一系列生化处理，保留正常的三维组织支架结构并去除组织抗原成分，制成异种脱细胞支架。支架联合透明质酸加入不同浓度的碱性成纤维细胞生长因子，并测试其用于皮肤伤口的修复效果。透明质酸可增强碱性成纤维细胞生长因子的吸附作用，并减缓支架中碱性成纤维细胞生长因子的释放。统计分析发现，支架中加入1μg/ml碱性成纤维细胞生长因子，其术后创面愈合率及真皮厚度明显高于单独支架。而直接使用凡士林油纱布覆盖创面，其创面愈合率及真皮厚度低于单独支架。研究还发现，支架内含1μg/ml或3μg/ml碱性成纤维细胞生长因子时，术后伤口愈合率无显著性差异。这些结果均表明了复合脱细胞支架的可行性，且其在真皮支架治疗方面具有很大潜力。

天然生物材料真皮支架的优点：具有完整的胶原三维真皮支架结构；具有良好的生物组织相容性；具有合适的孔隙半径及孔隙率，能引导细胞生长；降解速率与机体改建速率接近。缺点：合适的天然生物材料来源有限；制作工艺复杂，制作成本较高，难以形成规模；存在传播疾病的风险；成分及未知因素检测复杂。

2. 生物合成材料真皮支架 细胞外基质（ECM）是由动物细胞合成并分泌到胞外，分布于细胞表面或细胞之间的大分子，主要是一些多糖和蛋白或蛋白聚糖，这些物质构成复杂的网架结构，支持并连接组织结构，调节组织的发生和细胞的生理活动。ECM中蛋白质的特异性排列对细胞的运动、黏附、迁移、分化和增殖等起关键作用，可以把ECM看成是细胞内信号和化学反应的发起者。可用天然真皮ECM的各种组成成分合成真皮支架材料，也可以仅用其中最重要的成分，如胶原来进行合成。

如前所述，胶原、透明质酸、壳聚糖等已广泛用于促进细胞黏附和增殖，以促进皮肤伤口愈合。组织工程支架材料通常是使用从动物组织中提取的蛋白质，如牛皮、猪皮等，但动物源性的材料具有过敏反应和致病菌污染等风险。人源性蛋白虽可降低过敏风险，但拥有疾病传播的风险。Willard等研究植物源性皮肤组织工程胶原支架，利用植物材料提供的胶原蛋白替代重组人蛋白，这些材料没有疾病传播的风险，且几乎没有过敏反应。采用静电纺丝或冷冻干燥技术可分别将植物来源的类人胶原蛋白和牛皮胶原制成组织工程支架，电纺非织造材料和冻干海绵具有类似的结构。类人胶原蛋白支架支持人原代细胞的附着和增殖，与牛皮胶原相比具有同等或更强的作用。当激活的THP-1巨噬细胞暴露在支架中时，其相比普通胶原支架产生的IL-1β显著降低，表明植物来源的类人胶原蛋白是一种良好的支架原料来源，可降低支架应用中的过敏反应或疾病传播风险。Suganya等发现，芦荟有促进创面愈合的作用，当它与高弹性强度的丝蛋白通过静电纺丝制备成混合真皮生物材料后，可与哺乳动物细胞表现出良好的相容性。理化性质显示，支架具有适度的亲水性能和理想的拉伸强度，并且种植其上的成纤维细胞可良好增殖，与对照组相比，增殖效果明显。此类支架原材料来源广泛，具有较好的开发前景。

生物材料合成真皮支架的优点：来源广泛；具有良好的生物相容性；可根据需求改变支架的强度、孔隙率，制成合适的三维支架；具有较小的疾病传播风险；可添加适宜的生物因子促进创面愈合。缺点：提取成分的过程复杂，制作流程烦琐；仍会形成部分瘢痕；需要二次手术移植表皮；机械性能差，易碎。

3. 人工合成材料真皮支架　如前所述，目前应用较多的材料包括多聚半乳糖网、尼龙网膜、聚羟基乙酸、PLA、PGA等。在利用不同的生物材料的特点和用途作为双层支架皮肤组织工程的应用中，PCL/明胶/Ⅰ型胶原蛋白复合纳米纤维支架也表现出了较强的实用价值。Pan等设计上层生物材料采用静电纺丝技术制备的纳米纤维膜，静电纺丝可以对电纺超细纤维进行调整，使之表现出所需的孔隙分布、高表面积与体积比，并且其结构类似于天然细胞外基质，可促使细胞黏附和增殖，且机械性能稳定。下层生物材料是由10%葡聚糖和20%明胶按5：5组成的无化学交联剂的水凝胶。葡聚糖/明胶水凝胶显示出较高的溶胀性能及良好的抗压强度，并能够支持细胞增殖。使用两种材料的纳米纤维和水凝胶垫铸造模拟天然皮肤组织结构和生物功能的双层支架。上层膜在支架上提供机械支撑，下层水凝胶提供足够的空间，使细胞增殖并产生细胞外基质。对双层支架的生物相容性研究发现，细胞活力未受影响，无细胞毒性反应。双层支架在皮肤组织工程领域具有较高前景，在体外培养的自体表皮移植的应用中，双层人工真皮理论上可以减少手术应激和严重烧伤患者的供区并发症。Matsumura等发现，早期重建的表皮和真皮表现出几乎正常的组织学外观，但也发现基底膜蛋白的形成被推迟，这就导致再生皮肤非常脆弱，并易脱落。而晚期重建皮肤则非常耐用，没有表现出皮肤剥离的迹象。Tsao将双层支架间隙设计成气液间隙，此间隙可模拟皮肤再生及愈合的微环境，实验发现间隙内的气液界面可诱导角质形成细胞的成熟。

人工合成真皮支架的优点：良好的机械性能，降解速度具有可调控性；制作方法多，价格便宜，可批量生产，消毒方便；免疫排斥反应较小。缺点：需二期手术移植自体表皮；降解产物可能具有细胞毒性，容易在创面发生炎症反应，继发局部感染等。

（五）慢性难愈性创面的治疗材料

1. 慢性难愈性创面的性质与传统治疗　慢性难愈性创面通常指因各种原因造成的经1个月以上正规治疗但仍无愈合倾向，进入病理性炎性反应状态的创面，常见的如糖尿病足溃疡、压疮、血管（动静脉）性溃疡及创伤导致的溃疡等。一般情况下，皮肤出现损伤时，会经过出血、炎症、肉芽组织形成和组织重塑的有序亦交叉影响的四个阶段进行愈合。但因为各种内外因素的影响，部分创面愈合常停滞在某个阶段或不能正常地按某一阶段进行，从而造成创面难愈。当前慢性创面传统治疗方法常见的有创面换药及清创手术等，其缺陷是只能从表面上清除创面坏死组织及控制局部的感染，而在促进创面愈合方面（如重建血运、促进生长因子的分泌与活性、控制细胞过度凋亡等）无优势，进而造成了创面愈合周期长甚至创面扩大加深等不利影响。受制于传统治疗的缺陷，促慢性创面愈合的新疗法成为当下的研究热点。

2. 慢性难愈性创面治疗的现状及进展　创面的愈合机制复杂，影响因素多，所以慢性创面的治疗必须从控制影响因素及促愈合机制两方面着手。

（1）创面敷料：当前各科室主要使用的敷料

以纱块、棉垫及绷带等为主，价格低廉但容易浸渍导致外源性感染且无促创面愈合功能。因此多种能促进创面愈合的新型敷料越来越多地出现。与传统敷料相比，其具有可保持湿润及微氧微酸环境、分泌物促进坏死物溶解、吸收渗液、促进生长因子分泌等优势。而新型敷料又以生物敷料及人工敷料为主。

1）生物敷料：其来源于天然材料加工，烧伤患者目前应用较广泛的如异种动物皮，以猪皮（异种脱细胞真皮基质）为主，其通过去除猪皮的表皮层和细胞成分，保留真皮层中的细胞外基质后灭菌脱细胞制成，由于其不含细胞成分，生物相容性好且免疫排斥反应发生率低。有研究表明异种脱细胞真皮基质敷料能加速创面血管化形成促进愈合，但缺点是不含抗菌成分，易残留积液造成感染。慢性创面患者应用较多的包括藻酸盐、胶原类敷料。由动物Ⅲ型或Ⅰ型胶原蛋白为原料制备的胶原类敷料免疫排斥性弱、易降解，能促进细胞的增殖与迁移，有助于创面重建，临床上常将其与壳聚糖、聚乙烯醇、透明质酸等复合，以改善其吸湿性、稳定性差等缺点，故不适用于感染、渗液多的创面。藻酸盐类敷料的主要成分是一种不能溶解的多糖藻酸盐，适用于渗出多的慢性创面，藻酸盐敷料能够高效吸收创面渗液，将渗液中的钠离子与敷料中的钙离子等金属离子发生交换，转变成溶于水的藻酸钠后形成藻酸钠网状凝胶附于创面，保持创面湿润促进愈合；敷料中的金属离子还可以与其他如银、锌等具有抗感染能力的金属离子结合成盐改善创面感染。缺点：由于吸水易膨胀需加强固定、不适用于干燥创面。

2）人工敷料：主要以高分子化合物为主，当前最常见的有如下4种。①薄膜型敷料以聚氨酯、聚四氟乙烯等医用弹性材料为主，透明易观察，能保持末梢神经在渗出液中以缓解患者疼痛；其缺点为吸湿性欠佳，不适用于感染及渗出多的创面。②泡沫型敷料以聚乙烯醇等为原料，具有多孔结构，能促进渗出液的吸收，气体几乎能完全通过，利于保持创面湿润微环境，但创面组织容易长入其中，造成揭除敷料时再次损伤创面且易感染，不利于观察创面，故其较适用于面积大、渗出多的创面。③水凝胶敷料则是将环氧聚合物等亲水性高分子材料置于可渗透的聚合物衬膜上，减少创面失水，其可与创面发生反复的水合作用，其本身含有的胶原酶可促进创面坏死组织溶解。缺点为易膨胀与感染，故其使用常联合抗感染措施，适用于干燥性难愈创面、分泌物及坏死渗出物多的创面如压疮等。④水胶体敷料由明胶、羧甲基纤维素、果胶等作为内胶体层，外层则为不透水层，密闭创面及吸收渗液的能力好。其本身含有的酶可活化白细胞、巨噬细胞促进清除坏死组织。缺点则是不透气、不易观察创面及异味重，较适用于压疮等。

（2）生长因子：皮肤受到创伤之后，炎症细胞、内皮细胞、成纤维细胞和角质形成细胞的基因表达和表型发生变化，从而导致细胞增殖、迁移和分化；生长因子在启动和指导伤口愈合阶段起着至关重要的作用，这些信号肽可由多种细胞产生，促进创面的修复。目前研究已知的生长因子种类繁多，Werner等的研究详细介绍了如EGF、VEGF等将近17种常见生长因子及其参与创面修复的具体过程，这些生长因子几乎涵盖了创面修复的全部过程。目前临床应用最为广泛的如参与创面愈合过程的PDGF、促进血管内皮细胞增殖分化、重建血管的VEGF、创面收缩闭合过程中起关键作用的EGF及被称为最强促细胞生长因子的FGF。但生长因子目前的具体机制还处于研究之中，临床中如何让生长因子在创面尽可能长时间保持活性也是当前的一个问题。

（3）创面负压吸引技术：是目前慢性创口治疗中较常见的一种方式，常联合清创手术，以聚乙烯醇及聚氨酯等海绵材料覆盖于清创创面后用透明贴膜封闭创面，连接负压泵引流管形成创面负压促进渗液及分泌物等吸收。其主要通过扩张细胞膜引起信号转换，使细胞分泌促生长因子，同时促使创面新血管形成以改善血供，及时吸走创面渗液减轻水肿，减少创面细菌数量，建立利于创面愈合的液体平衡的湿润环境。Attinger等研究发现，负压吸引最适合于复杂伤口，如多种合并症患者的严重外伤伤口、糖尿病足感染及合并侵入性感染或广泛生物膜的伤口，而不适用于治疗没有合并症的简单伤口。创面负压吸引技术联合清创、材料覆盖常常应用于临床。

（4）间充质干细胞（MSC）：其具有多功能

干细胞的特性，目前已知其来源包括骨髓、皮肤、胎盘、脂肪组织等。Aggarwal等的研究显示，MSC可下调促炎因子（如肿瘤坏死因子和干扰素）的表达来减轻创面环境中的炎性反应，通过提高IL-10、IL-4及TGF-β的表达来完成。有研究结果显示MSC可促进创面部位的血管内皮细胞生长因子和促血管生成因子的分泌，从而加强血管重建改善血供。但MSC的研究主要还是集中在动物实验上，相关的治疗机制及其临床应用的安全性和伦理问题尚未解决，但研究前景十分广阔，对于慢性创面治疗不失为一种优质选择。

3. Wnt/β-catenin信号介导MSC修复糖尿病创面机制及材料应用

（1）Wnt信号通路在糖尿病创面难愈中的作用机制：糖尿病等慢性疾病引起的创面通常称为难愈性创面，其发生机制复杂，通常可以理解为在各种内在或外界因素作用下创面不能通过正常的愈合进程达到愈合，从而导致创面经久难愈，糖尿病足溃疡治疗往往需要多学科团队协作。难以愈合的机制之一可能与创面炎症反应的异常、基质金属蛋白酶表达异常、肉芽组织成纤维细胞增殖不足及凋亡过度、表皮细胞增殖障碍、血管内皮生长因子表达水平低下等多种因素有关。最近的研究表明，Wnt/β-catenin信号通路参与了糖尿病大鼠创面愈合的过程，抑制Wnt信号可影响糖尿病足伤口愈合。目前对糖尿病创面的治疗主要是在控制糖尿病的基础上，多集中防止创面感染和对创面进行保护，并外用细胞生长因子，从而为创面愈合创造条件，以期获得自然愈合。然而，至今仍无一种可完全符合糖尿病足溃疡治疗要求的敷料，应用细胞生长因子包括促血管生成因子等也难以修复糖尿病创面。但随着对创面修复认识的深化，人们已从被动等待转向主动调控，从外科处置理念发展到再生与完美修复的观点，而干细胞被认为是组织再生的基础，目前许多干细胞研究集中在努力生产用于细胞替代所需的细胞类型。目前研究已初步显示，成人或胎儿的干细胞或祖细胞治疗皮肤溃疡创面有一定的应用前景。MSC可促进皮肤缺损创面修复与再生，MSC被认为不仅可通过分泌生长因子发挥作用，且可以转化为血管成分和非血管成分细胞，从而促进创面愈合。有实验研究证实人脐带间充质干细胞（hUC-MSC）移植可促进小鼠皮肤缺损创面愈合。在MSC治疗糖尿病创面方面，实验研究虽获得了促进创面愈合的明显效果，但临床应用MSC治疗糖尿病创面的报道较少，疗效不稳定，移植方式也有待改进。且有研究表明，糖尿病创面微环境不利于干细胞移植成活与增殖分化，外源性骨髓MSC在糖尿病创面存活时间较短，可能与糖尿病大鼠创面愈合过程中Wnt/β-catenin信号通路功能低下有关。Wnt是干细胞转归和皮肤自稳及再生的强效调节蛋白，可促进干细胞增殖分化。有研究显示，Wnt信号通路可通过调控表皮干细胞的增殖分化参与大鼠创面愈合过程。Wnt信号转导途径分为经典和非经典的两条信号通路，而经典的Wnt信号通路是控制动物胚胎发育和组织器官形态发生的重要信号转导途径。目前已知的Wnt蛋白家族成员中，能激活经典通路的有Wnt-1、Wnt-3和Wnt-8。β-catenin是Wnt信号途径中的关键因子，细胞周期蛋白D1、原癌基因c-myc是Wnt/β-catenin重要的靶基因。

（2）UC-MSC促进创面愈合的优势：MSC是一类具有多向分化潜能的组织干细胞，最早在骨髓中发现。在体外特定的诱导条件下，MSC可分化为骨、软骨、脂肪、肌腱、肌肉、神经等多种细胞。目前研究认为骨髓MSC可分泌一些细胞因子，并侵入创面，分化成表皮细胞、血管内皮细胞或汗腺等皮肤附属结构，促进创面愈合，但其具体分子机制仍不清楚。因Wnt/β-catenin信号通路与MSC增殖分化密切相关。研究证实，人胎儿主动脉来源的$CD133^+$祖细胞通过激活Wnt信号促进糖尿病缺血创面愈合。故认为糖尿病皮肤缺损创面应用含Wnt信号激活的MSC移植修复后，创面愈合可加速。

脐带血与脐带组织是MSC的主要来源，但脐带组织中MSC含量更丰富。与骨髓MSC相比，UC-MSC具有来源广泛、获取方便、抗原性低、能更好地避免生物伦理学问题等更多的优势，且UC-MSC接近胚胎细胞，在促进创面愈合方面也优于成体细胞。脐带组织来源的MSC不仅自身免疫原性弱，而且可以抑制同种异体免疫反应，并通过分泌抗炎因子减轻局部炎症反应。目前脐带组织MSC的分离培养及分化技术日渐成熟，并优化出改良酶消化法。故UC-MSC有望成为细胞治疗和组织工程种子细胞的新来源。已有研究证实UC-MSC适用于异种移植，且在目前的临床异体移植时不需要配型，受体无明显的排异反应，在干细胞临床应用中展现了良好的前景。

（3）Wnt/β-catenin信号介导UC-MSC促进糖尿病创面愈合：目前的研究表明，通过静脉输注全身应用MSC存在安全性风险，直接局部外用MSC不能使细胞固定在创面局部，创周皮下注射或肌内注射MSC后细胞很少迁移至创面，也不利于细胞的存活与功能发挥，因而合适的载体材料有助于维持细胞的活性和功能，提高MSC创面治疗效果，已有临床研究证实骨髓MSC复合胶原海绵移植可促进慢性溃疡创面愈合。在生物支架材料方面，以脱细胞真皮基质为支架，进行表皮细胞培养构建皮肤替代物，但由于真皮基质在脱细胞处理过程中，表面的细胞锚点被破坏，影响了细胞与真皮基质的黏附。已有实验证实激光微孔脱细胞真皮基质是较好的三维细胞培养支架，有助于细胞种植生长及血管化。而胶原、壳聚糖已证实具有较好的生物相容性及细胞黏附性，故理论上，胶原、壳聚糖修饰微孔脱细胞真皮基质形成的复合膜是较理想的生物支架材料，该复合膜可作为构建含MSC组织工程皮肤的支架材料。

脐带组织来源的MSC取材简便、来源丰富、相对纯净，无任何伦理问题，免疫原性低，具有多向分化潜能，可分泌生长因子和分化为皮肤创面修复细胞，且具有免疫调节作用及抗炎作用。而胶原-壳聚糖-激光微孔真皮复合膜是较理想的组织工程皮肤支架材料。Wnt信号调控作用与MSC增殖分化及创面愈合密切相关。目前已证实Wnt3a是Wnt基因家族中激活Wnt/β-catenin信号通路的一个关键蛋白分子，且是经典Wnt信号蛋白家族成员中的典型代表，外源性Wnt3a可在体内外激活Wnt/β-catenin信号途径，在多种干细胞增殖分化过程中起重要调控作用。故认为预先激活Wnt信号通路的UC-MSC复合支架材料可促进糖尿病创面愈合，调控Wnt信号有利于含干细胞组织工程皮肤修复糖尿病创面、加速创面愈合、改善创面愈合质量。

20世纪50年代，Ilizarov发现，向同一方向持续缓慢牵拉骨、神经、肌肉、血管的过程能够刺激上述组织的再生，并将该现象称为“张力-应力法则”，并在该基础上发展成Ilizarov技术。随后的动物实验证实，稳定缓慢应力牵拉区域的血管网会出现再生状态，加快创面的愈合。Barker等的临床实践证实，牵拉可促进骨折不愈合患者的骨骼、神经、血管和肌肉的生长。因此，Ilizarov技术被广泛应用于临床，如在创伤骨科、矫形骨科、肢体延伸方面均有不错的效果。20世纪90年代，Ilizarov技术开始在中国应用，潘少川等应用Ilizarov技术成功治疗了17例胫骨假关节和骨缺损患者。秦泗河进一步完善了胫骨横向骨搬移技术，不仅实现了骨的再生，还实现了血管、神经的再生。曲龙等提出，将Ilizarov技术用于下肢缺血性疾病，并在Ilizarov技术器械基础上，改良研发了手术器械，设计了手术方案。骨搬移微血管网再生技术在借鉴骨搬移技术的基础上产生。目前胫骨横向骨搬移技术受到越来越多的关注，临床应用范围逐渐扩大。

近年来，由于糖尿病足而导致的下肢残疾日益增多，传统治疗方法无法获得良好的疗效，目前多数学者将胫骨横向骨搬移技术作为治疗糖尿病足的主要手段，将胫骨横向骨搬移技术和其他方法结合治疗糖尿病足取得了不错的疗效。糖尿病足是糖尿病的晚期并发症之一，患肢远端血管缺血、神经病变等导致下肢感染、溃疡形成和（或）深部组织破坏网。糖尿病足发病率约为25%。以往针对糖尿病足的治疗，除必要的内科治疗外，外科治疗手段主要包括清创术、植皮术、皮瓣移植术等，但疗效欠佳。鉴于胫骨横向骨搬移技术的血管组织、骨组织等的再生机制，花奇凯等将胫骨横向骨搬移技术应用于糖尿病足的治疗，显著提高了创面愈合率、保肢率，疗效较好，表明胫骨横向骨搬移技术可以使糖尿病足溃疡创面局部的微血管再生，并可以促使创面修复。熊鑫茗教授将3D打印导板辅助截骨用于糖尿病足横向骨搬运，实现精确定位、快速准确截骨，有效地缩短了手术时间，减少了术中软组织暴露，术中操作更加精准，失血量减少，还能最大程度地保护皮肤，减小创面。由此可见，胫骨横向骨搬移技术联合其他技术可以提高胫骨横向骨搬移的治疗效果，但是此类研究仍处于初期探索阶段，临床病例较少，有效性及相关并发症需要更多的研究支持。

胫骨横向骨搬移（tibial tranverse transfer，TTT）技术为血栓闭塞性脉管炎、糖尿病足等疾病的治疗提供了新的手段，且具有手术时间短、创伤小、费用低、术后恢复快、效果显著等优势，可有效提高保肢率和创面愈合率；但存在治疗周期较长、疗效对患者配合度依赖程度高、术后胫骨截骨区易继发骨折、局部皮肤坏死等缺点，影响治疗效果，且存在术后复发可能，因此，缩短搬移时间和减少并发症发生是未来研究的重点。

目前，胫骨横向骨搬移技术在下肢缺血性疾病治疗上已取得显著成效；完善基础研究、制订翔实的手术方案及开展多中心临床研究有助于促进该技术的发展。查阅国内外相关基础研究，下文总结了胫骨横向骨搬移技术再生机制，供读者共同探讨。

1）调动骨髓源干细胞促使创面修复：间充质干细胞、造血干细胞、内皮干细胞等骨髓源干细胞可以迁移到机体损伤部位并发挥作用，其生物学行为调节通路有磷脂酰肌醇-3-激酶/蛋白激酶B和促分裂原活化的蛋白激酶等。胫骨横向骨搬移术后趋化因子基质细胞衍生因子1、CXC趋化因子受体4、骨髓源干细胞水平较术前明显升高，可见胫骨横向骨搬移期间，牵拉区域的力学刺激使骨髓源干细胞向溃疡创面迁移，并调控其分化，表明牵拉区域内的骨髓源干细胞呈活跃状态。

研究发现，骨髓源干细胞的主要机制是通过基质细胞衍生因子1/CXC趋化因子受体4信号上调激活磷脂酰肌醇-3-激酶/蛋白激酶B通路，活化的蛋白激酶B首先磷酸化促凋亡蛋白的Ser136残基，使其与B细胞淋巴瘤-2结合降低，进而抑制细胞凋亡；此外，活化的蛋白激酶B激活糖原合成酶激酶3，参与细胞的增殖、分化和血糖调控。活化的蛋白激酶B还可以使叉头框蛋白O1磷酸化，无法和DNA结合，在此期间B细胞淋巴瘤-2/B细胞淋巴瘤2-相关X蛋白比值上调，表明细胞的抗凋亡能力增强，有助于创面的修复。同时，间充质干细胞还是一种机体内多能干细胞。骨髓间充质干细胞可减少1型树突状细胞分泌TNF-α，增加成熟的2型树突状细胞分泌IL-10，使幼稚效应性T细胞减少IFN-γ的分泌，增加IL-4的分泌。骨髓间充质干细胞还具有高度自发的杀菌活性，可分泌可溶性因子，能够抑制金黄色葡萄球菌细胞膜的形成，这种杀菌能力可抑制局部炎症，有利于创面恢复。由此可见，骨髓源干细胞不仅在创面修复过程中发挥重要作用，还对局部微环境有一定的抗炎能力。

2）巨噬细胞的极化平衡：巨噬细胞在不同的条件下可以极化成不同的类型，包括M1型巨噬细胞和M2型巨噬细胞。M1型巨噬细胞具有很强的微生物杀伤力，但易破坏自身组织；M2型巨噬细胞又称替代性活化巨噬细胞，与机体的组织重塑、血管生成有密切联系。在糖尿病足溃疡创面上，巨噬细胞趋向于M1型极化，而M1型巨噬细胞数量和比例增多导致创面愈合困难。

巨噬细胞的极化通路有很多种，其中诱导巨噬细胞向M1型极化的因素包括脂多糖、IFN-γ和TNF，IFN-γ的减少可使M1型极化减少，也与骨髓间充质干细胞分泌IFN-γ有关。而IL-4、IL-10、IL-13与M2型巨噬细胞激活有关，当搬移牵拉刺激细胞后，IL-4、IL-13与细胞膜上的受体结合成二聚化受体，该受体通过Janus激酶家族信号转导及转录激活因子6信号通路和胰岛素受体家族磷脂酰肌醇-3-激酶信号通路诱导M2型巨噬细胞的激活。IL-10与膜受体结合，激活JAK激酶和酪氨酸激酶2，从而磷酸化转录因子信号转导及转录激活因子，之后两者聚合形成二聚体进入细胞核促进基因转录，使M2型巨噬细胞激活。早期，M1型巨噬细胞可以分泌IL-1、TNF-α和IFN-γ，上述因子通过与其受体结合上调CD36，进而发挥抗菌作用，并通过正反馈促使M1型巨噬细胞极化。有研究表明，M1型巨噬细胞和间充质干细胞共同培养时，BMP-2和Runx2显著上调，由此可见，除抗炎作用外，M1型巨噬细胞还能通过BMP-2的机制通路促使骨组织的再生。晚期，M2型巨噬细胞可分泌BMP-2，而BMP-2则通过上述机制参与骨组织再生，并通过分泌TGF-β_1等营养因子实现对胰岛β细胞增殖的调控；M2型巨噬细胞释放的Wnt配体通过Wnt信号通路的传导增强胰岛β细胞复制，并通过IL-10的抗炎作用维持胰岛素敏感性，使机体正常分泌胰岛素，以降低血糖，而TGF-β_1还能通过TGF-β_1/Smad和促分裂原活化的蛋白激酶通路刺激成纤维细胞，使其分泌细胞外基质用于形成瘢痕组织，这些因子同样正反馈向M2型巨噬细胞极化。可见，上述各机制之间存在密切联系，共同发挥作用，促进骨再生及调节血糖，如过氧化物酶体增殖物激活受体、肌醇磷酸酶、Galectin-3等可能作为增强胫骨横向骨搬移技术靶向治疗效果的方向之一。

3）血管生成（angiogenesis）：是指血管内皮细胞在一系列细胞因子作用下的复杂病理生理过程。外周血中的血管内皮细胞被称为循环内皮细胞（circulating endothelial cell，CSC），绝大部分的CSC来源于血管壁，成血管能力有限；相反，小部分的CSC具有很强的成血管能力，参与机体血管生成，它们主要来源于骨髓，被称为血管内皮祖细胞（EPC）。截至目前，相关研究一致认可EPC的存在，但对它的细胞表面标志物尚缺乏统一界定，并认为在EPC的不同分化阶段其表面标志物会发生变化，相关研究多采用分化抗原（cluster of differentiation，CD）34、CD309、CD133等表面分子来筛选EPC细胞。在心肌梗死、脑梗死、肺损伤、骨折等疾病发生或体育锻炼时，机体会因为组织缺血而发出某种信号，动员骨髓中的EPC进入外周血，归巢到损伤或缺血部位，参与血管生成和组织再生。

在一项小鼠胫骨纵向骨搬移实验中，笔者观察到在骨搬移期间，与对侧健康肢体相对应区域相比，搬移间隙组织相对较缺血，且干细胞动员相关细胞因子，如血管内皮生长因子（VEGF）、干细胞因子（SCF）、单核细胞趋化蛋白1（MCP-1）和基质细胞衍生因子1（SDF-1）等的mRNA表达上调，血浆VEGF浓度和外周血EPC比例均呈上升趋势，但VEGF浓度在EPC比例上升之前就已达到峰值，参与EPC归巢的黏附分子，如血管细胞黏附分子-1（VCAM-1）和细胞间黏附分子-1（ICAM-1）的mRNA在搬移间隙表达上调，推测骨搬移造成搬移间隙局部的相对缺血可能是诱发EPC从骨髓动员到周围循环中的重要原因。花奇凯教授团队开展了一系列胫骨横向骨搬移技术治疗糖尿病足的临床研究，发现在胫骨横向骨搬移技术过程中，外周血VEGF和EPC的浓度明显高于术前，糖尿病足溃疡组织中SDF-1浓度升高，提示激活SDF-1/趋化因子受体4轴介导的EPC动员和归巢是胫骨横向骨搬移技术过程中血管生成的可能机制。

综上所述，胫骨横向骨搬移技术能促进缺血肢体形成新生的微血管网，恢复肢体血供，在下肢血栓闭塞性血管炎、下肢动脉硬化性闭塞症和糖尿病足的治疗中取得了良好的疗效。但其微血管生成机制尚不清楚。深入研究胫骨横向骨搬移微血管生成的细胞和分子机制，将为优化胫骨横向骨搬移手术操作提供理论基础，也会为临床上其他缺血性疾病的治疗提供新的思路。

皮肤是人体最大的器官，作为人体的第一道防线覆盖于全身表面，容易因物理性、机械性、生物性及化学性等因素而发生损伤。对于普通创伤，机体可通过自身炎症反应、组织增生、伤口收缩和组织再生进行自我修复。但对于一些慢性创伤或皮肤创面较大者，其致伤因子较多，难以通过机体自行愈合，需给予医疗手段进行治疗。良好的皮肤创面修复方法可快速封闭创面，恢复皮肤的防御功能，促进细胞的再生，降低感染等并发症的发生，而基于内源性修复概念、以细胞间互动为核心的内源性修复策略为皮肤创面的愈合提供了新思路。但是，内源性修复仍然面临一些挑战，如干/祖细胞的消耗、迁移途径的破坏、各种原因导致的恶劣微环境。因此，目前研究的首要任务是寻找能克服这些障碍的方法，促进内源性修复的进程，包括减少不良微环境造成的细胞凋亡、衰老和死亡，直接供应干/祖细胞或是结合新型生物学材料及小分子化合物等已证实有利于皮肤创面的内源性修复，而内源性修复目前仍处于临床前阶段，需要在未来展开进一步的研究。总之，对皮肤创面愈合与内源性修复机制的进一步探讨，将对基础研究、提高皮肤创面修复效果及临床应用等多个领域产生深远影响。

（熊鑫茗　肖稷恒）